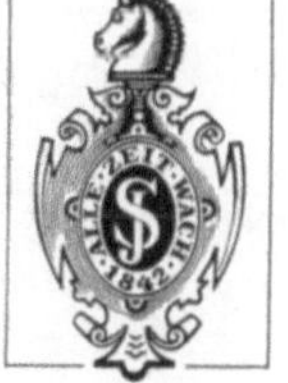
ALLE·ZEIT·WACH
1842

Geriatrie in der Praxis

Herausgegeben von W. H. Hauss und W. Oberwittler

Mit Beiträgen von F. K. Beller · O. Blume · A. Boateng · V. Böhlau
G. G. Brune · Th. Büchner · L. Delius · M. Dieck · H. Fischer · W. Gercke
U. Gerlach · W. H. Hauss · F. Heepe · N. Henning · W. Hollmann
F. Hollwich · N. van Husen · K. Hutschenreuter · G. Junge-Hülsing
B. Kolck · W. Kumpf · H. Liesen · J. Lindner · R. Marxkors · H. Mau
R. Meister · G. Moliva · Ch. Müller · K. Mündnich · R. Nissen
W. Oberwittler · H.-W. Richter · W. Schmandt · W. Schneider · M. J. Schulte
H. Thomae · H. Wagner · H. P. Winter · G. Wüst

Mit 42 Abbildungen

Springer-Verlag
Berlin · Heidelberg · New York 1975

Hauss, W.H., Professor Dr., Direktor der Medizinischen Klinik und Poliklinik der Universität Münster, Leiter des Instituts für Arterioskleroseforschung Münster, 44 Münster, Westring 3
Oberwittler, W., Professor Dr., Oberarzt der Medizinischen Klinik und Poliklinik der Universität Münster, 44 Münster, Westring 3

ISBN-13: 978-3-642-66001-6 e-ISBN-13: 978-3-642-66000-9
DOI: 10.1007/978-3-642-66000-9

Softcover reprint of the hardcover 1st edition 1975

Library of Congress Cataloging in Publication Data. Hauss, Werner Heinrich, 1907– Geriatrie in der Praxis. Includes bibliographies and index. 1. Geriatrics. I. Oberwittler, W., 1923– joint author. II. Beller, Fritz K. III. Title. RC952.H28, 618.9'7, 74–23517

Satz: Georg Appl, Wemding.
Druck: aprinta, Wemding
Bindearbeit: Georg Appl, Wemding

Vorwort

Die Erfolge der naturwissenschaftlichen Medizin haben innerhalb des letzten Jahrhunderts die mittlere Lebenserwartung in den Industriestaaten erheblich erhöht. Für den einzelnen erlangt damit der Alternsprozeß zunehmend Bedeutung, weil die Aussicht besteht, daß er einen beachtlichen Anteil seiner Zeit in fortgeschrittenem Alter leben wird. Zudem hat der medizinische Fortschritt die Alterspyramide der Bevölkerung moderner Industriestaaten entscheidend umgeformt und damit gesellschaftspolitische Bedeutung erlangt. Während zum Beispiel um die Jahrhundertwende der Anteil der jugendlichen Bevölkerungsgruppe bis zu 20 Jahren 46 % und die Gruppe oberhalb der 60er Jahre 7 % ausmachten, ist damit zu rechnen, daß im Jahre 1975 die Jugendlichengruppe unter 30 % abgefallen und die Gruppe der alten Menschen dagegen bereits auf 20 % angestiegen sein werden, wobei in dieser Schätzung die als beachtlich zu veranschlagende Einwirkung der Pille nicht einmal berücksichtigt wurde. Damit wird die medizinische, wirtschaftliche, soziale und politische Bedeutung geriatrischer Probleme für die Gemeinschaft weiter anwachsen.

Alternsprobleme sind keineswegs auf die medizinische Wissenschaft beschränkt, noch weniger ist die Geriatrie als ein medizinisches Spezialfach anzusehen. Vielmehr müssen geriatrische Gesichtspunkte in vielen, wenn nicht in allen medizinischen Fächern berücksichtigt und ihre Probleme darüber hinaus auch in nichtmedizinischen Disziplinen bearbeitet werden.

Heute beschäftigen sich viele Kliniken und Institute in aller Welt mit gerontologischen und geriatrischen Fragestellungen, nationale und internationale wissenschaftliche Gesellschaften sowie Zeitschriften wurden gegründet, und regelmäßig werden nationale und internationale wissenschaftliche Veranstaltungen dem Fragenkomplex gewidmet. In Deutschland haben die zuständigen Bundes- und Landesministerien sowie die großen deutschen Stiftungsgesellschaften die Bedeutung der geriatrischen Probleme erkannt und fördern dankenswerterweise diesen Forschungszweig.

Es hat sich mittlerweile durch weltweite Forschung ein sehr erhebliches Wissen angesammelt, das von vielen Spezialisten erarbeitet und für viele Disziplinen wertvoll ist. Ein praktischer Nutzen kann aus diesem Wissen nur erwachsen, wenn der für die Betreuung alter Menschen zuständige Personenkreis, vor allem also die praktizierenden Ärzte, ausreichend über den Stand des heutigen geriatrischen Wissens in Kenntnis gesetzt wird.

Wir sind daher gern dem Vorschlag des Springer-Verlages nachgekommen, Spezialisten verschiedener Disziplinen, die sich durch erfolgreiche Arbeit auf geriatrischem Gebiete ausgewiesen haben, zu bitten, den Stand unserer Kenntnisse aufzuzeigen.

Niemand vermag heute mehr die Gesamtheit der präventiven und therapeutischen Maßnahmen der Geriatrie im einzelnen zu kennen, geschweige denn anzuwenden. Der Patient erwartet jedoch mit Recht, daß der Ratgeber ihn über alle heute zur Verfügung stehenden Möglichkeiten orientieren und an die zuständige Stelle überweisen kann. Diesem Zweck soll das vorliegende Buch in erster Linie dienen, indem es das medizinische Wissen zusammenstellt. Darüber hinaus war es unser nicht weniger wichtiges Anliegen, den Leser in gebotenem Umfang über den Wissensstand der nichtmedizinischen Disziplinen und über die modernen Vorstellungen zum Wesen des Alternsprozesses zu informieren, um auf diese Weise die wünschenswerte Vertrautheit mit dem gesamten Komplex der Alternsproblematik zu vermitteln.

W.H. Hauss

Inhaltsverzeichnis

Mitarbeiterverzeichnis

Beller, F. K., Professor Dr., Direktor der Universitäts-Frauenklinik, 44 Münster, Westring 11

Blume, O., Professor Dr., Direktor des Instituts für Sozialforschung und Gesellschaftspolitik e. V., 5 Köln 1, Sachsenring 41

Boateng, A., Dr., wissenschaftlicher Assistent der Universitäts-Augenklinik, 44 Münster, Westring 15

Böhlau, V., Professor Dr., Johann-Wolfgang-Goethe-Universität Frankfurt/M., Direktor des Max-Bürger-Instituts für Alternsmedizin, Chefarzt des Taunus-Sanatoriums der Landesversicherungsanstalt Württemberg, 6232 Bad Soden/Taunus, Rossertstraße 11

Brune, G. G., Professor Dr., Direktor der Psychiatrischen- und Nervenklinik der Universität, 44 Münster, Roxeler Straße 131

Büchner, Th., Professor Dr., Oberarzt der Medizinischen Universitätsklinik und Poliklinik, 44 Münster, Westring 3

Delius, L., Professor Dr., 757 Baden-Baden, Köhlerweg 8

Dieck, M., Dr., wissenschaftliche Leiterin im Institut für Altenwohnbau, 5 Köln 1, Sachsenring 39–41

Fischer, H., Professor Dr., Universitäts-Hautklinik, 74 Tübingen, Liebermeisterstraße 25

Gercke, W., Professor Dr., Direktor der Landesversicherungsanstalt Württemberg und Mitglied der Geschäftsführung, 7 Stuttgart 1, Rotebühlstraße 133

Gerlach, U., Professor Dr., Inhaber des Lehrstuhls für Innere Medizin, insbesondere Stoffwechselkrankheiten und Gastro-Enterologie der Universität Münster, 44 Münster, Westring 3

Hauss, W. H., Professor Dr., Direktor der Medizinischen Klinik und Poliklinik der Universität Münster, Leiter des Instituts für Arterioskleroseforschung Münster, 44 Münster, Westring 3

Heepe, F., Professor Dr., Chefarzt der Medizinischen Klinik des Städtischen Krankenhauses, 216 Stade, Bremervörder Straße 111

Henning, N., Professor Dr., em. Direktor der Medizinischen Universitätsklinik, 852 Erlangen, Fichtestraße 7

Hollmann, W., Professor Dr., Direktor des Instituts für Kreislaufforschung und Sportmedizin, 5 Köln 41, Carl-Diem-Weg

Hollwich, F., Professor Dr., Direktor der Universitäts-Augenklinik, 44 Münster, Westring 15

van Husen, N., Dr., wissenschaftlicher Assistent der Medizinischen Klinik und Poliklinik der Universität, 44 Münster, Westring 3

Hutschenreuter, K., Professor Dr., Direktor des Instituts für Anaesthesie der Universität des Saarlandes, 665 Homburg/Saar

Junge-Hülsing, G., Professor Dr., Chefarzt der Städtischen Krankenanstalten, 45 Osnabrück, Natruper-Tor-Wall 1

Kolck, B., Dr., wissenschaftlicher Assistent der Universitäts-Augenklinik, 44 Münster, Westring 15

Kumpf, W., Professor Dr., Universitäts-Hals-Nasen-Ohrenklinik, 44 Münster, Kardinal-von-Galen-Ring 10

Liesen, H., Dr., Akademischer Oberrat, Institut für Kreislaufforschung und Sportmedizin, 5 Köln 41, Carl-Diem-Weg

Lindner, J., Professor Dr., Abt.-Direktor am Pathologischen Institut der Universität, 2 Hamburg 20, Martinistraße 52

Marxkors, R., Professor Dr., Leiter der Prothetischen Abteilung der Poliklinik und Klinik für Zahn-, Mund- und Kieferkrankheiten der Universität, 44 Münster, Robert-Koch-Straße 27a

Mau, H., Professor Dr., Direktor der Orthopädischen Universitätsklinik, 74 Tübingen, Calwer Straße 7

Meister, R., Dr., wissenschaftlicher Assistent der Medizinischen Klinik und Poliklinik der Universität, 44 Münster, Westring 3

Moliva, G., Dr., wissenschaftlicher Assistent der Universitäts-Augenklinik, 44 Münster, Westring 15

Müller, Ch., Professor Dr., Direktor der Psychiatrischen Universitätsklinik, CH-1008 Prilly-Lausanne

Mündnich, K., Professor Dr., Direktor der Universitäts-Hals-Nasen-Ohren-Klinik, 44 Münster, Kardinal-von-Galen-Ring 10

Nissen, R., Professor Dr. Drs. med. h.c., em. Direktor der Chirurgischen Universitätsklinik Basel, CH – 4125 Riehen, Höhenstraße 45

Oberwittler, W., Professor Dr., Oberarzt der Medizinischen Klinik und Poliklinik der Universität, 44 Münster, Westring 3

Richter, H.-W., Dr., Oberarzt an der Psychiatrischen- und Nervenklinik der Universität, 44 Münster, Roxeler Straße 131

Schmandt, W., Professor Dr., Leiter der Urologischen Abteilung der Chirurgischen Universitätsklinik, 44 Münster, Jungeblodtplatz 1

Schneider, W., Professor Dr., Direktor der Universitäts-Hautklinik, 74 Tübingen, Liebermeisterstraße 25

Schulte, M. J., Dr., wissenschaftlicher Assistent der Universitäts-Frauenklinik, 44 Münster, Westring 11

Thomae, H., Professor Dr., Direktor des Psychologischen Instituts der Universität, 53 Bonn, An der Schloßkirche

Wagner, H., Dr., Priv.-Doz., wissenschaftlicher Assistent der Medizinischen Klinik und Poliklinik der Universität, 44 Münster, Westring 3

Winter, H.P., Dipl.-Architekt, Beratender Architekt am Institut für Altenwohnbau, 5 Köln 1, Sachsenring 39–41

Wüst, G., Professor Dr., Oberarzt der Medizinischen Klinik und Poliklinik der Universität, 44 Münster, Westring 3

Wesen des Alterns und der Krankheiten im Alter

W. H. Hauss und J. Lindner

Die Anfänge der Gerontologie und Geriatrie reichen bis in das Altertum zurück. Gedanken zu ihren Problemen sind schon von Aristoteles und Seneca überliefert worden, die das Altern als eine Krankheit, ja als eine unheilbare Krankheit, ansahen. Galen, der eine Reihe von interessanten klinischen Beobachtungen mitteilte, vertrat jedoch bereits die Ansicht, daß Altern ein physiologischer Vorgang und von pathologischen Prozessen zu trennen sei. Im Mittelalter wurde zu den Problemen nicht viel sachlich Neues beigetragen. Magische Vorstellungen wurden entwickelt und nutzlose Geheimmittel empfohlen. Naturwissenschaftlichen Charakter gewann die Alternsforschung im 18. Jahrhundert, als der Deutsch-Balte und russische Hofarzt I.B. Fischer in einer Monographie „Sektionsbefunde mit typischen Alternsveränderungen" publizierte. Das 19. und das 20. Jahrhundert brachten mit dem Aufblühen der Naturwissenschaften zunächst eine wertvolle Bestandsaufnahme von Befunden, deren Verarbeitung den Weg zum Verständnis der Alternsprozesse und zu ihrer Beeinflussung aufzeigt.

Der Begriff „Altern" wird gleichermaßen für das Altern der belebten Substanz als auch für das Altern anorganischer Stoffe benützt, obgleich die beiden Vorgänge sich wesentlich unterscheiden. In der lebenden Substanz spielt sich bekanntlich pausenlos ein Stoffwechsel ab, d.h. Substanzen werden fortlaufend aus der Umwelt aufgenommen, in den Organismus eingebaut und wieder abgegeben. Die Form der Organe bleibt dabei allerdings völlig unverändert, und zwar dadurch, daß bei normalem Stoffwechsel jedes Molekül durch ein gleichartiges ersetzt wird und also trotz Austausch die Struktur bis hinunter auf die molekulare Ebene exakt erhalten bleibt. Von den Molekülen der lebenden Substanz lagert nur ein ganz geringer Teil so lange Zeit reaktionslos und unverändert im Gewebe, daß es bei ihm zu Alternsvorgängen im Sinne der anorganischen Materie, wie sie bei kolloidalen Lösungen z.B. typisch und gesetzmäßig auftreten, kommen kann. *Dieser Stoffwechsel* ist im Laufe des Lebens einem Wandel unterworfen, und die Änderung der metabolischen Vorgänge bewirkt die typischen Strukturänderungen der alternden Organismen, worauf noch zurückzukommen sein wird (s.S. 3ff.).

Frühzeitig, praktisch sofort nach der Geburt, beginnt die Änderung im Austausch der Moleküle, welchen Tatbestand bereits Seneca richtig erfaßt und prägnant formuliert hat: „Nascentes morimur". Aus dieser Sicht sind alle Alternserscheinungen Entwicklungsvorgänge [6], bei denen Wachstum und Reifung am Anfang und das, was wir gemeinhin als Alterserscheinungen bezeichnen, am Ende stehen. Bürger [1] bezeichnete demgemäß den Alternsvorgang treffend als Biomorphose oder Biorrheuse.

Die Frage, ob Altern und Tod unerläßliche Attribute aller Lebewesen sind, muß wohl bejaht werden. Für den Vielzeller ist der Alternsprozeß jedenfalls schicksalshaft progredient, er kann weder angehalten noch reversibel gestaltet werden und endet stets tödlich. Es mehren sich zudem Befunde für die Annahme, daß auch der Lebensprozeß der Einzeller und der einzelnen Zelle nach immanenter Gesetzlichkeit limitiert ist.

Die Gründe der unterschiedlichen Lebensdauer von Arten und Individuen sind keinesfalls voll aufgeklärt. Es ist als gesichert anzusehen, daß *Erbmasse und Umweltfaktoren* bestimmend sind.

Für die Wirksamkeit des genetischen Faktors spricht deutlich die Tatsache, daß die Lebensdauer verschiedener Tierspecies sehr erheblich, von Stunden bis zu Jahrzehnten, schwankt. Tierexperimentelle Kontrollen der Einwirkung von Röntgenstrahlen, die ja bekanntlich starke Effekte auf den genetischen Apparat haben, weisen auch auf die Bedeutung des genetischen

Materials für die Lebensdauer hin: Bestrahlt man kurzlebige Labortiere, so wird deren Lebensdauer in Abhängigkeit von der Dauer der Strahleneinwirkung verkürzt, wobei der Tod durch die gleichen Erkrankungen wie beim normalen Alternsablauf (also kein Strahlentod!), lediglich vorzeitiger, auftritt. Über Beziehungen von Eigenschaften der Chromosomen oder gar der Gene zur Lebensdauer von Tierarten bzw. Individuen ist nichts bekannt. Die Frage, welches der bestimmende Faktor sei, ist ungelöst. Sicherlich ist es nicht, wie gelegentlich behauptet wird, eine simple Eigenschaft, z.B. Körpergröße oder einzelne Stoffwechselfaktoren, etwa die Höhe des Sauerstoffverbrauchs. Zwar erreichen Wale und Elefanten erhebliche Lebensalter, jedoch auch kleinere Tiere, z.B. Papageien. Am ehesten korreliert noch die Kompliziertheit des genetischen Codes mit der Lebensdauer: Tiere, die eine Entwicklung zu komplizierten Fähigkeiten, z.B. zu hoher Intelligenz, durchmachen, erfordern bereits bis zur Entwicklung ihrer Reife eine recht lange Lebensdauer und werden dementsprechend älter. Damit dürfte auch die relativ lange Lebensdauer des Menschen, welche die gleichgewichtiger Säugetiere mit ähnlich geartetem Stoffwechsel bei weitem übertrifft, ihre Erklärung finden.

Die Unterschiede im Lebensalter verschiedener Individuen derselben Art sind bei weitem nicht so beträchtlich wie die Unterschiede der Lebensdauer der verschiedenen Arten untereinander. Für die Lebensdauer der einzelnen Individuen einer Art kommt sicherlich auch dem Einfluß von Umweltfaktoren erhebliche Bedeutung zu. Praktisch sterben die Menschen und Tiere ja an Krankheiten, von denen der weitaus größere Teil durch Umweltfaktoren induziert ist, wodurch sie ihren rein genetisch bestimmten, natürlichen Tod gar nicht mehr erleben. Der Einfluß von Umweltfaktoren auf die Lebensdauer ist in Tierexperimenten aufgezeigt worden: Gewisse Fischarten leben zum Beispiel in kaltem Wasser wesentlich länger als in warmem, und Tiere, die in der Jugend spärlich ernährt wurden, länger als ihre überfütterten Genossen.

Der gewaltige Unterschied in der Lebensdauer verschiedener Arten läßt vermuten, daß der genetische Einfluß bestimmend ist und durch die Einwirkung von Umweltfaktoren lediglich Abweichungen vom „Sollwert" erzielt werden, die allerdings für das einzelne Individuum von beträchtlicher Bedeutung sind. Die Zusammenhänge sind noch wesentlich komplizierter als hier dargestellt, da die limitierenden Faktoren sich gegenseitig beeinflussen. So ist die Anfälligkeit gegenüber krankmachenden Umweltfaktoren, z.B. gegenüber Krankheitskeimen, ihrerseits hinwiederum genetisch bestimmt [2]. Wie meist oder immer bei biologischen Prozessen liegt kein einfacher linearer Kausalzusammenhang, sondern ein kompliziertes Ursachen-Wirkungs-Gefüge vor.

Das kalendarische Alter eines Wesens kann leicht genau angegeben werden durch die Anzahl der Jahre seit seiner Geburt, das biologische Alter [1], das ist die Angabe, welcher Teil der zugemessenen Lebensspanne bereits abgelaufen ist, kann praktisch jedoch nur unzureichend genau bestimmt werden: Zwar ist es theoretisch ebenso leicht zu definieren durch die Angabe der Zeit, die noch vom Tode trennt; aber wenn es auch durch die Fortschritte der medizinischen Wissenschaft heute im Einzelfalle kurz vor dem Tode gelingen mag, diese Angabe einigermaßen exakt anzugeben, so ist die vorausschauende Schätzung über Jahre und Jahrzehnte auch bei Bewertung aller klinischen Daten und aller weiteren bedeutsamen Umstände, z.B. der Risikofaktoren, doch nur mit großer Fehlerbreite möglich.

In der Natur ist die Lebensdauer der einzelnen Individuen durch das Gesetz der Selektion bestimmt; sicherlich dürfte dieses Prinzip, das dem Erhalt der Art und nicht des Einzelnen dient, auch in der Frühzeit der Menschheit bestimmend gewesen sein. Während zunächst körperliche Vorteile, z.B. große, schnelle und geschickte Muskelkraft, zweifelsohne eines der wichtigsten Hilfsmittel im Überlebenskampf waren, wurde in den späteren Perioden die Intelligenz des Menschen der bedeutsamste Faktor. Da die Qualität geistiger Leistungen wesentlich durch Lernen, Wissensstandard und eigene Erfahrungen geprägt ist, stiegen Ansehen, Achtung und Macht der Alten. Demzufolge war die Bewertung der Altersgruppen im Laufe der Zeiten erheblichen Schwankungen unterworfen, was sich bis in den geschichtlichen Zeitraum verfolgen läßt. So lag bei den Griechen die Staatsführung in den Händen der Geronten, bei den Römern im Senat. In der altchristlichen Kirche spielten die Presbyter eine hervorragende Rolle. Aber im römischen Imperium z.B. wandelte sich schon die Bewertung der Lebensphasen offensichtlich nicht unerheblich: Das späte Rom nahm 30jährige in den Senat auf und entfernte die 60jährigen aus den Versammlungen. Zur Zeit ist das Pendel wohl einmal wieder nicht in Mittelstellung: Der Wert der Jugend steht hoch im Kurs, ihre Eigenschaften sind geschätzt, und umgekehrt werden Qualitäten der Älteren unterbewertet, manchmal sogar diffamiert („Trau keinem über dreißig!").

Die Frage, welche Lebensdauer des Menschen „physiologisch" ist, kann heute wohl erst nur hypothetisch und nicht verbindlich beantwortet werden. Statistiker haben geschätzt, daß Menschen 120 Jahre und vielleicht noch etwas älter werden können. Gelegentlich tauchen Mitteilungen auf über Personen, die ein derartiges hohes Alter erreicht haben oder gar über Volksstämme, bei denen so etwas üblich sei. Zweifel an der Exaktheit dieser Angaben sind wohl berechtigt.

Aus Altersbestimmungen gefundener Skelette der Steinzeit hat man geschlossen, daß in diesem Zeitalter die Menschen nicht länger als 19 Jahre zu leben pflegten, im Mittelalter waren es bereits 30 Jahre, in Deutschland erreichte die Bevölkerung 1871 ein Durchschnittsalter von 36 Jahren, um die Jahrhundertwende von 46 Jahren, und heute liegt die mittlere Lebenserwartung für den Neugeborenen bei 72 Jahren. Der Mittelwert für die Frauen liegt dabei etwa 1–2 Jahre über dem der Männer.

Das durchschnittliche Lebensalter der Menschen liegt heute darum erheblich höher, weil es der medizinischen Forschung gelungen ist, Krankheiten, an denen die Menschen früher häufig in der Kindheit und in jungen Jahren starben, insbesondere Ernährungsstörungen und Infektionen, durch Prophylaxe auszuschalten oder durch Chemotherapie zu heilen. Die Menschen starben also früher nicht vorzeitiger, weil ihre Lebenskraft etwa geringer war, sondern die durchschnittliche Lebensspanne lag niedrig, weil durch tödliche Umweltfaktoren, die heute eliminiert sind, ein Teil der Menschen in sehr jungen Jahren starb, was den Mittelwert erheblich senkte. Die Menschen, die in früheren Jahrhunderten nicht frühzeitig diesen Todesursachen zum Opfer gefallen waren, dürften durchaus Alter erreicht haben, die mit dem der heutigen Lebenserwartung übereinstimmen, ja, es besteht Anlaß zur Annahme, daß sie wohl die Chance hatten, noch älter zu werden, weil in den hochindustrialisierten Staaten durch den modernen Lebensstil Gefahren neu aufgetreten sind, die nach langer Latenzzeit wirken und daher erst dem erwachsenen Menschen Schaden zufügen und seine Lebenszeit verkürzen.

Die Frage, ob durch weitere Fortschritte der Medizin mit einer quantitativ ähnlich dimensionierten Verlängerung der mittleren Lebensdauer, wie sie bisher im 20. Jahrhundert bereits erreicht wurde, zu rechnen ist, muß wohl leider verneint werden: Ein Wegfall der an der Spitze der Todesursachen stehenden kardiovasculären Erkrankungen würde z.B. die Lebenserwartung der Nordamerikaner nach statistischen Berechnungen nur um 7,5 Jahre, die Beseitigung des Krebses als Todesursache sogar lediglich um 1,5 Jahre erhöhen. Die Altersgruppe der 58jährigen hat heute fast die gleiche Mortalitätswahrscheinlichkeit wie vor 100 Jahren.

Eingangs wurde schon darauf hingewiesen, daß die Altersveränderung des Organismus letztlich durch den geänderten Stoffwechsel bewirkt wird. (Umfassende Übersichten über die gerontologischen und geriatrischen Probleme siehe [5].)

Hier soll nun darauf eingegangen werden, welcher Art die durch den geänderten Stoffwechsel bewirkten Altersveränderungen sind. Zunächst fällt der Sauerstoffverbrauch, der als Maß des Gesamtstoffwechsels gelten kann, im Verlaufe des Alterns ab, offenbar wird der Energiebedarf des Organismus geringer. Die Eiweißsynthese, vorwiegend die Enzymsynthese, verlangsamt sich ebenfalls.

Das Bindegewebe oder, wie wir lieber sagen, das Mesenchym, ist für die Alternsvorgänge von zentraler Bedeutung. Eher als der Satz „Der Mensch ist so alt wie seine Gefäße" gilt: „Der Mensch ist so alt wie sein Mesenchym". Handelt es sich doch um ein System von Zellen, das neben wichtigen mechanischen Aufgaben eine zentrale Rolle in der Reaktion des Organismus auf Umweltreize, insbesondere Noxen, also in der „Abwehr", sowie für Bildung und Instandhaltung der Gefäßwand und der extravasalen Transportwege („Transitstrecken"), spielt. Der Einfluß des Alterns auf die Geschwindigkeit der Komponente des Mesenchyms, der an gesunden Tieren exakt verfolgt werden kann, zeigt einen typischen Alternstrend, der auch am Menschen nachzuweisen ist. Zum Beispiel nimmt die Synthese der Proteoglykane (sulfatierte Mucopolysaccharide) im jugendlichen Alter sehr schnell und später langsamer ab (s. Abb. 1).

Auch die Synthese des Kollagens ist deutlich altersabhängig. So beträgt z.B. die biologische Halbwertszeit für die lösliche Kollagenfraktion der Haut bei 6 Tage alten Ratten nur 27 Stunden, bei 3 Monate alten Ratten jedoch 73 Stunden. Auch die Halbwertszeit der unlöslichen Hautkollagenfraktion ändert sich im Lebens-

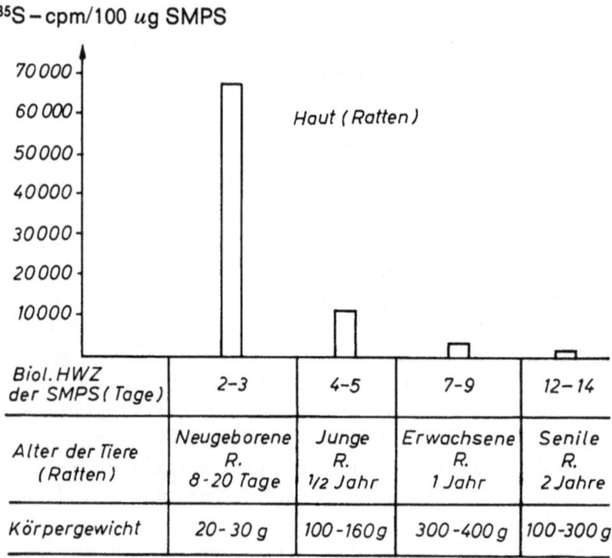

Abb. 1 Einfluß des Alterns auf den ^{35}S-Sulfateinbau in die Sulfomucopolysaccharide (SMPS) (oberer Teil der Abbildung) und auf den Abbau bzw. die biologische Halbwertszeit der SMPS (Tabelle, unterer Teil der Abbildung) aus dem Bindegewebe der Rattenhaut

Tabelle 1. Halbwertszeiten (in Tagen) der sulfatierten Mucopolysaccharide verschiedener Organe von Ratten unterschiedlichen Alters (300 Ratten)

Organe	Neugeborene Ratten	Junge Ratten	Erwachsene Ratten	Alte Ratten
Knorpel	7–8	7–8	14–16	16–18
Aorta	–	4–5	10–11	9–10
Haut	2–3	4–5	7– 9	12–14
Myokard	2–3	3	3– 4	4– 5
Leber	1–2	1–2	2– 3	
Milz	1	1–2	2– 3	3– 4

Die Halbwertszeiten der sulfatierten Mucopolysaccharide in den verschiedenen Organen von Ratten unterschiedlichen Alters sind umgekehrt in den älteren Lebensphasen verlängert (s. Tabelle 1).

lauf sehr erheblich: Bei der jungen Ratte beträgt sie 17–20 Tage und beim alten Tier 250–300 Tage.

An den Proteoglykanen und am Kollagen des Bindegewebes zeigen sich zudem besonders deutlich Altersveränderungen, die wahrscheinlich auch für andere Gewebskomponenten bedeutsam sind: Änderung der Molekulargewichte, Hybridisierungen, Vernetzungen der Makromoleküle, vielleicht sogar Eiweißfehlsynthesen. Diese im Alter auftretenden Veränderungen der extracellulären Substanz haben insofern ganz besondere Bedeutung, als sie ja speziell in den Transitstrecken [3] Veränderungen bewirken und damit den Substrataustausch erschweren, was für die Ernährung der Parenchymzellen von entscheidender Bedeutung ist.

Ein charakteristischer Befund in den Organen alter Menschen, der durch morphologische und chemische Methoden belegt worden ist [1], ist die Abnahme des organspezifischen Parenchyms zugunsten des organunspezifischen Fett- und Bindegewebes. Die Vermehrung des mesenchymalen Gewebes, insbesondere seiner extracellulären Substanz, bei Abnahme der parenchymatösen Teile der Organe scheint damit eine wesentliche und charakteristische Altersveränderung zu sein.

Besonders bedeutsam ist, daß diese alterstypische Reduktion der funktionsspezifischen Gewebe auch die „rein mesenchymalen" Organe, also Arterien und Venen, betrifft. So werden bei der Gefäßalterung die funktionsspezifischen glatten Muskelzellen der Media quantitativ reduziert. Vor allem aber ändert sich das Verhältnis von Zellen zu extracellulärer Substanz: Die Zellzahl nimmt ab, die extracelluläre Substanz nimmt zu. Zur Vermehrung der extracellulären Substanz gesellt sich eine qualitative Änderung: Die elastischen Faseranteile werden zugunsten einer Vermehrung der kollagenen Fasern reduziert.

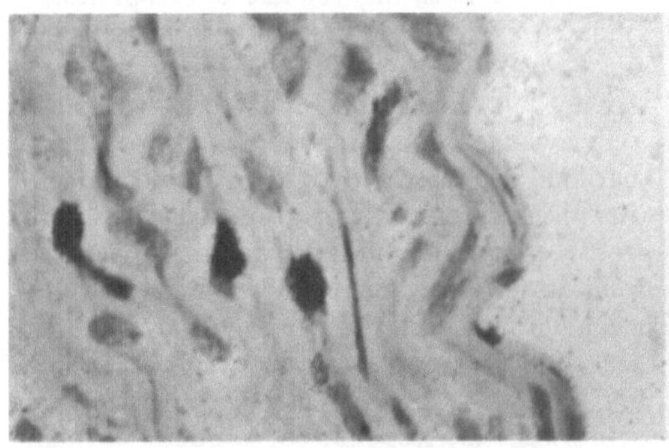

a

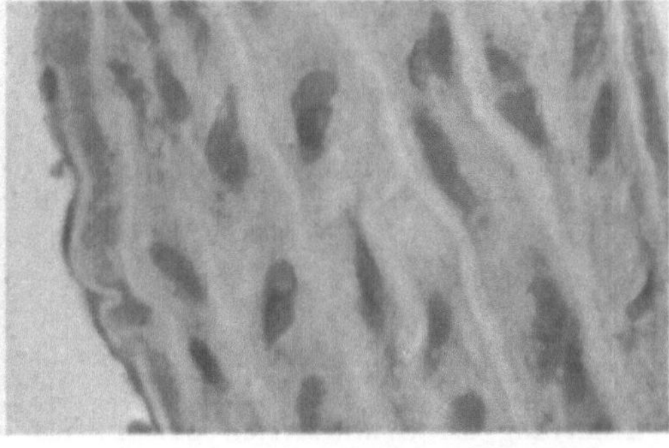

b

Abb. 2. Aortenwand nach ^{3}H-Thymidininjektion a) einer jungen und b) einer alten Ratte. In der Aortenwand der jungen Ratte erkennt man einige markierte Zellen als Ausdruck der erheblichen Zellproliferation, die in der Wand der alten Ratte fehlt

Unser Wissen über den Alternsgang des Kernstoffwechsels von Parenchymzellen, insbesondere von postmitotischen Zellen, ist noch recht unvollständig. Bis vor kurzem wurden bekanntlich die Herzmuskelzellen nach völliger Ausdifferenzierung und postnataler Reifung als nicht mehr teilungsfähig angesehen. Diese Ansicht erwies sich als falsch: Sowohl bei hypertrophischen als auch bei normalen Herzen sind heute vermehrte Polyploidisierung der Kerne und echte Zellteilungen nachgewiesen. Wahrscheinlich müssen wir auch unsere Vorstellungen über die lebenslange Unveränderlichkeit der DNS in den Ganglienzellkernen ändern. Es scheint, daß auch hier ein Austausch der DNS-Moleküle erfolgt, allerdings ohne daß Zellreduplikationen eintreten, und daß die Verhältnisse insofern noch komplizierter liegen, als Einzelbestandteile von Kernen unterschiedliche Umsatzraten aufweisen können.

Besser orientiert ist man über die Altersabhängigkeit des Kernstoffwechsels der Mesenchymzellen. Während in der Jugend Zellteilungen, die eine Verdoppelung der DNS-Synthese zur Voraussetzung haben, häufig sind, verlangsamt sich die Proliferation im mesenchymalen Gewebe im Laufe der Zeit. Abb. 2a zeigt zum Beispiel die rege Proliferationstätigkeit in der Aorta einer jungen Ratte, erkennbar an den zahlreichen Kernmarkierungen. Demgegenüber zeigt Abb. 2b die Aortenwand eines alten Tieres mit niedriger Proliferationsrate, erkennbar daran, daß Zellmarkierungen fehlen. Der Unterschied ist statistisch erfaßbar, wie aus Tabelle 2 ersichtlich ist.

Von anderen mesenchymalen Zellelementen, z.B. den Erythrocyten, den Lymphocyten, den Monocyten, den Makrophagen, den Endothelien und Pericyten der Gefäße, liegen zwar Kenntnisse über die Lebensdauer vor, jedoch nicht über deren Wandlung im Laufe des Alternsvorganges.

Tabelle 2. Anzahl der durch ^{3}H-Thymidin-Injektion markierten Zellen pro 100 Blickfelder in Herzmuskel und Aorta von 5 Wochen und 10 Wochen alten Ratten

Alter des Tieres	Markierte Zellen/100 Blickfelder Herzmuskel	Aorta
5 Wochen	562	275
10 Wochen	10	31

Auch die Einzelbestandteile des Zellplasmas zeigen recht unterschiedliche Stoffwechselaktivität. Hohe Stoffwechselraten weist zum Beispiel der Golgi-Apparat auf, der in den Colon-Becherzellen angeblich innerhalb von 20–40 Minuten total erneuert werden soll. Die Umsatzraten der Lysosomen (der hydrolasenhaltigen Zellorganellen), der Mitochondrien sowie einzelner Plasma-Enzyme sind wahrscheinlich ebenfalls altersabhängig, und zwar sowohl vom Alter der Zelle als auch vom Alter des Organismus. Ausreichende Angaben über den Alternsgang der Umsatzraten von Kern- und Zellmembranen sowie der Mitochondrien, des Ergastoplasmas und der Ribosomen gibt es noch nicht. Es scheint jedoch allgemein, daß die Stoffwechselaktivität der Zellorganellen altersabhängig ist.

Änderung der Syntheseraten bewirkt naturgemäß Strukturänderungen, vorausgesetzt, daß sie nicht durch gleichsinnige und gleichgroße Änderung der Degradationsraten, über die nicht genügend Daten zur Verfügung stehen, kompensiert wird. So führt z.B. die verlangsamte Enzymsynthese zur Abnahme der Enzymmasse. Typische Alternsveränderungen findet man auch in der Struktur der Knochen, die vor allem eine Verarmung an Calciumphosphat erleiden.

Die altersabhängige Veränderung des Verhältnisses von Zellzahl zu extracellulärer Substanz ist auch in anderen mesenchymalen Geweben, z.B. im Knorpel, zu beobachten, desgleichen im Bindegewebe der Haut. Durch die relative Verarmung an Zellen tritt ein Funktionsverlust bei Belastungen, z.B. bei Verletzung der Haut, bei Traumatisierung eines Gelenkes oder anderen Schädigungen, ein, was für die Wiederherstellung bedeutsam ist. Auch die Adaptation an geringfügigere chronische Belastung wird sicherlich durch die Zellabnahme verschlechtert. Bemerkenswerterweise wird die relative Zellverarmung zum Teil kompensiert durch die Steigerung des Leistungsstoffwechsels der einzelnen Zellen alter Tiere, die z.B. auch als Enzymaktivitätssteigerung pro Einzelzelle im Senium nachgewiesen wurde.

Auch Gehirnzellen sind offenbar in der Lage, eine Abnahme der Zellzahl durch Leistungssteigerung der Einzelzelle zu kompensieren: Die Zahl der Ganglienzellen im Zentralnervensystem ist nämlich bereits während der Reifung im Stadium des „Leistungsmaximum" reduziert, was durch Besserung der „Funktionsökonomie der Zellen" erklärt wird.

Jedoch kann ein großes Defizit an Zellen bei fortschreitender Alterung schließlich nicht mehr ausgeglichen werden, so daß dann doch verminderte Leistung, reduzierte Adaptationsfähigkeit und geminderte Widerstandskraft gegen Krankheiten im Alter resultieren.

Die Einlagerung von Lipofuscin-Pigment in Zellen wurde lange Zeit als ein typisches Altersmerkmal gedeutet. Sie muß jedoch als ein unspezifisches Zeichen von Insuffizienz des Zellstoffwechsels angesehen werden, ein Urteil, das auch durch Untersuchungen an Zell- und Gewebskulturen bestätigt wurde. Zwar befällt in der Tat das Lipofuscin bevorzugt alte Zellen und Zellen in alten Organismen, es ist jedoch keineswegs altersspezifisch, sondern es kann auch bei Mangel-, Fehl- und insbesondere Unterernährung bereits bei jungen Individuen auftreten. Bei dem Alterspigment handelt es sich um einen lysosomalen Restkörper. Er besteht aus kleineren, von einer gemeinsamen Membran umgebenen Aggregaten einer charakteristischen Lipidfraktion und einer proteoglykanhaltigen Trägersubstanz.

Es ist eine dringliche Aufgabe der experimentellen Alterswissenschaft, früher gemachte richtige Beobachtungen über die im Alter auftretenden Veränderungen der Permeabilität, der Diffusion, der Capillarisierung, der Viscosität oder ganz allgemein gesprochen des physikalisch-chemischen Zustandes der Gewebe, die

Anlaß gewesen sind, heute nicht mehr vertretbare „Alternstheorien“ (Kolloid-, Hysterese- und Vernetzungstheorien u.s.w. des Alternsvorganges) aufzustellen, durch moderne, exakte naturwissenschaftliche Methoden zu überprüfen, zu ergänzen und auf diese Weise einem besseren Verständnis zuzuführen.

in den Veränderungen der Keimdrüsen. Die Akkommodationsbreite der Augen läßt nach, und die obere Hörgrenze verschiebt sich, wie audiometrisch nachgewiesen werden kann. Die Muskelkraft und die Kontraktionsschnelligkeit der Muskulatur des Menschen haben ihr Maximum zwischen dem 20. und 30. Lebensjahr

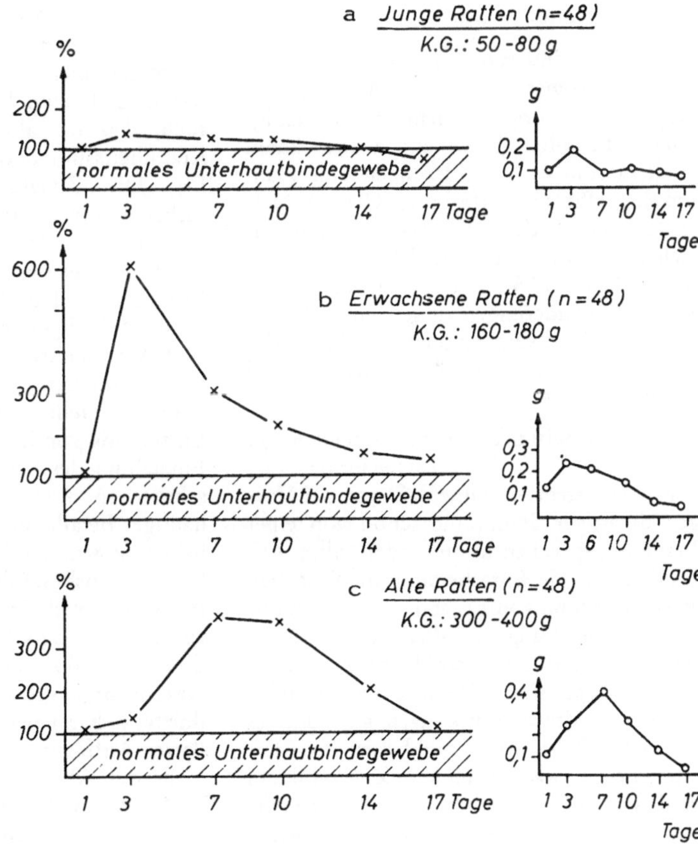

Abb. 3. Einfluß des Alterns auf die Bindegewebsreaktion. Implantation von Wattekügelchen in das Unterhautzellgewebe ruft bei jungen, erwachsenen und alten Tieren unterschiedliche Veränderungen des ^{35}S-Sulfateinbaus in die Mucopolysaccharide und des Gewichts der Granulome hervor

Mit Stoffwechsel und Struktur ändern sich auch die Funktionen im Alternsvorgang der Organismen regelhaft. Das Herz hat eine langsamere Frequenz. Die Veränderungen des endokrinen Systems zeigen sich am auffallendsten

bzw. mit 20 Jahren. Die Muskelökonomie verschlechtert sich.

Die altersbedingte unterschiedliche Reaktion auf entzündliche Reize kann durch folgendes Experiment demonstriert werden: Jugendliche

Tiere reagieren auf die Implantation eines Wattekügelchens beispielsweise mit einer schnellen, kurzdauernden und schwachen Steigerung der ^{35}S-Sulfat-Inkorporationsrate (s. Abb. 3a), erwachsene Tiere mit einer schnelleren, stärkeren, aber ebenfalls relativ kurzen Steigerung (s. Abb. 3b), während alte Tiere mit einer deutlich verzögert einsetzenden, dann aber stark und besonders lange anhaltenden Steigerung des Sulfateinbaus antworten (s. Abb. 3c). Auch ist der Effekt dieser reaktiven Stoffwechseländerung in den Altersphasen unterschiedlich, wie der Vergleich der Granulomgewichte (s. Abb. 3 rechte Seite) ausweist: Die alten Tiere produzieren die größte Menge Granulomgewebe, etwa das Doppelte der Menge, die von den jungen Tieren gebildet wird.

Die Altersveränderungen prägen den äußeren Habitus des Menschen in einem Ausmaß, daß bei einiger Erfahrung mit ziemlicher Genauigkeit das Lebensalter abgeschätzt werden kann. Vor allem sind es Veränderungen von Haut (Runzeln), Haaren (Verfärbung, Glatze), Haltung (gebückt, steif), Motorik (verlangsamt, unsicher, zittrig), Turgor (schlaffe Hautfalten, Hängebacken) und Stimme (Fistelstimme), um nur einige Veränderungen zu nennen. Dabei altern Gewebe und Organe nicht synchron, das Bindegewebe, insbesondere die Gefäße, sind meist Vorreiter.

Greise sind meist in einem mehr oder weniger starken Ausmaß von den obengenannten Veränderungen betroffen, ohne daß man bei Vorliegen derartiger Symptome schon von einer Erkrankung sprechen könnte oder sollte. Oft fällt allerdings die Entscheidung im Einzelfall schwer. Aufgrund von Ergebnissen der experimentellen Forschung ist jedoch daran festzuhalten, daß Altern und Krankheit unterschiedliche Vorgänge sind. Wenn es auch keine spezifischen Alterserkrankungen gibt und es daher richtiger ist, von Krankheiten im Alter zu sprechen, so kann doch kein Zweifel daran sein, daß der alte Mensch häufiger von Krankheiten befallen ist. Morbiditäts- und Mortalitätsraten nehmen im Senium eindeutig zu. Dieser Zusammenhang hat dazu geführt, daß die Alterung fälschlicherweise oft als „degenerativer" oder „regressiver" Prozeß bewertet wird und hat damit auch dem alten Menschen ein negatives Image verliehen.

Zu den im Alter gehäuft auftretenden Krankheiten gehören in erster Linie die kardiovasculären Krankheiten, insbesondere die Arteriosklerose, Krankheiten des Bewegungs- und Stützapparates, Krankheiten der Atmungsorgane, Krankheiten des rheumatischen Formenkreises, Tumoren sowie Seh- und Hörstörungen. In den speziellen Kapiteln dieses Buches wird darauf noch im einzelnen eingegangen werden.

Die Erkrankungen verlaufen bei alten Menschen häufig andersartig: Infekte bewirken nur noch geringfügigere Erhöhungen bzw. Veränderungen von Körperwärme, Leukocytenzahl, Blutbild und Blutsenkungsgeschwindigkeit. Große Herzinfarkte verlaufen gelegentlich völlig schmerzlos, fast symptomlos. Die Letalität der Krankheiten ist jedoch erhöht, die Krankheitsdauer meist verlängert, und Krankheitsrestzustände sind häufig. Charakteristisch ist auch, daß bei alten Menschen häufig eine Krankheitssummierung, eine Polypathie, vorliegt. Die „Zunahme der Wahrscheinlichkeit, mehrere irreversible chronische Krankheiten als Funktion der Zeit zu erwerben", dürfte dadurch bedingt sein, daß im Laufe eines langen Lebens der Mensch häufiger krankheitserregenden Schädigungen ausgesetzt ist und speziell auch Krankheitsreste verbleiben, die sich ebenfalls summieren.

Die Vorstellung der Reizkumulation für die Entstehung von Krankheiten ist ebenso für die Entstehung des Krebses, der ja auch im fortgeschrittenen Alter den Menschen wesentlich häufiger befällt, diskutiert worden. Sicherlich haben derartig häufig wiederholte Reizeinwirkungen, insbesondere Konfrontationen mit Antigenen, auch Bedeutung für allergische bzw. autoimmunologische Krankheiten. Wenn diese Sensibilisierung auch für das Tempo des Alternsvorganges nicht ohne Bedeutung sein dürfte, so kann man wohl der neuerdings geäußerten Auffassung, daß dies die eigentliche Ursache des Alterns sei, nicht zustimmen.

Die Polypathie des alten Menschen ist keineswegs nur wissenschaftlich interessant, sondern ein Befund, der horvorragende ärztliche und soziale Bedeutung hat. So haben wir [4] bei der klinischen Durchuntersuchung von 570 älteren Probanden, die sich völlig gesund fühlten und auch ihrem Altern entsprechend leistungsfähig waren, pathologische Befunde in

Tabelle 3 (n = 570). Gesundheitsstörungen bei 570 klinisch untersuchten geriatrischen Probanden (65 Jahre und älter)

Erkrankungen des Kreislaufs	443	77,7 %
Erkrankungen des Stütz- und Bewegungsapparates	351	61,5 %
Erkrankungen der Atmungsorgane	342	60,0 %
Diabetische Stoffwechselstörung	188	32,9 %
Erkrankungen der Nieren und Harnwege	153	26,8 %
Erkrankungen der Leber und Gallenwege	140	24,5 %
Cerebrovasculäre Störungen	100	17,5 %

dem aus Tabelle 3 erkennbaren Ausmaß aufgefunden.

Bei dem Stand der Altersstruktur unserer Bevölkerung besteht eine der wichtigsten sozialen Aufgaben nicht nur darin, daß die alten Menschen Nahrung, Kleidung und Wohnung erhalten, sondern ebensosehr darin, daß auch für ihre Gesundheit bis ins hohe Alter hinein Sorge getragen wird. Dies ist nicht nur ein moralisches Anliegen, sondern ein Gebot der praktischen Vernunft, denn nur auf diese Weise kann der Anspruch an das Sozialprodukt und die sozialen Leistungen für den arbeitenden Teil der Bevölkerung in tragbarem Rahmen gehalten werden. Dabei sind Gesundheitsmaßnahmen bereits in der Jugend und in der mittleren Lebensphase erforderlich, um durch Prävention die Alternsstörungen zu verhindern. Gesundheitliche Aufklärung und Fürsorge dürfen daher nicht erst im Greisenalter durchgeführt werden, vielmehr ist ein Erfolg nur zu erwarten, wenn dies rechtzeitig geschieht. Vor allem sind Jugendliche auch frühzeitig darüber zu belehren, daß sie aus sozialen Gründen verpflichtet sind, für ihre Gesundheit Sorge zu tragen.

Von ähnlicher, wenn nicht noch größerer Bedeutung ist das menschliche Problem, das durch die geänderte Altersstruktur unserer Bevölkerung entstanden ist: Welchen Lebenssinn und -inhalt wird die anwachsende Gruppe der alten, nicht mehr berufstätigen und nicht mehr in der generativen und Leistungsfunktion tätigen Bevölkerung finden? Wie wird sich ihr Kontakt zur arbeitenden Bevölkerung, wie wird sich ihr Verhalten untereinander gestalten? Auch dies sind Probleme, mit denen sich die Geriatrie beschäftigen muß. In der Natur kommen diese Probleme durch die natürliche Selektion nicht zustande. Der menschliche Geist hat sie erst geschaffen, und es ist zu hoffen, daß er auch imstande sein wird, eine Lösung zu finden, die dem alten Menschen lebenswerte Jahre zusätzlich schenken wird und den Jungen keine untragbare Last an sozialen und finanziellen Pflichten auferlegt.

Literatur

1. Bürger, M.: Altern und Krankheit als Problem der Biomorphose. 4. Aufl. Leipzig: Thieme, 1960.
2. Hauss, W.H.: Kreislauferkrankungen als genetisches und multifaktorielles Problem. Mkurse ärztl. Fortbild. 23, 129 (1973).
3. Hauss, W.H., Junge-Hülsing, G., Gerlach, U.: Die unspezifische Mesenchymreaktion. Stuttgart: Thieme, 1968.
4. Blume, O., Hauss, W. H., Kuhlmeyer, E., Oberwittler, W.: „Abschlußberichte der interdisziplinären Untersuchung über den Gesundheitszustand älterer Menschen unter besonderer Berücksichtigung ihres sozialen Status und ihrer gesellschaftlichen Kommunikation.“ MAGS Altenhilfe 2, Westfalendruck Dortmund 1974.
5. Holle, G.: Altern. In: Handbuch der Allgemeinen Pathologie, Bd. VI/4. Springer Berlin–Heidelberg–New York: 1972.
6. Rössle, R.: Wachstum und Altern. Zur Physiologie und Pathologie der postfoetalen Entwicklung. München: Bergmann 1923.

Soziologie

O. Blume

Alle in diesem Artikel festgehaltenen Aussagen korrespondieren mit Ergebnissen eigener Sozialforschung. Das gesamte überblickbare Feld ist sowohl repräsentativ als auch zuverlässig.

Bis vor etwa hundert Jahren gehörte es zu den Aufgaben der Familien und der mit Fürsorgeaufgaben befaßten Organisationen und Gemeinden in unserem Kulturkreis, sich um die Sorgen und Nöte alter Menschen zu kümmern. Hier ist eine Wandlung festzustellen. In den letzten Jahrzehnten haben diese Probleme immer mehr das Interesse nicht nur der Mediziner, sondern auch der Sozialwissenschaftler, insbesondere der Sozialpolitiker, geweckt. Das Thema „alte Menschen" ist ein praktisches, die Öffentlichkeit interessierendes Problem geworden, an dessen Lösung die Soziologie, Sozialpsychologie, aber auch die Sozialpädagogik die Berechtigung ihres Anspruchs nachweisen können, eine fruchtbare, interessante Wissenschaft zu sein.

Vorweg eine grundsätzliche Feststellung: Das Alter ist seit je ein Kriterium sozialer Klassifikation. Doch bleibt das Alter trotz seiner außergewöhnlichen Relevanz für jedes Individuum nur *ein* – wenn auch wichtiger – Faktor unter anderen, von dem sein Handeln und seine Stellung innerhalb der Gesellschaft bestimmt wird. Daraus folgt für die Soziologie, die Gerontologie und insbesondere für die Anwendung ihrer Ergebnisse in der Praxis der Altenhilfe: Das gemeinsame Merkmal des biologischen Alters allein reicht nicht aus zur Bildung einer homogenen Gruppe. In unserer Gesellschaft ist die Position, der soziale Status auch des alten Bürgers weitgehend abhängig von seiner Bildung, seiner früheren beruflichen Leistung und seinem Einkommen.

In der sozio-gerontologischen Forschung wird seit einiger Zeit versucht, die relevanten Faktorenbündel zu berücksichtigen und zu entflechten, die das Verhalten der alten Menschen bestimmen. Hierbei bedienen wir uns der Sozialforschung, die wir als den empirischen Teil aller Sozialwissenschaften begreifen, auf den weder die Soziologie noch die Sozialpsychologie oder die Sozialpädagogik verzichten können.

Durch singuläre Sätze überprüfbare Informationen über die gesellschaftliche Wirklichkeit zu liefern, ist eine der Aufgaben der Sozialforschung. Wenn wir davon ausgehen, daß alle Postulate der Sozialpolitik zunächst einmal Verhaltenspostulate sind, kann die Forschung auch dem Praktiker Anhaltspunkte bieten für die Realisierungschancen der sich ihm anbietenden sozialpolitischen Maßnahmen.

Im weiteren Verlauf dieser Ausführungen wollen wir auf einige soziologische Tatbestände hinweisen, die unserer Meinung nach zur Zeit noch nicht ausreichend diskutiert werden.

Um nicht dem Verdacht des quantifizierten Perfektionismus und damit Mißverständnissen ausgesetzt zu sein, soll betont werden: Bei allen quantifizierbaren Ergebnissen ist der Sozialpolitiker keinesfalls aus der Verantwortung entlassen, wenn sich z.B. herausstellen sollte, daß nicht 90%, sondern nur 1% einer bestimmten Hilfe bedürfen. Wir quantifizieren, um Größenordnungen zu umreißen, Schwerpunkte zu bilden, Tendenzen zu verfolgen und Abhängigkeiten bloßzulegen; nicht um zu demonstrieren: Hier haben wir es *nur* mit einer Gruppe zu tun, die 1% umfaßt, bei einer so kleinen Zahl „lohnt sich nicht" ein umfangreicher Katalog von Hilfsmaßnahmen. Das Gebot, menschliche Not zu beseitigen, ist für den Sozialpolitiker gültig, unabhängig von der Zahl der Betroffenen und dem Druck, der heutzutage von ihnen ausgeht.

Es wird noch nicht überall erkannt, daß die Frage nach dem Lebensabend des Menschen viel mehr ein qualitatives und weniger ein quantitatives Problem darstellt. Mit dem Hinweis, daß mit fortschreitender Industrialisierung die Zahl der alten Menschen infolge gestiegener

Lebenserwartung mehr und mehr anwächst, daß sich z.B. die Zahl der über 65jährigen in den letzten fünfzig Jahren verdoppelt hat, wird versucht, das quantitative Problem in den Vordergrund zu rücken (Überalterungs-These). Bevölkerungsstatistiker haben im letzten Jahrzehnt anhand exakter Zahlen nachgewiesen, daß die Relation zwischen den über 65jährigen und den anderen Teilen der Bevölkerung sich im letzten Jahrhundert kaum verschoben hat. Lediglich durch äußere Eingriffe (Kriege) und verminderte Fruchtbarkeit sind mittlere Jahrgänge derart stark reduziert worden, daß diese Relation sich mit ihrem Schwergewicht zu den über 65jährigen neigt. Doch diese quantitativen Verschiebungen sind längst nicht so alarmierend, wie sie häufig hingestellt werden. Damit soll nicht bagatellisiert werden, daß eine wachsende Zahl nicht mehr wirtschaftlich Tätiger an die (ebenfalls wachsende Zahl der) noch im Wirtschaftsleben produktiv Tätigen gewisse Anforderungen stellt.

Die qualitative Seite des Problems dagegen verlangt in steigendem Maße das Interesse des Sozialwissenschaftlers. Der Tatbestand, daß der wirtschaftende Mensch heute weder das, was er produziert, noch das, was er verbraucht, selbst bestimmt, sondern sein ganzes wirtschaftliches Tun fremdbestimmt ist, wirkt sich auch nach dem 65. Lebensjahr in voller Tragweite aus. Dieser Tatbestand trifft in seiner ganzen Breite die Arbeitnehmer und ganz besonders die Arbeiter. Auch für den sog. Selbständigen ist die Eigenbestimmung seines wirtschaftlichen Tuns in weit geringerem Maße evident, als zumeist angenommen wird.

Ein Mensch, der von der Einschulung bis zum Ausscheiden aus dem Beruf nach Anweisungen und innerhalb eines exakt festgelegten Ordnungsvollzuges zu leben gewöhnt ist, in dessen betrieblich gebundenem Tätigkeitsbereich nur ein minimaler Spielraum für Eigeninitiative und Eigenverantwortung blieb, ist überfordert, wenn man von ihm erwartet, daß er nach dem 65. Geburtstag aus eigener Entscheidung aktiv wird, Initiativen entwickelt usw. So wird nur selten ein Arbeitnehmer, der in den Jahren seiner beruflichen Tätigkeit nicht mit kulturellen Gütern vertraut wurde, nach der Pensionierung den Reiz solcher Güter zu entdecken versuchen. Und die durch Massenmedien und Reklame gelenkte Freizeitbeschäftigung in unserer arbeitsteiligen Konsumgesellschaft wird nicht nach dem 65. Lebensjahr ersetzt werden können durch eigene Aktion und selbstbestimmte Gestaltung der freien Stunden.

Auch die durch den Arbeitsmarkt frühzeitig auseinandergerissene Zweigenerationenfamilie wird nicht wieder zusammengeschmolzen werden können, nachdem die Elternteile dem Arbeitsmarkt entzogen sind. Die Kinder bleiben zumeist zwar am gleichen Ort, jedoch die Haushalte werden frühzeitig – und zwar für immer – in der Mehrzahl aller Fälle auseinandergerissen.

Der Diskussion um den Mehrgenerationenhaushalt haftet noch oft eine starke Wertakzentuierung an. Es wird nämlich nicht nur festgestellt, daß alte Menschen mit fortschreitender Industrialisierung vornehmlich allein bzw. mit dem Ehepartner wohnen und also der Zweigenerationenhaushalt oder gar Dreigenerationenhaushalt nur noch selten anzutreffen ist, sondern dieser Feststellung werden in explikativer Form wertende Aussagen beigefügt, die unterstreichen sollen, wie „schädlich" im Interesse der Gesamtgesellschaft oder der Familie solche isolierten Wohnverhältnisse sind. Eine dritte Art von Aussagen postuliert (wissenschaftlich sauber) den Zwei- oder Dreigenerationenhaushalt, indem sie sich ausdrücklich zu den Werten der Familie bekennt. In diesem Zusammenhang wird nicht selten darauf hingewiesen, wie „gesund" die Verhältnisse vor einigen hundert Jahren waren, als die Großfamilie noch Produktions- und Konsumeinheit darstellte, welcher der Familienälteste als weiser, erfahrener oder abgeklärter Patriarch vorstand und wo dem Alter der ihm zustehende Respekt erwiesen wurde. Die Einsicht, daß unter den Bedingungen der industrialisierten Gesellschaft das Idyll der Großfamilie nicht restauriert werden kann, breitet sich allerdings in der ernstzunehmenden Literatur allmählich aus.

In den Großstädten besitzt über die Hälfte der alten Menschen eine eigene Wohnung, die sie weder mit Kindern noch mit sonstigen Verwandten teilen. Drei Viertel der Verheirateten leben für sich allein (von den verwitweten etwa die Hälfte). Dieser Tatbestand wird von den Anhängern der Mehrgenerationen-Familie meist so interpretiert, als verhindere die Wohnungsnot bzw. das üblich gewordene Angebot von Kleinwohnungen den wünschens- bzw. schätzenswerten Zusammenschluß zum Zwei- und Dreigenerationenhaushalt.

Wir sind dem Problem durch gezielte Fragenbündel nachgegangen. Das Ergebnis dieser Bemühungen läßt sich wie folgt resümieren: Die alten Menschen, die für sich wohnen, wollen allein wohnen bleiben und nicht zu ihren Kindern ziehen, auch dann nicht, wenn entsprechende räumliche Voraussetzungen geschaffen würden. Dagegen möchte über ein Drittel der Personen, die im Augenblick mit Kindern zusammenwohnen, sofern die Möglichkeit bestünde, gern einen eigenen Haushalt bilden. Dieses Wunschbild gilt für die ehemaligen Arbeiter in weit stärkerem Maße als beispielsweise für die pensionierten Beamten oder für die früher Selbständigen. Soweit man mit Kindern zusammen in einem Haushalt lebt, möchte man zumindest den eigenen Herd behalten und beim Zubereiten der Mahlzeiten von den Kindern unabhängig sein.

Wir haben nicht von dem Wunsch nach einem separaten Heim auf ein Nachlassen der inneren Bindung zu den Kindern geschlossen. Eine ganze Anzahl entsprechend ausgerichteter Fragen haben ergeben, daß die Kontakte zu den Kindern und Enkelkindern noch sehr rege sind. Ältere Menschen – und das gilt wiederum in erster Linie für die ehemaligen Arbeiter und ihre Familien – wollen, nachdem sie dem Ordnungsgefüge des Industriebetriebes entronnen sind, endlich das „Reich für sich" haben, eine realisierbare Endstation, in der fremde Wünsche oder gar Anordnungen nur wenig Platz haben. Man möchte endlich sein eigenes Leben führen können, auch dann, wenn (von außen betrachtet) dieses eigene Leben sich im passiven Verhalten zu erschöpfen scheint. Soweit man aber mit Kindern zusammenlebt, sieht man den eigenbestimmten Alltag, sieht man zumindest seine „Ruhe" gefährdet. Eine Sozialpolitik, die diesen Tatbestand ignoriert, indem sie ihren ganzen Ehrgeiz daran setzt, Enkel, Kinder und Großeltern möglichst unter einem Dach zu vereinen, würde den Wünschen der meisten alten Menschen zuwiderhandeln. Sie würde mit solchem Ehrgeiz den kurzen Lebensabschnitt der Arbeitnehmer, der wenigstens zum Teil selbstbestimmt ist, veröden. Nur dort, wo der Wunsch, mit Kindern und Enkeln zusammenzuleben, noch ausgeprägt ist – das ist immerhin bei einem Drittel der alten Menschen der Fall – sind solche Maßnahmen angebracht.

Die Natur des Menschen setzt der Wirksamkeit jeder Maßnahme, wenn sie erst nach dem 65. Lebensjahr einsetzt, sehr enge Grenzen. Das Altern beginnt nicht erst hinter irgendeiner Zäsur, etwa mit dem 65. Lebensjahr; der Alterungsprozeß hat von einem individuell bestimmten Punkt an fast ausschließlich negative physiologische Folgen. Dieser kritische Punkt ist – das sei wiederholt – nicht auf ein allgemein bestimmtes Lebensjahr fixierbar. Die Medizin kann ihn zwar etwas hinausschieben, aber selbst mit ihren modernsten Mitteln steht sie dem physiologischen Abbauprozeß auch heute machtlos gegenüber. Der Sozialpolitiker ist in dieser Situation noch hilfloser, er kann lediglich fordern, daß durch geeignete prophylaktische Mittel der Beginn des Abbaus möglichst weit hinausgeschoben wird.

Die im folgenden abgehandelte Problematik betrifft in erster Linie die große Masse der vorher abhängig Beschäftigten, insbesondere der gewerblichen Arbeitnehmer.

Prominente Mentoren der Altenhilfe entdeckten erschrocken die Leere im Dasein vieler Betagter. Sie unterstellen, die Berufstätigkeit habe vorher ihr Leben mit Sinn angereichert. Nach unseren Befunden ist z.B. dem Gros der invalidisierten Arbeiter die von manchen Mentoren der Altenhilfe konstatierte Leere nach dem Ausscheiden aus dem Beruf lieber, als das sog. sinnvolle Leben während der letzten Etappe ihres beruflichen Tätigseins. Die Einführung der flexiblen Altersgrenze entspricht den Wünschen der Mehrheit der gewerblich tätigen Arbeitnehmer. Sie sind bereit, für den vorgezogenen Ruhestand auf einen Teil der bisherigen Einkünfte zu verzichten, um ihren Arbeitsplatz verlassen zu können. Ein solcher Verzicht wird ausgesprochen in einer Gegenwart, in der die Einkünfte immer mehr zum Wertmaßstab werden und die soziale Geltung bestimmen. Welche Gründe mögen diese älteren Arbeitnehmer zu einem solchen Verhalten bewegen? Ist es nur der Wunsch, dem Ordnungszwang des Betriebes zu entrinnen? Oder ist es der Wunsch, die Spanne des Lebens, in der man seinen Alltag weitgehend selbstbestimmen kann, zu vergrößern? Ist es die Befürchtung, nach dem 65. Lebensjahr so verbraucht zu sein, daß man „nichts mehr vom Leben hat"?

Möchte man also aus dem Betrieb ausscheiden, solange man sich noch einigermaßen bei Kräften fühlt? Unsere Daten reichen bisher nicht aus, diese Fragen exakt zu beantworten.

Wir konnten dagegen feststellen, daß die Arbeiter mehr noch als andere Arbeitnehmer nach dem 65. Lebensjahr – von Ausnahmen abgesehen – weder eine Weiterbeschäftigung noch eine andere bezahlte Tätigkeit anstreben noch ausüben. Die Anforderungen, die in einem modernen Industriebetrieb gestellt werden, scheinen demnach den alternden Menschen über seine Kräfte hinaus zu belasten. Dieser Aussage wird manchmal der Hinweis auf spezielle Einrichtungen im Ausland entgegengehalten, die der Weiterbeschäftigung alter Menschen dienen. Unter den ehemaligen Arbeitern der BRD wird man genügend Interessenten finden, die einen oder zwei für alte Menschen eingerichteten Spezialbetrieb (die ja auch im Ausland nur relativ kleine Belegschaften haben) füllen werden. Hier geht es nicht um Arbeitswilligkeit, sondern lediglich um die mehr technische Frage, ob die „Spezialeinrichtungen" den Bedürfnissen älterer Arbeitnehmer mehr entgegenkommen als der herkömmliche Betrieb bzw. was in den Betrieben geändert werden kann, um den besonderen Erwartungen des noch arbeitswilligen älteren Arbeitnehmers gerecht zu werden. Aber diese Behandlung ändert nichts an dem Tatbestand, daß nur ein geringer Prozentsatz der Invalidisierten noch arbeiten möchte. Die große Mehrzahl zieht den „ruhigen Lebensabend" vor.

Wir möchten festhalten: Es ist ein Irrtum zu meinen, daß sämtliche anfallenden Brachen im Verhalten der Betagten sich erst mit dem 65. Lebensjahr zu bilden beginnen. Das gilt nicht einmal für Verhaltensweisen, die mit dem Gesundheitszustand korrespondieren. Die bedrückenden Krankheiten haben sich bereits in einem früheren Lebensabschnitt bemerkbar gemacht. Auch das Ausscheiden aus dem Berufsleben hat keineswegs eine solche prägende Kraft, wie häufig unterstellt wird. Der Tag der Pensionierung, der 65. Geburtstag, ist zwar eine Zäsur, aber längst nicht so einschneidend, wie es hin und wieder dargestellt wird. Wie könnten auch die wenigen Jahre nach diesem Einschnitt die Lebensgewohnheiten intensiver beeinflussen, die Meinungen und Vorstellung stärker prägen als die vorhergehenden 65 Jahre!

Was man beim Arbeiter während seines ganzen Lebens versäumt hat, nämlich, ihm hinreichend klarzumachen bzw. ihn dazu zu befähigen, soll nach dem 65. Lebensjahr „bei entsprechender Selbstbesinnung" plötzlich vorhanden sein: Der geistige Fundus zur Auseinandersetzung mit dem Sinn des Lebens, das tiefgründige Einsteigen in das Warum-lebe-ich, Verantwortungsfreude, Aktivität zu Initiativen gegenüber der Gesellschaft und politisches Verantwortungsbewußtsein. Pädagogische Rezepturen, die zwischen dem 6. und 15. Lebensjahr sinnvoll angewendet werden können, haben nach dem 65. Lebensjahr kaum noch Wirkungsmöglichkeiten. Persönlichkeitsbildende Maßnahmen, die während der Berufsausbildung oder während des Tätigseins am Arbeitsplatz bei den Arbeitern noch auf fruchtbaren Boden gefallen wären, finden nach dem 65. Lebensjahr keine Resonanz mehr. Was der 6- bis 14jährige kaum je erfuhr, was der 14- bis 65jährige nie in seinem Betrieb erlebte, für den über 65jährigen soll sie nun in den freien Stunden Ereignis werden, die prägende Kraft der humanistischen Bildungsideale. Das Sich-unterordnen-müssen hat vor allem die Arbeiter bis zu ihrem Ausscheiden aus dem Beruf begleitet. Der Zwang zur Gewöhnung hat den Hang zur Gewöhnung bewirkt. Auch der unserer Gesellschaftsordnung eigentümliche Zwang zu gewissen Arten der Freizeitbeschäftigung hat die eigene Phantasie so arm gemacht, daß selbst die Freude an einem simplen Steckenpferd bei vielen Rentnern stark verkümmert ist. Hat der Arbeiter jedoch von Jugend an in gewerkschaftlichen, politischen oder kirchlichen Organisationen aktiv mitgewirkt, bleiben diese Interessen auch nach dem 65. Lebensjahr ebenso stark bestehen. Die Arbeiter haben fast ausschließlich Volksschulbildung, und nur ganz wenige haben (soweit sie nicht im gewerkschaftlichen Raum tätig waren) irgendeine Fort- oder Weiterbildungseinrichtung besucht. Die Bedeutung des neunten oder zehnten Schuljahres kann, ganz abgesehen von den Auswirkungen auf die allgemeine berufliche und soziale Sphäre, auch für das Altersproblem wahrscheinlich nicht hoch genug veranschlagt werden.

Wir sind nicht davon überzeugt, daß die freie Zeit alter Menschen – wenn man die körperliche Gebrechlichkeit ausklammert – qualitativ eine völlig andere als die der Berufstätigen ist. Die Freizeitgewohnheiten aus der Spanne des Berufslebens setzen sich hinter dem 65. Lebensjahr fort. Man gewöhnt sich nichts Neues an, solange Gesundheit und Geldbeutel das zulassen. Es ändert sich nicht die Art, mit der man die freien Stunden ausfüllt, höchstens die Intensität, mit der man das tut. Wer mit 50 Jahren täglich eine Stunde hinter den Fenstern sitzt, um neugierig — vielleicht auch teilnahmslos — das „Treiben" auf der Straße zu beobachten, wird mit 70 Jahren vielleicht drei Stunden seiner freien Zeit dafür aufwenden. Wer früher drei Flaschen Bier während des Fernsehprogramms trank, kann sich nach der Pensionierung vielleicht nur noch eine erlauben. Und andererseits: Wer mit 50 Jahren keine Freude am Musizieren hatte, dem wird mit 65 nicht die Schönheit der Musik offenbar werden, aber wer früher gern musizierte, hat nun mehr Gelegenheit dazu. Wer vor dem 65. Lebensjahr die Lust am Spazierengehen nicht empfunden hat, der geht auch später nur selten durch die Anlagen; wer mit 40 nicht gern gebastelt hat, besucht auch im hohen Alter keine Bastelstube, und sei sie noch so gediegen ausgestattet. Wer während seines Erwerbslebens nie den Weg zum Gottesdienst gefunden hat, wird ihn auch in der freien Zeit innerhalb des Ruhestands kaum finden.

Die Beteiligung am kirchlichen Leben ist einer der Abschnitte, von dem aus sich am leichtesten nachweisen läßt, in wie starkem Maße gewohnte Verhaltensweisen nach dem 65. Lebensjahr beibehalten werden. Die These der Soziologen, daß mit steigendem Lebensalter Bindungen an die Kirchen, bedingt durch das sich ankündigende Lebensende, stärker werden, bleibt unbestritten. Andererseits ist der Tatbestand, daß bestimmte Personengruppen, vor allem Arbeiter und freiberuflich Tätige, die sich in den anderen Stationen ihres Daseins nicht an eine Kirche gebunden haben, auch nach dem 65. Lebensjahr ihre Einstellungen nicht ändern. Dieses Verhalten kann nicht mit dem Einfluß einer ideologischen oder politischen Strömung erklärt werden. Erstens betrachten wir hier nur diejenigen, die einer Kirche angehören, zweitens interessieren sich diese älteren Befragten ebensowenig für politische Dinge wie für ihre Kirchengemeinde. Dagegen sind die Beamten von allen Berufsgruppen diejenigen, die am häufigsten sowohl die Kirche als auch politische Veranstaltungen besuchen.

Wenn wir bei Untersuchungen der Freizeitbeschäftigung auch Personen der unteren Einkommensgruppen angetroffen haben, die ins Theater gehen oder musizieren oder malen, so mußten wir bei näherem Hinsehen feststellen, daß sie zwar in die untere Einkommensgruppe geraten waren, indessen ein großer Teil von ihnen Mittelschul- oder höhere Schulbildung hatte. Von diesem Gesichtspunkt aus ließe sich wiederum prognostizieren, daß die Einführung des 9. und 10. Schuljahres sowie andere pädagogische Maßnahmen für die Jugend eine wirksamere Hilfe für das Alter vermuten lassen als Altenclubs und ähnliche Einrichtungen, die nach dem 65. Lebensjahr angeboten werden. Der viel zitierte „erfüllte Lebensabend" wird nur für eine kleine Schicht Ereignis, nämlich für die noch gesunden älteren Mitbürger, die eine gehobene Schulbildung in jüngeren Jahren genossen haben. Das sind zugleich meist Personen aus qualifizierten Berufen mit höherem Einkommen. Sie haben ein ausgedehntes soziales Kontaktnetz, sie bleiben auch im Alter rege Teilnehmer am politischen und kulturellen Leben. Sie haben Initiativen, sind in der Regel verantwortungsfreudig und schätzen die Selbständigkeit in allen Lebensbereichen.

Das Bundessozialhilfegesetz und die aus ihm abgeleiteten praktischen Maßnahmen der Träger der Sozialhilfe vermögen an den oben skizzierten physiologischen und gesellschaftlichen Gegebenheiten und deren Auswirkungen auf den Gestaltungsspielraum älterer Menschen nichts zu ändern, sie können — und sollen — nur in Einzelfällen Linderung verschaffen. Wo das Interesse an kulturellen, geselligen oder unterhaltenden Veranstaltungen völlig fehlt, sind die von der Sozialpraxis zu bietenden Anreize weder wirksam noch gezielt genug, solche Anliegen zu wecken oder Surrogate zu schaffen.

Altenclubs werden von nicht mehr als 3% der über 65jährigen Großstadtbewohner ziemlich regelmäßig besucht. Viele ihrer Mitglieder oder Gäste sind betriebsame Menschen, die vor dem Alleinsein flüchten und auch im Alter noch einen bestimmten Grad von Geltungsdrang besitzen. Therapeutische Erfahrung und Geduld werden jedoch erforderlich sein, um auch die Zielpersonen des Gesetzes enger an solche Altentagesstätten zu binden. Was ebenso wichtig ist: Wie wird man auf diese Zielpersonen aufmerksam? Besuchsdienste sind zur Lösung dieses Problems dringend erforderlich. Doch sie scheitern vorerst und in absehbarer Zeit am Personalmangel, wenn es nicht gelingt, wie in den skandinavischen Ländern ehrenamtliche Helfer zu finden und auszubilden. Für andere altersspezifische Veranstaltungen ist anzumerken: Rund ein Drittel der älteren Mitbürger schätzt solche Veranstaltungen sehr. Aber die zur Selbstisolierung neigenden Einsamen (und das sind in der Mehrzahl gleichzeitig die Armen) unter den über 65jährigen aufzuspüren und zur Teilnahme an solchen Veranstaltungen zu bewegen, dürfte ohne Mitwirkung einer breiteren Öffentlichkeit nicht möglich sein. Veranstaltungen, die mit Tagesausflügen gekoppelt sind, könnten am ehesten anlocken. Zweckmäßiger wäre, die unbeweglichen Einsamen während eines Erholungsaufenthaltes in solche Veranstaltungen einzuführen, um Voreingenommenheit durch Anschauung zu beseitigen. Wir möchten dabei unterstreichen: Erholungsurlaub ist die zur Zeit wirksamste Form der Altenhilfe überhaupt. Soweit die wirklich Einsamen und Selbstisolierten nicht zu krank sind, nehmen sie diese Form der Altenhilfe auch an. In diesem Zusammenhang wäre nachzutragen: Die Reduzierung der Schrebergärten in unseren Großstädten beeinträchtigt die Lieblingsbeschäftigung älterer Arbeiter und treibt sie zu einer noch größeren Passivität.

Nicht der Gesetzgeber, wohl aber die einschlägige gerontologische Literatur erörtert die Freizeitproblematik fast ausschließlich mit Hinweisen auf den berufstätigen bzw. nicht mehr berufstätigen Mann. Aus diesem Grunde haben wir immer wieder auf die Sondersituation der älteren Frauen hingewiesen und daran erinnert, daß alte Menschen sich nicht nur aus Männern zusammensetzen. Auf zwei über 65jährige Männer kommen drei Frauen der gleichen Altersstufe. Die heute über 65jährigen Frauen hatten in ihrer Mehrzahl – in zwei Jahrzehnten wird sich das gewandelt haben – nur einen Beruf, nämlich Hausfrau. Das sind sie bis zum 65. Lebensjahr, das bleiben sie in den meisten Fällen bis zum Tod. Was verschiebt sich im Alter qualitativ an ihren freien Stunden? Sie haben weniger Geld für den Haushalt, wenn der Mann die Berufskleidung für immer in den Schrank hängt, sie haben noch weniger Geld, wenn der Mann vor ihnen stirbt. Und der körperliche Verschleiß fordert bei diesen Frauen auch seine Tribute von der freien Zeit; die Arbeit im Haushalt wird beschwerlicher und kostet mehr Stunden. Das kann mit dem 50. Lebensjahr eintreten, vielleicht mit dem 60., vielleicht zufällig mit dem 65. oder auch erst mit dem 70.

Diese kritischen Betrachtungen sollen nicht in den Folgerungen subsumiert werden, daß sich die im § 75 BSHG angebotenen Hilfsmaßnahmen erübrigen. Die Anstrengungen, die der Gesetzgeber hier initiiert hat, werden allgemein bejaht, weil sie im Blick auf die Gebrechen des Alters so einleuchtend sind. Wir möchten daraus die Forderung ableiten, ebenso gezielte Anstrengungen auf jugendliche Menschen zu richten, weil das – auf lange Sicht – die wirksamste Altenhilfe ist. Wenn man sich darüber einig ist, daß die Befriedigung der auch vom Gesetzgeber unterstellten kulturellen Anliegen hier und heute zum sozialen Existenzminimum gehört, dann bleiben in der Sicht der Sozialwissenschaft Bildungspolitik und Sozialpolitik von der Jugend bis ins hohe Alter untrennbar miteinander verwoben.

Literatur

1. Blume, O.: Möglichkeiten und Grenzen der Altenhilfe. Tübingen: J.C.B. Mohr (Paul Siebeck) 1968.
2. Chown, Sheila S., Riegel, K.F. (Hrsg.): Psychological Functioning in the Normal Aging and Senile Aged. Interdisciplinary Topics in Gerontology. Vol. 1. Basel, New York: Karger 1968.
3. Gores, P.: Die sozialen Verhaltensweisen alter Menschen. Versuch einer Systematisierung. Dissertation, Universität Köln, Wirtschafts- und Sozialwissenschaftliche Fakultät, 1971.
4. Kahana, Eva, Rodney, M, Coe: Self and Staff Conceptions of Institutionalized Aged. The Gerontologist **9**, 264–267 (1969); Zit. in: Actuelle gerontologie 1, 174 (1971).
5. Lehr, U.: Zur Psychologie des Alterns – Stereotypen und Erkenntnisse. Actuelle gerontologie 1, 17–23 (1971).
6. Lehr, U.: Psychologie des Alterns. Quelle & Meyer: Heidelberg, 1972.
7. Munnichs, J.M.A.: Die Familie im Alter. Actuelle gerontologie 1, 167–171 (1971).
8. Schmelzer, H., Tebert, W.: Alter und Gesellschaft. Eine soziologische Untersuchung der sozialen Voraussetzungen von Maßnahmen der Altenhilfe. Bonn: Eichholz 1969.

9. Stossberg, M.: Status und Rolle des alten Menschen in der Leistungsgesellschaft. Actuelle gerontologie 1, 131–133 (1971).
10. Tallmer, M., Kutner, B.: Disengagement and Morale. The Gerontologist 10, 317 (1970); Zit. in: Actuelle gerontologie 1, 177 (1971).
11. Tews, H.P.: Soziologie des Alterns. Bd. 1, 2. Heidelberg: Quelle & Meyer 1971.
12. Thomae, H., Lehr, U. (Hrsg.): Altern – Probleme und Tatsachen. Frankfurt: Akademische Verlagsgesellschaft 1968.
13. Welford, A.T. (Hrsg.): Decision Making and Age. Interdisciplinary Topics in Gerontology. Vol. 4. Basel – New York: Karger 1969.
14. Wiswede, G.: Autorität und Altersrolle. Actuelle gerontologie 1, 435–440 (1971).

Sozialversicherung

W. Gercke

1. Aufbau des sozialen Sicherheitssystems der Bundesrepublik Deutschland. – Definition und Terminologie

Die soziale Sicherheit in der Bundesrepublik Deutschland (BRD) baut auf drei Prinzipien auf: Versicherung, Versorgung und Sozialhilfe.

Versicherung im gesetzlichen Sinne ist die Sozialversicherung – sensu strictori mit ihren in der Reichsversicherungsordnung (RVO) geregelten Zweigen der Kranken-, der Unfall- und der Rentenversicherung. Im weiteren Sinne gehört zur Sozialversicherung auch die Arbeitsverwaltung mit der Arbeitslosenversicherung und Arbeitslosenhilfe.

Das *Versorgungswesen* umfaßt die Kriegsopferversorgung, die Entschädigung für rassisch Verfolgte, den Lastenausgleich für Flüchtlinge u. a. m.

Die *Sozialhilfe* tritt überall dort ein, wo keine oder ungenügende Versicherungs- und Versorgungsansprüche bestehen.

Nach dem Aufbau und dem System der sozialen Sicherheit kann es dem Grunde nach keine Situation geben, in der ein Bürger der BRD ohne *sozialen Rechtsanspruch* Krisensituationen ausgesetzt ist. Von den Lebensphasen des Menschen – an der durchschnittlichen Lebenserwartung orientiert: der Aufbau-, der Erhaltungs- und der Rückbildungsphase – stellt das Alter vom 46. Lebensjahr bis zum Durchschnittssterbealter von 72 Jahren das besondere Aufgaben- und Interessengebiet der Sozialversicherung und der Sozialmedizin dar. In diese *Altersspanne* fallen in der Regel entscheidende Zäsuren: Aufgabe der aktiven Berufs- und Erwerbstätigkeit – entweder ganz oder teilweise – und Einstieg in den „Lebensabend". Im folgenden wird dargestellt, wie und mit welchen Mitteln die sozialen Sicherheitssysteme in dieser *dritten Lebensphase* den alternden und alten Menschen in allen Fragen der Gesundheit, Krankheit, Leistungs- und Arbeitsfähigkeit, Wohl- oder Schlechtergehen, abschirmen, betreuen und versorgen.

Dieses sozialtherapeutische Wissen gehört zur *ärztlichen Behandlung.* Soziosomatische Therapie ist ein Teil der Ganzheitstherapie. Der Arzt ist es in aller Regel, der den kranken Menschen sachverständig zu beraten hat, ihn motiviert, die Leistungen der Sozialversicherung in Anspruch zu nehmen, und ihn über Mittel und Wege, die Leistungen zu erlangen, informiert.

2. Rechtsgrundlagen und Leistungen der Sozialversicherung

Wesen und Aufgabe der Sozialversicherung ist es, durch ein Sozialversicherungsrecht und die mit diesem verbundenen Träger der Sozialversicherung bestimmte Bevölkerungskreise gegen die Wechselfälle des Lebens zu schützen. Der Staat begründet gegenüber dem einzelnen durch Gesetz den *Zwang*, sich zu versichern. – Andererseits gibt das Gesetz dem einzelnen *gesicherte Ansprüche auf bestimmte Leistungen.* Leistung und Gegenleistung charakterisieren das Zwangsverhältnis. Sozialversicherung ist somit weder eine staatliche Versorgung noch eine Sozialhilfe im Sinne des früheren Fürsorgerechts. In der Sozialversicherung bilden alle Versicherten eine *Gefahrengemeinschaft,* bei der der nicht mehr im Berufsleben Stehende durch die Leistungen der Berufstätigen abgeschirmt ist.

Der durch die Träger der Sozialversicherung gewährte *Versicherungsschutz* umfaßt folgende Fälle:

Krankheit und durch Krankheit bedingte Arbeitsunfähigkeit,

Schwangerschaft,
Arbeitsunfall und Berufserkrankung,
Berufs- und Erwerbsunfähigkeit,
Erreichung der gesetzlichen Altersruhegeldgrenze,
Versorgung der Hinterbliebenen.

3. Krankenversicherung

Die Krankenversicherung hat die *Aufgabe*, die Versicherten bei Krankheit, vorübergehender Arbeitsunfähigkeit, Schwangerschaft und Niederkunft sowie Erkrankungen, Niederkunft und Tod der Familienangehörigen zu schützen.

Jeder *Arbeitnehmer* ist vom Beginn seiner versicherungspflichtigen Beschäftigung bis zur Berentung für den Fall der Krankheit versichert. Nach der Berentung gehört er der Krankenversicherung der *Rentner* (KVdR) an. Mit der KVdR wünscht der Gesetzgeber, den Rentnern dem Grunde nach die gleichen Leistungsansprüche zu sichern wie den aktiven berufs- und erwerbstätigen Versicherten („vollwertige Mitglieder der KV").

Leistungen der Krankenkassen sind: Krankenhilfe, Wochenhilfe, Sterbegeld und Familienhilfe.

Im Rahmen der *Krankenhilfe* haben die Krankenkassen ärztliche Behandlung und Versorgung ebenso zu gewähren wie Arzneikostenversorgung, stationäre Krankenhauspflege oder Hauspflege. Darüberhinaus können die Krankenkassen Mehrleistungen satzungsgemäß gewähren, z.B. Genesendenfürsorge, insbesondere Unterbringung in Genesungsheimen (nach schweren Erkrankungen oder Operationen), Hilfsmittel gegen Verunstaltung und Verkrüp-

Tabelle 4. Leistungen der gesetzlichen Krankenversicherung

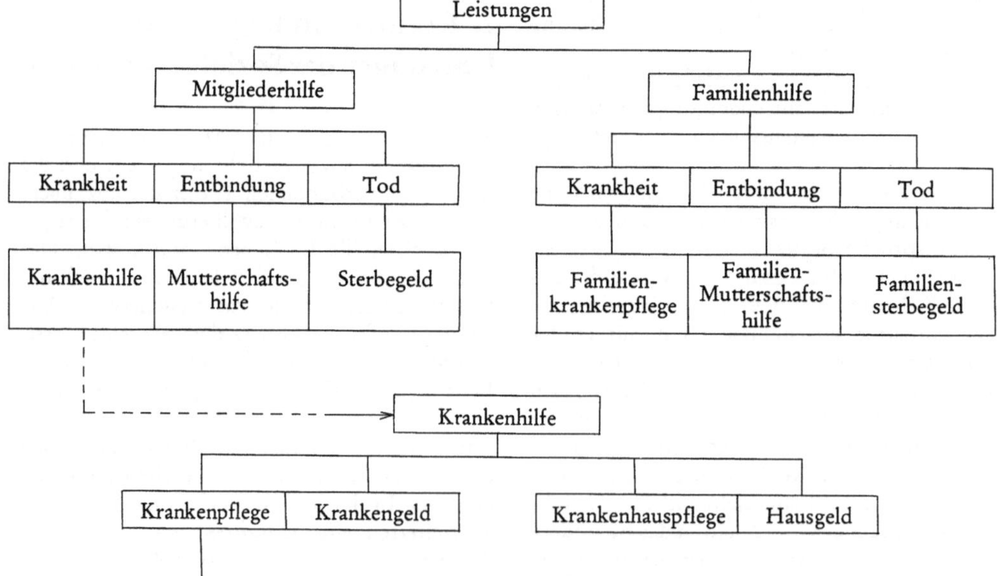

pelung, die nach beendigtem Heilverfahren nötig sind, um die Arbeitsfähigkeit herzustellen oder zu erhalten. Krankenhilfe umfaßt Krankenpflege und Krankengeld, *Krankenpflege* wiederum ärztliche Behandlung, Versorgung mit Arzneien, Brillen, Bruchbändern u.a. kleineren Heilmitteln.

Krankengeld setzt *Arbeitsunfähigkeit* voraus. Der Begriff der Arbeitsunfähigkeit wird definiert: Arbeitsunfähigkeit ist die Unfähigkeit und das Unvermögen zur Fortsetzung der vom Versicherten zuletzt verrichteten Arbeit. Diesem Zustand muß Krankheit zugrunde liegen. Die Frage der Arbeitsunfähigkeit ist stets eine *Alternativfrage* des „Entweder-Oder". Eine Teilarbeitsfähigkeit oder Teilzeitarbeitsfähigkeit kennt – zumindestens bis heute – das Recht der Krankenversicherung nicht. Diese „Ganz-oder-garnicht"-Regelung widerspricht allen *altersphysiologischen* Erfahrungen. Für den alternden und alten Menschen wäre eine stufenweise Reaktivierung am Arbeitsplatz physiologischer – und auf lange Sicht gesehen die Leistungsfähigkeit länger erhaltend. Der behandelnde Arzt sollte Kenntnisse über Arbeitsplätze – nicht weniger als arbeitsmedizinische und berufskundliche Grundkenntnisse – haben, wenn es um die Begutachtung der Belastungsfähigkeit des alternden und alten Menschen geht. Der im Krankenversicherungsrecht verwandte Begriff der Arbeitsfähigkeit muß für den *Rentner* sinngemäß abgewandelt werden, wenn der Rentner dem im Arbeitsleben stehenden Versicherten gleichberechtigt sein soll.

Das Bundessozialgericht hat es für begründet und ausreichend gehalten, daß Hilfsmittel (Hörgeräte, Prothesenersatzbeschaffung u.a.m.) den Rentner befähigen sollten, am *allgemeinen gesellschaftlichen Leben* teilzuhaben.

Aktive erwerbstätige Versicherte und Rentner befinden sich durch die Krankenversicherung in einem abgeschirmten, leistungsfähigen System einer *ambulanten sowie stationären Versorgung*.

In diesem System spielt – geändert durch Krankenversicherungsänderungsgesetz vom 27.7.1969 – der sog. *Vertrauensärztliche Dienst* (VäD) eine beachtliche Rolle. Während Erklärungen zu Arbeitsunfähigkeit bzw. Arbeitsfähigkeit in die Verantwortung der behandelnden Ärzteschaft gelegt wurden, muß der VäD neben der Verordnung von Versicherungsleistungen und ihrer Nachprüfung – natürlich auch der Begutachtung von Arbeitsunfähigkeit – nunmehr auch zur *Sicherung des Heilerfolges* – insbesondere zur Einleitung von Maßnahmen der Sozialleistungsträger – sozialmedizinisch tätig werden. Auch an dieser Weiterentwicklung wird deutlich, daß neben dem Ziel der optimalen Erhaltung der Leistungsfähigkeit bis ins hohe Alter die *Integration aller Altersabschnitte* in die medizinisch und sozialleistungsmäßig gegebenen Möglichkeiten der Prävention und Rehabilitation vorrangig sein soll und muß. In diesem Zusammenhang ist es bedeutsam, daß die Zahl der Erkrankungen mit zunehmendem Lebensalter mehr und mehr anwächst. Diese *Multimorbidität* – oder auch Polypathie – stellt wachsende Anforderungen an die Kranken- und Rentenversicherung. Im Strukturwandel unserer Arbeitswelt mit Automatisierung, Rationalisierung, modernen Arbeitsprinzipien, fehlen dem alten Menschen oft die erforderlichen biologischen Anpassungsvoraussetzungen. Mobilität im Arbeitsleben setzt Anpassungsfähigkeit voraus. Während die Krankheits*häufigkeit* bei jüngeren Menschen stärker ist als bei älteren, ist die Arbeitsunfähigkeits*dauer* jedoch bei älteren Menschen gegenüber jüngeren deutlich verlängert.

4. Unfallversicherung

Aufgabe der gesetzlichen Unfallversicherung ist es, Arbeitsunfälle zu verhüten, nach Eintritt eines Arbeitsunfalles durch intensive Heilbehandlung die Erwerbsfähigkeit des Verletzten wiederherzustellen, dem Verletzten durch Arbeits- und Berufsförderung zu helfen, vermeidbare und nicht beseitigungsfähige Verletzungsfolgen zu erleichtern, ihm Rente wegen Minderung der Erwerbsfähigkeit zu zahlen und – für den Fall des Todes – seine Hinterbliebenen finanziell zu entschädigen. Dem *Arbeitsunfall* (auch Betriebsunfall genannt) stehen der *Wegeunfall* und die nach der Berufskrankheitsverordnung anzuerkennenden *Berufskrankheiten* gleich.

Die Unfallversicherung hat – ohne Rücksicht auf das Alter des Verletzten – an *Leistungen* zu erbringen: Heilbehandlung, Verletztengeld, Wiederherstellung oder Erneuerung von Körperersatzstücken, Berufshilfen, Verletztenrenten, Sterbegeld und Rente an Hinterbliebene. Der Wert der Unfallversicherung liegt in der Prophylaxe, der Unfallverhütung und in der optimalen Ersten Hilfe und Versorgung. Unfälle und Berufserkrankungen verkraften der ältere und der alte Mensch ungleich schwerer als der jüngere – aber auch ungleich schwerer wirken sich die *Unfallfolgen* auf die Leistungsfähigkeit, das Wohlbefinden und die gesellschaftliche Stellung aus.

gen Berufsunfähigkeit oder Erwerbsunfähigkeit und von Altersruhegeld,

Gewährung von Renten an Hinterbliebene verstorbener Versicherter,

Förderung von Maßnahmen zur Hebung der gesundheitlichen Verhältnisse in der versicherten Bevölkerung.

Prävention hat vor Rehabilitation, Rehabilitation vor der Rente zu stehen. Gesundheitsförderung, Heilbehandlung, Berufsförderung und soziale Betreuung sind Basis jeder Prävention und Rehabilitation.

Tabelle 5. Leistungen in der Rentenversicherung

Regelleistungen				
Maßnahmen zu Erhaltung, Besserung und Wiederherstellung der Erwerbsfähigkeit	Renten	Witwen- und Witwerabfindungen	Beitragserstattungen	Beiträge für die Krankenversicherung der Rentner
Vorbeugende und Rehabilitationsmaßnahmen (§ 1236 RVO)	Berufsunfähigkeit (§ 1246 RVO)	Witwenrenten (§ 1264 RVO)	Wegfall der Versicherungspflicht, Nichterfüllung der Wartezeit (§ 1303 RVO)	Verteilung der Beitragslast (§ 381 Abs. 4 RVO)
Heilbehandlung, Berufsförderung, soziale Betreuung (§ 1237 RVO)	Erwerbsunfähigkeit (§ 1247 RVO)	Witwenrente an frühere Ehefrau (§ 1265 RVO)		
Berufsförderung (§ 1240 RVO)	Altersruhegeld (§ 1248 RVO)	Witwenrente (§ 1266 RVO)		
Übergangsgeld (§ 1241 RVO)				
Tuberkulose (§ 1244 a RVO)		Waisenrente (§ 1267 RVO)		

5. Rentenversicherung

Die gesetzliche Rentenversicherung der Arbeiter, der Angestellten und der Bundesknappschaft hat folgende Gesetzesaufgaben zu erfüllen:

Erhaltung, Besserung und Wiederherstellung der Erwerbsfähigkeit der Versicherten (Prävention und Rehabilitation),

Gewährung von Renten an Versicherte we-

Die *Heilbehandlung* hat alle erforderlichen medizinischen Maßnahmen, insbesondere Behandlung in Kur- und Badeorten und in Spezialanstalten, zu umfassen. Alle Träger der Rentenversicherung unterhalten zahlreiche allgemeine und spezielle Kurkliniken, klinische Sanatorien, ärztlich geleitete Kurheime. *Anträge* hat der Versicherte bei seinem Versicherungsamt, der Krankenkasse oder den Landesversicherungsanstalten bzw. der Bundesversicherungsanstalt für Angestellte oder der Bundesknappschaft zu stellen. Einem Antrag auf Gesundheits-, Heil- und Berufsförderungsmaßnahmen ist zweckmäßigerweise stets ein *Befundgutachten* des behandelnden Arztes beizugeben. Während Versicherte und Rentner wegen Berufsunfähigkeit absolut leistungsberechtigt sind, sind Rentner wegen Erwerbsunfähigkeit nur leistungsberechtigt, wenn Aussicht auf Wiederherstellung der Erwerbsfähigkeit oder Teilerwerbsfähigkeit besteht. Altersruhegeldempfänger haben bisher gesetzlich keinen Rechtsanspruch auf Gesundheits- und Heilmaßnahmen.

Gerade bei den alternden und älteren Versicherten geht es jedoch darum – unabhängig von dem schicksalhaften, zumeist chronisch progressiven Verlauf von *Verbrauchs-, Aufbrauchs- und Verschleißerkrankungen* über die individuelle organische, funktionelle und psychische Besserung hinaus –, durch Gesundheits- und Heilmaßnahmen die soziale Stellung des Versicherten zu erhalten. Die behandelnden Ärzte sollten daher von diesen Möglichkeiten der Rentenversicherung zielgerecht Gebrauch machen.

Ein sozialtherapeutisch sehr bedeutsames Moment haben wir in den *Berufsförderungsmaßnahmen* vor uns. Sie dienen der Wiedergewinnung und der Erhöhung der Erwerbsfähigkeit im bisherigen Beruf, der Ausbildung für einen anderen, nach der bisherigen Berufstätigkeit zumutbaren Beruf, aber auch der Hilfe zur Erhaltung oder zur Erlangung einer Arbeitsstelle. Auf diesem Gebiet der beruflichen Rehabilitation sind – noch weitaus mehr als bei Heilbehandlung – *Eignung und Mitarbeit* des Versicherten Voraussetzung zur Erreichung einer berufsfördernden Maßnahme. Alte und alternde Menschen sollten, entsprechend ihren individuell gegebenen Leistungsmöglichkeiten und -voraussetzungen, Berufsförderungsmaßnahmen häufiger beanspruchen; dies besonders, da neuere Erkenntnisse ergaben, daß auch im Alter von 50–60 Jahren – exakte *Arbeitserprobung und Berufsfindung* vorausgesetzt – Rehabilitationsfähigkeit weitestgehend noch besteht.

Körperliche Behinderung gleich welcher Art – selbst schwerste Behinderung durch Verlust von Sinnesfunktionen – stellt heute keinen Hinderungsgrund mehr dar, kompensatorisch andere Funktionen der menschlichen Fähigkeiten zu ermitteln und zu fördern. Die Zahl der Umschulungsplätze in qualifizierten Berufsförderungswerken nimmt ständig zu. Wenn *Rehabilitationsbereitschaft* – gleich in welchem Alter – besteht, dann muß durch eine optimal unbürokratische Teamarbeit *Hilfe zur Selbsthilfe* gegeben werden. Medizinische und/oder berufliche Rehabilitation verlangen aber in aller Regel auch eine intensive *soziale Betreuung*, um durch nachgehende Maßnahmen nach der Heilbehandlung und Berufsförderung die erzielten Ergebnisse zu festigen, z.B. wirtschaftliche Sicherstellung, Bezuschussung von Körperbehindertenfahrzeugen u.a.m. Aber auch psychologische Hilfen haben Geschädigte oft nötig, z.B. Psychotiker, Trunksüchtige, Rauschgiftsüchtige u.ä.

Der *behandelnde Arzt* ist nicht nur, wenn der Betreute dies wünscht, sondern möglichst immer zu hören, da er die Erfolgsaussichten zu Maßnahmen der Erhaltung, Besserung und Wiederherstellung der Erwerbsfähigkeit auf Grund der Kenntnis der Persönlichkeit des Versicherten entscheidend beurteilen kann. Der *Anstoß* zu Prävention und Rehabilitationsmaßnahmen sollte vor allem von den behandelnden Ärzten (Praktikern, Fachärzten, Klinikärzten) ausgehen, selbstverständlich aber auch von Gutachterärzten (Ärzten der Untersuchungsstellen, der Gesundheitsämter, der Arbeitsämter, Vertrauensärzte u.a.m.) – aber auch von Verwaltungen der Versicherungsträger.

Zu allen Gesundheits-, Heil- und Berufsförderungsmaßnahmen ist die *Zustimmung* des Betreuten erforderlich. Die Zustimmung kommt jedoch nicht einem Mitbestimmungsrecht bei der unter ärztlichen und verwaltungsmäßigen Gesichtspunkten erfolgenden Auswahl von Anstalten, Kurorten und Berufsförderungswerken u.ä. gleich. Der Versicherte oder Rentenempfänger darf nach Zustimmung Gesundheits-, Heil- oder Berufsförderungsmaßnahmen nicht mehr ohne triftigen Grund vorzeitig abbrechen. Im *Weigerungsfalle* kann der gesetzliche Vertreter z.B. bei Jugendlichen, Geistesschwachen oder Geisteskranken die Zustimmung erteilen.

Der Gesetzgeber hat 1957 – in klarer Erkenntnis der mehr und mehr differenzierten Arbeitsplätze in unserer modernen Industriegesellschaft – den frühen Verlust der Leistungs- und Erwerbsfähigkeit partiell gegliedert und eine Rente wegen *Berufsunfähigkeit* neben einer Rente wegen *Erwerbsunfähigkeit* geschaffen. Die Berufsunfähigkeitsrente verhält sich zur Erwerbsunfähigkeitsrente wie 2:3. Daneben blieb die Berentung durch *Altersruhegeld* nach Erreichung der gesetzlich fixierten Altersgrenze mit der Vollendung des 65. Lebensjahres.

Angesichts des relativ hohen Anteils der 60- bis 64jährigen an vorzeitiger Berufs- und Erwerbsunfähigkeit, aber auch angesichts der starken individuellen Unterschiede im vorzeitigen Leistungsabfall in unserer den Menschen fordernden Leistungs- und Erfolgsgesellschaft, hat der Gesetzgeber 1972 eine sog. *flexible Altersgrenze* eingeführt. Danach kann der Versicherte – von den gesetzlich vorgesehenen „vorgezogenen" Altersruhegeldern für Männer und Frauen abgesehen – seinerseits *selbst entscheiden,* ob er – wie bisher – sein Altersruhegeld nach Vollendung des 65. Lebensjahres oder mit der Vollendung des *62. oder 63. Lebensjahres* beantragt. Bei Beantragung von Altersruhegeld mit 62 und 63 Jahren kann der Versicherte bis zur Vollendung des 65. Lebensjahres entweder eine laufende Berufstätigkeit mit einem Bruttoarbeitseinkommen bis zu $^3/_{10}$ der monatlichen Beitragsbemessungsgrenze (das wäre für 1973 DM 690,–) *zuverdienen* oder aber eine gelegentliche Berufs- oder Aushilfstätigkeit bis zu 3 Monaten oder bis zu 75 Arbeitstagen im Jahr ohne Einkommensbeschränkung ausüben. Nach *Vollendung des 65. Lebensjahres* entfallen alle einschränkenden Bestimmungen. Der Altersruhegeldrentner kann – soweit er leistungsmäßig dazu fähig ist – voll berufstätig sein – gleich, ob ganztags, halbtags oder stundenweise, ohne daß seine Altersruhegeldrente gemindert wird.

6. Arbeitsförderung

Träger der Aufgaben und Ziele des Arbeitsförderungsgesetzes (AFG vom 25.6.1969) ist die Bundesanstalt für Arbeit mit ihren Unterorganisationen, den Landesarbeits- und Arbeitsämtern. Ihnen *obliegen* die Berufsberatung, die Arbeitsvermittlung, die Förderung der beruflichen Bildung, die Arbeits- und Berufsförderung Behinderter (berufliche Rehabilitation), die Gewährung von Leistungen zur Erhaltung und Schaffung von Arbeitsplätzen sowie die Gewährung von Arbeitslosengeld. Aber auch *Arbeitslosenhilfe* wird im Auftrage der Bundesanstalt gewährt. Neben zahlreichen gewichtigen Aufgaben und Funktionen der Arbeitsverwaltung spielt die *Arbeitsvermittlung* – zu unserem Thema der alten Menschen – eine große Rolle. Es wird hier von der *Verfügbarkeit* gesprochen (§ 103 AFG): Wer eine Beschäftigung unter den üblichen Bedingungen des allgemeinen Arbeitsmarktes ausüben kann und bereit ist, jede zumutbare Beschäftigung anzunehmen, die er ausüben kann, der ist verfügbar. Nicht verfügbar ist, wer nur geringfügige Beschäftigung ausüben kann, oder wer in seiner Leistungsfähigkeit gemindert und berufsunfähig i.S. der gesetzlichen Rentenversicherung ist, oder wer tatsächlich oder rechtlich gebunden ist. Die Wirtschaftsrezession 1966/67 hat die erhebliche Abhängigkeit des *Berufsschicksals* von der gesamten volkswirtschaftlichen Lage bewiesen. Unter einer Rezession sind es primär die alternden und alten Menschen, die vordergründig ihre Folgen zu tragen haben. Auf erforderliche sozial- und gesellschaftspolitische Änderungen wird später eingegangen.

7. Rechtsgrundlage und Leistung der Sozialhilfe

Im Zuge der Weiterentwicklung der BRD zum sozialen Rechtsstaat mußte das alte, nur zu oft diskriminierende Fürsorgerecht völlig neu geordnet werden. Das ist mit dem Bundessozialhilfegesetz vom 30.6.1961 (BSHG) und weiteren Ergänzungsgesetzen geschehen. Sie regeln alle *Rechtsansprüche,* die der einzelne Bürger gegenüber der Gemeinschaft – dem Staat – unter bestimmten Voraussetzungen geltend machen kann. Die Bundessozialhilfe kann allein oder im Zusammenhang mit Leistungen der Sozialversicherung tätig werden. Grob gesprochen kann man sagen, daß die Sozialhilfe immer dann eingreifen muß – im Sinne eines Subsidiaritätsprinzips –, wenn Sozialversicherung oder Versorgung nach Gesetz und Satzung nicht leistungspflichtig sind.

Die Sozialhilfe *umfaßt Hilfe* zum Lebensunterhalt und Hilfe in besonderen Lebenslagen. *Aufgabe* der Sozialhilfe ist es, dem Empfänger die Führung eines Lebens zu ermöglichen, das der Würde des Menschen entspricht. Die Hilfe soll ihn soweit wie möglich befähigen, unabhängig von ihr zu leben. Hierbei muß der Mensch selbst nach seinen Kräften mitwirken (§ 1 BSHG). Die Sozialhilfe erhält nicht, wer sich selbst helfen kann oder wer die erforderliche Hilfe von anderen, besonders von Angehörigen oder von Trägern anderer Sozialleistungen, erhält. Art, Form und Maß der Sozialhilfe richten sich nach den *Besonderheiten des Einzelfalles,* vor allem nach der Person des Hilfeempfängers, der Art seines Bedarfs und den örtlichen Verhältnissen.

gehören auch die Beratungen in Fragen zur Sozialhilfe sowie die Beratung in sonstigen sozialen Angelegenheiten. Sie wird im allgemeinen durch die *Verbände der freien Wohlfahrtspflege* wahrgenommen. Neben der gesetzlichen Regelung der Hilfen für den Lebensunterhalt kennt das Gesetz umfassende Hilfe zum Aufbau und zur Sicherung der Lebensgrundlage. Ausbildungshilfen, vorbeugende Gesundheitshilfen, Krankenhilfen, Hilfen für werdende Mütter und Wöchnerinnen, Eingliederungshilfen für Behinderte, Tuberkulosehilfe, Blindenhilfe, Hilfe zur Pflege, Hilfe zur Weiterführung des Haushalts, Hilfe für Gefährdete und *Altenhilfe.* Hier interessieren besonders die vorbeugende Gesundheitshilfe und die Altenhilfe. Danach

Tabelle 6. Bundessozialhilfegesetz

Hilfe in besonderen Lebenslagen						
Vorbeugende Gesundheitshilfe (§ 36 BSHG)	Krankenhilfe (§ 37 BSHG)	Tuberkulose (§ 48–66 BSHG)	Hilfe zur Pflege (§ 68–69 BSHG)	Hilfe für Gefährdete (§ 72 BSHG)	Altenhilfe (§ 75 BSHG)	Blindenhilfe (§ 67 BSHG)

Hilfe zum Lebensunterhalt (§ 12–24 BSHG)		
Notwendiger Lebensunterhalt (§ 12)	Übernahme von Krankenversicherungsbeiträgen (§ 13)	Alterssicherung (§ 14)
Bestattungskosten (§ 15)	Hilfe zum Lebensunterhalt in Sonderfällen (§ 15 a)	Haushaltsgemeinschaft (§ 16)
Gestaltung der Hilfe für Nichtseßhafte (§ 17)	Hilfe zur Arbeit (§ 18)	Schaffung von Arbeitsgelegenheiten (§ 19)
Laufende und einmalige Leistungen Taschengeld (§ 21)	Regelbedarf (Richtsätze) (§ 22)	Mehrbedarf für Blinde und Behinderte (§ 24)

Das Gesetz sagt ausdrücklich, daß *Anspruch* auf Sozialhilfe besteht und über Form und Maß der Sozialhilfe nach pflichtgemäßem Ermessen zu entscheiden ist. Auch im BSHG ist die zunehmende Bedeutung der Prävention wirksam, wenn es heißt, daß die Sozialhilfe *vorbeugend* gewährt werden soll, falls dadurch eine dem einzelnen drohende Notlage ganz oder teilweise abgewendet werden kann. *Formen der Sozialhilfe* sind persönliche Hilfe, Geldleistungen oder Sachleistungen. Zur persönlichen Hilfe

soll Personen, bei denen nach ärztlichem Urteil eine Erkrankung oder ein sonstiger Gesundheitsschaden einzutreten droht, *vorbeugende Gesundheitshilfe* gewährt werden. Zu den Maßnahmen der vorbeugenden Gesundheitshilfe gehören vor allem die nach ärztlichem Gutachten im Einzelfall erforderlichen Maßnahmen der Erholung, neben Kindern und Jugendlichen sowie Müttern besonders für alte Menschen. Kranken ist *Krankenhilfe* zu gewähren, die ärztliche und zahnärztliche Behandlung, Versorgung mit Arzneimitteln, Verbandsmitteln und Zahnersatz, Krankenhausbehandlung sowie für sonstige zur Genesung, zur Besserung oder zur Linderung der Krankheit erforderlichen Leistungen umfaßt. Der Kranke hat freie Wahl unter den niedergelassenen Ärzten (§ 37 BSHG).

Alten Menschen soll *Altenhilfe* gewährt werden, die dazu beitragen soll, Schwierigkeiten, die durch das Alter entstehen, zu überwinden und Vereinsamung im Alter zu verhüten (§ 75 BSHG). Als solche Hilfsmaßnahmen kommen in vertretbarem Umfange vor allem in Betracht: Hilfe zu einer *Tätigkeit* des alten Menschen, wenn sie von ihm erstrebt wird und in seinem Interesse liegt; Hilfe bei der *Beschaffung von Wohnungen*, die den Bedürfnissen alter Menschen entsprechen; Hilfe zum Besuch von *Veranstaltungen und Einrichtungen*, die der Geselligkeit, der Unterhaltung und den kulturellen Bedürfnissen alter Menschen dienen, und schließlich Hilfe, die alten Menschen die Verbindung mit nahestehenden Personen ermöglicht. Altenhilfe kann ohne Rücksicht auf vorhandenes Einkommen oder Vermögen gewährt werden, soweit im Einzelfalle persönliche Hilfe erforderlich erscheint.

8. Probleme um den alten Menschen aus der Sicht der Sozialversicherung

Nach obiger Darstellung der Rechtsgrundlagen und Leistungen der Sozialversicherung und der Sozialhilfe könnte der Eindruck entstehen, als sei alles und jedes im System der Sozialen Sicherung des alten und alternden Menschen befriedigend geklärt. Dem ist nicht so. Es gibt trotz der Rente, die einstmals nach Bismarck nur ein Zuschuß zum Lebensunterhalt sein sollte, die aber heute Sicherung des Lebensunterhaltes — also Lohn-, Gehaltsersatzfunktion — ist und damit *Existenzgrundlage*, noch vieles für alternde und alte Menschen zu verbessern, wenn man sie an der *wirtschaftlichen Entwicklung*, der Dynamisierung, teilnehmen lassen will. Das setzt allerdings ein Abgehen vom ausschließlichen Leistungsdenken — d.h. den Bezug des Menschen nur auf seine Produktivität — voraus und eine Hinwendung zu Lebensformen, bei denen der alte Mensch an den wirtschaftlichen und sozialen Fortschritten der BRD effektiven Anteil hat.

Zunächst muß die *Informationsmöglichkeit* für den alternden und alten Menschen verbessert werden. Auskunfts- und Beratungsstellen müssen in Wohnnähe sein. Eine wirksamere Form der Beratungsstelle in Verbindung mit gesamt-sozialer Betreuung bahnt sich in den geplanten *Sozialstationen* an. Diese können — wirklich großzügig und optimal aufgebaut — zentrale Stellen der Hilfe und Beratung alter Menschen werden.

Das Alter braucht aber auch verstärkten *Rechtsschutz*. Dies gilt nicht nur für Altersheime, Altenwohnheime und Pflegeheime, in denen alte Menschen vor Ausnutzung geschützt sein müssen, sondern gilt gleicherweise für den Schutz des Arbeitsplatzes, den Kündigungsschutz und den Rechtsschutz gegenüber Arbeitslosigkeit. Alte Menschen mit Körperbehinderungen sollten rechtlich mindestens den gleichen Schutz besitzen wie Schwerbeschädigte. Dies ist bisher nicht der Fall.

Alle medizinischen und berufsfördernden *Maßnahmen* — gerade bei alten und alternden Menschen — müssen mehr als bisher *individualisiert* werden. Dies gilt für regelmäßige ärztliche Überwachungsuntersuchungen nicht weniger als für die Verweildauer in Krankenhäusern. Es gilt aber ganz besonders für den bisherigen gesetzlichen *Ausschluß* der Altersruhegeld- und Erwerbsunfähigkeitsrentner von Gesundheits- und Heilmaßnahmen — überhaupt einer *gezielten Rehabilitation*. Es ist in einem sozialen Rechtsstaat, der auf dem Solidaritätsprinzip aufgebaut ist, unverständlich, wenn Versicherte, die nach über 30 oder 40 Berufsjahren und mehr, in denen sie keine Leistungsansprüche an die Sozialversicherungsträger gestellt haben, von gezielten Rehabilitationsmaßnahmen ausgeschlossen werden. Dieser Ausschluß bezieht sich auch auf die Einschränkung der Maßnahmen zur Früherkennung von Krebs bei Männern und Frauen nach §§ 181 und 181a — auch hier sind die Rentner gesetzlich nicht berücksichtigt worden.

Wenn in der Weiterentwicklung der Krankenversicherung auf präventivem Gebiet die Untersuchungen zur Früherkennung von

Krebs – wie zu hoffen ist – eine evidente Rolle spielen werden, dann ist gerade angesichts der zunehmenden *Krebsgefährdung des alten Menschen* der gesetzliche Ausschluß nicht tragbar. Die *Leistungen der Krankenversicherung* der Rentner müssen verbessert und modernisiert werden. Auf diesem Gebiet gehen andere Staaten neuartige und ungewöhnliche Wege, wenn sie beispielsweise chronische Bronchitiker und Asthmatiker in den Wintermonaten in tropischen bzw. subtropischen Gebieten wohnen lassen, um dadurch unvermeidliche Krankenhausaufenthalte zu verhüten. Dabei ist die Belastung durch die Kosten reduziert, da die wirtschaftlichen Leistungen für Auslandsbetreuung wesentlich geringer sind als bei einheimischer Krankenhausbehandlung.

Es wird auf die Dauer – angesichts der Gesamtentwicklung der bundesdeutschen Bevölkerung und ihrer Überalterung – immer notwendiger werden, daß die Rentenversicherungsträger von ihrer im § 1307 RVO gegebenen Ermächtigung, Rentenberechtigte mit ihrer Zustimmung in *Altersheimen* unterzubringen und hierzu Mittel der Versicherung aufzuwenden – das heißt nichts anderes als den Bau von Altenheimen, Altenpflegeheimen und Altenwohnheimen finanziell zu fördern – mehr als bisher Gebrauch machen.

Abschließend ist zu sagen, daß die Gesetze der deutschen Sozialversicherung eine Reihe von Möglichkeiten bieten, das Leben der alten Menschen in unserer sozialen Leistungs- und Erfolgsgesellschaft angemessen zu verbessern, daß aber für den alten Menschen noch Lücken im Sozialgesetz bestehen, die es nicht erlauben, die Lage vieler alter Menschen im letzten Lebensabschnitt erträglicher zu gestalten.

Psychologie

H. Thomae

Die Psychologie befaßt sich seit mehr als einem halben Jahrhundert mit Veränderungen von Leistung, Erleben und Verhalten im Erwachsenenalter. Die Ergebnisse dieser Forschung schienen lange Zeit ein sog. „Defizit"-Modell zu unterstützen, das in seiner entschiedensten Form sogar als „Adoleszenzmaximums"-Hypothese in Erscheinung tritt. Folgt man nämlich den Resultaten mancher Studien, so würde schon zu Beginn des dritten Lebensjahrzehnts ein Nachlassen bestimmter Fähigkeiten zu verzeichnen sein.

Die Forschung der letzen Jahrzehnte hat die Gültigkeit dieses „Defizit"-Modells stark eingeschränkt. Veränderte Methoden, veränderte Stichproben und veränderte statistische Techniken haben zu jener Korrektur beigetragen.

Ein weiteres Kennzeichen der Entwicklung psychogerontologischer Forschung ist die Einbeziehung immer komplexerer Persönlichkeitseigenschaften in die Untersuchungen. Durch die Entwicklung neuer Verfahren und ihre Anwendung bei nicht-klinischen und nicht-institutionalisierten Gruppen gelang es, manches als „wissenschaftlich fundiert" gekennzeichnete Bild vom alten Menschen zu widerlegen.

Schließlich ist als ein letztes Kennzeichen der Entwicklung der neueren Psychogerontologie die Einbeziehung soziologischer und sozialpsychologischer Gesichtspunkte hervorzuheben. Obwohl eine Vernachlässigung biologischer Grundvorgänge notwendig zu einseitigen Feststellungen führen muß, scheinen doch immer mehr Argumente auch aus biologischen, psychologischen und klinischen Studien die These zu unterstützen, daß Altern in einem entscheidenden Sinne soziales Schicksal sei (s.a. den Beitrag von Blume, S. 10ff.).

Der zur Verfügung stehende Raum erlaubt es nur, auf die beiden ersten Bereiche psychogerontologischer Forschung einzugehen. In den zu referierenden Ergebnissen und ihrer Interpretation wird jedoch deutlich werden, daß die Interdependenz sozialer und biologischer Prozesse beim Altern und damit auch die Bedeutung gesellschaftlicher Rahmenbedingungen nicht übersehen werden darf.

1. Veränderungen und Konstanz psychischer Fähigkeiten

a) Argumente für ein „Defizit"-Modell des Alterns

Die Tatsache, daß die Veränderungen der Intelligenz lange Zeit im Mittelpunkt der Psychogerontologie standen, läßt sich einmal mit dem Stand psychologischer Untersuchungsverfahren erklären, zum anderen aber auch mit bestimmten praktischen Fragestellungen, die die Forschung gerade auf diesem Gebiet anregten.

So ergab sich im 1. Weltkrieg für die amerikanische Armee die Notwendigkeit, möglichst kurzfristig Informationen über die geistigen Fähigkeiten von Rekruten und Offiziersbewerbern zu erhalten, da die sehr unterschiedlichen schulischen Verhältnisse, wie sie damals in den USA gegeben waren, oder auch der Mangel an schulischer Ausbildung keine unseren Schulzeugnissen vergleichbare Klassifizierungsgrundlage boten.

Es wurden damals die sog. „Army-Alpha- und -Beta-Tests" entwickelt. – Die Ergebnisse der Anwendung dieser Tests bei 1,7 Mill. 18–60jährigen Männern des 1. Weltkrieges wiesen auf eine Abnahme der getesteten Fähigkeiten hin, die um das 30. Lebensjahr einsetzte. Schon damals wurde jedoch darauf verwiesen, daß man dieses Ergebnis nicht ohne weiteres verallgemeinern kann.

Eine Kombination des Army-Alpha-Test und anderer inzwischen entwickelter Testverfahren diente 1927 als Basis für eine Untersu-

β) Die Bedeutung der „Ausgangsbegabung" für die Leistungsfähigkeit

Die entscheidendsten Argumente gegen die generelle Gültigkeit des Defizit-Modells kamen aus Längsschnittuntersuchungen, die in den USA zu Beginn der 30er Jahre begonnen wurden. Da es dabei um die möglichst langzeitige Beobachtung der gleichen Individuen geht, liegen wesentliche Ergebnisse, die sich auf die Veränderungen der geistigen Leistungsfähigkeit im mittleren und höheren Erwachsenenalter beziehen, erst seit etwa 15 Jahren vor. Nur einige von ihnen können erwähnt werden.

Eine der wesentlichsten Studien dieser Art ist die von Terman, die er an begabten Schulkindern und Jugendlichen 1923 begonnen hatte und die er bis an das Ende des 5. Lebensjahrzehnts beobachten konnte [14]. Als zusammenfassendes Ergebnis ist die unverändert hohe Intelligenzleistung herauszustellen wie auch das Andauern beruflicher Erfolge, was beides dem Defizit-Modell widerspricht.

In einer anderen Studie [11] wurden in den Jahren 1950 und 1961 Personen wieder getestet, die als Studenten 1919 zum ersten Male mit dem Army-Alpha-Test untersucht worden waren. Es zeigte sich bei vier Untertests eine erhebliche Zunahme der Leistung, vor allem bei Aufgaben, die Wissen und Wortschatz verlangen. Insgesamt kann man sagen, daß bei diesen Untersuchungen die Intelligenzleistung um den „Betrag" zunahm, der – anderen Querschnittsuntersuchungen zufolge – als Abnahme der Intelligenzleistung erwartet wurde.

Bei der Diskussion um die Frage des Einflusses der höheren „Ausgangsbegabung" auf eine verzögerte und verminderte Abnahme intellektueller Leistungsfähigkeit im höheren Alter ist jedoch auch auf die Tatsache hinzuweisen, daß die Gruppe der „Begabteren" zum überwiegenden Teil in Berufen tätig ist, in denen sie Gelegenheit hat, bestimmte Fähigkeiten, die auch in Tests verlangt werden, zu üben.

γ) Einfluß des Bildungsgrades

Die Tests, mit Hilfe derer die Alternsveränderungen der Intelligenzleistung in den meisten der genannten Untersuchungen festgestellt wurden, wurden in der Annahme erarbeitet und angewandt, daß ihre Lösungen von dem Grad der Schulbildung unabhängig seien. Schon früh mußte man jedoch einen engen Zusammenhang zwischen dem Grad der Schulbildung und der durch solche Tests gemessenen Intelligenzleistungen feststellen.

Da man bei den früheren Untersuchungen bei der Zusammensetzung der Stichprobe nur nach dem Lebensalter, aber nicht nach dem Grad der Schulbildung fragte, bestanden die höheren Altersgruppen in vergleichsweise geringerer Anzahl aus Oberschülern, während in den jüngeren Vergleichsgruppen der Anteil an Personen mit besserer Schulausbildung erheblich höher war. Das in den älteren Kurven zum Ausdruck kommende Defizit-Modell der geistigen Leistungsfähigkeit wäre somit nicht primär als altersbedingt, sondern weitgehend auch als „schulbildungsbedingt" zu erklären [4, 6, 17].

δ) Berufliche Tätigkeit

Eine Reihe von Untersuchungsergebnissen weist darauf hin, daß die Art der Berufstätigkeit entscheidend intellektuelle Alternsveränderungen zu beeinflussen vermag. So konnte man z.B. feststellen, daß jene Berufsgruppen, von denen am wenigsten bestimmte intellektuelle Funktionen verlangt wurden, innerhalb dieser Bereiche am ehesten Abbauerscheinungen erkennen ließen, daß hingegen dort sogar eine Steigerung der intellektuellen Leistungsfähigkeit zu verzeichnen war, wo die Berufstätigkeit eine bestimmte „Übung" solcher Funktionen begünstigte. So fand man z.B. bei einem Vergleich jüngerer und älterer Bahnbeamter auch bei den älteren einen hohen Grad an Umstellungsfähigkeit und Merkfähigkeit; beim Fahrplanlesen zeigten z. B. in einer Studie ältere bessere Leistungen als jüngere. Der Trend zu einer Verbesserung spezifischer Leistungen mit zunehmendem Alter wurde auch bei einer Untersuchung an Piloten deutlich; in acht von insgesamt 14 Tests zeigten sich in den Querschnittsuntersuchungen negative Korrelationen zum Lebensalter. In den Längsschnittuntersuchungen dagegen wurden mit zunehmendem Alter Verbesserungen bei Aufgaben gefunden, die das Erlernen bestimmter Codes, das Aufdecken bestimmter Beziehungen oder das Herauslösen von kaum sichtbaren Figuren aus einem größe-

β) *Die Bedeutung der „Ausgangsbegabung" für die Leistungsfähigkeit*

Die entscheidendsten Argumente gegen die generelle Gültigkeit des Defizit-Modells kamen aus Längsschnittuntersuchungen, die in den USA zu Beginn der 30er Jahre begonnen wurden. Da es dabei um die möglichst langzeitige Beobachtung der gleichen Individuen geht, liegen wesentliche Ergebnisse, die sich auf die Veränderungen der geistigen Leistungsfähigkeit im mittleren und höheren Erwachsenenalter beziehen, erst seit etwa 15 Jahren vor. Nur einige von ihnen können erwähnt werden.

Eine der wesentlichsten Studien dieser Art ist die von Terman, die er an begabten Schulkindern und Jugendlichen 1923 begonnen hatte und die er bis an das Ende des 5. Lebensjahrzehnts beobachten konnte [14]. Als zusammenfassendes Ergebnis ist die unverändert hohe Intelligenzleistung herauszustellen wie auch das Andauern beruflicher Erfolge, was beides dem Defizit-Modell widerspricht.

In einer anderen Studie [11] wurden in den Jahren 1950 und 1961 Personen wieder getestet, die als Studenten 1919 zum ersten Male mit dem Army-Alpha-Test untersucht worden waren. Es zeigte sich bei vier Untertests eine erhebliche Zunahme der Leistung, vor allem bei Aufgaben, die Wissen und Wortschatz verlangen. Insgesamt kann man sagen, daß bei diesen Untersuchungen die Intelligenzleistung um den „Betrag" zunahm, der – anderen Querschnittsuntersuchungen zufolge – als Abnahme der Intelligenzleistung erwartet wurde.

Bei der Diskussion um die Frage des Einflusses der höheren „Ausgangsbegabung" auf eine verzögerte und verminderte Abnahme intellektueller Leistungsfähigkeit im höheren Alter ist jedoch auch auf die Tatsache hinzuweisen, daß die Gruppe der „Begabteren" zum überwiegenden Teil in Berufen tätig ist, in denen sie Gelegenheit hat, bestimmte Fähigkeiten, die auch in Tests verlangt werden, zu üben.

γ) *Einfluß des Bildungsgrades*

Die Tests, mit Hilfe derer die Alternsveränderungen der Intelligenzleistung in den meisten der genannten Untersuchungen festgestellt wurden, wurden in der Annahme erarbeitet und angewandt, daß ihre Lösungen von dem Grad der Schulbildung unabhängig seien. Schon früh mußte man jedoch einen engen Zusammenhang zwischen dem Grad der Schulbildung und der durch solche Tests gemessenen Intelligenzleistungen feststellen.

Da man bei den früheren Untersuchungen bei der Zusammensetzung der Stichprobe nur nach dem Lebensalter, aber nicht nach dem Grad der Schulbildung fragte, bestanden die höheren Altersgruppen in vergleichsweise geringerer Anzahl aus Oberschülern, während in den jüngeren Vergleichsgruppen der Anteil an Personen mit besserer Schulausbildung erheblich höher war. Das in den älteren Kurven zum Ausdruck kommende Defizit-Modell der geistigen Leistungsfähigkeit wäre somit nicht primär als altersbedingt, sondern weitgehend auch als „schulbildungsbedingt" zu erklären [4, 6, 17].

δ) *Berufliche Tätigkeit*

Eine Reihe von Untersuchungsergebnissen weist darauf hin, daß die Art der Berufstätigkeit entscheidend intellektuelle Alternsveränderungen zu beeinflussen vermag. So konnte man z.B. feststellen, daß jene Berufsgruppen, von denen am wenigsten bestimmte intellektuelle Funktionen verlangt wurden, innerhalb dieser Bereiche am ehesten Abbauerscheinungen erkennen ließen, daß hingegen dort sogar eine Steigerung der intellektuellen Leistungsfähigkeit zu verzeichnen war, wo die Berufstätigkeit eine bestimmte „Übung" solcher Funktionen begünstigte. So fand man z.B. bei einem Vergleich jüngerer und älterer Bahnbeamter auch bei den älteren einen hohen Grad an Umstellungsfähigkeit und Merkfähigkeit; beim Fahrplanlesen zeigten z.B. in einer Studie ältere bessere Leistungen als jüngere. Der Trend zu einer Verbesserung spezifischer Leistungen mit zunehmendem Alter wurde auch bei einer Untersuchung an Piloten deutlich; in acht von insgesamt 14 Tests zeigten sich in den Querschnittsuntersuchungen negative Korrelationen zum Lebensalter. In den Längsschnittuntersuchungen dagegen wurden mit zunehmendem Alter Verbesserungen bei Aufgaben gefunden, die das Erlernen bestimmter Codes, das Aufdecken bestimmter Beziehungen oder das Herauslösen von kaum sichtbaren Figuren aus einem größeren Zusammenhang verlangten, schließlich solche, die Orientierung in neuen Situationen forderten. Die Berufsbezogenheit dieser Aufgaben dürfte weitgehend für den Leistungsanstieg mitveranwortlich zu machen sein [vgl. 6, 17].

ε) Gesundheitszustand und psychische Funktionsfähigkeit

Immer stärker wurde man auch auf den Gesundheitszustand als eine Determinante der psychischen Funktionsfähigkeit aufmerksam. In einer Studie des National Institute of Health wurden zwei soziologisch vergleichbare Gruppen gesunder und kranker (aber psychisch nicht gestörter oder abgebauter) älterer Männer [18] und eine Zufallsstichprobe jüngerer Männer miteinander verglichen.

Die Intelligenzleistungen der gesunden älteren Männer waren jenen der kranken deutlich überlegen und erreichten im Durchschnitt die von jüngeren; in den sprachgebundenen Tests zeigten sich sogar bessere Leistungen als in der Gruppe der jüngeren.

Zu ähnlichen Ergebnissen gelangten Autoren, die gesunde und bettlägerige (aber nicht geistig defekte) ältere Menschen miteinander verglichen. Bei der Untersuchung gelangten sieben Subtests des Wechsler-Intelligenz-Tests für Erwachsene zur Anwendung, bei denen die Gesunden besser abschnitten. Auch beim Bender-Test zeigte sich das gleiche Ergebnis, so daß die Autoren aufgrund ihrer Ergebnisse den Faktor „Gesundheit“ als den leistungsbestimmenden Faktor herausstellten [5, weitere Nachweise in 6, 13].

Eine sehr differenzierte Analyse der Beziehungen zwischen Gesundheitszustand und Leistungsfähigkeit im mittleren Erwachsenenalter wurde durch Spieth (1964) vorgenommen. Bei einem Vergleich von „gesunden“ Versuchspersonen (Alter 20–59 Jahre) und an sich gesunden und arbeitsfähigen Personen, die aber an Herzkranzgefäßstörungen und Hypertonie litten, zeigte sich, daß die letzteren in einer Reihe von Leistungstests und Reaktionstests den ganz gesunden Versuchspersonen unterlegen waren. Dabei wurde hervorgehoben, daß die kardiovasculären Störungen in keiner Weise mit cerebrovasculären gekoppelt waren und daß die Kreislaufbeschwerden durch den Arzt als „leicht“ bis „mäßig“ eingestuft worden waren.

In der Bonner Gerontologischen Längsschnittstudie wurden die Ergebnisse dieser amerikanischen Untersuchungen bestätigt [7]. Zwischen den älteren Personen mit fehlender und mit mehrfach gesundheitlicher Belastung ließen sich signifikante Unterschiede im Leistungsbereich, in der Umstellungsfähigkeit und der allgemeinen Aktivität feststellen, wobei hervorzuheben ist, daß beide Gruppen nicht hospitalisiert waren und unter den gleichen Bedingungen untersucht wurden [Zusammenfassend 16].

ζ) Der Einfluß der anregenden Umgebung

Ähnlich wie bei Untersuchungen der kindlichen Entwicklung die Rolle einer stark oder sehr gering anregenden Umgebung diskutiert wird, hat man auch bei Studium der Veränderungen der Leistungen im höheren Alter die Einflüsse der unmittelbaren Erlebnisumwelt zu erfassen versucht. Allgemein bekannt ist das sog. „Institutionalisierungssyndrom“, das geringere geistige Regsamkeit mit einer Reihe von anderen Persönlichkeitszügen verbindet. Allerdings ist darauf zu verweisen, daß Personen, die in ein Altenheim übersiedeln, vielfach schon vor der Institutionalisierung typische Merkmale aufweisen, die sie von der Gruppe der Gleichaltrigen unterscheiden.

Diese Tatsache wurde jedoch in einer sorgsamen Vergleichsstudie berücksichtigt, bei der sich ergab, daß ältere Personen in Intelligenztests bessere Leistungen erzielten, wenn sie in einer anregenden, zur eigenen Aktivität ermunternden Umgebung lebten. Besonders deutlich wurden derartige Unterschiede bei einem Vergleich von Personen, die neu in ein Altenheim eingewiesen wurden, mit solchen, die schon länger im Heim lebten. Auch bei Vergleichen der Bewohner unterschiedlicher Altenheime, von denen eine stärker oder schwächer stimulierende Wirkung ausging, zeigte sich, daß der beobachtete Abbau der intellektuellen Fähigkeiten eindeutig als Folge einer reizarmen Umgebung und einer gewissen sozialen Isolation anzusehen ist [Nachweise in 6, S. 75ff.].

η) Zusammenfassung

Zusammenfassend ist somit festzustellen, daß die These von einem generellen Abbau der Intelligenz mit höherem Lebensalter heute nicht mehr aufrechterhalten werden kann. Über Konstanz und Veränderung psychischer Funktionen im Lebensablauf entscheiden vielmehr viele biologische, pathologische, soziale und biographische Prozesse und Einflußgrößen. Insofern ist eine Aussage über den Verlauf der geistigen Entwicklung auch nur von der Analyse dieses Komplexes von Einflußgrößen aus möglich, nicht von einer Tabelle, die kalendarisches Alter mit Funktion zueinander in Beziehung bringen möchten.

c) Psychomotorik und Gedächtnis

Die genannte Feststellung gilt in vieler Hinsicht auch für die Veränderung psychomotorischer Fähigkeiten. Soweit sie vom Tempo der Informationsaufnahme und -Verarbeitung abhängig sind, dürften sie freilich dem erwähnten „Primärprozeß des Alterns" stärker unterliegen, wenngleich die Auswirkung viel geringerer Übung (z.B. bei sportlichen Leistungen) nicht übersehen werden kann. Wie sehr auch frühere Erfahrung die Anpassung an eine Situation psychomotorischer Überforderung auch im hohen Alter beeinflußt, zeigte Mathey am Material der Bonner Gerontologischen Längsschnittstudie [7b].

Ein großer Komplex von Untersuchungen bezieht sich auf Alternsveränderungen des Gedächtnisses. Auch hier sind die von uns genannten sozialen, biographischen und biologischen Prozesse von Bedeutung. Dennoch bestehen engere Zusammenhänge zwischen Alter und einigen Aspekten des Lernens. Wie wenig aber eine pauschale Aussage über das mit dem Alter nachlassende Gedächtnis haltbar ist, ergibt sich aus zusammenfassenden Analysen psychogerontologischer Gedächtnisforschung [6, S. 86–96].

Danach ist die Verschlechterung der Lernfähigkeit bei sinnlosem, nicht bei sinnvollem Material gegeben; bei Eliminierung des Zeitfaktors erzielen sie auch bei sinnlosem Material bessere Leistungen; häufig ist die schlechtere Lernleistung Älterer ein Zeichen von Unsicherheit und größerer Störanfälligkeit. Nicht zuletzt aber ist auch der Übungsgrad des Gedächtnisses von großer Bedeutung [10].

2. Persönlichkeitsveränderungen

Die Forschung über Veränderungen der Persönlichkeit im höheren Alter begann erst in den letzten beiden Jahrzehnten. Auch heute sind die methodischen Voraussetzungen dieser Forschung noch sehr unterschiedlich entwickelt.

Die bestehende Informationslücke wird in der Öffentlichkeit oft durch Stereotypien geschlossen. In der ärztlichen Ausbildung aber ist hier vor allem die psychiatrische Sicht des älteren Menschen von Bedeutung, in der – ausweislich eines verbreiteten Lehrbuches – im Bild des älteren Menschen Züge wie Verlangsamung, Abnahme von Vitalität, Unfähigkeit zur Integration einzelner Verhaltensweisen und dadurch ein „karikiertes" Hervortreten einzelner Eigenheiten wie Geiz, Mißtrauen, Geschwätzigkeit, Hypochondrie, Introversion, Rigidität usf. im Mittelpunkt stehen.

Aus der Orientierung an einer ganz spezifischen klinischen Stichprobe, die zwischen 0,3 und 0,5% der Personen über 65 Jahre umfaßte, kommt es hier zu einer Verstärkung des allgemein negativen Bildes, das die Gesellschaft vom älteren Menschen hat. Demgegenüber ist von den Ergebnissen psychologischer Gerontologie her festzustellen: In Untersuchungen, die sich auf die 99,5% psychiatrisch nicht gestörten alten Menschen beziehen, kann nicht von einem generellen Abbau der Persönlichkeit in Richtung auf Desintegration und abnehmende Angepaßtheit gesprochen werden.

Nach den Ergebnissen eigener Studien und solchen aus Schweden, USA und England weisen Größe und Richtung der Aktivität, der Anregbarkeit und Stimmung im allgemeinen ein hohes Maß an intraindividueller Konstanz auf. Wo Veränderungen konstatierbar waren, wurde häufig ein Zusammenhang mit einschneidenden Erlebnissen und/oder gesundheitlicher Beeinträchtigung ermittelt [Nachweise 15, 16].

In der Bonner Gerontologischen Längsschnittstudie [16] wurde ein überzufälliger Zusammenhang zwischen Verschlechterung des

Gesundheitszustandes und zunehmender Isolierung (durch Wegzug von Kindern oder Verlust eines Angehörigen durch Tod) konstatiert. Auch hinsichtlich der Art und Weise, in der auf Belastungssituationen reagiert wurde, ergaben sich Beziehungen zur allgemeinen gesundheitlichen Verfassung: Gesündere antworteten auf Schwierigkeiten in beruflichen, wirtschaftlichen oder Wohnungsfragen eher aktiv konstruktiv, solche mit stärker beeinträchtigtem Gesundheitszustand erwarteten dagegen die Lösung ihrer Probleme von außen, insbesondere seitens der Familienangehörigen. Da diese den Erwartungen oft nicht entsprechen können, ergeben sich hier gehäufte Depressionen, die ihrerseits wiederum die Kommunikation mit den Familienangehörigen negativ beeinflussen.

Eine Abnahme der Aktivität im höheren Alter wurde bei unseren Probanden vor allem bei niedrigem Sozialstatus, reduzierter Personenzahl im Haushalt und geringerer Zufriedenheit mit der Lebenssituation konstatiert. Die für das Zusammenleben mit anderen Menschen und das eigene Wohlbefinden so wichtige Stimmungslage zeigte im Längsschnitt eher Tendenzen zu einer Besserung.

Neben den sozialen und biologischen Einflußgrößen darf man aber die Tatsache nicht verkennen, daß „Alter" im Bewußtsein der Menschheit seit Jahrtausenden mit „Lebensende", „Lebensabend" synonym empfunden wird. Simone de Beauvoir [1] hat in objektiver und zugleich engagierter Weise registriert, wie verschiedene Kulturen mit jener Gruppe von Menschen fertig zu werden trachten, welche dem Ende näher stehen. Die christlichen Zeitalter (vor 1800) sind danach oft weit unmenschlicher gewesen als etwa das verschrieene 19. Jahrhundert.

Wenn aber schon das christliche Millennium zwischen 500–1500 den Tod in Gestalt des Alters nicht recht bewältigte, was darf man vom Durchschnittsmenschen des 20. Jahrhunderts erwarten, der am Glauben an eine Erneuerung seiner personalen Existenz nach seinem Tod doch durch viele wissenschaftliche und z.T. auch pseudowissenschaftliche Informationen gehindert wird?

Die Antwort auf diese Frage läßt sich soziologisch bewältigen. Nur wenige Menschen sind diesen Informationen in einem stärkeren Ausmaß ausgesetzt. Soweit dies richtig sein sollte – oder aber, soweit doch größere Bevölkerungsanteile ihre subjektive Zukunftsperspektive nicht religiös erweitern sollten: der Vorgang der „Verdrängung", so wie ihn Freud beschrieb, scheint mehr für thanatologische als für sexologische Tatbestände bedeutsam zu sein, wenn er auch in traditionsbestimmten christlichen Gemeinwesen auftritt [9].

Leider wurde der Begriff der „Verdrängung" von und nach Freud sehr negativ bewertet. Im Sinne einer kognitiven Theorie der Persönlichkeit [15] ist die Bewältigung des Todesproblems beim säkularisierten modernen Menschen vor allem als ein solches der subjektiven Veränderung der Zukunftsperspektive [12] anzusehen. „Unendlichkeit" wird durch die subjektiv extendierte Gegenwart in den Zukunftsraum hinein erfahren. In unserer Längsschnittstudie konnten wir eindrucksvolle Belege dafür sammeln, wie „kreativ" auch sehr einfache Menschen in der Differenzierung und Ausgestaltung eines nahen Zukunftsraumes sind. Je dichter dieser nahe Zukunftsraum mit Zielen besetzt ist, desto ausgeglichener die psychische Situation, desto positiver die Einstellung zu anderen und zum Lebensende [12].

3. Abschließende Bemerkung

Diese kleine Auswahl aus den zahlreichen Befunden psychogerontologischer Forschung belegt, ähnlich wie die Ergebnisse vieler anderer Studien, die mehrdimensionale Determination des Alternsvorgangs. Nicht die Tatsache des Vorrückens im kalendarischen Alter als solche, sondern die damit verbundene größere Wahrscheinlichkeit einer Erkrankung, die damit wahrscheinlicher werdenden sozialen Veränderungen und Schicksale tragen zu etwaigen Veränderungen der Persönlichkeit bei. Umgekehrt aber gilt: Falls die soziale Situation keine zu großen Beschränkungen mit sich bringt, falls keine zu starke gesundheitliche Belastung oder Behinderung auftritt, falls die Umgebung einen gewissen Anregungs- und Anreizwert behält und insbesondere die Zukunft noch gewisse Möglichkeiten bietet, dann kann man ein hohes Maß an Konstanz des Reagierens vom mittleren zum hohen Alter erwarten.

Entsprechend der Vielfalt sozialer, biologischer und biographischer Momente, wie sie auf den Alternsprozeß einwirken, ist somit eine außerordentlich große interindividuelle Variationsbreite bezüglich Art und Zeitpunkt des Eintritts von Persönlichkeitsänderungen zu erwarten. Anstelle globaler Äußerungen über den alten Menschen und seine Persönlichkeit müssen deshalb differenzierende Äußerungen treten. Gerontologie wie Geriatrie aber müssen sich nach diesen Ergebnissen der Forschung der letzten 25 Jahre vor allem als Wissenschaften verstehen, welche verschiedene Formen des Alterns, die Bedingungen für den Eintritt dieser Alternsformen und die Möglichkeiten zur Begünstigung bestimmter und zur Vermeidung anderer (sozial und individuell unerwünschter) Alternsformen untersuchen.

Erste Vorbedingung einer derart differenzierenden Betrachtung ist die Distanzierung von dem Stereotyp der Notwendigkeit des Eintritts von Persönlichkeitsveränderungen im Sinne des Abbaus.

Der nächste Schritt einer differentiellen Geriatrie aber besteht in einer Diagnostik, welche wenigstens die wichtigsten Aspekte der Persönlichkeit des Patienten berücksichtigt. Ich bin mir bewußt, daß die Formulierung eines solchen Grundsatzes heute noch als die einer Utopie anmuten muß. Aber ebenso wie heute in der Forschung (gerade auch in der pharmakologisch-geriatrischen) interdisziplinäre Zusammenarbeit mehr und mehr üblich wird und ebenso wie gerontologische Kongresse national wie international interdisziplinäre Veranstaltungen darstellen, so müßte es möglich werden, auch in der alltäglichen klinischen Praxis interdisziplinär zu arbeiten.

Literatur

1. Beauvoir, S. de: Das Alter. Hamburg: Rowohlt 1972.
2. Birren, J. (Ed.): Handbook of Aging and the Individual. Chicago: Univ. Chic. Press 1959.
3. Erlemeier, N.: Psychologische Forschungen zum Todesproblem. Z. Geront. **5**, 32–49 (1972).
4. Granick, S., Friedman, A.S.: The effect of education in the decline of test performance with age. J. Geront. **22**, 191–195 (1967).
5. Klonnoff, H., Kennedy, M.: A comparativ study of cognitive functioning in old age. J. Geront. **21**, 239–243 (1966).
6. Lehr, U.: Psychologie des Alterns. Heidelberg: Quelle & Meyer 1972.
7a. Lehr, U., Schmitz-Scherzer, R., Thomae, H.: Psychologischer Status, subjektiver Gesundheitszustand und internistischer Befund. Ärztl. Praxis **90**, 4393 (1972).
7b. Mathey, F.J.: Psychische Reaktionen auf experimentelle Belastungssituationen im hohen Alter. – Ergebnisse longitudinaler Studien. actuelle gerontologie **1**, 103–109 (1971).
8. Miles, C.C., Miles, W.R.: The correlation of intelligence scores and chronological age from early to late maturity. Amer. J. Psychol. **44**, 44–78 (1932).
9. Munnichs, M.J.: Old Age and Finitude. Basel: Karger 1966.
10. Olechovsky, R.: Das alternde Gedächtnis, Lernleistung und Lernmotivation Erwachsener. Bern–Stuttgart: Huber 1969.
11. Owens, W.A.: Age and mental abilities: a second follow up. J. Educ. Psychol. **57**, 311–325 (1966).
12. Schreiner, M.: Dimensionen der Gegenwarts- und Zukunftsorientierung bei älteren Menschen. actuelle gerontologie. **1**, 715 (1971).
13. Spieth, W.: Slowness of task performance and cardiovascular diseases. In: Behavior Aging and the Nervous System (A.T. Welford, J. Birren, eds.), p. 366–400. Springfield/Ill.: Thomas 1965.
14. Terman, L.M., Oden, M.H.: The gifted group at midlife. Stanford Cal.: Univ. Press. 1959.
15. Thomae, H.: Das Individuum und seine Welt. Eine Persönlichkeitstheorie. Göttingen: Verlag f. Psychologie 1968.
16. Thomae, H., Angleitner, A., Grombach, H., Schmitz-Scherzer, R.: Determinanten und Varianten des Alternsprozesses. Ergebnisse der Bonner Gerontologischen Längsschnittstudie. Actuelle gerontolie **3**, 359–377 (1973).
17. Thomae, H., Lehr, U.: Berufliche Leistungsfähigkeit im mittleren und höheren Erwachsenenalter. Göttingen: Schwartz 1973.
18. US Department of Health, Education and Welfare (Ed.) Human Aging, a biological and behavioral study. Washington, Dl. 1963.
19. Welford, A.T., Birren, J.E. (Eds.): Behavior Aging and the Nervous System. Springfield/Ill.: Thomas 1965.

Probleme des Bauens für ältere Menschen

M. Dieck und H.P. Winter

1. Allgemeine Fragen der Bauplanung und des Städtebaues unter Berücksichtigung älterer Menschen

Die Themen der *Bauplanung und des Städtebaues* für und unter Berücksichtigung älterer Menschen dürfen nicht in enger Auslegung auf Sonderwohnformen (wie sie Altenwohnungen darstellen) und Heimformen für diesen Personenkreis begrenzt werden. Weit über 90% der über 65jährigen Bürger der Bundesrepublik leben heute selbständig in ihren Mietwohnungen oder Eigenheimen ohne Inanspruchnahme der Sonderbetreuungsangebote für ihre Altersgruppe, soweit es sich hier um bauliche Einrichtungen handelt. Es besteht kein Grund zur Annahme, daß sich diese Situation in Zukunft grundsätzlich ändern wird.

Lassen wir die besonderen Anforderungen an die Planung von Institutionen – Altenwohnheimen, Altenheimen, Pflegeheimen, Krankenheimen – außer acht, so ist mit der Frage der Bauplanung und des Städtebaues unter Berücksichtigung älterer Menschen eine weit über die Bedürfnisse dieses Personenkreises hinausgehende Grundsatzdiskussion um Planungsprinzipien angesprochen, die sich an den speziellen Bedürfnissen jener Bevölkerungsgruppen orientieren, die die höchsten Ansprüche an ihre Wohnung und Wohnumgebung stellen. Akustische Signale, die dem Blinden anzeigen, ob die Fußgängerampel auf Grün oder Rot geschaltet ist, beeinträchtigen niemanden, erlauben aber dem Blinden das sichere Überqueren der Straße. Türbreiten in Wohnungen, die das Passieren eines Rollstuhles ermöglichen, bilden kein Hindernis für irgendeine Benutzergruppe, ermöglichen aber erst dem an den Rollstuhl gebundenen Körperbehinderten das selbständige und freie Bewegen. Aufzüge in Wohnhäusern mit auch nur drei Geschoßen erleichtern den Transport von Kinderwagen, von schweren Einkaufstaschen etc. ebenso, wie sie dem jungen Menschen in einem Beingips es ermöglichen, die Wohnung im dritten Geschoß zu erreichen und im gleichen Zuge eben auch dem Herzkranken oder letztlich auch dem körperlich nicht mehr voll leistungsfähigen älteren Menschen[1].

Hier soll nicht der Auffassung Vorschub geleistet werden, ältere Menschen bedürften generell spezieller Einrichtungen und spezieller Hilfsmaßnahmen. Die Probleme der Bauplanung und des Städtebaues ebenso wie die Schwierigkeiten und Kritikpunkte heutiger Sozialhilfe können allerdings unter Bezugnahme auf diese Bevölkerungsgruppe diskutiert und exemplifiziert werden, da eine überdurchschnittliche Zahl der älteren Bürger Problem- oder Risikogruppen angehören. Unter den über 65jährigen befinden sich überdurchschnittlich viele Alleinstehende, darunter insbesondere Frauen. Die Zahl der Bezieher niedriger Einkommen, darunter der Bezieher von Monatseinkommen unter der als kulturelles Existenzminimum geltenden Grenze von ca. DM 440,– pro Monat für Einzelhaushalte, ist ebenso überdurchschnittlich wie die Zahl der auf Sozialhilfe-Unterstützung angewiesenen Personen. Ältere Menschen leben eher als jüngere in Wohnungen des niedrigsten Standards, d.h. in Wohnungen ohne eigenes Bad, ohne Zentralheizung, ohne Aufzug. Hinzu kommt, daß die Gefahr einer verminderten körperlichen Leistungsfähigkeit mit höherem Alter ebenso verbunden ist wie die Gefahr der schweren und länger andauernden Erkrankung.

Besondere bauliche Maßnahmen und besondere soziale Hilfsmaßnahmen für ältere Menschen sind letztlich auf zwei Gründe zurückführbar: erstens auf verminderte körperliche und geistige Leistungsfähigkeit, die im Grenzfall eine schwere Körperbehinderung und eine länger andauernde Krankheit einschließt, und zweitens auf den Status des Alleinstehenden mit geringem Einkommen, der in Problemsituationen der durch die Gesellschaft getragenen und organisierten Hilfe bedarf.

Wohnungsbauprogramme, die spezielle Altenwohnungen fördern, haben ihren Sinn und ihre Berechtigung in einer Wohnungsmarktsituation, die durch ein unzureichendes Angebot an preiswerten Kleinwohnungen (Ein- und Zwei-Zimmer-Wohnungen) einer den Bedürfnissen alter Menschen angemessenen Qualität gekennzeichnet ist. Es darf nicht der Eindruck entstehen, ältere Menschen wären generell nur in einer Altenwohnung adäquat aufgehoben, denn dies ist eine Kleinwohnung, die sich letztlich nur durch das Angebot eines Aufzuges, einer Zentralheizung und eines Badezimmers auszeichnet [2]. Betreuung im Bedarfsfalle (durch Essen auf Rädern, Haushaltshilfe, Hauspflege etc.) muß nicht nur dem Bewohner einer speziellen „Altenwohnung“, sondern jedem alten Menschen und auch jedem jüngeren Menschen angeboten werden können, der selbständig lebt und der sich diese Betreuung durch Freunde, Familienangehörige oder durch die Inanspruchnahme kommerzieller Angebote nicht sichern kann [3].

Auf der anderen Seite – und dies haben wir bereits oben angedeutet – ist die Bedeutung der Prinzipien, die sich für die Erstellung von Heimen der verschiedensten Art für ältere Menschen herausgebildet und bewährt haben, nicht auf diese Einrichtungen begrenzt. So wie z.B. der Krankenheim-/Pflegeheimbau inzwischen an den Maßstäben des Krankenhauses orientiert ist, sollten ebenso Überlegungen des modernen Heimbaues auf den Krankenhausbau anregend wirken. Da jedes Allgemeinkrankenhaus mit einem hohen Anteil älterer Patienten zu rechnen hat, haben auch diese Gebäude z.B. die Voraussetzungen für körperliche Aktivierung zu schaffen, indem Architekten und Ärzte sich von der Vorstellung einer mit Krankheit zwingend verbundenen Bettlägerigkeit lösen. Auch hier gewährleistet die allgemeine Abstimmung der Bauplanung und Ausstattung auf Rollstuhlfahrer bis in die Naßzellen hinein entweder die Selbständigkeit der Patienten oder aber die Hilfestellung des Personals im Bedarfsfalle. Werden öffentliche Einrichtungen – eine sich allmählich durchsetzende Entwicklung – in ihrer Planung auf Körperbehinderte abgestellt, so wird sich auch jeder ältere Mensch dort frei bewegen können.

2. Bauplanung und Städtebau im Dienste der Altenhilfe [4]

Ein Hauptziel der Altenhilfe in ihrem heutigen Verständnis ist die *Erhaltung der Selbständigkeit älterer Menschen* im Rahmen der für jeden einzelnen gegebenen Möglichkeiten. Soweit die Bauplanung als Instrument im Sinne dieses Zieles eingesetzt werden kann, fällt ihr die Aufgabe zu, Bewegungshindernisse für Menschen mit verschiedenen Arten und Graden der Körperbehinderung zu beseitigen. Hieraus folgt z.B., daß vertikale Verkehrserschließungen zwingend durch Aufzüge erfolgen müssen, horizontale Verkehrserschließungen nicht durch Steigungen oder einzelne Stufen erschwert oder behindert werden dürfen, Verkehrssicherheit durch Vermeidung von Rutschgefahren, durch die Anbringung von Handläufen in Gängen von Heimen und in Treppenhäusern oder auch durch entsprechende optische Kennzeichnungen angestrebt wird. Zu klein bemessene Bewegungsflächen können ebenso ein Bewegungshindernis bedeuten wie Ausstattungsgegenstände, die nicht funktionsgerecht geplant sind, die Ausübung bestimmter Funktionen erschweren oder unmöglich machen.

Eine auf die Bedürfnisse der Bewohner ausgerichtete Infrastruktur der Wohnviertel zu sichern, ist wesentlicher Beitrag der Städteplanung im Sinne des Zieles „Aufrechterhaltung der Selbständigkeit.“ Eine Wohnbebauung erfordert die Planung von Geschäften zur Befriedigung von Bedürfnissen des täglichen Bedarfs, von Gaststätten, Cafés und Arztpraxen ebenso wie von Haltestellen öffentlicher Verkehrsmittel in gut erreichbarer Nähe. Auch hier ist eine behindertenfreundliche Detailplanung geboten. Erst an zweiter Stelle sind Erholungsflächen zu fordern, die wesentlich zur Erhöhung der Wohnqualität eines Viertels beitragen, jedoch im strengen Sinne keine „lebenswichtige“ Voraussetzung des Wohnens sind.

Zweites Ziel der Altenhilfe, für dessen Verwirklichung Bauplanung und Städtebau Instrumente darstellen, ist die *Erleichterung von*

Hilfsmaßnahmen, soweit sie zur Aufrechterhaltung der Selbständigkeit des einzelnen oder auch für seine Versorgung in Einrichtungen der geschlossenen Altenhilfe erforderlich sind. Jedes Stadtviertel in größeren Städten bzw. jede Kommune oder jeder ländliche Versorgungsbezirk muß über eine Kette von Betreuungsangeboten und Betreuungseinrichtungen für ältere Menschen verfügen, angefangen bei ambulanten Diensten bis hin zu Altentagesstätten, Altenheim-, Pflegeheim- und Krankenhausplätzen. In der kleinsten Einheit, dem Altenheimzimmer oder der Wohnung, bedeutet die Forderung der Erleichterung von Hilfsmaßnahmen konkret die Ausrichtung der Planung auf die Pflege bettlägeriger Bewohner im Bedarfsfalle. Für die Planung von Pflegestationen setzt sich diese Forderung um in eine ausreichende und funktionsgerechte Ausstattung mit sog. „Funktionsräumen" und in die Ausrichtung auf jene Patientengruppen, die hier die größten Anforderungen an ihre Unterbringung stellen: ständig bettlägerige Patienten und psychisch veränderte, nicht an das Bett gebundene Patienten. Für die Stadtplanung stellt sich das Problem der räumlichen Zuordnung der verschiedenen Einrichtungen zueinander. Altentagesstätten haben in aller Regel ein Einzugsgebiet im Radius von ca. 1 km. Ambulante Dienste, die organisatorisch in Sozialstationen zusammengefaßt sein können, müssen gleichfalls zur Vermeidung langer Anfahrtswege im Zentrum der jeweiligen Zuständigkeitsbereiche angesiedelt sein. Räumliche Zuordnungen von Altenheim und Pflegeheim mögen die Pflege im Altenheim erleichtern, räumliche Zuordnungen von Krankenhaus und Krankenheim/Pflegeheim die gemeinsame Nutzung von Rehabilitationseinrichtungen ermöglichen oder auch die wünschenswerte ärztliche Betreuung der Patienten des Krankenheims/Pflegeheims verbessern helfen.

3. Spezielle Wohnformen und Betreuungseinrichtungen für ältere Menschen

In der Geschichte der Altenhilfe sind verschiedene Typen der Versorgungseinrichtung für ältere Menschen entwickelt worden. In einem ständigen Prozeß müssen sich diese Einrichtungen an den jeweils gültigen Prinzipien der Sozialpolitik und Sozialhilfe – Politikbereiche, denen die Altenhilfe zuzurechnen ist – messen lassen. Kritik als Motor des Fortschrittes darf nicht vor jenen Bereichen haltmachen, in denen auf die Hilfe anderer angewiesene Menschen, die zur Verbesserung ihrer Lage aus eigener Initiative nicht mehr fähig sind, leben. Viele bestehende Heime müssen heute, nicht zuletzt aus Gründen der veränderten Konzeptionen, baulich als veraltet eingestuft werden. In der Diskussion um den gegebenen Platzbedarf in Einrichtungen der geschlossenen Altenhilfe findet der Grundsatz, nur jene sollten Aufnahme in Heimen finden, die „heimbedürftig" sind, fast allgemeine Anerkennung. Die in immer geringerem Maße durch die alten Menschen selbst aus ihrem Einkommen aufzubringenden Kosten der Heimunterbringung lassen sich als Begründung ebenso anführen wie der durch Befragungen ermittelte und der durch die Praxis der Altenhilfe bestätigte Wunsch alter Menschen, solange wie möglich selbständig, d.h. außerhalb von Heimen, zu leben. Sozialer Isolierung ist durch andere Maßnahmen als durch die Maßnahme der Aufnahme in ein Altenheim zu begegnen. Auch der vorübergehende Betreuungsbedarf – z.B. nach einer Krankheit – muß nicht durch eine Heimaufnahme gesichert werden. Adäquater Mitteleinsatz bedeutet für die bei weitem überwiegende Mehrheit älterer Menschen die Bereitstellung von Wohnungen ausreichender Qualität und die Sicherung der Hilfe im Bedarfsfalle durch offene Hilfen einschließlich ambulanter Dienste, Tagesheime, Tagesstätten etc. Altenwohnheime und Service-Häuser oder Wohnstifte erfüllen den gleichen Zweck.

Gehen wir von diesem idealtypisch gekennzeichneten Zustand auf der einen Seite aus, so muß auf der anderen Seite der Bedarf an Betreuungseinrichtungen für über längere Zeiträume hilfsbedürftige, kranke ältere Menschen betont werden. Personen, die auf eine umfangreiche und ständige ärztliche und pflegerische Betreuung angewiesen sind, müssen in modernen Pflegeheimen bzw. Krankenheimen ein Bett finden. Um den Platzbedarf in gesellschaftlich, personell und kostenmäßig tragbaren Grenzen halten zu können – Schätzungen des Pflegesatzbedarfs schwanken heute zwischen 1,5% und über 8% der über 65jährigen (ohne Berücksichtigung der Fehlbelegung von Altenheimplätzen und Krankenhausplätzen) –, wird zugleich die Forderung nach Rehabilitationsmaßnahmen, aktivierender Pflege und ärztlicher Betreuung in diesen Einrichtungen gestellt.

Soweit Neubaumaßnahmen und Modernisierungsmaßnahmen ergriffen werden, sollten sie sich an dem Leitsatz orientieren, daß nur Pflegebedürftige als heimbedürftig gelten können. Altenheime, in denen nur rüstige ältere Menschen aufgenommen werden, müssen – soweit eine entsprechende Aufgabenänderung nicht bereits durch den Nachfragedruck erzwungen wird – durch Altenheime abgelöst werden, die personell und baulich als Leichtpflege-Einrichtungen zu kennzeichnen sind. Pflegeheime/Krankenheime sind nicht mehr – wie in früheren Zeiten – die Verwahranstalten kranker Menschen, sondern auf ärztliche und pflegerische Behandlung ihrer Patienten ausgerichtete, mit den notwendigen Rehabilitationseinrichtungen ausgestattete und im Bereich der Pflege und Therapie an Maßstäben des Krankenhauses zu messende „Langliegeeinrichtungen“ bzw. „Langzeitkrankenhäuser“. Üben sie die Funktion von „Sterbekliniken“ aus – und dies ist für manche bestehende Pflegeheime die Realität –, so müssen sie räumlich und personell für die Aufgabe gerüstet sein. Verstärkte Aufmerksamkeit muß den Pflegeeinrichtungen für psychisch veränderte Patienten zugewendet werden. Entweder werden besondere Stationen in allgemeinen Pflegeheimen/Krankenheimen eingeplant, oder aber größere Spezialeinrichtungen übernehmen die Pflege dieses Personenkreises. Unabdingbare Forderung für diese Einrichtungen, ebenso wie für Psychiatrische Krankenhäuser, ist die Gemeindenähe.

Neben den Langzeiteinrichtungen ist eine Anzahl von geriatrischen Betten zur Akutbehandlung von älteren Patienten zu fordern, die der ärztlichen Betreuung durch geriatrisch geschulte und erfahrene Ärzte bedürfen. Geriatrische Abteilungen stellen ein wichtiges, heute in der Bundesrepublik noch kaum vertretenes Glied der notwendigen Betreuungskette dar, die u.a. in Zukunft verstärkt auch Tageskliniken umfassen sollte. Von einer „Betreuungskette“ wird allerdings erst dann gesprochen werden können, wenn organisatorische und kostenmäßige Voraussetzungen für die anzustrebende Durchlässigkeit der Institutionen geschaffen worden sind, so daß auch innerhalb der notwendigen Betreuungseinrichtungen je nach dem gegebenen Behandlungsbedarf Verlegungen möglich und als Folge Fehlplazierungen vermieden werden.

4. Planerische Anforderungen an einige ausgewählte Teilbereiche

Im folgenden können nur exemplarisch die Anforderungen an die Planung und Ausstattung einiger, uns allerdings sehr wesentlich erscheinender Teilbereiche von Heimen abgehandelt werden.

a) Planung von Naßzellen

Die Standard-Naßzelle für alte Menschen verfügt als Mindestausstattung über eine Dusche, einen Waschtisch und ein Spülklosett. In Altenwohnungen ist Stellplatz für eine Waschmaschine vorzusehen. Der Dusche wird der uneingeschränkte Vorzug vor dem Wannenbad aus folgenden Gründen eingeräumt: 1. Auch Körperbehinderte (Rollstuhlfahrer) sind, wird die Dusche in der Form eines Bodeneinlaufes mit leichtem Gefälle im Boden geplant, in der Lage, sich ohne fremde Hilfe zu reinigen. Ältere Menschen, die aus Unsicherheit, Angst vor Unfällen oder auch aus medizinischen Gründen die Badewanne nicht benutzen, können sich ohne fremde Hilfe in der Dusche reinigen. 2. In Heimen wird der notwendige Personalaufwand bei der Einplanung von Duschen aus den vorgenannten Gründen verringert. 3. Die Dusche beansprucht weniger Platz als die Badewanne, so daß bei den vorgeschriebenen Mindestgrößen auch ein in seiner Bewegungsfähigkeit leicht eingeschränkter Mensch noch in die Lage versetzt wird, sich ohne Schwierigkeiten in seiner Naßzelle zu bewegen. Generell sollte in Einrichtungen für alte Menschen als „vorbeugende Maßnahme“ die Naßzelle – z.B. durch Planung der Stellfäche für eine Waschmaschine oder der Dusche in der Form des Bodeneinlaufes neben dem WC – für Rollstuhlfahrer zugänglich gemacht werden. Wichtig ist es, einen festen Sitzplatz in der Dusche vorzusehen und den Boden der Dusche ebenso wie der gesamten Naßzelle rutschsicher zu gestalten. Diese Forderung gilt auch für die Stationsbäder, die in Heimen neben den Naßzellen der Individualbereiche angeboten werden müssen.

Waschbecken müssen so montiert werden, daß sie im Sitzen genutzt werden können. Entsprechend muß die freie Kniehöhe 70 cm betragen, die Oberkante wird in einer Höhe von 80 bis 85 cm über dem Fußboden montiert. Das WC sollte als Wandklosett hängend ausgeführt werden und eine Sitzhöhe zwischen 50 und 55 cm über dem Fußboden aufweisen. Der danebenliegende Abstellplatz für Rollstühle hat eine Größe von ca. 80×70 cm.

Haltestangen bzw. -griffe sind in der Dusche und neben dem WC anzubringen. Alle Armaturen müssen leichtgängig sein. Mischbatterien und Verbrühsperren werden empfohlen. Die Türen der Naßzelle müssen nach außen aufgehen. Türverriegelungen, die im Notfall von außen geöffnet werden können, sind zu wählen. Notrufanlagen in den Naßzellen sind zumindest in Heimen und Krankenhäusern eine Selbstverständlichkeit.

b) Planung der Bettenzimmer in Pflegestationen

Für Bettenzimmer einschließlich Vorraum werden folgende Mindestgrößen gefordert: für Einbettzimmer 14 qm, für Zweibettzimmer 22 qm. Bei der Ausstattung der Zimmer ist auf die unter Umständen langjährige Verweildauer der Patienten Rücksicht zu nehmen, z.B. indem dafür gesorgt wird, daß eine Sitzecke in Fensternähe zur Verfügung steht und daß von jedem Bett aus der Fernsehapparat bequem einzusehen ist. Die Betten müssen an drei Seiten frei zugänglich sein. Jedes Bett muß ohne Bewegen eines anderen Bettes aus dem Zimmer gefahren werden können. Der Abstand zwischen den Betten oder zwischen Bett und Wand muß mindestens 90 cm betragen. Ausreichender Schrankraum ist den Patienten anzubieten. Sofern den Bettenzimmern keine Bettenbalkone vorgelagert sind, muß ein solcher Balkon zentral angeboten werden. Tür und Flurbreiten, die Bettentransporte ermöglichen, sind selbstverständlich.

In Neubauten wird jedem Bettenzimmer, evtl. der Kombination von zwei Bettenzimmern, eine Naßzelle zugeordnet. Diese umfaßt mindestens ein Waschbecken und ein Spülklosett, nach Möglichkeit auch eine Dusche oder Badewanne. Gesonderte Waschmöglichkeiten können durch die Planung einer dem Bettenzimmer vorgelagerten Waschecke, die auch einen Rollstuhl aufnehmen kann, vorgesehen werden. In jedem Falle ist ein Waschbecken im Bettenzimmer selbst, das die Intimsphäre der Patienten nicht ausreichend schützt, zu vermeiden.

Im Idealfall sind den Bettenzimmern direkt Pflegearbeitsräume zugeordnet, um dem Personal längere Arbeitswege zu ersparen.

c) Planung von Pflegestationen für psychisch veränderte Patienten

Um baulicherseits eine Ausrichtung der Pflegeheime/Krankenheime auf die Unterbringung psychisch verwirrter Patienten zu erzielen, sind über die Anforderungen an gut ausgestattete normale Pflegestationen hinaus folgende Punkte zu beachten:

Sicherheitsglas;

Fenstersicherungen;

Mischbatterien, um ein Verbrühen mit heißem Wasser zu verhindern, und im Bedarfsfall durch Schlüssel zu betätigende Armaturen;

abschließbare Türen der Naßzellen, Bettenzimmer, Funktionsräume und Schränke;

übersichtlich angeordnete Flure mit direkter Beobachtungsmöglichkeit vom Dienstzimmer der Schwester aus;

Möglichkeit des Abschlusses des Treppenhauses;

Möglichkeit des Abschlusses der einzelnen Stationen oder ständige Bewachung der Ein- und Ausgänge des Hauses durch Pförtner;

Notrufanlagen für Patienten und Personal;

Innenhof oder abgegrenzte Gartenanlage für die Patienten;

vermehrtes Angebot an Aufenthaltsräumen (für normale Pflegestationen rechnet man ca. 1,5 qm/Patient außerhalb der Bettenzimmer, in Heimen für psychisch veränderte Patienten mit ca. 4,0 qm/Patient pro Station).

d) Planung von Rehabilitationseinrichtungen

Aktivierende Pflege kann in aller Regel mit hinreichendem Erfolg nur betrieben werden, wenn sie durch rehabilitative Maßnahmen ergänzt wird. In größeren Altenzentren, in Pflegeheimen/Krankenheimen und in geriatrischen Krankenhäusern sind Rehabilitationseinrichtungen heute selbstverständlicher Bestandteil des Angebotes.

Um erfolgreiche Rehabilitation durchführen zu können, wird je nach Art der Institution ein differenziertes Programm von Einrichtungen angeboten werden müssen. In Fachkreisen sind hierzu bisher keine einhelligen Vorstellungen entwickelt worden. Jedoch besteht Einigkeit darüber, daß aktiven Rehabilitationsmaßnahmen (Gymnastik, Beschäftigungstherapie, Bewegungsübungen im Wasser) der Vorrang vor passiven Maßnahmen (medizinische Bäder, Massagen, Elektrotherapie) einzuräumen ist, sofern nicht die gesamte Palette der Einrichtungen angeboten werden kann.

Räume, in denen Rehabilitationseinrichtungen untergebracht sind, sollten einen freundlichen, einladenden Charakter haben. Die Beschäftigungstherapie, die auch als Stätte der Kommunikation dienen kann, sollte dem häufig frequentierten Gemeinschaftsbereich zugeordnet werden und keineswegs in schlecht belichteten Kellerräumen notdürftig untergebracht sein. Ein Gymnastikraum ist fester Bestandteil des Raumprogrammes jedes Heimes bis hin zum Krankenhaus. Da entsprechende Geräte für gezielte Bewegungsübungen benötigt werden, ist eine Mehrzwecknutzung auszuschließen.

Grundsätzlich muß die Möglichkeit bestehen, alle Räume des Rehabilitationszentrums durch Krankenbetten und Rollstühle zu befahren. In Altenzentren, die über Pflegestationen verfügen, sind kurze Verkehrswege zwischen den Bettenstationen und der Rehabilitationsabteilung anzustreben.

e) Farbgestaltung von Heimen

Farben sollten aus Wohnanlagen oder Pflegeheimen/Krankenheimen für alte Menschen nicht verbannt, sondern vielmehr als Stimulanz, als Orientierungshilfe und als Mittel der Unfallverhütung eingesetzt werden. Farben dienen als Orientierungshilfen, indem sie Wohntrakte, Geschosse oder Türen zu bestimmten Räumen markieren. Sie leisten einen Beitrag zur Unfallverhütung z.B., wenn sie zur Kennzeichnung von Niveauunterschieden eingesetzt werden. Aus der Farbpsychologie ist bekannt, daß Farben – je nach der Persönlichkeitsstruktur der sie wahrnehmenden Person – bestimmte Gefühlseindrücke hervorrufen. Heime, die farblich grau in grau gehalten sind, wirken zwangsläufig trist. Hier kann nicht eine bestimmte Farbwahl empfohlen, sondern nur die Anregung zur Verwendung von Farbe als eines gestalterischen Mittels gegeben werden.

Literatur

1. Wohnungsbau für körperbehinderte alte Menschen als öffentliche Verpflichtung – Forderungen und Vorschläge. Ergebnisse aus drei gemeinsamen Tagungen im Februar, März und Oktober 1971. Hrsg. von Ev. Akademie in Hessen und Nassau, Arnoldshain und Hofgeismar 1971. Vervielf. Manuskript.
2. Hinweise für den Bau und die Ausstattung von Altenwohnungen und Altenwohnhäusern. Hrsg. vom Institut für Altenwohnbau des Kuratoriums Deutsche Altershilfe e.V., 2. überarbeitete Auflage, Köln 1973.
3. Bündelung ambulanter gesundheits- und sozialpflegerischer Dienste in zentralen Stationen. Arbeitshilfen, Heft 9. Hrsg. vom Deutschen Verein für öffentliche und private Fürsorge, Köln und Berlin 1973. Haag, G.: Zur Bedeutung der ambulanten Dienste in der Altenhilfe. Blätter der Wohlfahrtspflege **6, 119** 132 (1972).
4. Zur derzeitigen Situation siehe: Dittrich, G.G. (Hrsg.): Wohnen alter Menschen, Stuttgart Deutsche Verlagsanstalt 1972; ders. (Hrsg): Wohnen Körperbehinderter, Stuttgart: Deutsche Verlagsanstalt 1972.

Herz und Gefäße

W. Oberwittler und W.H. Hauss

Herz und Gefäße sind in ihrer Funktion für den Kreislauf eine Einheit, so daß es uns notwendig erschien, die Altersveränderungen dieser beiden Organe in *einem* Kapitel darzustellen. Auch die epidemiologischen Daten dieser zweifelsohne wichtigsten Altersveränderungen sind in dieses Kapitel eingearbeitet.

Störungen der Herz- und Kreislauffunktion sind die häufigste Ursache für eine Beeinträchtigung der körperlichen und geistigen Leistungsfähigkeit des Menschen im vorgerückten Lebensalter. Bei jedem zweiten Patienten im Alter von 60 Jahren und mehr, der sich in ärztliche Behandlung begibt, ist mit einer kardiovasculären Störung zu rechnen [30]. Erkrankungen des Herzens und des Kreislaufes sind bei älteren Menschen auch die häufigste Todesursache und verkürzen entscheidend ihre Lebenserwartung. In der Bundesrepublik sind im Jahre 1970 370 Männer und 332 Frauen (auf je 100000 Lebende) an einer ischämischen Erkrankung des Herzens oder des Gehirns gestorben. Die überwiegende Mehrzahl der Todesfälle entfiel auf die Altersgruppe über 65 Jahre [39]. Der Vergleich mit der nächsthäufigen Todesursache, den bösartigen Geschwülsten, zeigt den weiten Abstand, mit dem die kardiovasculären Erkrankungen an der ersten Stelle liegen und zeigt auch ihre weit stärker ausgeprägte Konzentration auf die oberen Lebensdekaden. Mit einem Anstieg der Zahl kardiovasculärer Erkrankungen in der ärztlichen Praxis ist in Zukunft zu rechnen, weil erwartet werden muß, daß der Anteil älterer Menschen an der Bevölkerung weiter zunehmen wird. In der Bundesrepublik befanden sich 1970 im Alter von 65 Jahren und mehr 10,5% der Männer und 15,3% der Frauen; für 1975 wird dieser Anteil auf 11,2% bei den Männern und auf 17,0% bei den Frauen, für 1980 auf 11,3% und 18,0% geschätzt. In absoluten Zahlen bedeutet das, daß im Jahre 1980 voraussichtlich mehr als 9 Millionen Menschen in der Bundesrepublik leben werden, die 65 Jahre und älter sind [39].

1. Ursachen der kardiovasculären Erkrankungen im höheren Lebensalter

Eine altersspezifische kardiovasculäre Erkrankung ist nicht bekannt. Jede Erkrankung des Herzens und der Gefäße, die im höheren Alter beobachtet wird, kann auch in jüngeren Lebensabschnitten auftreten. Bei bestimmten Erkrankungen kann aber von einer alterstypischen Häufung gesprochen werden. Vorwiegende Erkrankungen des höheren Lebensalters aus der Sicht des Arztes sind Herzinsuffizienz und Herzrhythmusstörungen. Auch der Herzinfarkt gehört, nach seinem Manifestationsmaximum zu urteilen, dazu, eine Erfahrung, die wenig beachtet wird, weil die Aufmerksamkeit der Untersucher offenbar durch die Tendenz der Infarktkrankheit, sich auf jüngere Jahrgänge auszudehnen, stark in Anspruch genommen wird. Die cerebrovasculäre Ischämie und die Verschlußkrankheit der Gliedmaßenarterien sind die kennzeichnenden Störungen für den geriatrischen Lebensabschnitt auf angiologischem Gebiet. Dabei ist zu bedenken, daß der Beginn des geriatrischen Lebensabschnittes für den Einzelfall nicht exakt kalendarisch festgelegt werden kann. Altern geht, wie jeder biologische Vorgang, mit einer erheblichen individuellen Streuung der Merkmale einher und läßt sich nicht in Zahlen fassen.

a) Altersveränderungen

Bei der engen Parallelität zwischen der Häufigkeit kardiovasculärer Störungen und dem ansteigenden Lebensalter liegt es nahe, an eine kausale Beziehung zu denken. Der zwar umstrittene, in der Praxis aber vielfach gebräuchliche Begriff „Altersherz" [38] impliziert die Vorstellung, daß die normale Altersinvolution, der das Kreislaufsystem wie alle Organe unterworfen ist, strukturelle Veränderungen mit funktionellen Einbußen bewirkt, die klinisch als Störung in Erscheinung treten können [38]. In der Bürgerschen Hypothese, die annimmt, daß es einen „Tod ohne Krankheit", einen „physiologischen Tod", gibt, ist das Konzept von der Bedeutung des normalen Alterswandels als Ursache einer „physiologischen Herzinsuffizienz" enthalten [4, 5]. Bürger fand mit dem Alter korrelierte Veränderungen der chemischen Zusammensetzung von Herz und Arterien mit der Zunahme von Natrium, Calcium und Lipiden sowie mit Verschiebungen im Wassergehalt und im Aminosäurespektrum. Diese Untersuchungen sind je nach dem Entwicklungsstand der biochemischen Methoden erweitert worden. Heute ist bekannt, daß auch die Mucopolysaccharide und die Glykoproteine der Grundsubstanz, die energieliefernden Enzymsysteme sowie Kollagen und Elastin mit zunehmendem Alter qualitative und quantitative Veränderungen zeigen. Bürger sah in den biochemischen Änderungen Indizien für altersabhängige Vorgänge, die, wenngleich in ihrer Funktion noch ungeklärt, das Substrat für die „Altersinsuffizienz" des Herzens abgeben könnten. Die Stoffwechseländerungen, so wurde angenommen, bewirken eine „Verschlackung" der Capillarmembran mit Permeabilitätsstörungen und reduzieren die Blutversorgung. In der Tat konnte eine Passageverzögerung am alternden Capillarsystem nachgewiesen werden [34]. Die Ergebnisse kreislaufphysiologischer Messungen kamen dieser Vorstellung entgegen und bestärkten die Argumentation für die Existenz einer „physiologischen Altersinsuffizienz". Bekannt sind die Untersuchungen von Wezler [44], der außer einigen anderen Resultaten eine Abnahme des Schlagvolumens – mit erheblichen Streuungen – vom 55. Lebensjahr ab gefunden hat. Andere Untersucher bestätigten und erweiterten diese Befunde und fanden bei Vergleichen zwischen einer Gruppe 60–83jähriger „gesunder" Männer und 20–40jähriger Kontrollpersonen eine Steigerung des enddiastolischen Ventrikeldruckes in der Gruppe der Alten [11].

Das Verhältnis der Alterung zum Auftreten kardiovasculärer Störungen wird von pathologisch-anatomischer Seite anders beurteilt. Es wird bezweifelt, daß „echte" Altersveränderungen in einem wesentlichen direkten Zusammenhang mit der Häufung kardiovasculärer Funktionsstörungen im Alter stehen [26]. Die strukturellen Veränderungen am Herzen, die als rein durch das Alter bedingt und nicht als durch Krankheit verursacht angesehen werden können, werden in ihrer funktionellen Bedeutung nur als geringfügig bewertet. Sie betreffen das Bindegewebe des Herzbeutels, der Herzklappen, des Endokards und der Arterien, wo sich die gleichen Altersveränderungen abspielen wie am Bindegewebe der übrigen Lokalisationen des Organismus mit Hyalinisierung, Zellverarmung, zum Teil auch mit Kalkeinlagerung. Als Altersveränderung des interstitiellen myokardialen Bindegewebes wird die vom 30. Lebensjahr an feststellbare und mit zunehmendem Alter sich verstärkende „Verfestigung" angesehen, die an einer Verminderung der Quellfähigkeit des Kollagens objektivierbar ist und als Alterung durch Quervernetzung erklärt wird [42]. Die Altersveränderungen am Arterienrohr, der Verlust der Windkesselwirkung infolge des Elastizitätsschwundes und der Lumenerweiterung sollen die Hämodynamik nur geringfügig beeinträchtigen. Die Schlußfähigkeit der Herzklappen soll durch die Altersveränderungen nicht wesentlich behindert werden, selbst wenn Schrumpfungsvorgänge an den Klappen mit Verkalkung eingetreten sind [26]. Sogar der „Verfestigung" des interstitiellen Bindegewebes, von der die „Vermehrung" des Bindegewebes streng unterschieden werden soll – letztere wird als Folge der Coronarsklerose betrachtet –, wird eine ins Gewicht fallende nachteilige Auswirkung auf die Herztätigkeit nicht zuerkannt. Allenfalls sei denkbar, daß die „Verfestigung", auch als Rigidität bezeichnet, eine geringe Behinderung der enddiastolischen Ventrikelfüllung bewirkt; eine Herzinsuffizienz könne daraus jedoch nicht entstehen [6]. Für völlig bedeutungslos werden die Altersveränderungen am Herzbeutel gehalten. Altersveränderungen können, das ist die vorherrschende Meinung aus pathologisch-anatomischer Sicht, nur dann einen klinischen Wert erlangen, wenn sie im Sinne der „Polypathie" [26] mit krankhaften Störungen zusammentreffen. Die Häufigkeit der Coincidenz mehrerer Störungen ist in der Tat im geriatrischen Lebensalter beträchtlich und nimmt mit den Jahren noch zu [26, 35]. Kardiovasculäre Störungen kommen als einzelner Befund bei Patienten im Alter über 65 Jahren nur in 13% der Fälle vor; in der Mehrzahl finden sie sich in einer Konstellation mit anderen Erkrankungen, von denen sich die meisten auf Herz und Kreislauf auswirken können. Unter ihnen sind das Lungenemphysem mit chronischer Bronchitis und der Diabetes mellitus zu finden [30].

Die Zweifel an der Bedeutung reiner Altersveränderungen für die Entstehung kardiovasculärer Störungen sind vor allem durch folgende neuere Befunde bestärkt worden. Einmal ist die „Vermehrung“, zu unterscheiden von der „Verfestigung“ des interstitiellen Bindegewebes im Myokard, wahrscheinlich nicht, wie angenommen wurde [7], eine primäre Folge des Alterns. Werden nämlich die Fälle mit Coronarsklerose gesondert von denen ohne Coronarsklerose betrachtet, so zeigt sich, daß die Bindegewebsvermehrung mit der Coronarsklerose in Zusammenhang steht und mit dem Alter nur indirekt korreliert [23]. Zum anderen hat sich ergeben, daß der Herzmuskel im Alter nicht atrophisch wird. Er behält sogar die Fähigkeit zur Hypertrophie bis in das höchste Lebensalter. Herzgewichte über 400 g fanden sich in der Lebensdekade zwischen 60–69 Jahren bei 47% der Männer und bei 38% der Frauen, im Alter zwischen 80 und 89 Jahren sogar bei 56% der Männer und bei 46% der Frauen [26]. Erst jenseits des 90. Lebensjahres war ein Rückgang der Zahl der Fälle mit Herzhypertrophie zu beobachten. Da in dieser extrem hohen Altersklasse das Körpergewicht aber im Durchschnitt niedriger lag, setzt sich die ansteigende Tendenz der Relation Herzgewicht zu Körpergewicht dennoch weiter fort (Tabelle 7). Extreme Herzgewichte bei Höchstaltrigen sind als Beweis der Fähigkeit anzusehen, daß der Herzmuskel selbst im höchsten Alter hypertrophieren kann. Bei einem 92jährigen Mann wurde ein Herzgewicht von 700 g beobachtet [43], bei einer Frau von 101 Jahren betrug das Herzgewicht 560 g

Tabelle 7: Herzgewicht (in g) und Relation in Abhängigkeit vom Lebensalter.

$$\frac{\text{Herzgewicht}}{\text{Körpergewicht}} \cdot 100$$

(Nach A. J. Linzbach und E. Akuamao-Boateng)

	Männer			*Frauen*		
Altersgruppe (Jahre)	Anzahl der Beobachtungen	Mittleres Herzgewicht (in g)	Herzgewicht/Körpergewicht · 100	Anzahl der Beobachtungen	Mittleres Herzgewicht (in g)	Herzgewicht/Körpergewicht · 100
21–30	199	366	0,58	118	292	0,53
31–40	248	382	0,62	192	303	0,53
41–50	445	386	0,62	362	317	0,55
51–60	938	400	0,64	566	338	0,54
61–70	834	410	0,66	652	361	0,60
71–80	555	415	0,67	453	364	0,65
81–90	282	417	0,74	297	393	0,74
91–100	172	390	0,74	279	336	0,78
>100	18	389	0,78	49	318	0,80

[26], Herzgewichte zwischen 500 g und 570 g wurden bei 4 über 100jährigen festgestellt. Wegen der ausreichenden Besetzungszahlen aller Altersklassen, mit denen die oben zitierten Untersuchungen durchgeführt werden konnten, haben sie ein erhebliches Gewicht. Sogar in der 9. und in der 10. Lebensdekade waren jeweils weit mehr als 200 Fälle vorhanden [26]. Frühere Untersuchungen, die zu der Schlußfolgerung einer „Altersatrophie" des Herzens geführt hatten, konnten dagegen nur an sehr kleinen Zahlen angestellt werden. In der Gruppe der 75–80jährigen standen nur 6 Fälle und bei den 85–90jährigen gar nur 2 Fälle zur Verfügung [36]. Was die neueren Untersuchungen überdies gezeigt haben: Eine ausgeprägte Herzmuskelatrophie mit einem Gewicht von weniger als 200 g wurde nur bei Todesfällen an konsumierenden Erkrankungen gefunden und war bei jüngeren Personen häufiger als bei alten.

Die „Vermehrung" des interstitiellen Bindegewebes und die „Altersatrophie" sind mit der Abnahme des Schlagvolumens und mit anderen Kreislaufgrößen, die im Alter reduziert sind, in Verbindung gebracht worden, und in der Annahme, daß es sich um altersbedingte strukturelle Veränderungen handelt, haben sie dazu beigetragen, eine „physiologische Herzinsuffizienz" anzunehmen [44]. Man stellte sich vor, daß die Vermehrung des interstitiellen Bindegewebes ein Hindernis für die Beweglichkeit und Contractilität der Herzmuskelfasern ist und daß der senile Schwund der Ventrikelmuskulatur, so wurde die „Altersatrophie" gedeutet, zu einem steigenden Mißverhältnis zwischen geforderter und vorhandener Herzleistung, eben zur „physiologischen Altersinsuffizienz", führt.

Wenn eine interstitielle Bindegewebsvermehrung als Folge des „Alterns an sich" zweifelhaft ist und eine „Altersatrophie" des Herzens wahrscheinlich nicht existiert und bisher auch andere primäre Altersveränderungen der Herzmuskulatur weder strukturell noch biochemisch sicher nachgewiesen werden konnten – in der Frage der Entstehung und Bedeutung des Lipofuscins als Ursache oder Folge des Alterns gehen die Meinungen auseinander –, treten andere Deutungen in den Vordergrund, die die im Alter rückläufige Leistungsfähigkeit des Herzens erklären.

Die Veränderungen im Herzmuskel, die die Herztätigkeit beeinträchtigen, werden nach den jetzt vorliegenden Befunden in erster Linie als die Folge arteriosklerotischer Prozesse angesehen, zumal an den versorgenden Coronararterien, aber auch an der Aorta und am peripheren Arterienrohr, da die im Alter zunehmende Widerstandserhöhung im großen Kreislauf als Ursache der steigenden Belastung des Herzens mit berücksichtigt werden muß. Die Auswirkungen der Coronarsklerose auf den Herzmuskel, insbesondere bei Herzmuskelhypertrophie, sind gut bekannt [3]. Es ist deshalb wahrscheinlich, daß die mit dem Alter korrelierten morphologischen, funktionellen und biochemischen Veränderungen in ihrer Mehrzahl primär nicht Auswirkungen des Alters, sondern Folgen der Arteriosklerose sind. Das soll aber nicht bedeuten, daß der Alternsvorgang belanglos für die Entwicklung kardiovasculärer Erkrankungen sein muß. Seine Bedeutung für die Konzentration der kardiovasculären Störungen im höheren Lebensalter liegt wahrscheinlich darin, daß „Alter" der wichtigste „Wegbereiter" der Arteriosklerose ist [24]; in dieser globalen Form müssen die Beziehungen zwischen dem Lebensalter und der Arteriosklerose mangels genauerer Kenntnisse zur Zeit umschrieben werden. Es ist auch denkbar, daß „Alter" nur die Funktion der Zeit hat, in der bestimmte Noxen einwirken oder Prozesse ablaufen können [26]. Aufzufinden, welche Faktoren außer dem Alter für die Sklerogenese von Bedeutung sind, ist Gegenstand intensiver Bemühungen.

b) Arteriosklerose

Die Arteriosklerose als die häufigste Ursache der kardiovasculären Erkrankungen überhaupt findet sich in der Mehrzahl der Fälle im höheren Lebensalter. Kardiologie und Angiologie sind deshalb in Theorie und Praxis zu einem wesentlichen Teil ein geriatrisches Problem.

Die chronisch-rheumatischen Herzleiden, in die die wichtige Gruppe der erworbenen Klappenfehler eingeschlossen ist und die seit der Entwicklung der Kardiochirurgie besonders stark beachtet werden, machen rein quantitativ betrachtet gegenüber den arteriosklerotischen Erkrankungen nur einen Bruchteil aus. Werden die Todesfälle durch die ischämischen Erkrankungen des Herzens und des Gehirns mit denen an chronisch-rheumatischen Herzleiden zusammengefaßt, so verhalten sich die Anteile wie 98% zu 2% (Tabelle 8). Von den ischämischen Leiden entfallen jeweils mehr als 75% mit einem steilen Anstieg auf die Altersgruppe nach dem 65. Lebensjahr; die chronisch-rheumatischen Leiden sind über die Lebensdekaden breit gestreut mit einem Maximum zwischen 45 und 65 Jahren. Fast 60% der Todesfälle an chronisch-rheumatischen Herzleiden liegen nach stetig an; sie ging in den höchsten Altersgruppen nicht etwa zurück, sondern erreichte im 11. Lebensjahrzehnt bei beiden Geschlechtern mit einer Frequenz von 80% ihren Höhepunkt (Tabelle 9). Über eine fallende Tendenz der ischämischen Herzkrankheit jenseits der 9. Lebensdekade ist von anderen Untersuchern berichtet worden [32].

Für den Arzt bietet die Arteriosklerose kein einheitliches Krankheitsbild. Einerseits ist sie, wie aus der Statistik hervorgeht und wie den

Tabelle 8: Häufigkeit der drei wichtigsten kardiovasculären Todesursachen in der Bundesrepublik Deutschland im Jahre 1970. Anteil der Altersgruppen in % der Gesamtzahl der jeweiligen Todesursache.

	unter 25 Jahren	25–45 J.	45–65 J.	65 J. und mehr J.	Zusammen
Chron. rheumatische Herzerkrankung	0,86% (n = 37)	12,82% (n = 550)	45,36% (n = 1946)	40,95% (n = 1757)	100% (n = 4290)
Ischämische Herzerkrankung	0,02% (n = 27)	1,91% (n = 2021)	22,76% (n = 24026)	75,29% (n = 79450)	100% (n = 105524)
Hirngefäßerkrankung	0,13% (n = 146)	0,79% (n = 845)	10,84% (n = 10730)	89,01% (n = 95019)	100% (n = 106740)

der Statistik – nach klinischen Beobachtungen ist die Zahl geringer – vor dem 65. Lebensjahr.

Die Auswertung von Obduktionsbefunden, die über die Häufigkeit der ischämischen Erkrankungen im Prinzip zwar das gleiche Bild wie die Todesursachenstatistik vermittelt, jedoch differenziertere Auskünfte geben kann, zeigte bei der Analyse der Sektionsprotokolle von 4034 Männern und 3171 Frauen, daß nicht nur die Männer, sondern auch die Frauen jenseits des 60. Lebensjahres zu mehr als 50% eine Coronarsklerose hatten [26]. Berücksichtigt wurden alle Formen von Coronarsklerose mit Komplikationen wie Coronarthrombose und die Auswirkungen der Coronarsklerose auf den Herzmuskel wie frische Infarkte, Infarktnarben, Herzwandaneurysmen und Herzrupturen, während die Fälle mit Arteriolosklerose und Myokardfibrose unberücksichtigt blieben. Es ist aber bekannt, daß die Arteriolosklerose des Myokards etwa gleich häufig ist wie die Coronarsklerose und jenseits des 60. Lebensjahres Männer und Frauen in mehr als 60% der Fälle betrifft [26]. Die Häufigkeit der Coronarsklerose und ihrer Folgen stieg mit dem Lebensalter

Tabelle 9: Anzahl der Befunde von Coronararteriosklerose und ihrer Folgen in Abhängigkeit vom Lebensalter (Nach A. J. Linzbach und E. Akuamao-Boateng)

	Männer		*Frauen*	
Altersgruppe (Jahre)	Anzahl der Beobachtungen	Anzahl der Befunde (in %)	Anzahl der Beobachtungen	Anzahl der Befunde (in %)
50– 59	924	50,0	563	33,2
60– 69	873	59,0	686	51,2
70– 79	584	63,4	500	57,0
80– 89	289	71,0	272	62,9
90– 99	215	74,0	334	58,4
100–110	18	83,3	34	86,1

Berichten einer Reihe von Autoren entnommen werden kann [8, 26], mit Langlebigkeit vereinbar. Auf der anderen Seite ist bekannt, daß sie je nach Manifestationsform und Verlaufsart schon früh tödlich ausgehen kann. Daß es unterschiedliche Verlaufsformen der Arteriosklerose gibt, von denen die „gutartige" Form überwiegend den Altersveränderungen und die mit Komplikationen belasteten den krankhaften Prozessen entsprechen könnten, ist von der Klinik seit langem vermutet worden und hat in der Bürgerschen Nomenklatur „Physiosklerose" und „Pathosklerose" Ausdruck gefunden.

Ursachen der Arteriosklerose

Klinisch relevante Konzepte über die Entstehung der Arteriosklerose entstammen einmal der Epidemiologie (Prototyp Framingham-Studie), einer mit statistischen Mitteln arbeitenden klinisch-empirischen Methode, mit der am Probanden zu erhebende Merkmale auf ihre Beziehung zur Arteriosklerose untersucht werden; zum anderen hat die experimentelle Forschung durch die Analyse von Stoffwechselvorgängen auf cellulärer Ebene neue Einblicke in die Funktion des Mechanismus geboten, an dem sich entscheidende Phasen des Prozesses „Sklerogenese" vollziehen [17].

Zur Epidemiologie der arteriosklerotischen Erkrankungen

Durch die Epidemiologie ist der Begriff „Risikofaktoren" geprägt worden. Sie beeinflussen stark unsere Vorstellungen über die Bedingungen, unter denen Arteriosklerose entstehen kann. Zu den am meisten untersuchten und diskutierten Risikofaktoren der Arteriosklerose gehören der Bluthochdruck, die Hyperlipidämie, die Übergewichtigkeit und der Nikotinkonsum. Zwischen dem Ausprägungsgrad der „Risikofaktoren" und der Incidenz an arteriosklerotischen Komplikationen, sowohl an Herzinfarkt als auch an cerebrovasculärer Ischämie, besteht eine deutliche Beziehung. Es ist verständlich, daß die Assoziation der „Risikofaktoren" mit Arteriosklerose dazu führte, daß sich eine zwar niemals offen behauptete, doch allgemein stillschweigend vorausgesetzte Vorstellung bildete, die den Risikofaktoren den Rang von Kausalfaktoren zuordnet [29]. Bei kritischer Betrachtung muß aber auffallen, daß die „Risikofaktoren" bei Kranken mit Arteriosklerose in der Mehrzahl nur geringe bis mittlere Ausprägungsgrade erreichen, extreme Werte bei „Risikofaktoren" sind sogar ausgesprochen selten, und daß keineswegs alle Kranken betroffen sind. Die Analyse der Daten der Framingham-Studie läßt an der Tatsache keinen Zweifel, daß mindestens 30% der von einem coronaren Herzleiden Betroffenen keinen einzigen der bekannten „Risikofaktoren" hatten [29]. Die traditionelle Betrachtungsweise, die dem Bluthochdruck, den Serumlipiden und dem Körpergewicht eine kausale Rolle zuordnet, muß deshalb unvollständig bleiben. Eine wichtige Beobachtung, die die Annahme einer obligaten kausalen Rolle der Hyperlipidämie in Frage stellt, ist der Befund, daß die Zahl von Personen mit höheren Lipidkonzentrationen oberhalb des 60. Lebensjahres stark abnimmt, während die Frequenz arteriosklerotischer Erkrankungen vom gleichen Zeitpunkt an einen steilen Anstieg zeigt. So betrachtet könnten Hyperlipidämie, in gewissem Umfange auch die Blutdruckerhöhung und sogar die arteriosklerotischen Komplikationen selbst, Symptome verschiedener Ausprägung eines noch nicht näher bekannten Grundleidens sein. Je fortgeschrittener diese Erkrankung ist, um so stärker sind ihre Symptome — als solche lassen sich die „Risikofaktoren" interpretieren — ausgeprägt und um so näher rückt der Zeitpunkt einer arteriosklerotischen Komplikation. In gewissen Grenzen liegt darin der Wert der „Risikofaktoren" als Prädikatoren begründet. Diese Hypothese, die in den „Risikofaktoren" keine kausalen, sondern konsekutive Faktoren sieht, bedeutet nicht, daß exogene Einflüsse für unwesentlich gehalten werden. Die Krankheit, die „Arteriosklerose" genannt wird, geht mit Ausfällen im Prozeß der Fettklärung, im Stoffwechsel der Kohlenhydrate und wahrscheinlich auch der Harnsäure einher. Dieses insuffiziente System gelangt um so eher zur Dekompensation, je stärker es durch Überernährung und durch Nikotinabusus überlastet wird. Der Sinn der disziplinierten Ernährung und Lebensweise ist darin zu erblicken, daß ein komplexes Stoffwechselsystem geschont wird, das durch die „Arteriosklerose" bis zur Kompensationsgrenze gestört worden ist [29]. Von einer Prävention durch Korrektur der Lebensweise darf indessen nicht zu viel erhofft werden.

Die Rolle der „unspezifischen Mesenchymreaktion“ in der Sklerogenese

Den typischen morphologischen Komponenten der Arteriosklerose wie Intimaverdickung, Einlagerung von Kalk und Lipiden, Ulceration der Intima und Thrombose muß ein Prozeß in den Zellen der bindegewebigen Matrix vorausgehen. Wir [17] konnten in Tierexperimenten zeigen, daß sowohl der Leistungs- als auch der Teilungsstoffwechsel der Bindegewebszellen durch die Einwirkung von Reizen unterschiedlicher Art, deshalb „unspezifisch“, aktiviert wird. Als Modelle für die Versuche wurden Faktoren zur Reizeinwirkung herangezogen, die zur Klinik der Arteriosklerose Beziehungen haben, so Bluthochdruck, Hyperlipidämie, Streßsituationen. Entsprechungen in der Humanmedizin fanden sich bei Untersuchungen an Leichenaorten. Der normale Alternsgang des Bindegewebsstoffwechsels wurde an den Stellen mit atheromatösen Plaques durchbrochen. In der Umgebung arteriosklerotischer Herde war eine lebhafte Steigerung der Zelltätigkeit zu beobachten. Gesteigerter Leistungs- und Teilungsstoffwechsel der Zellen des Bindegewebes können als die Vorläufer der sichtbaren arteriosklerotischen Veränderungen gelten. Die Arteriosklerose läßt sich so als eine reaktive Erkrankung begreifen, wobei zu beachten ist, daß der Begriff „Arteriosklerose“ als pathogenetischer Vorgang nicht auf das Arterienrohr beschränkt bleiben muß, sondern auf andere Lokalisationen des Bindegewebes als eines einheitlichen Organsystems erweitert werden kann. Gemeint ist in diesem Zusammenhang vor allem das interstitielle Bindegewebe des Myokards. Der Prozeß der Sklerogenese kann auch am interstitiellen Bindegewebe direkt angreifen. Die Versuche haben gezeigt, daß die Reizung nicht nur in der Gefäßwand eine Mesenchymzellproliferation in Gang brachte, sondern auch im Interstitium des Myokards. Die „unspezifische Mesenchymreaktion“ kann sich danach am Bindegewebe verschiedener Lokalisation auswirken, und es gibt Hinweise, daß es ein primär „aggressives“ Bindegewebe gibt, das bei den kardialen Störungen des Herzens im Alter eine Rolle spielt. Die Drosselung der Blutzufuhr wäre dann nicht die einzige Möglichkeit der „Arteriosklerose“, sich auf das Interstitium des Myokards auszuwirken, sondern auch eine direkte Beeinflussung ist denkbar.

Aus der Vorstellung, daß die Arteriosklerose eine reaktive Erkrankung ist, ergeben sich für die Therapie insofern Konsequenzen, als von suppressiven Substanzen eine Abschwächung der „unspezifischen Mesenchym-Reaktion“ erwartet werden kann. Geht man davon aus, daß die „unspezifische Mesenchymreaktion“ in der Gefäßwand den sichtbaren morphologischen Veränderungen der Arteriosklerose, insbesondere der Coronarthrombose, vorausgeht, so kann sich daraus eine Behandlungsmethode für das Frühstadium des Myokardinfarktes ergeben [19].

Die anderen Ursachen kardiovasculärer Störungen im Alter treten im Vergleich mit der Häufigkeit der Arteriosklerose an Zahl weit zurück. Im Einzelfall müssen sie in die Differentialdiagnose mit einbezogen werden.

c) Chronisches Cor pulmonale

Das chronische Cor pulmonale mit Hypertrophie des rechten Ventrikels nimmt unter den morphologisch gesicherten Ursachen kardialer Erkrankungen im Alter nächst der Coronararteriosklerose die wichtigste Stellung ein. In der 7. Lebensdekade waren 18,3% der Männer und 14,3% der Frauen betroffen, in der 8. Lebensdekade 23,6% der Männer und 14,6% der Frauen. Mit Beginn der 9. Lebensdekade verringerte sich der Anteil wegen der Eigenschaft des Cor pulmonale als Letalfaktor [26]. In den meisten Fällen von Cor pulmonale ist eine chronische Bronchitis mit Lungenemphysem die Ursache. Rezidivierende Lungenembolien kommen im Alter häufig als Ursache eines Cor pulmonale in Betracht.

d) Myokarditis

Myokarditis wurde auf alle Lebensdekaden verteilt vorgefunden mit einem Maximum von 4,7% in der ersten und in der elften Dekade bei den Frauen und von 5% in der dritten Dekade bei den Männern. Über die Ursachen dieser Häufigkeitsverteilung ist nichts bekannt [26].

e) Herzklappenfehler

Als Todesursache machen „chronisch-rheumatische Herzleiden", je nach Altersgruppe und Geschlecht, einen geringen Anteil zwischen 0,2% und 2,3% an der Gesamtzahl der Todesursachen aus [39]. Die Bedeutung als kardiale Todesursache liegt in den jüngeren Lebensabschnitten bis zum 45. Lebensjahr vor allem in der Gruppe der 15–25jährigen und hier besonders bei den Frauen (Tabelle 10). Das Verhältnis der Todesfälle an ischämischer Herzerkrankung zu den Todesfällen an chronisch-rheumatischem Herzleiden betrug bei den über 65jährigen Männern 100 zu 1,2; bei den Frauen ergab sich ein Verhältnis von 100 zu 3,4 (Tabelle 10). Rheumatische Herzklappenfehler wurden bei Obduktionen älterer Menschen in 4% der Fälle gefunden. Die Mitralklappeninsuffizienz soll am häufigsten vorkommen [32]. Mitralklappenstenosen fanden sich bei Frauen etwas häufiger als bei Männern; Aortenklappenstenosen kamen bei Männern etwas häufiger vor. Die Aortenklappeninsuffizienz ist selten, Tricuspidalklappenfehler kamen nur vereinzelt zu Gesicht. Anders als bei den Mitralklappenfehlern sollen bei den Aortenklappenfehlern neben der rheumatischen Genese degenerative Veränderungen, und zwar besonders bei Männern, eine gewisse klinische Bedeutung haben [32]. Die Zahl der degenerativen Aortenklappenstenosen bei Männern in der 11. Lebensdekade wird mit 16,7% angegeben, bei den Frauen mit 11,6%.

f) Bakterielle Endokarditis

Die Zahl der Fälle mit bakterieller Endokarditis im höheren Lebensalter soll zugenommen haben [32]. Als Entstehungsursache wird die Infektion primär nichtinfizierter Thromben diskutiert. Die kardiovasculäre Syphilis gehörte einmal zu den häufigsten Herzerkrankungen. Sie ist sehr selten geworden und wird zur Zeit fast nur bei Menschen im vorgerückten Lebensalter angetroffen [32].

g) Kongenitale Herzfehler

Die Träger eines kongenitalen Vitiums sind eine kleine Gruppe von Überlebenden, die trotz des Vitiums ein hohes Alter erreichen konnten, weil sich eine pulmonale Hypertension, eine Herzinsuffizienz und/oder eine Arrhythmie gar nicht oder erst sehr spät entwickelt haben. In einem Krankengut von 3124 hospitalisierten Patienten im Alter von 65 Jahren und darüber wurden lediglich 3 Fälle eines kongenitalen Vitiums, Vorhofseptumdefekte, gefunden, die die im Alter am häufigsten anzutreffenden kongenitalen Herzfehler sind. Über einen 78jährigen Patienten mit einem Vorhofseptumdefekt ist berichtet worden [35]. Auch Träger einer isolierten Pulmonalklappenstenose können älter als 70 Jahre werden, wenn der Druck im rechten Ventrikel 100 mm nicht übersteigt. Gelegentlich sind Ventrikelseptumdefekte und ein persi-

Tabelle 10: Verhältnis der Todesfälle an ischämischem Herzleiden zu den Todesfällen an chronisch-rheumatischem Herzleiden (BRD, 1970).

	Männer			*Frauen*		
Altersgruppe (Jahre)	Todesfälle an ischäm. Herzleiden	Todesfälle an chron.-rheumat. Herzl.	%-Anteil	Todesfälle an ischäm. Herzleiden	Todesfälle an chron.-rheumat. Herzl.	%-Anteil
15–25	19	16	84,2 %	6	15	250 %
25–45	1748	301	17,2 %	273	249	91,2 %
45–65	18310	719	3,9 %	5716	1227	21,5 %
65 und mehr	41913	498	1,2 %	37564	1259	3,4 %

stierender Ductus arteriosus Botalli mit kleinem Lumen und einem niedrigen Druckgradienten im höheren Lebensalter beobachtet worden. Sogar Träger einer Coarctatio der Aorta können in einzelnen Fällen ein hohes Lebensalter erreichen, wenn trotz beträchtlicher Blutdruckerhöhung die Herzinsuffizienz erst spät auftritt [35].

h) Senile kardiale Amyloidose

Die senile kardiale Amyloidose ist von der sekundären Amyloidose bei chronischen Infektionen, malignen Erkrankungen oder beim Myelom zu unterscheiden. Sie entwickelt sich streng altersparallel und kann im Sektionsgut bei Patienten im Alter von 65 Jahren einen Anteil von 90% erreichen [37]. Ob die senile kardiale Amyloidose pathogenetisch unabhängig von der Arteriosklerose und von entzündlichen Kardiopathien ist, wird noch diskutiert [26]. Das Amyloid bildet ein Netzwerk um die Muskelfasern und auch solide knötchenförmige Herde im Vorhofendokard und soll dadurch Herzinsuffizienz und Rhythmusstörungen bewirken können [32].

2. Allgemeine Behandlungsprinzipien bei Arteriosklerose

Es entspricht der klinischen Empirie und ist durch die modernen epidemiologischen Untersuchungen bestätigt worden, daß die Arteriosklerose bei Kranken mit Adipositas, Diabetes mellitus, Gicht, Hyperlipidämie und arterieller Hypertension häufiger und früher in Erscheinung tritt als bei Personen ohne diese „Risikofaktoren". Es ist begründet, auch nach solchen Stoffwechselstörungen der Fette, der Kohlenhydrate und der Harnsäure zu fahnden und Abweichungen diätetisch und medikamentös zu behandeln, die unterhalb der Schwelle manifester Erkrankungen liegen. Die Normierung des Körpergewichtes, aus Gründen der kreislaufdynamischen Entlastung ohnehin erforderlich, ist zugleich eine wertvolle Therapie für metabolische Veränderungen. Daß die Schilddrüsen-Unterfunktion zur frühzeitigen und progredienten Arteriosklerose disponiert, soll in Erinnerung gebracht werden.

Viele Autoren haben Zweifel, ob Kranken im vorgerückten Lebensalter geraten werden soll, den regelmäßigen Nikotinkonsum, insbesondere den Zigarettenkonsum, aufzugeben. Wenn ein Kranker mit der Gewohnheit, regelmäßig zu rauchen, ein hohes Alter erreicht hat, kann der Anschein gegen die Schädlichkeit des Nikotins in seinem Falle sprechen. Dem Arzt fällt es schwer, dem betagten Kranken von einer ihm liebgewordenen Gewohnheit abzuraten. Regelmäßiger Nikotinkonsum, insbesondere der Zigarettengenuß (wahrscheinlich wegen der dabei geübten Gewohnheit zu inhalieren!), gilt als ein Risikofaktor von erheblichem Gewicht. Nach derzeitiger Kenntnis ist nicht einzusehen, daß diese Ansicht im höheren Lebensalter nicht gültig sein soll. Nikotinkonsum gehört zu den wenigen vermeidbaren exogenen Faktoren, und die arteriosklerotischen Komplikationen, von den Beziehungen zwischen Nikotinkonsum und Bronchialcarcinom einmal abgesehen, sind im Alter nicht weniger verheerend als in jüngeren Lebensjahren. Viele Kranke werden sich leicht von der Schädlichkeit des Nikotinkonsums überzeugen lassen und bereit sein, zu verzichten; es ist erwiesen, daß viele Personen im vorgerückten Lebensalter das Rauchen von sich aus aufzugeben pflegen, so daß der Widerstand wahrscheinlich weniger stark ist, als vielfach angenommen wird.

Regelmäßige körperliche Betätigung ist das beste Mittel, Kollateralen zu eröffnen und zu erhalten; sie ist eine unentbehrliche Behandlungsmethode bei Arteriosklerosekranken jeder Altersstufe.

Die Allgemeintherapie darf sich nicht auf den somatischen Teil beschränken, sondern muß die regelmäßige Beschäftigung des Kranken und den Umgang mit Freunden und Bekannten initiieren und fördern.

3. Arterielle Hypertension

a) Ursachen der arteriellen Hypertension im höheren Lebensalter

Die arterielle Hypertension im höheren Lebensalter ist meistens die Folge eines Elastizitätsverlustes der Aorta und des peripheren Arterienrohres. Typisch für diese Hochdruckform sind eine leicht- bis mittelgradige Erhöhung des systolischen Blutdruckes und ein annähernd normaler, manchmal erniedrigter diastolischer Wert, so daß eine vergleichsweise hohe Blutdruckamplitude entsteht.

Arterielle Hypertension mit Anstieg sowohl des systolischen als auch des diastolischen Blutdruckes wird durch eine Zunahme des peripheren Widerstandes infolge Constriction der Arteriolen erklärt. In den meisten Fällen wird die Ursache ungeklärt bleiben, und es wird ein „essentieller" Hochdruck angenommen. Eine diastolische Hypertension kann im Alter durch eine Erkrankung der Nieren verursacht werden; in erster Linie kommt eine ein- oder beidseitige Nierenarterienstenose durch Arteriosklerose in Betracht. Auch an Pyelonephritis, häufig in Verbindung mit einem Steinleiden, mit einer Prostatahypertrophie oder mit einer gynäkologischen Erkrankung, sollte gedacht werden. Patienten mit einer Glomerulonephritis erreichen nur selten ein hohes Alter.

Unter den endokrinen Formen der arteriellen Hypertension steht die Thyreotoxikose als Ursache im Vordergrund, aber auch Phäochromocytom, primärer Aldosteronismus und Nebennierenrindenhyperplasie oder -tumor sind bei alten Menschen beobachtet worden [13, 35].

Ein Volumenhochdruck bei Bradykardie infolge eines Herzblockes ist im Alter eine häufig vorkommende kardiovasculäre Hochdruckform. Bei Hochdruck an der oberen Körperhälfte muß auch im höheren Lebensalter an eine Coarctatio aortae gedacht werden (s. S. 47).

b) Diagnose der arteriellen Hypertension

Klagen über Kopfschmerzen und Schwindelgefühl kommen im Alter häufig auch bei normotensiven Patienten vor. Atemnot und Herzbeschwerden können auf eine beginnende Herzinsuffizienz und auf eine Coronarsklerose hinweisen. Bei Verdacht auf eine arterielle Hypertension soll die Untersuchung wie bei jüngeren Patienten ein vollständiges Routineprogramm umfassen, um die Ursache zu klären und um über den Grad der Auswirkungen des Hochdruckes auf das Herz, auf den cerebralen und coronaren Kreislauf und auf die Nierenfunktion Aufschluß zu erhalten (Urinstatus einschl. bakteriologischem Befund, Blutbild, Blutsenkungsgeschwindigkeit, Bestimmung der Elektrolyte im Serum, der harnpflichtigen Substanzen, der Harnsäure und des Blutzuckers). Bei gegebenem Verdacht müssen die Labortests um Untersuchungen zur Feststellung oder zum Ausschluß einer Thyreotoxikose oder einer anderen hormonellen Störung erweitert werden (Phäochromocytom, Nebennierentumor, Nebennierenhyperplasie, primärer Aldosteronismus). Die Untersuchung der Prostata, bei Frauen ein gynäkologischer Status, die Röntgenuntersuchung der Brustorgane zur Beurteilung der Herzgröße und der Herzform sowie ein Elektrokardiogramm, das über Hypertrophievorgänge am Herzmuskel und über das Ausmaß einer Myokardbeteiligung Aufschluß geben kann, gehören ebenso zum Routineprogramm wie die Untersuchung des Augenhintergrundes. Ein Isotopennephrogramm, das über die Nierendurchblutung und über morphologische Veränderungen an den Nieren und den ableitenden Harnwegen (Stauungsvorgänge) informieren soll, ist nicht belästigend und kann einem alten Patienten ohne Bedenken zugemutet werden. Zur Sicherung der Diagnose kann ein intravenöses Pyelogramm erforderlich werden. Zu einer Renovasographie wird man sich in besonderen Fällen bei Verdacht auf Nierenarterienstenose oder Nierentumor entschließen, wenn ein chirurgischer Eingriff aussichtsreich ist und nach dem übrigen klinischen Befund vertreten werden kann.

Die Blutdruckmessung sollte bei jedem Patienten in Abständen von mehreren Tagen im Liegen, im Sitzen und im Stehen vorgenommen werden. Die Diagnose „arterielle Hypertension" sollte nur dann gestellt werden, wenn sich konstant erhöhte Werte finden [13]. Die Trennlinie zwischen normotensiven und hypertensiven Werten ist im Alter unscharf [13. 35]. Zahlreiche ältere Personen, insbesondere Frauen, überschreiten im Alter den allgemeinen Standard von RR 140 mm Hg systolisch und RR 90 mm Hg diastolisch. Durchschnittswerte von Blutdruckmessungen bei älteren Patienten sind in Tabelle 11 aufgezeichnet. Danach kann bei Personen im vorgerückten Lebensalter ein Blutdruck um RR 160 mm Hg systolisch und RR 85 mm Hg diastolisch als „normal" angesehen werden.

Tabelle 11: Durchschnittswerte des Blutdruckes im höheren Lebensalter. (Nach A. J. Linzbach und E. Akuamoa-Boateng)

Anzahl der Beobachtungen	55–64 Jahre Männer 7517	Frauen 8121	65–74 Jahre Männer 4972	Frauen 6192	75–79 Jahre Männer 1428	Frauen 1443
RR systolisch mm Hg	140,3	146,6	148,0	160,2	154,3	156,6
RR diastolisch mm Hg	83,1	84,9	81,0	83,7	79,4	79,3

c) Behandlung der arteriellen Hypertension

Wenn eine Hochdruckform, die einer besonderen Behandlung bedarf, durch die Untersuchung ausgeschlossen worden ist (Nierenarterienstenose, Nierentumor, Pyelonephritis, Prostataleiden, endokrine Ursachen, Schlagvolumenhochdruck u.a.), ist zu prüfen, ob die Indikation für eine antihypertensive Therapie gegeben ist. Indikationsstellung und Durchführung der Behandlung verlangen bei Patienten im geriatrischen Lebensabschnitt eine besondere Vorsicht. Es ist zu bedenken, daß schwere Fälle von arterieller Hypertension im allgemeinen ein hohes Alter nicht erreichen; so kommen maligne Formen der Hypertension, wie sie in jüngeren Jahren beobachtet werden, im Alter nicht vor. Eine Blutdruckerhöhung bei 60- bis 69jährigen ist mit einem geringeren Anstieg der Mortalität verbunden, als das in jüngeren Jahren der Fall ist [13]. Viele alte Patienten, besonders Frauen, tolerieren eine Hypertension viele Jahre lang ohne wesentliche Beschwerden. Es kann auch nicht außer acht bleiben, daß eine blutdrucksenkende Therapie im Alter nicht ohne Gefahren ist. Eine plötzliche Reduktion des Blutdruckes von hypertensiven zu normotensiven Werten kann eine akute cerebrale oder coronare Ischämie bewirken. Die Arteriolen können sich bei einem jungen Hypertoniker den wechselnden Druckverhältnissen besser anpassen, als das bei arteriosklerosekranken alten Menschen möglich ist. Anderseits ist es unwahrscheinlich, daß eine arterielle Hypertension bei einem alten Menschen, dessen Herz- und Arteriensystem doch besonders empfindlich sind, ohne jeden nachteiligen Einfluß ist, mag die Hypertension auch weniger stark ausgeprägt sein. Daß die arterielle Hypertension ein wichtiger pathogenetischer Faktor bei der Entstehung und wahrscheinlich auch bei der Progredienz der Arteriosklerose und der durch sie bedingten Komplikationen am Gehirn, am Herzen und an den Nieren ist, steht seit langem außer Frage. Der pathogenetische Mechanismus, durch den die Hypertension sich am Substrat auswirkt, ist gut untersucht [3, 17]. Es liegt nahe anzunehmen, daß dieses auch für das vorgerückte Lebensalter gilt. Die enge Korrelation des Blutdruckanstieges mit der Zunahme des Herzgewichtes (Korrelationskoeffizient = 0,9 [26]) kann so verstanden werden, daß auch der „normale" Blutdruckanstieg im Alter eine Belastung darstellt, die das Myokard zu einer Anpassungshypertrophie zwingt. Selbst die systolische Hypertension allein, ohne Anhebung des diastolischen Blutdruckes, ist nur bedingt „gutartig"; die Auswirkungen eines systolischen Blutdruckanstieges um 30 mm sind einem diastolischen Anstieg um 10 mm gleichzusetzen [13]. Die Lebensversicherungsstatistiken zeigen eine lineare Beziehung zwischen der Höhe des systolischen Blutdruckes und dem Anstieg der Mortalität [13]. Die arterielle Hypertension ist deshalb auch im Alter therapiepflichtig.

Rodstein [35] empfiehlt, die Therapie einzuleiten, wenn Blutdruckwerte von über 200 mm Hg systolisch und/oder 100 mm Hg diastolisch vorliegen und wenn Störungen am Herzen, im Gehirn oder an den Nieren nachweisbar sind. Sturm [40] sieht einen Blutdruck von RR 180/95 mm Hg als Grenze für den Beginn der antihypertensiven Therapie im Alter an. Harris [13] nimmt eine Behandlung vor, wenn der systolische Blutdruck 170 mm Hg und der diastolische 100 mm Hg erreicht.

Zu Beginn der Behandlung sollte versucht werden, mit einer allgemeinen und diätetischen

Therapie auszukommen. Die Regelung der Lebensführung mit ausreichendem Schlaf und mit Ruhepausen steht im Vordergrund. Wenn keine oder eine gut kompensierte Herzinsuffizienz vorliegt, sollte eine regelmäßige körperliche Betätigung unter Anleitung und Überwachung ausgeführt werden. Falls eine Übergewichtigkeit, eine Lipidstoffwechselstörung, eine Gicht oder ein Diabetes mellitus bestehen, sind diese bei der Behandlung mit zu berücksichtigen. Emotional belastete Patienten sollen mit Tranquilizern sediert werden, die je nach der Dosierung als Tagessedativum oder als Schlafmittel geeignet sind.

Die Kochsalzrestriktion, vom Patienten meistens als eingreifend empfunden, ist die wichtigste Therapiekomponente. Sie muß mit Nachdruck durchgesetzt werden. Der Kochsalzgehalt der Nahrung muß auf 3 g pro Tag beschränkt werden (Kontrolle durch Messung der Kochsalzausscheidung). Ziel der Behandlung ist zwar die Blutdrucksenkung; wichtiger aber, als bestimmte Grenzwerte zu erreichen, ist es, die Behandlung nach dem Befinden des Patienten zu orientieren. Bei sehr hohen Ausgangswerten, insbesondere bei Hinweisen auf eine Arteriosklerose der Cerebralarterien, sollte wegen der Gefahr einer ischämischen Hirnschädigung nicht unter RR 170/90 mm Hg gesenkt werden [20]. Sollte es nicht gelingen, den Blutdruck innerhalb von 4 Wochen erfolgreich zu behandeln, können Saluretica zum verstärkten Natriumentzug verordnet werden (z.B. Hydrochlorothiazid = Esidrix; Furosemid = Lasix; Mefrusid = Baycaron; Chlorthalidon = Hygroton; Thiabutazid = Saltucin). Bei der Anwendung von Saluretica sind die unerwünschten Nebenwirkungen zu berücksichtigen: Dehydration, Verlust von Kalium und Calcium, Anstieg der Harnsäure im Blut, Anstieg des Blutzuckers. Eine Kontraindikation besteht bei Sulfonamidüberempfindlichkeit, bei Niereninsuffizienz mit deutlich erhöhten Rest-N-Werten, bei Hypokaliämie und bei Hyponatriämie. Regelmäßige Kontrollen der Elektrolytkonzentrationen, des Rest-Stickstoffes, der Harnsäure und des Blutzuckers sind deshalb obligatorisch. Die Blutzuckererhöhung infolge Salureticamedikation wird diätetisch oder mit oralen Antidiabetica zu beherrschen sein. Durch den Anstieg der Serum-Harnsäure kann eine Gicht provoziert werden, die medikamentöse Behandlung erfordert (Probenecid = Benemid; Allopurinol = Zyloric). Das Spironolacton (= Aldactone), ein Aldosteron-Antagonist, ist ein Medikament mit natriuretischer Wirkung, das zugleich „kaliumsparend" wirkt und keinen Einfluß auf den Kohlenhydrat- und Harnsäurestoffwechsel hat. Seine Kontraindikationen sind Niereninsuffizienz mit Anurie und Hyperkaliämie; als Nebenwirkungen wurden Gynäkomastie bei Männern und androgene Reaktionen bei Frauen beobachtet.

Sollte es nicht gelingen, die arterielle Hypertension mit Diät und Natriurese wesentlich zu bessern, kommen antihypertensive Medikamente in Betracht. Wegen seiner vergleichsweise milden Wirkung ist das Reserpin in der geriatrischen Praxis gut eingeführt (= Sedaraupin; = Serpasil, Tabletten zu 25 mg, 1–2 Tabletten täglich). Es gibt allerdings Stimmen, die vor der Anwendung des Reserpin bei alten Leuten warnen, weil plötzliche und gefährliche Blutdruckabfälle sogar bei kleiner Dosierung beobachtet worden sind [35]. Die Nebenwirkungen des Reserpin ergeben sich aus seinem zentralen Angriffspunkt (Bradykardie – mit der Gefahr einer Insuffizienz der cerebralen Durchblutung –, Steigerung der Säuresekretion des Magens mit Provokation eines Magengeschwüres, Schlaflosigkeit, psychische Störungen bis zu Depressionen mit suicidalen Absichten, Schwellung der Nasen- und der Bronchialschleimhaut, Diarrhoe [25]). Reserpin setzt den Katecholamingehalt des Herzmuskels herab, schwächt bei vorgeschädigten Herzen die Contractilität und ruft die Gefahr einer exzessiven Hypotonie hervor. Reserpin sollte mehrere Wochen vor einer Operation abgesetzt werden; bei Notoperationen ist besondere Vorsicht geboten. Andere für die geriatrische Praxis geeignete antihypertensive Medikamente sind Clonidin = Catapresan, Alpha-Methyldopa und die sog. Beta-Blocker. Es gibt noch eine Reihe wirksamer Antihypertonica, die allerdings mit größeren Risiken belastet sind. Sie können in der geriatrischen Praxis meistens entbehrt werden (Hydralazine und die sog. Ganglienblokker). Eine „aggressive" Therapie der arteriellen Hypertension sollte bei Patienten im vorgerückten Lebensalter auf jeden Fall vermieden werden. Besonders hartnäckige Formen der Hypertension machen eine Einstellung unter stationären Bedingungen erforderlich.

4. Herzinsuffizienz

Herzinsuffizienz ist die Unfähigkeit des Herzens, den Organismus ausreichend mit Blut zu versorgen. Der enddiastolische Druck in den Ventrikeln ist bei Herzinsuffizienz erhöht. Die Druckerhöhung setzt sich auf die Vorhöfe und über die Venen und Venolen bis in das Capillargebiet hinein fort. Die Symptome der Herzinsuffizienz – Dyspnoe, Cyanose, Ödembildung – sind durch diesen pathophysiologischen Vorgang zu erklären. Für die Ödembildung können noch andere pathogenetische Mechanismen von Bedeutung sein (verminderte Nieren- und Leberdurchblutung, erhöhter Aldosteronspiegel, Kochsalzretention, Wasserretention). Die Folgen des gestörten Blutumlaufes werden verstärkt durch die Druckerhöhung in den Lungen oder durch ein chronisches Lungenleiden, das im Alter besonders bei Männern ein häufiger Befund ist. Gasaustausch und Arterialisierung des Blutes werden dadurch erschwert. Eine Anämie, die bei alten Frauen häufig anzutreffen ist, trägt zur Verschlimmerung der hypoxischen Symptome bei.

Die Herzinsuffizienz läßt sich in eine akute und in eine chronische Form sowie in eine Links- und eine Rechtsherzinsuffizienz einteilen.

a) Ursachen der Herzinsuffizienz

Die Zahl der Ursachen für eine Herzinsuffizienz wächst mit zunehmendem Lebensalter, auch das Zusammentreffen mehrerer Ursachen, die „Polypathie", wird mit dem Alter häufiger [26, 32].

Die Folgen der Coronarsklerose am Myokard sind die Hauptursache für die Herzinsuffizienz im Alter, und zwar bei 50% der geriatrischen Patienten, nach anderen Schätzungen sogar bei 90% [1, 32]. Die Fälle überwiegen, bei denen die Herzmuskulatur von kleinen fibrotischen Herden diffus durchsetzt ist. Sie werden als die Folge multipler ischämisch bedingter Nekrosen, gleichsam kleiner Mikroinfarkte, angesehen [14a]. Nach den Ergebnissen der tierexperimentellen Untersuchungen über die proliferativen Eigenschaften des interstitiellen Bindegewebes ist es auch denkbar, daß andere Ursachen als eine Ischämie die interstitielle Fibrose bewirken [14a]. Ein großer Narbenbezirk nach Herzinfarkt findet sich wesentlich seltener als eine diffuse Myokardfibrose, wahrscheinlich wegen der hohen Frühsterblichkeit des Herzinfarktes. Ein Zustand nach Herzinfarkt wurde bei Männern im Alter von über 60 Jahren mit Herzinsuffizienz in 14,3% und bei Frauen in 3,1% der Fälle gefunden [30]. Bei Kranken mit überstandenem Herzinfarkt stellt sich allerdings häufig eine Herzinsuffizienz ein [30]. Nach der Coronarsklerose sind die arterielle Hypertension mit einem Anteil von 35% und das chronische Cor pulmonale, dessen Anteil auf 10% geschätzt wird, die nächsthäufigen praktisch bedeutsamen Ursachen. Andere Ursachen, so die rheumatischen Herzklappenfehler, die degenerative kalzifizierende Aortenklappenstenose, ein Folgezustand nach Perikarditis und, besonders selten, kongenitale Anomalien, kommen gelegentlich vor. Über den pathogenetischen Wert der senilen kardialen Amyloidose gibt es noch keine endgültige Ansicht; es ist eine Tatsache, daß sie in 58% der Fälle von Herzinsuffizienz im Alter nachgewiesen werden kann [32].

Eine Herzinsuffizienz infolge erhöhten Minutenvolumens wird bei Krankheiten beobachtet, bei denen der Sauerstoffbedarf in der Peripherie gesteigert ist oder die mit einer Herabsetzung des peripheren Widerstandes einhergehen. Der venöse Rückstrom nimmt bei diesen Krankheiten wie bei multiplen arteriovenösen Shunts zu. Zu dieser Gruppe von Krankheiten gehören die Thyreotoxikose, die im Alter häufig vorkommt und leicht verkannt wird, sowie Hauterkrankungen (Psoriasis, Ekzem, Erythrodermie, exfoliative Dermatitis). Der gesteigerte venöse Rückstrom kann bei älteren Patienten, deren Herz sich im Zustande der „Grenzkompensation" befindet, eine Insuffizienz auslösen. Die vermehrte Vascularisierung des Skelettes bei der Osteodystrophia deformans (Paget) hat den Effekt multipler arteriovenöser Aneurysmen. In die Gruppe der Herzinsuffizienz mit erhöhtem Volumenauswurf wird das Beri-Beri-Herz bei Thiaminmangel (Vitamin B1) eingeordnet. Der Thiaminmangel soll sich nicht nur direkt auf den Herzmuskelstoffwechsel auswirken, sondern auch am peripheren Gefäßsystem. Gefährdet durch einen Thiaminmangel (B1-Avitaminose) sind alte Leute mit Fehlernährung, besonders Alkoholiker und Medikamentensüchtige.

Auslösender Faktor einer Herzinsuffizienz ist bei alten Menschen häufig eine Infektionskrankheit, meist eine Bronchopneumonie oder ein Harnwegsinfekt. Akutes Linksherzversagen ist in hohem Maße verdächtig auf einen Myokardinfarkt. Die im Alter häufig anzutreffenden rezidivierenden Lungenembolien kommen als auslösendes Moment in Betracht. Andere auslösende und die Entwicklung einer Herzinsuffizienz begünstigende Faktoren sind: Herzrhythmusstörungen, Übergewichtigkeit, körperliche Anstrengung, emotionale Erregung, Diabetes mellitus, Myxödem, spontan oder durch eine thyreostatische Behandlung bedingt, Störungen im Elektrolythaushalt durch eine excessive Salzaufnahme als Diätfehler, durch die Behandlung mit Corticosteroiden oder durch eine verminderte Salzausscheidung bei einem Nierenleiden sowie durch die Resorption von Natrium durch die Harnblasenschleimhaut bei Prostatavergrößerung mit Restharnbildung. Eine Reihe von Medikamenten, die in der geriatrischen Praxis als Antihypertensiva und Antiarrhythmica eine Rolle spielen und deren Effekt auf einer funktionellen Beeinträchtigung des Herzmuskels beruht, können die Entwicklung einer Herzinsuffizienz begünstigen (Beta-Blocker, Chinidin und die ähnlich wirkenden Substanzen – Iproveratril, Ajmalin –, Reserpin, Guanethidin u.a., Digitalis in toxischer Dosierung). [2, 9, 13, 14a, 16, 21, 35]

b) Diagnose der Herzinsuffizienz

Die Herzinsuffizienz kann bei alten Menschen relativ beschwerdearm und lange latent verlaufen. Der alte Kranke empfindet die Insuffizienz oft weniger belästigend als ein junger Mensch; er paßt sich einer Einengung seines Lebensraumes unbewußt besser an. Die Symptome der Herzinsuffizienz sind oft wenig ausgeprägt, die Erhebung der Vorgeschichte kann bei geriatrischen Patienten wegen Gedächtnisschwäche und wegen anderer cerebrovasculärer Schäden schwierig sein. Die „Geistesverwirrung“ ist verantwortlich dafür, daß in 50% der Fälle von Herzinsuffizienz bei 80jährigen die korrekte Diagnose verfehlt wurde [13]. Uncharakteristische Allgemeinbeschwerden können erste Hinweise geben. Klagen über leichte Ermüdbarkeit und Schwächegefühl nach körperlicher Anstrengung sind verdächtig. Da die Coronarsklerose als Ursache vorherrscht, beginnt die Herzinsuffizienz im Alter meistens als Linksinsuffizienz. Hustenreiz, Dyspnoe und Orthopnoe, eine Kurzatmigkeit, die im Liegen auftritt, sind charakteristisch. Die Befragung einer Gruppe von 75–100jährigen hat ergeben, daß die Mehrzahl von ihnen 2 Kopfkissen zum Schlafen benötigt; die Nykturie stand unter den Symptomen der Herzinsuffizienz an erster Stelle [8]. Nykturie ist ein Zeichen der beginnenden Wasserretention. Gastrointestinale Beschwerden (Appetitverlust, Übelkeit, Brechreiz, Schmerzen im Abdomen durch Leberkapselspannung) sind frühzeitige Hinweise auf eine Rechtsherzinsuffizienz. Die gastrointestinalen Symptome der Herzinsuffizienz können sich mit den primären Störungen des Magens, des Pankreas und der Gallenwege überschneiden. Eine „Herzkachexie“ kann sich entwickeln, wenn, durch eine cerebrovasculäre Ischämie bedingt, der Appetit und das Durstgefühl nachlassen.

Je nach der Verlaufsform, die wesentlich von der Schwere der morphologischen Veränderungen bestimmt wird, zeigen die objektiven Symptome eine beträchtliche Variabilität. Der Puls kann unverdächtig sein, häufig ist er beschleunigt (langsamer Puls spricht nicht gegen Herzinsuffizienz, sondern kann Ausdruck eines Herzblockes sein), häufig ist der Puls weich und unregelmäßig und zeigt einen Alternans. Die Herzperkussion ist bei alten Menschen oft unergiebig; ein Lungenemphysem kann das Herz überlagern, ein Zwerchfellhochstand bei Adipositas kann eine verbreiterte Herzfigur vortäuschen. Die Auskultation ist aufschlußreicher. Der dritte Herzton kann bei Herzinsuffizienz mit vergrößertem Restvolumen hörbar werden; er fällt in einem Abstand von 0,14 bis 0,18 Sekunden hinter dem zweiten Ton ein. Der Vorhofton ist ebenfalls ein Symptom der Herzinsuffizienz, weil er nur bei Druckerhöhung in einem oder in beiden Vorhöfen infolge einer Insuffizienz der Ventrikel die Hörschwelle überschreitet. Vorhofton und dritter Herzton treten einzeln oder gemeinsam auf und bilden mit dem ersten und mit dem zweiten Herzton den „Insuffizienzgalopp“. Feinblasige Rasselgeräusche über den Lungen sind fast eindeutige Hinweise auf eine Linksherzinsuffizienz. [13, 16, 35]

Cyanose, gestaute Halsvenen und eindeutige Stauungsorgane (Lungenödem, Leberstauung, Ascites, periphere Ödeme) zeigen ein ausgeprägtes Stadium an. Differentialdiagnostisch ist zu beachten, daß ein akutes Linksherzversagen bei alten Patienten eher als bei jungen mit einer pulmonalen Erkrankung verwechselt werden kann und daß periphere Ödeme, sogar solche bilateraler Anordnung, auch durch andere Ursachen bedingt sein können als durch eine kardiale Insuffizienz (Varicosis, Adipositas, Nierenleiden, Leberleiden, Hypoproteinämie, intraabdominaler Tumor) [13].

Das Elektrokardiogramm ist unentbehrlich, um einen Herzinfarkt und Leitungs- und Rhythmusstörungen aller Art aufzudecken. Hypertrophiesymptome im Elektrokardiogramm weisen auf eine arterielle Hypertension, auf ein linksbelastendes Vitium und auf eine Alteration des Myokards durch Coronarsklerose hin. Rechtshypertrophiezeichen lassen an bronchopulmonale Erkrankung oder an eine Mitralklappenstenose denken. Niedervoltage ist verdächtig auf Lungenemphysem, Myokardfibrose, Perikarderguß, Pleuraerguß, Myxödem.

c) Behandlung der Herzinsuffizienz

Die Therapie nach den Prinzipien Schonung, natriumarme Kost und Herzglykoside ist die wirksamste Behandlungsmethode der Herzinsuffizienz. In der Mehrzahl der Fälle wird die Herzkraft für lange Zeit wiederhergestellt oder doch wesentlich gebessert. So effektiv diese Therapie auch ist, so ist sie doch keine kausale Therapie und darf nicht davon abhalten, jede Chance, das Grundleiden zu bessern, wahrzunehmen. Bei alten Patienten, bei denen die Coronarsklerose die Hauptursache einer Herzinsuffizienz ist, ist die Möglichkeit einer kausalen Therapie eingeengt. Die arterielle Hypertension ist therapierbar; auch die chronische Bronchitis bei Lungenemphysem, die Hauptursache des chronischen Cor pulmonale, kann in vielen Fällen, wenngleich nur vorübergehend, gebessert werden. Bei Thyreotoxikose und Myxödem ist die Glykosidbehandlung ohne eine spezifische Therapie des Grundleidens unwirksam. Grundkrankheiten mit chirurgischer Indikation können bei alten Menschen nur selten kausal angegangen werden (z.B. Herzklappenfehler, Perikardschwiele, Herztumor). Im Einzelfall muß mit dem Anästhesisten und dem Chirurgen geprüft werden, ob ein Eingriff trotz des vorgerückten Lebensalters ausgeführt werden soll. Demgegenüber können viele der auslösenden Faktoren wirksam behandelt oder eliminiert werden (z.B. akute Infektion, Diabetes mellitus, in gewissem Umfange auch rezidivierende Lungenembolien durch Fixierung der unteren Extremitäten, körperliche Überanstrengung, Adipositas, Diätfehler, insbesondere zu starke Kochsalzaufnahme, Medikamente mit negativem Einfluß auf Herz und Kreislauf – Antiarrhythmica, Beta-Blocker, Antihypertensiva).

Schonung der verbliebenen Herzkraft durch Reduktion der Herzarbeit setzt zu Beginn der Behandlung und in schweren Fällen Bettruhe voraus. Sitzende Haltung im Bett kann die Atmung verbessern und den venösen Rückfluß vermindern, manche bevorzugen deshalb einen Armstuhl. Die Bettpfanne wird von alten Patienten noch schlechter toleriert als von jüngeren; wenn irgend vertretbar, sollte die Benutzung eines Bettstuhles oder der Toilette erlaubt werden. Ausreichender Nachtschlaf muß notfalls medikamentös gesichert werden. Barbiturate können bei alten Menschen mit Cerebralsklerose eine Excitation auslösen; ihre Stellung haben die „Tranquilizer" eingenommen (Nitrazepam = Mogadan; Diazepam = Valium). Chlorpromazin (= Atosil) hat sich als Sedativum und als Schlafmittel bewährt. Chlorothiazol (= Distraneurin) wird mit Erfolg bei Erregungszuständen alter Leute verwendet. Mit passiven Bewegungsübungen soll früh begonnen werden, und frühzeitiges, stufenweise gesteigertes Verlassen des Bettes kann dazu beitragen, Komplikationen wie Pneumonie, Lungenembolie, Gelenkversteifung und Obstipation zu verhüten. Besonders die Obstipation ist eine den alten Patienten stark behindernde und belästigende Störung, die zudem durch den Zwang, pressen zu müssen, Gefahren mit sich bringt. Für regelmäßigen Stuhlgang soll deshalb von Beginn an gesorgt werden, am besten diätetisch (Früchte, Müsli), falls nötig mit einem Einlauf; Abführmittel sind zu vermeiden. So schnell wie möglich sollte der Patient in eine ambulante Behandlung überführt werden.

Natriumarme Kost ist der zweite wichtige Therapiefaktor in der Behandlung der Herzinsuffizienz. Einer absoluten Salzrestriktion ist allerdings zu widerraten; dadurch könnte die Aldosteronproduktion angeregt und die Ödembildung verstärkt werden. Die tägliche Kochsalzmenge soll maximal 3 bis 4 g betragen (Brot und Butter salzfrei, Mahlzeiten mit Pfeffer und Paprika gewürzt; nach Rekompensation ist ein Teelöffel Salz = 2,3 g täglich zum Nachsalzen der Speisen erlaubt). Eine Beschränkung der Flüssigkeitsmenge ist nur bei refraktären Ödemen erforderlich. Tägliche Gewichtskontrollen morgens nach dem Wasserlassen sind geeignet, über den Therapieeffekt zu informieren. Dabei ist zu beachten, daß eine ausgeglichene Flüssigkeitsbilanz durch eine Gewichtsabnahme infolge Abmagerung vorgetäuscht werden kann.

Saluretica sind angezeigt, wenn die diätetische Therapie erfolglos geblieben ist; die Saluretica haben sich in der Therapie der Herzinsuffizienz so gut bewährt, daß sie häufig primär eingesetzt werden (Präparate siehe unter „Hypertension", Seite 50).

Die Saluretica sind bei alten Patienten besonders vorsichtig zu dosieren; sie können eine Reihe unerwünschter Nebenwirkungen haben: Bei Kranken mit Prostatahypertrophie eine akute Harnverhaltung; Dehydratation mit Körperschwäche; Hypotension mit der Gefahr von Thrombosen; Hypokaliämie mit Muskelschwäche, Atemstörungen und Sensibilisierung gegen Digitalis mit der Gefahr von Herzarrhythmien; Salzverlustsyndrom, wenn der Natriumgehalt des Serums von normaler Höhe (136–140 mval/l) auf 120–125 mval/l oder weniger gesenkt wird und der Harnstickstoff ansteigt. Eine regelmäßige Prüfung der Elektrolytkonzentration im Serum ist bei der Verordnung von Saluretica obligatorisch, insbesondere muß der Kaliumgehalt (normal 3,5–5 mval/l) kontrolliert werden. Ein brauchbares Mittel zur überschlagsmäßigen Kontrolle der intracellulären Kaliumkonzentration ist die Dauer der frequenzbezogenen QT-Zeit im Elektrokardiogramm; sie ist bei Hypokaliämie verlängert. Spironolacton (= Aldactone) (oder auch Triamteren) wirkt natriuretisch und kaliumsparend zugleich und hat nicht wie die Saluretica einen Einfluß auf den Kohlenhydrat- und den Harnsäurestoffwechsel. Seine diuretische Wirkung ist allerdings oft nicht ausreichend. Kombinationspräparate von Saluretica mit Spironolacton sollen die Vorteile beider Medikamente ausnutzen (z.B. Aldactone – Saltucin). [13, 14a, 25, 35] (s. S. 50)

Die Herzglykoside sind die wirksamsten Mittel zur Verbesserung der herabgesetzten Herzkraft; sie können durch andere Medikamente nicht ersetzt werden. Gerade weil die Glykoside für die geriatrische Praxis unentbehrlich sind, denn die meisten Kranken mit Herzinsuffizienz befinden sich im vorgerückten Lebensalter, soll auf die Tatsache hingewiesen werden, daß eine verminderte Glykosidtoleranz bei alten Menschen häufiger vorkommt als bei jungen. Erbrechen und extrasystolische Rhythmusstörungen wurden unter der Medikation von Glykosiden bei 399 Patienten im Alter von über 60 Jahren in 44 Fällen (= 11,0%), bei 197 Patienten im Alter von 31–60 Jahren in 7 Fällen (= 3,6%) beobachtet [2]. Diese Beobachtung kann die Therapie mit Glykosiden bei Kranken im vorgerückten Lebensalter aber keinesfalls in Mißkredit bringen; der Nutzen überwiegt bei gegebener Indikation in jedem Falle diese Nachteile, die übrigens so geringfügig sind, daß es nicht gerechtfertigt ist, dem alten Patienten die Glykoside vorzuenthalten, oder, wovor von vielen Seiten gewarnt wird [2, 9], die Glykoside nicht ausreichend zu dosieren. In vielen Fällen von schwerer Herzinsuffizienz, bei denen anfangs eine Glykosidintoleranz vorhanden war, verschwand diese nach der Rekompensation [2, 21]. Fälle von ausgesprochener Digitalisüberempfindlichkeit im Sinne einer Idiosynkrasie sind übrigens extrem selten. Die herabgesetzte Glykosidtoleranz bei einigen alten Patienten hängt nicht mit dem „Alter an sich" zusammen, sondern ist durch Störungen zu erklären, die im Alter häufiger als in jungen Jahren vorkommen: Schwere Coronarsklerose mit Myokardischämie und dadurch gesteigerter Erregbarkeit des Myokards mit Neigung zu Arrhythmien; eingeschränkte Nierenfunktion mit verstärkter Kumulation der Digitalisglykoside; Hypokaliämie, die bei alten Leuten häufig infolge eines Nierenschadens, einer Saluretica-therapie oder nach Laxantienabusus unerkannt besteht. Als Konsequenz dieser alterstypischen Besonderheiten ist eine sorgfältige, auf den individuellen Bedarf abgestimmte Dosierung der Glykoside erforderlich; das verlangt bei der geringen therapeutischen Breite der Herzglykoside besondere Aufmerksamkeit und Vertrautheit mit den Symptomen der Digitalisintoxikation. Verdächtig sind: Übelkeit; Erbrechen; elektrokardiographische Veränderungen mit Verlängerung der Vorhof-Kammer-Überleitungszeit, muldenförmiger Senkung der ST-Strecke, relativer Verkürzung der QT-Dauer; Rhythmusstörungen aller Art – Extrasystolen vom Vorhof, aus der Paranodalregion oder der Kammer, insbesondere ein Bigeminus, aber auch multifokale Extrasystolen, ein atrioventrikulärer Block, eine atrioventrikuläre Dissozia- eine kaliumreiche Kost erhalten (z.B. Fleischbrühe, Aprikosen, Bananen, Fruchtsäfte). Phenytoin (z.B. Phenhydan, Zentropil) ist ein Antiarrhythmicum, das sich vor allem bei digitalisbedingten Störungen bewährt hat. Bei eingeschränkter Nierenfunktion muß die Glykosiddosis reduziert werden (bei einem Serumkreatinin von etwa 3 mg% auf $^2/_3$ der Dosis; bei einem Kreatinin von 5 mg% auf die Hälfte und bei noch stärkerer Niereninsuffizienz auf $^1/_3$ der normalen Glykosiddosis [21]).

Tabelle 12: Pharmakologische Daten der wichtigsten Herzglykoside. Die Zahlen sind Durchschnittswerte und sollen eine Orientierungshilfe geben. Die Werte sind den Erfordernissen des Einzelfalles durch Erhöhung oder Reduzierung anzupassen.

Medikament Standardisierung Applikationsform	Sättigungstherapie (3–5 Tage) Dosis p. Tag	Dauertherapie (Erhaltungsdosis) Dosis p. Tag	Wirkungseintritt nach	Wirkungsverlust p. Tag (Abklingquote)	Wirkungsdauer nach Volldigitalisierung
Digitoxin (z.B. Digimerck)					
1 Tabl. = 0,1 mg					
1 Amp. = 0,25 mg					
oral	4×1 Tabl.	1 Tabl.	2–4 Std.	7%	21 Tage
intravenös	2×1 Amp.		30 min	7%	21 Tage
Digoxin (z.B. Lanicor)					
1 Tabl. = 0,25 mg					
1 Amp. = 0,25 mg					
oral	3×1 Tabl.		1–2 Std.	20%	7 Tage
intravenös	2×1 Amp.	$1^1/_2$ Tabl.	10–20 min	20%	7 Tage
Strophanthin (z.B. Kombetin)					
1 Amp. = 0,125 mg					
oder = 0,25 mg					
intravenös	2×0,125 mg	0,25 mg	3–10 min	40%	2 Tage

tion, plötzliches Auftreten von Tachykardie oder von Bradykardie. Bei Kaliummangel muß substituiert werden; bei bedrohlichen Zuständen am zuverlässigsten parenteral (20 mval in 1 Liter 5%ige Glucoselösung innerhalb von 2 Stunden). Später kann auf eine orale Kaliumsubstitution übergegangen werden, die bei Glykosidtherapie im Alter, intakte Nierenfunktion vorausgesetzt, zur Aufrechterhaltung einer ausreichenden Kaliumkonzentration empfehlenswert ist. Auf jeden Fall soll der alte Patient, der unter Glykosidtherapie steht,

Eine große Zahl gleichwertiger Glykosidpräparate ist im Handel. Die Präparate der Digoxingruppe sind für die geriatrische Praxis vorteilhaft (z.B. Lanicor-Tabletten zu 0,25 mg; Sättigungstherapie 3 mal 1 Tablette 3–5 Tage lang, Erhaltungsdosis 3 mal $^1/_2$ Tablette [vergl. Tabelle 12]). Digitoxin hat ausgezeichnete pharmakologische Eigenschaften, ist aber wegen seiner langen Wirkungsdauer nicht so leicht zu handhaben. Strophanthin ist unmittelbar nach der Applikation (intravenös) wirksam und kumuliert nicht, Eigenschaften, die bei akuter

Herzinsuffizienz und in unübersichtlichen Lagen, die eine Flexibilität in der Dosierung verlangen (z.B. Unkenntnis über voraufgegangene Digitalisdosierung), gerne genutzt werden [21]. Die pharmazeutische Forschung ist damit beschäftigt, die Resorbierbarkeit des Digoxins durch Acetylierung (z.B. Novodigal) oder durch Methylierung (z.B. Lanitop) zu verbessern. Von den Digitaloiden wird das Proscillaridin (z.B. Talusin) in der Praxis benutzt. Wenn ein Wechsel von einem Glykosid auf das andere erforderlich ist, sollen die typische Abklinggeschwindigkeit des einen und der Wirkungseintritt des anderen Glykosids berücksichtigt werden (s. Tabelle 12). Die perorale Applikation ist die normale Therapieform bei der Glykosidbehandlung; sie ist vor allem bei der Langzeittherapie vorzuziehen. Bei Stauungsveränderungen am Magen und Darm mit gestörten Resorptionsverhältnissen wird auf die parenterale Therapie zumindest vorübergehend nicht verzichtet werden können.

Der Entschluß zu einer Glykosidtherapie ist im allgemeinen der Beginn einer Dauertherapie. Vorübergehende Glykosidanwendung ist nur bei passageren Belastungen angezeigt, z.B. bei interkurrenten Erkrankungen oder als Vor- und Nachbehandlung bei Operationen. Eine prophylaktische Glykosidanwendung bei alten Menschen mit noch intakter Kompensation wird bei dem gegenwärtigen Stand der Kenntnisse nicht befürwortet [2, 21]. Eine probatorische Glykosidtherapie bei Verdacht auf eine Herzinsuffizienz ist jedoch gerechtfertigt. Das Ergebnis eines Behandlungsversuches kann in unklaren Fällen für die Indikationsstellung zur Glykosidtherapie von Bedeutung sein.

Besondere Therapiemaßnahmen bei Herzinsuffizienz

Bei *akutem Lungenödem*, meistens die Folge eines Herzinfarktes oder einer plötzlich einsetzenden Arrhythmie, hat sich die folgende Behandlung bewährt. Der Patient wird sitzend gelagert (vergl. S. 53) und erhält, um das Angstgefühl zu beseitigen und die Atmung zu beruhigen, i.m. oder s.c. Pantopon oder Morphium hydrochloricum (0,01g). Sauerstoff wird durch eine Nasensonde zugeführt. Zur Verminderung des venösen Rückflusses werden die Extremitäten gestaut (ohne Behinderung der arteriellen Durchblutung), notfalls ist ein Aderlaß durchzuführen; dazu wird der Patient horizontal gelagert, um einer Hypotonie und einer cerebralen Ischämie vorzubeugen; Blutentnahme ca. 300 ml unter Blutdruckkontrolle; zur Anregung der Diurese wird Furosemid (= Lasix) oral oder langsam intravenös gegeben. Eine schnelle Glykosidtherapie ist erforderlich und wird am besten mit Strophanthin intravenös vorgenommen; Vorsicht, wenn der Patient bereits digitalisiert ist!

Beim *chronischen Cor pulmonale* ist wegen der Hypoxämie Sauerstoffzufuhr erforderlich (50%iger Sauerstoff). Zur Vermeidung eines Coma hypercarbicum darf der Sauerstoff nicht kontinuierlich zugeführt werden. Morphium ist beim Cor pulmonale kontraindiziert. Die Polyglobulie, die bei Cor pulmonale häufig ist, kann Aderlässe erforderlich machen; eine Therapie mit Antikoagulantien ist geeignet, die Viscosität herabzusetzen. Glykoside können beim dekompensierten Cor pulmonale den Druck im Lungenkreislauf vorübergehend heraufsetzen und sollen deshalb zu Beginn der Therapie niedrig dosiert werden. [14a, 16, 35, 41]

Bei Herzinsuffizienz durch eine *Bradykardie* kann der Versuch unternommen werden, mit Atropin oder mit Orciprenalin (= Alupent) die Herzfrequenz zu beschleunigen. Sollte das nicht gelingen, ist die Implantation eines elektrischen Herzschrittmachers angezeigt. Dies wird vor allem bei der therapierefraktären bradyarrhythmischen Herzinsuffizienz der Fall sein. Es gilt als erwiesen, daß die bradykarde Herzinsuffizienz trotz ausreichender konservativer Therapie oft nicht kompensierbar ist, häufig kann sogar eine ausreichende Glykosidtherapie wegen ihres bradykardisierenden Effektes nicht durchgeführt werden. Die Schrittmachertherapie hebt die Herzfrequenz an und ermöglicht so erst die Digitalisierung in einer optimalen Dosis. Die Besserung der Kreislaufverhältnisse durch die kombinierte Therapie Elektrostimulation plus Digitalis läßt sich unter anderem an der Verkleinerung der Blutdruckamplitude und an der Abnahme der Herzgröße im Röntgenbild erkennen. [13, 28, 30]

5. Arrhythmien und Leitungsstörungen

Die engen Beziehungen der Rhythmus- und Leitungsstörungen zum ansteigenden Lebensalter sind eindeutig. In einem poliklinischen Krankengut betrug die Häufigkeit der Rhythmusstörungen aller Art in der 6. Dekade fast 10%, in der 9. Dekade 90%. Bei Insassen von Altersheimen sind Arrhythmien in 26 bis 36% der Fälle angetroffen worden, davon Vorhofflimmern bei 5–10%, Kammerextrasystolen bei 9–12% und Schenkelblock bei 10–13% [31, 35]. Die Tendenz zu AV-Überleitungsstörungen ist alterstypisch. Bei 44 von 417 betagten Personen entwickelte sich während einer $7^1/_2$jährigen Beobachtungsperiode ein AV-Block ersten Grades. AV-Blockierungen zweiten und dritten Grades waren bei Höchstaltrigen mit ca. 1% der Fälle jedoch selten [35]; bei 100jährigen wurde kein einziger Fall mit AV-Blockierung dritten Grades gefunden [8], ein Hinweis, daß höhergradige Blockierungen mit einem hohen Lebensalter im allgemeinen nicht vereinbar sind. Überraschend ist die Beobachtung, daß ein WPW-Syndrom, von dem angenommen wird, daß es eine günstige Prognose hat, bei Höchstaltrigen extrem selten ist [35].

a) Ursachen

Die Ursachen der Leitungs- und Rhythmusstörungen bei alten Menschen sind vielfältig und komplex. Die arteriosklerotisch bedingten Herzmuskelveränderungen stellen den wesentlichen Anteil. Bei Arteriosklerose der versorgenden Arterien sind Narbenherde mit Kollagenvermehrung und Fettinfiltration im Sinusknoten und im Reizleitungsgewebe oder in seiner unmittelbaren Nachbarschaft vorgefunden worden [32]. Rheumatisch bedingte Myokardveränderungen, die eine Verlängerung der PQ-Zeit und Vorhofflimmern bewirken können, sind im Alter selten. Eine Hyperthyreose als Ursache von Vorhofflimmern kommt häufiger vor. Metastasen eines malignen Tumors im Herzen oder im Herzbeutel können Rhythmusstörungen verursachen. Herzglykoside verzögern durch direkten Einfluß und auf dem Wege über einen Vaguseffekt die Erregungsausbreitung und verkürzen die Refraktärphase der Arbeitsmuskulatur. Ischämie (Coronarsklerose, Herzinsuffizienz) und Hypokaliämie (Folge verstärkter Kaliurie bei Saluretica, Kaliumverlust durch den Darm bei Laxantienabusus) verstärken die Empfindlichkeit des Herzens gegenüber den Glykosiden und disponieren zu digitalisbedingten Leitungs- und Rhythmusstörungen, wobei sowohl bradykarde als auch tachykarde Formen der Arrhythmien provoziert werden können. Eine herabgesetzte Elimination der Glykoside bei Niereninsuffizienz kann die Intoxikation begünstigen. Akute Infektionen und Anämie können zur Manifestation der Arrhythmien beitragen.

b) Diagnose und Therapie

Arrhythmien und Leitungsstörungen können keine oder nur geringe Beschwerden verursachen, die als „Herzstolpern“ empfunden werden, oder sie werden zufällig anläßlich eines Elektrokardiogrammes entdeckt. Sie können aber auch, wenn Schlagvolumen und Blutdruck stark herabgesetzt sind, eine Herzinsuffizienz oder eine akute Coronarinsuffizienz mit Angina pectoris oder mit Herzinfarkt auslösen oder eine cerebrale Ischämie bewirken. Bei Vorhofflimmern besteht die Gefahr von Embolien. Fälle mit extremer Tachykardie oder Bradykardie sind lebensbedrohlich.

Klinisch besteht Verdacht auf eine Rhythmus- oder Leitungsstörung bei plötzlichem Auftreten von Angina pectoris, Herzinsuffizienz, Synkope oder Schock, wenn die Herzfrequenz weniger als 50 oder mehr als 120 Schläge pro Minute beträgt, bei Irregularität der Herzaktion oder des peripheren Pulses, bei „Pulsdefizit“, bei unterschiedlicher Intensität des ersten Herztones („Kanonenschlag“). Die Sicherung der Diagnose Arrhythmie und Leitungsstörung ist nur elektrokardiographisch möglich. [27]

Einzelne unifokale *ventriculäre und supraventriculäre Extrasystolen* sind meistens harmlos; es genügt, den Patienten aufzuklären. Bei leichteren Beschwerden können kleine Mengen eines Tranquilizers (s.S. 53) gegeben werden. Wenn Extrasystolen auf eine Herzinsuffizienz zurückzuführen sind, können sie sich durch eine vorsichtige Glykosidtherapie (s.S. 54) beseitigen lassen; andererseits können Extrasystolen Folge einer Glykosidintoxikation sein. Charakteristisch ist der Bigeminus durch ventriculäre Extrasystolen. Wenn ventriculäre Extrasystolen zahlreich auftreten, multifokal sind und sehr frühzeitig im Anschluß an einen normalen Schlag in die „vulnerable Phase" einfallen („R-auf-T-Phänomen") oder wenn sie gehäuft (mehr als 5 Extraschläge pro Minute) oder sogar salvenförmig auftreten, besteht die Indikation zu einer antiarrhythmischen Therapie (Chinidinsulfat, Ajmalin; s. Tabelle 13). Extrasystolien im Gefolge einer Hypokaliämie verschwinden auf Kaliumsubstitution (Vorsicht bei gestörter Nierenfunktion).

Eine *supraventriculäre Tachykardie* tritt meistens anfallsartig auf; Beruhigung und Sedativa können als Therapie ausreichen. Andere Hilfsmittel sind Preßdruckversuch, Hustenstöße und induzierter Brechreiz. Der Carotis-Sinus-Druck kann bei alten Patienten gefährlich sein und zu einer cerebralen Insuffizienz mit Mono- oder Hemiplegie führen [35]. Falls eine Digitalis-Medikation nicht voraufgegangen ist, kann ein Versuch mit Glykosiden unternommen werden (s. Tabelle 12). Iproveratril (= Isoptin) hat sich in der Behandlung supraventriculärer Rhythmusstörungen besonders gut bewährt; wenn die Lage es erfordert, kann Iproveratril unter elektrokardiographischer Kontrolle intravenös verabfolgt werden. In refraktären Fällen kann eine Elektrokonversion notwendig werden. [27, 28, 30]

Bei *Vorhofflimmern, Vorhofflattern* ist an

Tabelle 13: Die hauptsächlichen antifibrillatorischen Substanzen

Medikament	Dosis/Tag	Hauptsächliche Indikation	Wirkungsweise
Chinidin (Chinidin-Duriles) Tabl. à 0,2 g	2 × 1–2 Tabl. (Erhaltungsdosis)	Extrasystolie Kammertachykardie Vorhofflimmern Vor- u. Nachbehandlung bei Kardioversion	setzt Erregbarkeit herab, vermindert Leitungsgeschwindigkeit verlängert Refraktärzeit, verkleinert Contractionsamplitude
Ajmalintartrat (Neo-Gilurytmal) Tabl. à 20 mg	2–4 × $^1/_2$ Tabl. (Erhaltungsdosis)	wie Chinidin	wie Chinidin
Lidocain (Xylocain)	1–2 mg/min als Infusion	Kammertachykardie Extrasystolie (besonders bei Herzinfarkt)	wirkt hemmend auf die Erregbarkeit setzt Leitungsgeschwindigkeit herab
Diphenylhydantoin (Zentropil) Tabl. à 0,1 g	1–3 × 1 Tabl. (Erhaltungsdosis)	Extrasystolie, besonders bei Digitalis-Intoxikation	ähnlich wie vorstehend, jedoch Depolarisationsphase weniger betroffen
Iproveratril (Isoptin) Tabl. à 40 mg Tabl. à 80 mg	2–3 × 1 Tabl. (40–80) (Erhaltungsdosis) 5 mg i. v. (bei Notfall)	supraventriculäre Tachykardie	vermindert Contractionsamplitude senkt Herzfrequenz „ökonomisiert" Verhältnis Herzarbeit/Sauerstoffverbrauch
„Beta-Blocker" Propranolol (Dociton) Tabl. à 10 mg Tabl. à 40 mg	5 mg i. v. (bei Notfall) 4 × 2 Tabl. (10) 4 × 1 Tabl. (40)	supraventriculäre Tachykardie Vorhofflimmern mit schneller Überleitung	Beta-Receptorenblockade chinidinartige Wirkung

Thyreotoxikose, Lungenembolie, eine unzureichend behandelte Herzinsuffizienz, einen Herzinfarkt, Hypokaliämie, Infektion und Anämie zu denken. Träger einer Mitralklappenstenose erreichen nur ausnahmsweise ein hohes Lebensalter. Glykoside, besonders die stark kumulierenden (Digitoxin), eignen sich gut zur Behandlung von Vorhofflimmern; Ziel ist, eine ökonomische Kammerfrequenz zu erreichen. Um die optimale Glykosiddosis zu finden, ist es erforderlich, die Herzfrequenz nicht nur im Liegen, sondern auch im Stehen und unter leichter Belastung zu prüfen. Eine unter Ruhebedingungen befriedigende Herzfrequenz kann sich unter Belastung so beträchtlich erhöhen, daß sich ungünstige Konsequenzen für Herz und Kreislaufperipherie ergeben [16]. Medikamentös kann ein Behandlungsversuch mit Chinidin vorgenommen werden; vor einer Chinidin-Therapie muß mit einer Testdosis (0,2 g) ausgeschlossen werden, daß eine Überempfindlichkeit gegenüber Chinidin vorliegt. Die Kombination von Chinidin mit Iproveratril hat sich in vielen Fällen bewährt (Tabelle 13). Auch bei alten Patienten kommt in therapierefraktären Fällen die Elektrokonversion in Betracht, da die Komplikationsrate mit steigendem Lebensalter nicht zunimmt. Leider ist die Rückfallquote im vorgerückten Lebensalter größer als bei jüngeren Patienten. Trotz der vergleichsweise geringen Chancen auf ein günstiges Dauerergebnis ist der Versuch der Konversion gerechtfertigt, wenn es mit medikamentösen Mitteln allein nicht gelingt, eine kardiale Dekompensation zu beherrschen oder eine gestörte cerebrale Funktion zu bessern [28]. Das Minutenvolumen wird durch die Wiederherstellung des Sinusrhythmus um 30% angehoben [27, 28]. Kontraindikationen der Kardioversion sind die Digitalissättigung – Glykoside müssen deshalb mehrere Tage vor der Konversion abgesetzt werden – und das Vorhofflimmern mit totalem AV-Block und idioventriculärem Rhythmus. Bei diesen Formen können ventriculäre Asystolien provoziert werden.

Eine *ventriculäre Tachykardie* (Kammerflattern, Kammerflimmern) kann Folge eines akuten Myokardinfarktes sein und entwickelt sich oft bei gehäuftem Auftreten von ventriculären Extrasystolen (s. S. 57). Medikamente aus der Gruppe der Lokalanästhetica (z. B. Lidocain, s. Tabelle 13), intravenös unter elektrokardiographischer Kontrolle gegeben, haben eine gute Wirkung; das Mittel der Wahl ist die elektrische Defibrillation.

Der *totale Herzblock* erfordert keine spezifische Behandlung, solange die Herzfrequenz ausreichend ist. Bei Herzinsuffizienz können Herzglykoside vorsichtig angewandt werden; Antiarrhythmica sind kontraindiziert. Verlangsamt sich der idioventriculäre Rhythmus auf 30 Schläge pro Minute oder darunter oder tritt gar ein Adams-Stokes-Anfall ein, so ist die Implantation eines künstlichen Herzschrittmachers erforderlich. Bradykarde Arrhythmien können medikamentös nur selten effektiv behandelt werden. Geeignete Medikamente, die im Notfall angewandt werden können, sind Orciprenalin (= Alupent) und Atropin. Die medikamentöse Behandlung ist unsicher; sie ist seit der Einführung der Elektrostimulation und seit ihrer fortschreitenden technischen Vervollkommnung mehr und mehr verdrängt worden. Die funktionelle Besserung der Patienten mit bradykarden Rhythmusstörungen durch die Elektrostimulation ist eindrucksvoll. Das Minutenvolumen kann bis zu 63% angehoben werden. Die Hirndurchblutung wird wesentlich gebessert, oft sogar normalisiert [28]. Vor der Ära der Schrittmachertherapie betrug die Letalität im ersten Jahr nach Diagnose eines totalen Blockes ca. 50%, nach Einführung der Schrittmachertherapie ist sie auf 20% zurückgegangen. Die Erfolge der künstlichen Elektrostimulation bei der Behandlung bradykarder Rhythmusstörungen sind überzeugend, und da sich die Mehrzahl der Patienten, die dieser Behandlung zugeführt werden, im vorgerückten Lebensalter befinden, nimmt es nicht wunder, daß die Schrittmachertherapie eine Domäne der geriatrischen Kardiologie geworden ist. Aus einer Statistik unserer Klinik geht hervor, daß 75% der mit einem Schrittmacher versehenen Männer älter als 61 Jahre waren, 50% waren älter als 67 Jahre und 25% sogar älter als 75 Jahre; bei den Frauen liegen die Altersgrenzen nur geringfügig niedriger [30]. Der Patient mit einem künstlichen Herzschrittmacher muß ständig ärztlich überwacht werden zur Kontrolle seines Gesundheitszustandes und der Funktion des Schrittmacheraggregates. Eine zusätzliche medikamentöse Therapie mit Glykosiden und Antiarrhythmica kann erforderlich werden [27].

Die *intraventriculären Leitungsstörungen* sind ein häufiger Befund bei Menschen im vorgerückten Lebensalter. Die Prognose hängt davon ab, ob das Grundleiden, fast immer die Arteriosklerose, stationär bleibt oder fortschreitet. Bestimmte Formen der ventriculären Leitungsstörungen können zur totalen AV-Blockierung mit Adams-Stokes-Anfall disponieren; sie werden deshalb als vorsorgliche Indikation für einen künstlichen Herzschrittmacher diskutiert (linksposteriorer Hemiblock [überdrehter Rechtstyp], linksanteriorer Hemiblock [überdrehter Linkstyp]).

6. Herzinfarkt

Der Herzinfarkt ist die schwerste Komplikation der Coronarsklerose. Wegen des Häufigkeitsmaximums jenseits des 60. Lebensjahres ist der Herzinfarkt vorwiegend eine Erkrankung des geriatrischen Lebensabschnittes. Das mittlere Lebensalter der Männer (n = 2166) und Frauen (n = 1083), die wegen Herzinfarktes im Krankenhaus in Malmö behandelt worden sind, betrug 64,5 und 71,9 Jahre. Diese Zahlen können eine gewisse Repräsentativität beanspruchen, weil in Malmö, einer Stadt von 256000 Einwohnern, nur ein Krankenhaus für die Bevölkerung existiert [22]. Charakteristisch für das höhere Lebensalter ist die Verschiebung des Geschlechterquotienten zuungunsten der Frauen. Der Quotient Männer/Frauen betrug im 5. Lebensjahrzehnt 10,0, im 7. Lebensjahrzehnt 2,6 und im 9. Lebensjahrzehnt 0,8. Nicht nur die Erkrankungshäufigkeit ist im Alter größer, sondern auch die Mortalität des Herzinfarktes steigt mit dem Lebensalter an. Berechnet auf je 100000 Lebende betrug sie in dem Malmöer Patientenkollektiv zwischen 40–49 Jahren 18,9 bei den Männern und 0,6 bei den Frauen; zwischen 50 und 59 Jahren 66,7 bei den Männern und 11,3 bei den Frauen; zwischen 60 und 69 Jahren 238,6 bei den Männern und 75,4 bei den Frauen; zwischen 70 und 79 Jahren bei den Männern 442,8 und bei den Frauen 278,4.

a) Symptome und Diagnose

Jeder in der Brust oder im Oberbauch empfundene Schmerz muß den Verdacht auf einen Herzinfarkt erregen, besonders dann, wenn er sich nach körperlicher Ruhe und nach Nitropräparaten nicht bessert, sondern an Intensität noch zunimmt. Je älter der Patient ist, um so mehr muß daran gedacht werden, daß der Myokardinfarkt „stumm" verlaufen kann [14]. Bei 52% der älteren Patienten wurde kein Schmerzgefühl angegeben [13, 35]. Die Bereitschaft zu Angina pectoris läßt jenseits des 80. Lebensjahres in auffälliger Weise nach [8, 16]. Es muß auch daran gedacht werden, daß ältere Patienten ihre Beschwerden oft nicht in der richtigen Weise in Worte fassen können. Hinter Klagen über Dyspnoe und Ohnmachtsanfälle kann sich ein Herzinfarkt verbergen. Herzrhythmusstörungen, Erbrechen, Singultus können Symptome eines Herzinfarktes sein. Plötzlicher Abfall des Blutdruckes mit cerebrovasculären Symptomen wie Schwindel, Ataxie, Halluzinationen wurden als sekundäre Folgen eines Herzinfarktes beobachtet, der eine cerebrovasculäre Thrombose ausgelöst hat. Nicht erkannt werden oft die akute Linksherzinsuffizienz mit Lungenödem oder intestinale Symptome mit durchfälligen Stühlen als Folge eines Herzinfarktes. Ein Herzinfarkt, der im Gefolge einer intestinalen Blutung mit akuter Anämie und Schocksymptomen auftritt, die die diagnostische Aufmerksamkeit voll beanspruchen, kann leicht übersehen werden.

Die weiter zurückliegende Vorgeschichte kann bei der Diagnose hilfreich sein. Viele Kranke haben Monate und Jahre vorher schon Symptome einer coronaren Herzerkrankung geboten. Der Hausarzt, der den Patienten schon lange kennt und ihn womöglich wegen Angina pectoris in Behandlung hat, ist deshalb gegenüber dem Arzt, der den Patienten zum ersten Mal sieht, im Vorteil. Allerdings ist die Zahl der Kranken, bei denen der Herzinfarkt die erste Manifestation der Coronarsklerose darstellt, beträchtlich. Bei 120 in der Framingham-Studie an Herzinfarkt verstorbenen Kranken war trotz regelmäßiger Überwachung in 53 Fällen (= 44%) vorher nichts von der Krankheit bekannt [10].

Eine Reihe von differentialdiagnostischen Möglichkeiten muß bedacht werden: Lungenembolie, Pleuritis, Perikarditis, Spontanpneumothorax, akuter Oberbauchprozeß, Gallensteinkolik, Pankreatitis, Zwerchfellhernie; auch von Veränderungen der Wirbelsäule (senile Kyphoskoliose) ausgelöste Schmerzen können gelegentlich einen Herzinfarkt vortäuschen. Im Zweifelsfalle sollte die Verdachtsdiagnose „Herzinfarkt“ wegen der statistischen Häufigkeit und vor allem wegen der Gefahr, eine Therapie zu versäumen, den Vorrang erhalten. Elektrokardiogramm (ST-Streckenhebung – monophasische Deformierung –, Veränderungen des Q-Komplexes) und das Ergebnis der enzymatischen Blutuntersuchung mit Anstieg der Kreatinphosphokinase, der SGOT und der LDH sind für die endgültige Diagnose bestimmend.

b) Therapie des Herzinfarktes

Die Auffassung, daß jeder Herzinfarktkranke in stationäre Überwachung gebracht werden soll, auch wenn keine Komplikationen vorliegen und der Verlauf günstig zu werden verspricht, findet zur Zeit allgemeine Zustimmung. Die in der Klinik zur Verfügung stehende kontinuierliche elektronische Überwachung bietet bei dem unberechenbaren Verlauf der Infarktkrankheit bessere Chancen, Herzrhythmusstörungen frühzeitig zu erkennen, als dies ohne Intensivüberwachung möglich wäre; Herzrhythmusstörungen sind zu einem wesentlichen Teil für die hohe Mortalität des Herzinfarktes verantwortlich. Das Risiko eines Transportes ins Krankenhaus ist auch bei Patienten im vorgerückten Lebensalter geringer zu veranschlagen als der Verzicht auf die Behandlung in einer Intensivpflegeeinheit. Nach Versorgung mit Schmerzmitteln, falls erforderlich (Dolantin, Morphium), sollte der Kranke eingewiesen werden. Die Therapie mit Glucocorticoiden innerhalb von 6 Stunden nach Infarkteintritt (2×500 mg Prednisolon i.v.) erscheint gut begründet (s.S. 45); die bisherigen Erfahrungen sind günstig [19].

Es gibt allerdings Komplikationen, die einen Transport, zumindest vorübergehend, unmöglich machen können. Solche Komplikationen sind das akute Lungenödem infolge Linksherzversagen, der Schock und der Herz- und Kreislaufstillstand. Gestaute Halsvenen, Abschwächung der Herztöne, Galopprhythmus und basale Rasselgeräusche über den Lungen kündigen das Lungenödem an. Sofern es die einzige Komplikation darstellt, läßt sich das Lungenödem vor dem Transport in der Wohnung des Kranken behandeln (unblutiger Aderlaß durch Abbinden der Extremitäten, Strophanthin $^1/_8$ mg i.v. und ein Salureticum, z.B. Lasix; falls erforderlich, kann bei horizontal gelagerten Patienten unter Blutdruckkontrolle mit Hilfe eines Vakuumbeutels ein Aderlaß von etwa 200–300 ml vorgenommen werden).

Der Schock ist eine wesentlich schwerere Komplikation. Er kann Folge eines myogenen Herzversagens, schwerer Herzrhythmusstörungen oder einer Myokardruptur ohne und mit Herzbeuteltamponade sein. Die Herzruptur ist bei alten Personen relativ häufig; normalerweise wird sie in 5–10% der Fälle angetroffen, bei Alten in fast 20% der Fälle. [35] Die Ruptur ist bei Frauen, besonders bei solchen mit Bluthochdruck, vergleichsweise häufiger als bei Männern zu beobachten. Symptome des Schocks sind: Kalte, feuchte Haut, Cyanose, schwacher Puls, Blutdruck unter 90 mm Hg systolisch und Oligurie. Schocksymptome können durch heftige Schmerzzustände ungünstig beeinflußt werden. Es ist deshalb erlaubt, vor dem Transport etwa 20 Minuten lang die Wirkung der Schmerzbekämpfung abzuwarten. Wenn eine pheriphere Stase und eine metabolische Acidose eingetreten sind, wird die Aussicht zu überleben zweifelhaft. Die Prognose des Schocks ist ohne klinische Therapie fast infaust, so daß der Transport nach einer Notversorgung gewagt werden muß (Noradrenalin = Arterenol, zur Bekämpfung der Gewebsacidose Natrium bicarbonat 160 ml einer 8,4%igen molaren Lösung, Strophanthin $^1/_8$ mg intravenös).

c) Herz- und Kreislaufstillstand

Herz- und Kreislaufstillstand können Folge von Kammerflimmern oder von Asystolie sein. Eine Unterscheidung kann mit der Auskultation gelingen, mit Sicherheit jedoch nur elektrokardiographisch getroffen werden. Ob Kammerflimmern oder Asystolie, in beiden Fällen ist das Myokard hypoxämisch schwer geschädigt; die einzige Chance für den Patienten besteht in einem solchen Falle in der Aufrechterhaltung eines Notkreislaufes durch externe Herzmassage und künstliche Beatmung. Kreislaufstillstand ist immer mit Apnoe verbunden. Der Patient wird auf eine harte Unterlage, notfalls auf den Fußboden, gelegt; die Atemwege müssen frei sein. Im Wechsel werden 5 Thoraxkompressionen und mittels Mund- zu Mundbeatmung oder durch Atembeutel zwei Atemspenden gegeben, die, falls zur Hand, mit Sauerstoff unterstützt werden. Parallel zur externen Herzmassage sollen Natriumbicarbonat und Adrenalin oder Isoproterenol (= Noradrenalin) intrakardial gegeben werden. Die Zeit des Beginnes der Reanimation soll vermerkt werden. Sollte es gelingen, den Patienten noch in die Klinik zu schaffen, so kann dort mit Intubation, Überdruckbeatmung und mit Elektrotherapie (bei Kammerflimmern Defibrillation, bei Asystolie Stimulation) die Therapie fortgesetzt werden, wenngleich nur mit wenig Aussicht auf Erfolg. Der Einsatz mobiler Intensivpflegeeinheiten, die die Zeit zwischen Erkrankung und Krankenhauseinweisung abkürzen können, ist vielleicht zukünftig imstande, die hohe Sterblichkeit in den ersten Stunden nach Eintritt des Infarktes, die mehr als 50% beträgt, zu verringern.

Antikoagulantien sollen bei alten Patienten nur in schweren Fällen mit Schocksymptomen oder bei solchen Patienten gegeben werden, die Anzeichen einer Thromboembolie bieten, früher schon einen Herzinfarkt durchgemacht haben, eine Herzinsuffizienz entwickeln oder zur Verhütung einer Lungenembolie bei Patienten, die für lange Zeit Bettruhe einhalten müssen. Die Langzeittherapie mit Antikoagulantien wird nicht befürwortet, da es keine überzeugenden Beweise ihres Nutzens für den alten Patienten gibt [13]; sie kann sogar ein Problem bei den alten Patienten darstellen. Viele haben eine Leberfunktionsstörung und schon ohne Antikoagulantientherapie einen niedrigen Prothrombingehalt. Sie können in unvorhergesehener Weise auf die Antikoagulantientherapie reagieren. Bevor eine Therapie mit Antikoagulantien eingeleitet wird, müssen Stuhl und Urin auf okkultes Blut kontrolliert und die Prothrombinzeit bestimmt werden. Alte Patienten mit kardiovasculärer oder cerebrovasculärer Erkrankung tolerieren eine Blutung schlecht. Eine 3wöchige strenge Bettruhe ist in den meisten Fällen nach Herzinfarkt bei alten Patienten unvermeidbar, wenngleich damit gerechnet werden muß, daß längere Bettruhe bei alten Patienten zu erheblichen physischen und psychischen Störungen führen kann (Desorientiertheit, Harninkontinenz, Obstipation, hypostatische Pneumonie, Lungenembolie). Für weichen Stuhlgang ist zu sorgen; der Kranke muß gewarnt werden, beim Stuhlgang zu pressen. Feigen, Pflaumen und Äpfel sowie eine ausreichende Flüssigkeitsaufnahme können die regelmäßige Darmentleerung verbessern. Wenn mit dem Allgemeinzustand vereinbar, sollte die Benutzung eines Bettstuhles frühzeitig gestattet werden [13, 35].

Die soziale Rückgliederung des alten Patienten nach überstandenem Herzinfarkt kann Schwierigkeiten bereiten. Jenseits des 65. Lebensjahres wird Berufstätigkeit meistens nicht mehr ausgeübt. Wenn es gelingt, den Patienten dazu zu bringen, sich zu engagieren (Hobby, Gemeinschaftsaufgaben), kann das oft ebenso wichtig sein wie die übrige Therapie [13]. Der alte Herzpatient muß sich vor der Isolierung stärker fürchten als vor seiner Herzerkrankung. Wenngleich die kardiale Reserve nach einem Herzinfarkt häufig herabgesetzt ist, reicht sie in der Mehrzahl der Fälle doch für die Bedürfnisse eines alten Menschen aus. Plötzliche emotionale Erregungen, die ein akutes Herzversagen auslösen können, sind schädlich; aber eine regelmäßige körperliche Aktivität, die der verbliebenen Herzkraft angemessen ist, ist erwünscht und soll mit Nachdruck empfohlen werden.

d) Angina pectoris

Die Angina pectoris ist, wie der Herzinfarkt, eine Folge der coronarsklerotisch bedingten Myokardischämie. Alle Zustände, die das Mißverhältnis zwischen Sauerstoffbedarf und -versorgung verstärken, können einen Anfall auslösen (körperliche Bewegung, emotionale Belastung, Blutdrucksteigerung, Anfälle von Tachykardie, Thyreotoxikose, Herzinsuffizienz). Die Angina pectoris unterscheidet sich vom Herzinfarkt durch den passageren Charakter mit kürzerer Dauer des Anfalles und durch das Fehlen charakteristischer Zeichen wie Hyperfermentämie und infarkttypischer Ekg-Veränderungen; alte Veränderungen als Hinweis auf eine chronische Coronarinsuffizienz sind in der Mehrzahl der Fälle zu beobachten (AV-Überleitungsstörungen, intraventriculäre Leitungsstörungen, ST-Strecken-Veränderungen), können aber auch fehlen. Die Coronarinsuffizienz kann durch Provokationsmethoden objektiviert werden (T-Wellen-Inversion im Belastungs-Elektrokardiogramm). Die Differentialdiagnose muß sich wie beim Herzinfarkt auf alle Erkrankungen des Brustraumes, der Wirbelsäule und der Bauchorgane erstrecken.

Therapie

Auslösende Faktoren müssen eliminiert werden; bei Rhythmusstörungen und bei Herzinsuffizienz ist die entsprechende Behandlung einzuleiten. Bei der medikamentösen Behandlung stehen die Nitro-Verbindungen im Vordergrund. Die Beta-Receptorenblocker und das Iproveratril sind wirksame Mittel in der Behandlung der Angina pectoris; sie sollen die „innere Herzarbeit" durch Bremsung der Beta-adrenergen Stimulation erleichtern und den Sauerstoffverbrauch ähnlich wie die Nitrokörper senken. Als Nebenwirkungen sind bekannt: Blutdruckabfall, Bradykardie, gastrointestinale Störungen, Begünstigung einer Herzinsuffizienz durch Blockierung der adrenergen Stimulation. Beta-Receptorenblocker sollten bei kardialer Grenzkompensation deshalb nur in Verbindung mit Glykosiden gegeben werden; bei manifester Herzinsuffizienz sind sie sogar kontraindiziert. In den letzten Jahren sind Präparate mit abgeschwächter negativer Inotropie entwickelt worden; für eine abschließende Beurteilung reichen die Erfahrungen noch nicht aus. [13, 25, 30, 35]

Von den sog. Coronardilatatoren (Carbochrom, Dipyridamol) ist ein gesicherter Effekt auf den Herzschmerz nicht bekannt. Diese Präparate werden deshalb von der Industrie mit anderen Substanzen kombiniert (Sedativa, Nitrokörper, Glykoside). Purinkörper sollten mit Vorsicht gehandhabt werden, da sie die Ausscheidung der Katecholamine fördern. [25]

Chirurgische Eingriffe am Coronarsystem (Rekonstruktion, Bypass u.a.) werden in zunehmendem Umfang bei Kranken mit Angina pectoris im vorgerückten Lebensalter vorgenommen; über Operationen an Patienten zwischen 65 bis 79 Jahren ist berichtet worden; die alten Patienten sollen sich weder in der Operationsmortalität noch in der Zahl der Frühverschlüsse von den jüngeren Patienten unterscheiden. Es bleibt abzuwarten, ob diese ersten Erfahrungen sich bestätigen werden und ob sich daraus eine Standardtherapie der mit konservativen Mitteln nicht beeinflußbaren Angina pectoris bei Patienten im höheren Lebensalter entwickeln wird.

7. Gliedmaßenarterienverschluß

Kranke mit Gliedmaßenarterienverschluß bilden eine große Gruppe innerhalb der kardiovasculären Erkrankungen; sie lassen eine deutliche Beziehung zum ansteigenden Lebensalter erkennen. In der „Basler Studie" [45] fanden sich bei über 6000 Männern Symptome eines Gliedmaßenarterienverschlusses in 3% der Untersuchten im Alter von 45–54 Jahren, in 6% der 55–64jährigen und in 8% der 65–74jährigen. Von einer Gruppe 100jähriger klagte jeder Dritte über Kältegefühl in den Extremitäten [8].

Die arteriellen Verschlußkrankheiten im vorgerückten Lebensalter sind fast ausschließlich arteriosklerotisch bedingt; endangiitische Prozesse, die sich klinisch von der Arteriosklerose schwer trennen lassen – selbst pathologisch-anatomisch ist im Endstadium eine Unterscheidung nicht möglich – treten bevorzugt in jüngeren Lebensdekaden auf. Eine Ausnahme bildet die Riesenzellendangiitis, die unter dem Bilde der Arteriitis cranialis besonders Kranke im 7. und 8. Lebensjahrzehnt befällt. [32]

a) Diagnose und Therapie

Die Einteilung des chronischen Gliedmaßenarterienverschlusses nach Ratschow [33] entspricht dem klinischen Bedürfnis, aus dem Beschwerde- und Symptombild auf den Sitz des Verschlusses rückschließen zu können.

Der *„periphere Verschlußtyp"* ist bedingt durch obliterierende Prozesse in den Unterarm- und Handarterien sowie in den Arterien des Unterschenkels und des Fußes. Der Typ kommt nicht nur in jüngeren Jahren, sondern auch im Alter vor. Er ist überdurchschnittlich häufig mit Diabetes mellitus vergesellschaftet. Charakteristisch sind Nekrosen an den Fersen sowie an den Endgliedern der Finger und Zehen; die Erkrankung beginnt einseitig. Maßgeblich beteiligt an den klinischen Symptomen ist der Contractilitätsverlust der arteriovenösen Anastomosen, so daß das Blut auf Kurzschlußwegen abfließen kann und das Capillargebiet unterversorgt wird. Brennende Schmerzen in den Händen und Füßen, vor allem an den Sohlen und an den Fersen sowie in der Knöchelgegend, sind kennzeichnend („heiße Greisenfüße", „burning feet"). [12a]

Der *Verschluß der Oberschenkelarterie* ist die häufigste Lokalisation der obliterierenden Arteriosklerose an den peripheren Arterien. Bei primärem Verschluß der Arteria poplitea droht die Amputation, da in diesem Arterienabschnitt keine Kollateralen vorhanden sind. Höhergelegene Verschlüsse der Oberschenkelarterien können lange symptomlos bleiben. Lichtungseinengungen bis zu 90% werden noch toleriert. Nach Überschreiten der kritischen Grenze wird das Symptom „intermittierendes Hinken" hervorgerufen.

Der *Beckenarterienverschluß* umfaßt 3 Typen; eine sichere Unterscheidung ist nur angiographisch möglich: Verschluß der Iliaca externa, der Iliaca communis, die aortoiliacale Okklusion (Leriche-Syndrom). Die Beschwerden sind bei allen Formen von Beckenarterienverschlüssen ähnlich: Halbkreisförmig um die Hüfte ziehende Schmerzen („zwängende Beckenklammer") mit Ausstrahlung in die Oberschenkel, oft in ischiasähnlicher Ausprägung. Dazu tritt „intermittierendes Hinken". Bei hohem Aortenverschluß können die Abgänge der Nierenarterien und der Mesenterialarterien erfaßt und eigene renale und abdominale Krankheitsbilder bewirkt werden.

Stenosen und *Verschlüsse der Arterien des Schultergürtels* sind seltener und verursachen wegen der guten Ersatzkreisläufe weniger ausgeprägte Beschwerden als die Gliedmaßenarteriopathie an den unteren Extremitäten. Ein Verschluß der Arteria brachialis proximalwärts über den Abgang der A. profunda brachii hinaus bringt allerdings in Ermangelung eines Kollateralkreislaufs den Verlust des Armes mit sich.

Jede Lokalisationsform der Gliedmaßenarteriopathie läßt sich nach Schweregraden unterteilen in ein beschwerdeloses oder -armes Stadium (I); in ein Stadium mit Belastungsschmerz, aber mit noch ausreichender Kompensation in Ruhe (II); in ein Stadium mit Ruheschmerz (III) oder sogar mit Nekrosen (IV). [12a, 13, 33].

Zur Diagnose trägt außer den subjektiven Beschwerden der Kranken die Beurteilung der peripheren Pulse durch Palpation und Auskultation bei. Ein stenosierender Arterienprozeß bewirkt unterhalb der Stenose ein systolisches Geräusch. Das Stethoskop darf dabei nicht aufgedrückt, sondern nur leicht aufgesetzt werden. Es sollen die Leistenbeuge, die Innenseite der Oberschenkel, das Abdomen, die Supraclaviculargegend, die mediale Fläche des Unterarmes und die Region unterhalb der Unterkieferwinkel auskultiert werden. In der Leistenbeuge können in Ruhe in 50% der Fälle falsch positive Resultate auftreten; bei Auskultation nach einem Belastungsversuch verbessert sich das Resultat [33]. Zuverlässiger für den Nachweis einer Stenose ist ein systolisches Geräusch über der distalen A. femoralis. Provokationsmethoden dienen dazu, latente Durchblutungsstörungen zu demaskieren. Bei der Lagerungsprobe nach Ratschow führt der Patient liegend mit senkrecht erhobenen Beinen 2 Minuten lang Rollbewegungen in den Sprunggelenken aus. Wenn eine obturierende Arteriopathie vorliegt, muß der Versuch wegen Schmerzen vorzeitig abgebrochen werden oder es kommt zu einer Abblassung der Haut an Fußrücken und -sohle. Prüft man im zweiten Teil des Versuches durch Aufsetzen des Patienten und Hängenlassen der Beine die Durchblutung, so tritt beim Gesunden innerhalb von 5 Sekunden eine lebhafte Hautrötung und nach 15–20 Sekunden eine pralle Füllung der Fußrückenvenen auf. Bei obturierenden Prozessen sind diese Phänomene verspätet. An den oberen Extremitäten kann eine entsprechende Prüfung mit Faustschlußbewegungen vorgenommen werden. Oszillographie zur Registrierung der Volumen- und Druckschwankungen und die Ultraschall-Doppler-Methode, mit der sich der systolische Blutdruck unblutig distal von einer Stenose bestimmen läßt, sind die nächste Untersuchungsstufe. Ob bei alten Patienten eine Angiographie, die am zuverlässigsten Auskunft geben kann, vorgenommen werden soll, ist von der Belastbarkeit des Patienten und vom Ausmaß der zu erwartenden therapeutischen Konsequenzen abhängig.

Die Therapie hat das Ziel, die Durchblutung der gefährdeten Extremität zu bessern. Dazu gehört die Behandlung einer Herzinsuffizienz, um den Druck im System zu heben. Körperliche Aktivität (Gehen bis zur Schmerzgrenze) soll das Wachstum der Kollateralen fördern. Alle Kranken im Alter von 60 Jahren und mehr sollten schon wegen der Belastung, die die Übungsbehandlung mit sich bringt, einer Herzbehandlung unterzogen werden. Bei einer peripheren Arteriosklerose ist damit zu rechnen, daß auch eine Coronarsklerose besteht. Die Aufgabe prophylaktischer Maßnahmen ist es, das Auftreten von Nekrosen zu verhüten. Der Kranke soll intensive Hautpflege betreiben und Hautschäden durch Hitze, Kälte, Druck und Traumen vermeiden (lauwarmes Waschwasser, weite Strümpfe und Schuhe oder Sandalen, Vorsicht beim Beschneiden der Fußnägel, Behandlung eines Diabetes mellitus). Nekrosen werden mit konservativen Mitteln behandelt. In jedem Falle ist zu prüfen, ob eine chirurgische Behandlung in Frage kommt (Rekonstruktion des Gefäßbettes durch Endarterektomie – ring-stripping –, Anlage einer Umgehungsanastomose – Bypass – durch Venenplastik oder Kunststoffprothese). Die lumbale Sympathektomie ist gegenüber den Rekonstruktionsmethoden in den Hintergrund getreten; ihre Anwendung ist heute im wesentlichen auf den peripheren Verschlußtyp beschränkt [12a]. Mit Kombination verschiedener Methoden kann erreicht werden, eine Amputation zu verhüten, hinauszuschieben oder, falls sie doch unvermeidlich sein sollte, in einem funktionell günstigen Abschnitt durchzuführen.

b) Akutes Verschlußsyndrom

Ursache des akuten Verschlusses peripherer Arterien ist eine Embolie aus dem Herzen, meistens infolge Vorhofflimmerns, in 11% der Fälle infolge einer wandständigen Thrombose bei Myokardinfarkt; bei stummem Myokardinfarkt kann die periphere Embolie das wegweisende Symptom sein [12a]. Gelegentlich nehmen die Embolien ihren Ursprung aus einem Aortenaneurysma oder von atheromatösen Wandveränderungen der Aorta oder ihrer größeren Äste. Die unteren Extremitäten sind wesentlich häufiger von einer Embolie betroffen als die oberen. Plötzlicher Schmerz und das Auftreten von Taubheits- und Kältegefühl lenken in den meisten Fällen auf die Diagnose hin; in einigen Fällen sind arterielle Embolien mit „stummem" Arterienverschluß beobachtet worden.

Embolien in die Mesenterialarterien sind vergleichsweise selten; sie führen rasch zu irreversiblen und tödlichen intestinalen Veränderungen. Embolien in kleine Mesenterialarterienäste ohne Gangrän des Darmes können überstanden werden.

Unmittelbar nach Bekanntwerden der Diagnose können ein Behandlungsversuch mit Heparin und eine Fibrinolyse vorgenommen werden; niedermolekulare Dextrane zur Verbesserung der Mikrozirkulation sind indiziert. Falls die konservativen Behandlungsversuche nicht wirksam sind, sollte ohne Verzug, längstens innerhalb von 2–3 Stunden, die Embolektomie ausgeführt werden. Die Embolektomie, ausführbar in Lokalanästhesie, ist die Methode der Wahl für die Behandlung der arteriellen Embolie. Ausgenommen sind nur Patienten mit extrem schlechtem Allgemeinzustand. [12a, 13]

8. Cerebrovasculäre Erkrankungen im Alter

Neurologische und Psychosyndrome bei alten Menschen sind häufig durch Gefäßerkrankungen bedingt. Die Zahl der Todesfälle an Hirngefäßerkrankungen ist ebenso groß wie die an coronarer Herzkrankheit (Tabelle 8); die Zahl der cerebrovasculären Neuerkrankungen wird noch 3–4mal höher geschätzt als die Mortalitätsrate. Allein für die 8. Lebensdekade wird jährlich mit 2000 Neuerkrankungen auf 100000 Bewohner gerechnet [20, 39].

a) Ursachen cerebrovasculärer Störungen im Alter

Die arteriosklerotischen Gefäßveränderungen stellen auch im cerebralen Versorgungsgebiet die wesentliche Ursache für Störungen dar. Arteriosklerotische Gefäßprozesse sind bei 60- bis 70jährigen in 80% und bei 70- bis 80jährigen in über 90% der Fälle gefunden worden (Ergebnis der Auswertung von 4000 Autopsien

[20]). Hauptlokalisation ist die A. carotis interna. Da beim alten Menschen infolge Arteriosklerose die Regulationsmechanismen stark beeinträchtigt sind, ist der Ausgleich über die Kollateralen behindert. Schon eine einseitige Carotisstenose kann zu ischämischen Hirnschäden führen. Die Stenose wirkt druckmindernd; die Strömung ist poststenotisch verlangsamt; es kommt zu Zellaggregationen mit Thrombosen und Störungen der Mikrozirkulation (Sludge-Phänomen). Eine besondere Form des arteriellen Verschlußsyndroms ist das „Subclavian-Steal-Syndrom" (Verschluß der Arteria subclavia und des Truncus brachiocephalicus; Versorgung des Armes über die Arteria vertebralis mit gegensinniger Stromrichtung, dadurch herabgesetzte Versorgung des Gehirns mit arteriellem Blut).

Während die ischämisch bedingten cerebralen Störungen, die in ihrer Pathogenese dem Myokardinfarkt entsprechen, bei Normotonikern ebenso vorkommen wie bei Hypertonikern, ist die hämorrhagische Apoplexie fast ausschließlich bei arterieller Hypertension anzutreffen. Die cerebrale Hämorrhagie entsteht durch die Ruptur von Mikroaneurysmen kleiner Äste vorwiegend der A. cerebri media. Das intracerebrale Hämatom kann am Orte liegenbleiben und unter Hinterlassung von Cysten resorbiert werden oder es kann in den Subarachnoidalraum oder in einen lateralen Ventrikel perforieren.

Eine andere Ursache cerebrovasculärer Erkrankungen im höheren Lebensalter ist die Riesenzellarteriitis (s. S. 63). Die Bezeichnung „Arteriitis temporalis" wird der Bedeutung dieses Krankheitsbildes nicht gerecht; die temporale Arteriitis ist nur eine der möglichen Manifestationsformen. Die Beteiligung der Retinalarterie führt bei etwa der Hälfte der Patienten zu Netzhauthämorrhagien und zur Atrophie des N. opticus. Eine primär subarachnoidale Hämorrhagie infolge der Ruptur eines kongenitalen cerebralen Aneurysmas kann auch im höheren Lebensalter vorkommen; bei 10–15% der Patienten tritt die erste Blutung jenseits des 65. Lebensjahres auf [5a].

b) Diagnose und Therapie

Die Symptome der arteriosklerotisch bedingten cerebrovasculären Störungen reichen von schleichend sich entwickelnden psychischen Veränderungen (Nachlassen des Konzentrationsvermögens, Minderung der Merkfähigkeit, gesteigerte Reizbarkeit, Teilnahmslosigkeit gegenüber der Umwelt, Neigung zur Perseveration) bis zum plötzlichen cerebralen Insult mit Bewußtseinsverlust und Krämpfen, Ausfall der Sinnesorgane, sensiblen und motorischen Lähmungen. In leichten Fällen einer vorübergehenden cerebralen Ischämie ohne Ausbildung eines Hirninfarktes sind die Symptome rudimentär und können sich innerhalb weniger Stunden, manchmal erst nach Wochen und Monaten, völlig zurückbilden. Bei einem Hirninfarkt bleiben im allgemeinen neurologische Residuen bestehen, deren Ausprägungsgrad von der Ausdehnung und von der Lokalisation des Infarktes bestimmt wird (Hemiparese, Aphasie, Hemianopsie, intellektuelle Defekte bis zur Demenz). Die Unterscheidung einer hämorrhagischen Apoplexie von einer schweren cerebrovasculären Ischämie mit Hirninfarkt kann schwierig sein. Ein länger dauerndes Koma und eine Nackensteifigkeit weisen auf eine Hämorrhagie hin; blutiger Liquor bestätigt den Verdacht einer hämorrhagischen Apoplexie mit Durchbruch in den Subarachnoidalraum oder in die Ventrikel.

Im akuten Stadium eines cerebralen Insultes sind strenge Bettruhe und sorgfältige Pflege am wichtigsten (bei bewußtlosen oder verwirrten Patienten Vorsorge vor Verletzungen, wenn erforderlich Sondenkost, Harnblasenkatheterismus bei Ausbleiben der spontanen Miktion). Niedermolekulare Dextrane (Rheomacrodex) sollen die Blutviscosität verringern und die Mikrozirkulation verbessern können (Infusionsbehandlung). Über den Wert sog. Gefäßdilatatoren ist die Ansicht geteilt; die Erweiterung von Gefäßgebieten außerhalb der ischämischen Zone könnte durch Entzug von arteriellem Blut einen ungünstigen Effekt haben. Die Erfahrungen mit der Antikoagulantientherapie, bei alten Patienten mit arterieller Hypertension und bei hämorrhagischer Apoplexie ohnehin kontraindiziert, sind nicht überzeugend genug, um sie für die Standardbehandlung und für die Prävention der ischämischen Hirnerkrankung empfehlen zu können [20].

Bei Okklusion extrakranieller Arterien (A. carotis interna) kann unter der Voraussetzung eines guten Allgemeinzustandes die Frage einer

Thrombendarterektomie diskutiert werden; die Operation ist in seltenen Fällen bei Patienten im Alter von über 70 Jahren mit gutem Erfolg ausgeführt worden; die besten Resultate konnten erzielt werden, wenn nur ein kurzer Arterienabschnitt von der Stenose betroffen war. [5a].

Der Arzt muß bei allen kardiovasculären Erkrankungen, die mit Blutdruckabfall verbunden sein können, bei Anämien und bei antihypertensiver Therapie an die Möglichkeit einer ischämischen Hirnschädigung denken. Die Palpation und die Auskultation der A. carotis sollten bei jedem Patienten im höheren Lebensalter vorgenommen werden.

Literatur

1. Anschütz, F., Schettler, G.: Gefäße und Herz. In: Alterskrankheiten (G. Schettler, Hrsg.). Stuttgart: Thieme 1966.
2. Blumberger, K.: Glykosidtherapie im Alter. I. Medizin des Alters **5**, 145 (1971). Erlangen: Straube 1971. II. Glykosidtherapie im Alter. In: Herz des alternden Menschen (J. Schmidt, E. Lang, Hrsg.).
3. Büchner, F., Onishi, S.: Herzhypertrophie und Herzinsuffizienz in der Sicht der Elektronenmikroskopie. München–Berlin–Wien: Urban und Schwarzenberg 1970.
4. Bürger, M.: Altern und Krankheit. Leipzig: Thieme 1947.
5. Bürger, M., Lohmann, D.: Lebenswandlungen (Biomorphose) des gesunden menschlichen Herzens in ihren Beziehungen zum Alter und Geschlecht. In: Das Herz des Menschen (W. Bargmann, W. Doerr, Hrsg.). Stuttgart: Thieme 1963.

5a. Carter, A.B.: The Neurologie Aspects of Aging in: Clinical Geriatrics (J. Roseman, ed.) P. 123, Philadelphia–Toronto, Lippincott, 1971.

6. Delius, L, Goerttler, K., Tobien, H.M., Schlepper, M.: Klinische Physiologie des Herzens. In: Das Herz des Menschen (W. Bargmann, W. Doerr, Hrsg.). Stuttgart: Thieme 1963.
7. Ehrenberg, R., Winnecken, H.G., Bieberichcr, H.: Der Altersgang des Bindegewebes in menschlichen Organen. Z. Naturforschg. **9b**, 492–495 (1954).
8. Franke, H., Bracharz, H., Gall, L.: Herz und Kreislauf bei Hundertjährigen. Studien an 148 über hundertjährigen Personen der Bundesrepublik Deutschland. Münch. med. Wschr. **115**, 85–94 (1973).
9. Gillmann, H.: Zur Frage der Digitalisierung des Altersherzens. Dtsch. med. Wschr. **96**, 2242 (1970).
10. Gordon, R., Kannel, W.B.: Premature Mortality from Coronary heart disease, the Framingham study. J. Amer. med. Ass. **215**, 1617 (1971).
11. Granath, A., Jonsson, B., Strandell, T.: Circulation in Healthy Old Men. Studied by Right Heart Catheterization at Rest and During Exercise in Supine and Sitting Position. Acta med. scan. **176**, 425 (1964).
12. Gsell, O., Merian, P.: Klinische Charakteristika der Krankheiten im hohen Alter. In: Krankheiten der über Siebzigjährigen (O. Gsell, Hrsg.). Bern–Stuttgart: Huber 1964.

12a. Haimovici, H.: The Peripheral Vascular Systems. In: Clinical Geriatrics (J. Rosenman, ed.) P. 165 Philadelphia–Toronto, Lippincott, 1971.

13. Harris, R.: Geriatric cardiovascular disease. Philadelphia–Toronto: Lippincott 1970.
14. Hauss, W.H.: Angina pectoris. Entstehung, Erkennung, Beurteilung und Behandlung der Herzschmerzanfälle. Stuttgart: Thieme 1954.

14a Hauss, W.H.: Ursachen und Behandlung der Herzinsuffizienz. Herz/Kreisl. **5**, 321–328 (1973).

15. Hauss, W.H.: Klinische Aspekte der mesenchymalen Reaktion und Suppression. 7. Deidesheimer Gespräch, Mai 1973. Arzneim. Forsch. **24**, 250–259 (1974).
16. Hauss, W.H., Portheine, H.: Über Erkrankungen des Herzens im Alter. Med. Welt **50**, 2440–2446 (1959).
17. Hauss, W.H.: Über die Rolle des Mesenchyms in der Genese der Arteriosklerose. Virch. Arch. Abt. A. Path. Anat. **359**, 135–156 (1973).
18. Hauss, W.H., Wüst, G.: Koronarerkrankungen. In: Handbuch der Geriatrie (W. Doberauer, A. Hittmair, R. Nissen, F. H. Schulz, J. Tuba, Hrsg.), Bd. I. Stuttgart: Enke 1965.
19. Hauss, W.H., Schmitt, G., Winter, R., Papavassiliou, K.: Vorschlag zur Therapie des Herzinfarktes im Initialstadium. Münch. med. Wschr. **116**, 485–490 (1974).
20. Held, K., Gottstein, U.: Pathogenese und Therapie zerebraler Zirkulationsstörungen im Alter. Z. Geront. **5**, 324–335 (1972).
21. Jahrmärker, H.: Therapie mit Herzglykosiden. Therapiewoche **1**, 948–966 (1972).
22. Johannsen, B.W.: Myocardial Infarction in Malmö 1960–1968. Acta med. scand. **191**, 505–515 (1972).
23. Knieriem, H.J.: Über den Bindegewebsgehalt des Herzmuskels des Menschen. Arch. Kreisl.-Forsch. **44**, 231–257 (1964).
24. Krug, H.: Die Alternsveränderungen der Blutgefäße. In: Handbuch der Allgemeinen Pathologie, Bd. VI/4, Altern (redigiert von G. Holle). Berlin–Heidelberg–New York: Springer 1972.
25. Kuschinsky, G., Lüllmann, L.: Kurzes Lehrbuch der Pharmakologie. Stuttgart: Thieme 1972.
26. Linzbach, A.J., Akuamoa-Boateng, E.: Die Altersveränderungen des menschlichen Herzens. I. Das Herzgewicht im Alter. Klin. Wschr. **51**, 156–163 (1973). II. Die Polypathie des Herzens im Alter. Klin. Wschr. **51**, 164–175 (1973).
27. Merx, W., Effert, S.: Notwendige Diagnostik und Therapie von Herzrhythmusstörungen im Alter. Z. Geront. **5**, 299–309 (1972).
28. Michel, D.: Elektroreversion und Schrittmachertherapie im Alter. In: Das Herz des alternden

Menschen (J. Schmidt, E. Lang, Hrsg.). Erlangen: Straube 1971.
29. Oberwittler, W.: Anmerkungen zur Interpretation der Framingham-Studie. Med. Welt **19**, (N.F.), 2478–2480 (1968).
30. Oberwittler, W., Hauss, W.H.: Über das kranke Herz im Alter und seine Behandlung. Actuelle Gerontologie **2**, 147–156 (1972).
31. Polzien, P.: Herzrhythmusstörungen im Alter. In: Das Herz des alternden Menschen (J. Schmidt, E. Lang. Hrsg.). Erlangen: Straube 1971.
32. Pomerance, A.: Cardiac pathology in the aged. Geriatrics **23**, 101–114 (1968).
33. Ratschow, M.: Periphere Durchblutungsstörungen infolge arterieller Verschlußkrankheiten. In: Handbuch der Geriatrie (W. Doberauer, A. Hittmair, R. Nissen, F.H. Schulz, J. Tuba, Hrsg.). Stuttgart: Enke 1965.
34. Ries, W.: Physiologie des Alterns. In: Handbuch der Allgemeinen Pathologie, Bd. VI/4, Altern (redigiert von G. Holle). Berlin–Heidelberg-New York: Springer 1972.
35. Rodstein, M.: Heart disease in the aged. In: Clinical Geriatrics (J. Rossemann, ed.), p. 143. Philadelphia–Toronto: Lippincort 1971.
36. Roessle, R., Roulet, F.: Maß und Zahl in der Pathologie. Berlin–Wien: Springer 1932.
37. Schwartz, P., Wolfe, K.: New aspects of cardiovascular disease in the aged. J. Amer. Geriat. Soc. **15**, 640–650 (1967).
38. Spang, K.: Altersherz und Kardiosklerose. Dtsch. med. Wschr. **79**, 318 (1954).
39. Statistisches Jahrbuch für die Bundesrepublik Deutschland. Stuttgart–Mainz: Kohlhammer 1972.
40. Sturm, A., jr.: Allgemeine und pharmakologische Behandlung der Hypertonie im Alter. Z. Geront. **5**, 310–316 (1972).
41. Tuba, J.: Das chronische Cor pulmonale. In: Handbuch der Geriatrie (W. Doberauer, A. Hittmair, R. Nissen, F.H. Schulz, J. Tuba, Hrsg.). Stuttgart: Enke 1965.
42. Verzàr, F.: Experimentelle Gerontologie. Stuttgart: Enke 1965.
43. Werthemann, A.: Pathologisch-anatomische Charakteristika im hohen Alter. In: Krankheiten der über Siebzigjährigen (O. Gsell, Hrsg.). Bern–Stuttgart: Huber 1964.
44. Wezler, K.: Physiologische Aspekte des Alterns des Herzens. Z. Geront. **2**, 211–228 und 319–329 (1969).
45. Widmer, L.K., Waibel, P.: Arterielle Durchblutungsstörungen in der Praxis. Bern–Stuttgart: Huber 1972.

Venensystem

W. Schneider und H. Fischer

Wie im arteriellen System, so ist auch für die Venen das Alter als einer der größten Risikofaktoren zu bezeichnen. Varicen, Venenentzündungen, Venenthrombosen und chronisch-venöse Insuffizienz, die wichtigsten venösen Erkrankungen, zeigen mit ihren Folgekrankheiten einen deutlichen Alterstrend. Ein besonderes Problem sind die „Stöckelbeine" bei alten Leuten ohne Varicen und ohne Ödeme, aber mit Ulcus.

1. Die Varicen

Pathogenetisch spielt die familiäre Belastung eine erste (und gesicherte) Rolle. Hinzu kommen die in geringer Häufigkeit und Ausprägung auftretenden postthrombotischen Venenerweiterungen, meist nachdem das Ödem der akuten Phase abgeklungen ist. Aber auch ohne Thrombose kann die idiopathische Veneninsuffizienz eintreten, z.B. nach Klappenatrophie, Muskelschwäche bzw. leck gewordenen Muskelveneneinflußschleifen oder Cockettvenen. In den beiden letzteren Fällen kann es zum sog. Blow-out-Ulcus kommen. Bei allen genannten Möglichkeiten ist das Alter der wichtigste pathogenetische bzw. moderierende Faktor. Varicen sind nach der Baseler Studie II im 6. Dezennium über dreimal häufiger (80%) als im 3. (mit 25% [12]). Der Alternsvorgang hat nicht nur mehr Klappeninsuffizienz zur Folge, sondern auch fibrosierte starre Gefäßrohre. Die idiopathische Dysfunktion der Muskelvenenpumpe findet sich nach Gullmo [5] sowie nach May und Nissl [7] vom 35. Lebensjahr ab regelmäßig. Die sog. Besenreiser entwickeln sich meist in mittleren Lebensjahren und belasten insbesondere die Frauen in der zweiten Lebenshälfte.

Foote [3] schätzt die Varicenträger mit 10–17% der Gesamtbevölkerung ein. Schneider u. Mitarb. (Baseler Studie II [12]) finden sogar bei den arbeitsfähigen Beschäftigten der chemischen Industrie Basel 62% Varicenträger, d.h. in der Gesamtbevölkerung ist der Prozentsatz sicher noch größer. Sie differenzieren indessen und trennen 58% sog. leichtere Fälle (Reticulärvaricen und Besenreiser) von 4% schweren Fällen von Stammvaricose mit und ohne Phlebitiden oder venöser Insuffizienz. In einem klinischen Krankengut liegt dieser letztere Prozentsatz naturgemäß wesentlich höher. Bei über 60jährigen fanden die Baseler Autoren sechsmal häufiger schwere Fälle als bei 30jährigen, während die leichteren Fälle „nur" doppelt so hoch lagen.

Neben dem Faktor Alter treten Einflüsse durch Geschlecht, Längenwachstum und Gewicht eindeutig zurück und werden keineswegs von allen Autoren als bewiesen angesehen. In der Baseler Studie erscheinen 57% Männer gegenüber 68% Frauen (1:1,3). Beide Gruppen waren fast gleichaltrig: 46,0 (± 11,4) Jahre gegenüber 42,4 (± 10,4) Jahre. Reticulärvaricen und Besenreiser waren etwa gleich häufig, Stammvaricen dreimal seltener.

Eine primäre, anlagebedingte, unkomplizierte Varicose bewirkt so lange noch keine venöse Insuffizienz (d.h. Ödeme, Stauungsdermatose und/oder Ulcus), als der intrafasciale Abfluß zum Herzen über tiefe Leitvenen, Muskelvenen und Perforantes gesichert ist (s. unten). So sehen wir in der Praxis immer wieder Träger mächtiger primärer Varicenkonvolute ohne die genannten Komplikationen, insbesondere ohne Ödem. Durch Thrombosen oder auch durch idiopathische Veneninsuffizienz nimmt die Häufigkeit der venösen Dekompensation mit höherem Alter zu.

Die Therapie der primären unkomplizierten Varicose älterer Leute unterscheidet sich nicht von der jüngerer. Reticuläre Varicen sollten verödet werden, während sich das chirurgische Vorgehen (stripping) bei der Stammvaricose anbietet. Eine Kompressionstherapie mit Binden erübrigt sich u. E. aus den genannten Gründen bei primärer Varicose. Gummistrümpfe sind nur bei Beschwerden erforderlich, wobei sich aber bereits die Frage der beginnenden Insuffizienz erhebt. Ein therapeutisches Problem von kosmetischer Relevanz, insbesondere bei Frauen, sind die sog. Besenreiser. Das beste therapeutische Verfahren ist u. E. die intravasale Verödung mit verdünnten Lösungen (z.B. 0,5–1,0%ig Aethoxysklerol oder Phlebodestal) an den stärker erweiterten Ursprungs- oder Verteilungsstellen. Geht von solchen Lösungen ein Teil paravenös, sind im allgemeinen keine Komplikationen zu erwarten.

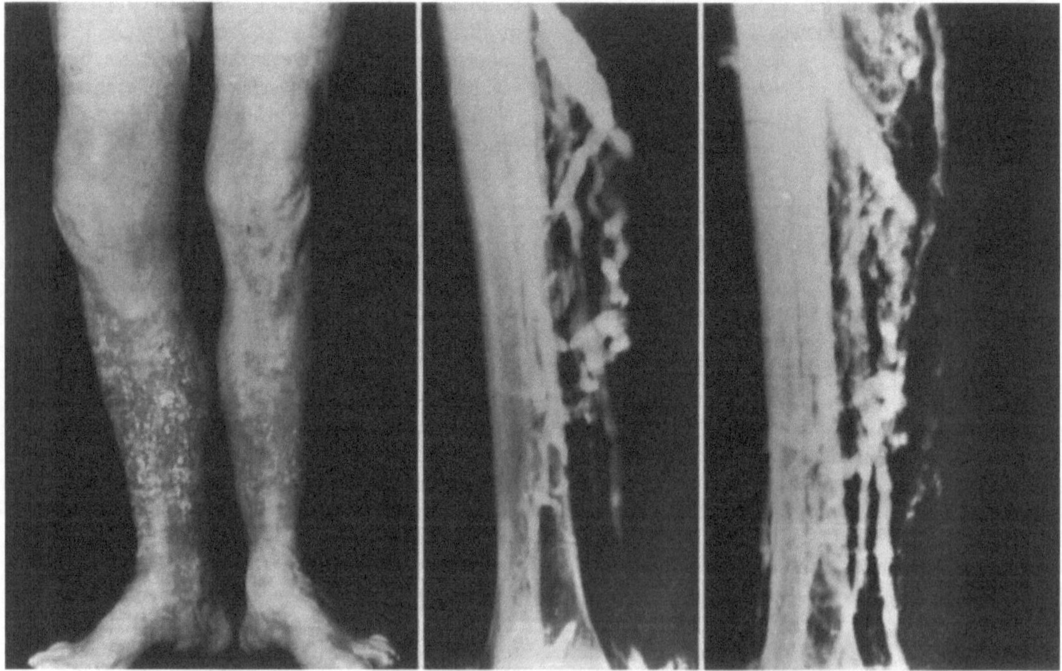

Abb. 4a–c. M. W.: Stauungsdermatose (Dermo-Epidermitis, bakterieller Oberhautkatarrh) bei ausgedehnter, erst phlebographisch in Erscheinung tretender reticulärer Varicose (bei unauffälliger Vena saphena magna) und idiopathischer Dilatation der Soleus-Muskelvene mit insuffizienter innerer Einflußschleife.

2. Die venöse Insuffizienz

Diese ist u. E. zu 80–90% die Folge thrombotischer Verschlüsse und weit seltener einer idiopathischen Veneninsuffizienz ohne Thrombose. Die thrombotischen Verschlüsse sitzen meist mehr proximal und intrafascial, ihre Folgen (d.h. Ödem, Stauungsdermatose und Ulcus) mehr distal, und zwar vorwiegend medial im retromalleolären Raum der Kulisse Bisgaards [1] und extrafascial. Ödeme allein verursachen noch kein Ulcus. Dies entsteht erst dann, wenn die Abschöpfung des Blutes aus dem Haut- und Unterhautplexus nicht mehr gewährleistet ist. Diese mangelnde Drainage, als Folge tiefer Verschlüsse oder lecker Perforantes, führt dann schließlich zur „Versumpfung" des Gewebes. Sie zeigt sich klinisch sowohl im distalen als auch im proximalen Venenbereich. Distal findet sich oft eine durch die Fascie knopfförmig durchgetretene Venenerweiterung, deren Verschluß die umliegenden Venen kollabieren läßt (Ansatzpunkt für die Therapie s. unten). Distal finden wir aber auch – und gerade bei älteren Menschen – Verschwielungen (Dermatoskle-

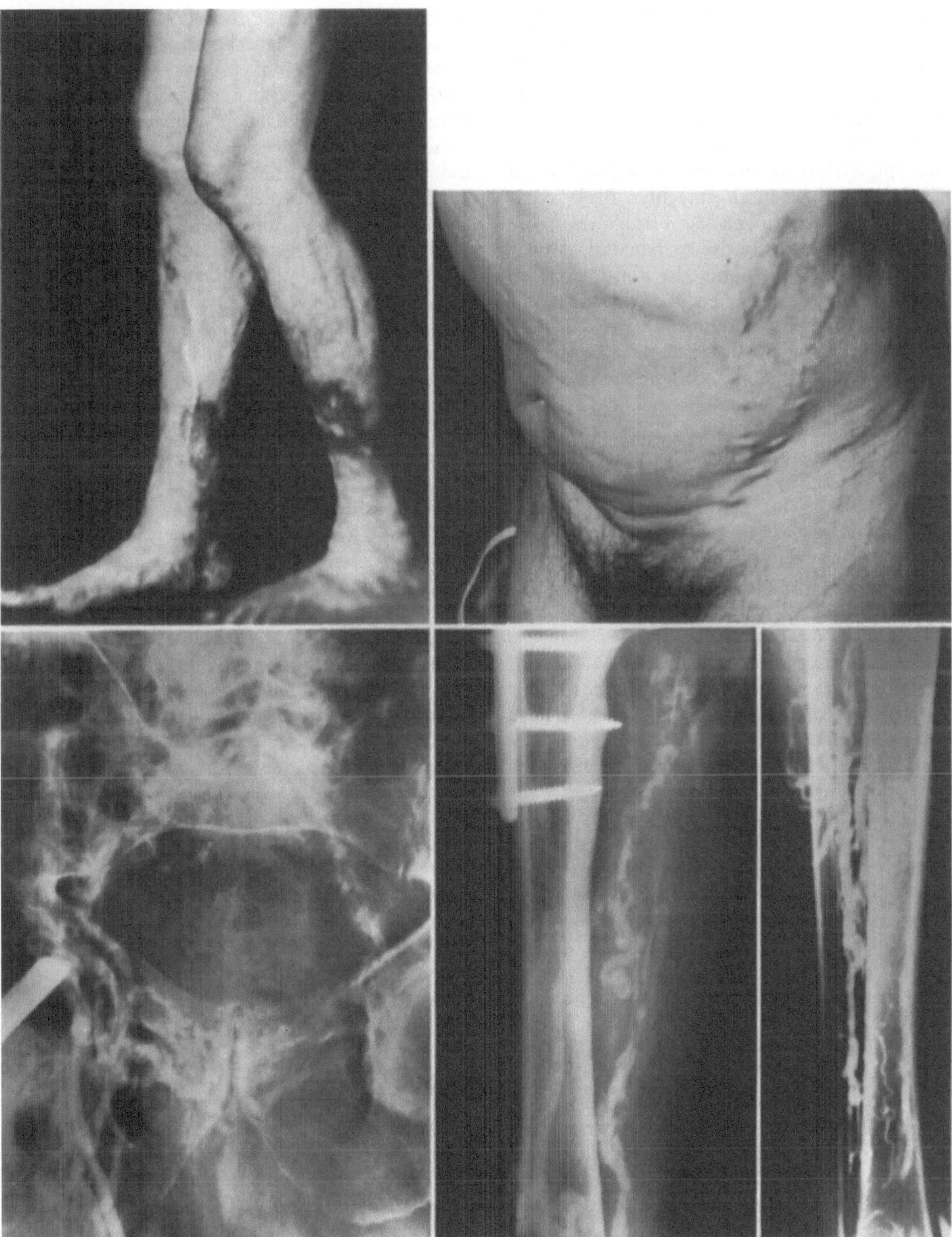

Abb. 5a–e. B. F.: Zustand nach Becken- und Oberschenkelthrombose mit Caput medusae in der Leiste (einschl. epigastrischem Kollateralkreislauf), Beinödem und Siderosklerose in der Fesselgegend (pelvines Stenosesyndrom nach Schneider u. Fischer). Frische Thromben in den Vv. peroneae im proximalen Unterschenkeldrittel

rose) und kleinfleckige Hämosiderose. Diese letztere entsteht, weil die Venenklappen zwar Volumen-, aber keine Druckschleusen sind (Fischer [2]). Kontrolliert man den Unterbauch dieser Kranken, so sind nicht selten stark erweiterte Venenkonvolute an Mons pubis oder Venae epigastricae an der seitlichen Bauchwand als Zeichen einer durchgemachten Beckenvenenthrombose zu finden. Es erfolgt dann die Blutrückführung teilweise extrafascial, entweder über den Mons pubis zur kontralateralen Seite oder auf der gleichen über die sonst klinisch und röntgenologisch nicht nachweisbaren Vv. epigastricae. Wir haben dieses klar umrissene eindeutige Bild als „pelvines Stenosesyndrom mit Siderosklerose" bezeichnet. Bei Verdacht auf Thrombosierung, die im Alter häufiger eintritt, ist die Phlebographie das wichtigste und zuverlässigste diagnostische Hilfsmittel. Im übrigen sagt ein phlebographisch nachgewiesener Verschluß nichts über den Zeitpunkt der Entstehung aus.

Auch die Thrombose tritt im Alter häufiger auf, woran die im Alter eintretende Immobilisation nicht unbeteiligt sein dürfte.

Schon Wagner [14], Santler [11], Wiedmann [15] u.a. haben auf die Häufigkeit des Ulcus in höheren Altersklassen hingewiesen. Ulcera im Fußgelenk verursachen nach längerer Bestandsdauer bei älteren Patienten oft eine Ankylose, die nicht nur ein orthopädisches Problem darstellt, sondern ein zusätzliches Handicap für die Muskelvenenpumpe, die am intrafascial ohnehin schlechter versorgten Fuß besonders störanfällig ist, bewirkt. Die Möglichkeit der Carcinomentwicklung in einem derartigen Ulcus nach ca. 8–12 Jahren (fakulative Präcancerose) stellt den Arzt vor weitere Probleme. Sobald die Granulationen knolliger, bizarrer werden oder speckig über den Ulcusrand „überquellen", sollte an ein Carcinom gedacht werden.

Am Anfang der Therapie der chronisch-venösen Insuffizienz steht zunächst wieder die Kompressionsbehandlung, insbesondere bei Ödem und/oder Ulcus. Die Kompression durch Binden oder Gummistrümpfe stellt die Effizienz der Muskelpumpe sogar für das extrafasciale System weitgehend wieder her.

Praktisch gehen wir so vor, daß wir zunächst das Ödem mit Binden – wir benutzen den Kreuzverband nach Pütter [10] – langsam durch zunehmenden Druck „auswickeln". Dabei muß allerdings der Druckgradient von unten nach oben leicht abfallen, um Abschnürung bzw. Stauung oberhalb der Wade zu verhindern. Eventuell muß auch der Oberschenkel gewickelt werden, was besondere Erfahrung und technisches Können erfordert. Bei ganz massiven Ödemen bedienen wir uns der schnelleren Auswickelung mit mäßig straffen Gummischläuchen (nach van der Molen [9]), stets jedoch trotz Schmerzhaftigkeit ohne Narkose! Ebenfalls effektiv und schonender ist das Auspumpen des Ödems mit automatischen, phasengesteuerten Druckgeräten, die an das gesamte Bein (oder den Arm) angelegt werden (Jobst-Gerät u.a.). Ist das Ödem ausgepumpt, dann kann das Erreichte durch einen Gummistrumpf nach Maß mit genügender Zugfestigkeit gesichert werden.

Die Kompressionstherapie hat indessen gerade bei älteren Leuten ihre besonderen Schwierigkeiten. Der Kompressionsverband muß nicht nur verstanden, sondern auch praktiziert werden, d.h. fallender Druckgradient von unten nach oben, Druckzunahme im Laufe der Behandlung, zwei gegenläufige Binden vom Fußrücken zur Kniekehle, gleichmäßige Wikkelung, die Schnürfurchen vermeidet, rechtwinkelige Haltung des Knie- und Fußgelenkes beim Binden. All dies ist nicht jedem Menschen in höherem Alter beizubringen. Die scheinbar leichter anzuwendende gummielastische Binde ist kein Ersatz, weil der gefällige Sitz solcher Binden nur durch sehr ungleichmäßigen Kantenzug erreicht wird, was vermehrt zu Schnürfurchen führen muß, und die „Lüftung" der Haut mit der Steigerung des Blutdurchflusses unter der gleichmäßigen Dauerkompression entfällt.

Auch der effiziente Gummistrumpf macht es alten Leuten nicht leichter. Das Anziehen eines kompressionsstarken Gummistrumpfes ist selbst für Jüngere eine Anstrengung, der kompressionsschwächere wäre ohne ausreichende Wirkung. Hier hat sich in der Praxis das Einpudern (wie bei Handschuhen) bewährt. Noch besser gleitet ein straffer Gummistrumpf über einen glatten Perlon-Damenstrumpf, der vorher angezogen wird.

Auf die Varicenverödung wurde oben bereits eingegangen. Die bei venöser Insuffizienz relativ häufigen Stammvaricen können gestrippt

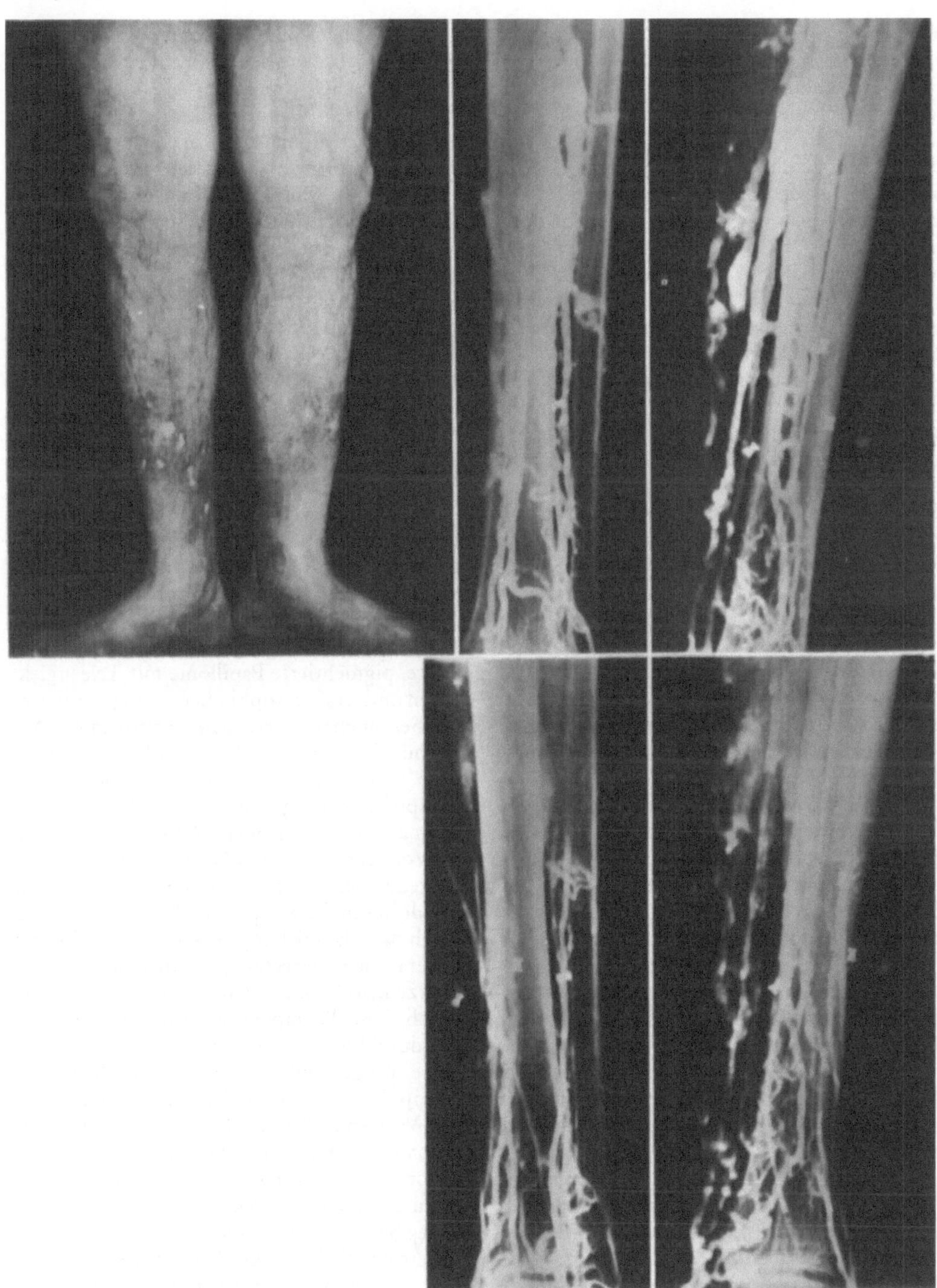

Abb. 6a–e. P.A.: „Stöckelbeine" mit chronisch rezidivierenden Ulcera (im Phlebogramm mit Schrotkugeln markiert). Tiefe Venen weit, durchgängig, mit glatten Rändern und intakten Klappen, Insuffizienz der Soleusmuskelveneneinflußschleife. Im Ablaufphlebogramm mäßige reticuläre Varicose, V. saphena magna und parva unauffällig

und verödet werden, für insuffiziente Cockettvenen bietet sich die subfasciale Ligatur (mit Fascienverschluß) an. Hier ist die Verödung technisch schwieriger. Besonders wichtig erscheint uns die Verödung der Varicen, die zu einem Ulcus geführt haben. Es gelingt gelegentlich, ein Ulcus, das ein Jahrzehnt bestanden hat, in einem Monat zur Abheilung zu bringen, wenn die durchziehende Varice unter- und oberhalb verödet wird. Es gelang uns, ein Ulcus bei einer älteren Frau, das 42 Jahre bestanden hatte, durch Venenverödung in etwa ebensoviel Tagen zu überhäuten.

Am schwierigsten gestaltet sich die Therapie der Beingeschwüre alter Leute mit Stöckelbeinen, die keinerlei sichtbaren Zusammenhang mit venöser Insuffizienz aufweisen, d.h. weder Ödeme noch Varicen. Verödung und Kompressionstherapie nützen nichts, im Gegenteil, es kann dadurch bei mangelhaftem Muskel- und Fettpolster über Knochenerhebungen (Schienbein, Knöchel) leicht zu Druckschädigungen (Blasen, Erosionen, Ulcera) kommen. Hier sind wir dann allein auf die externe Ulcustherapie angewiesen, soweit nicht arterielle Durchblutungsstörungen, Diabetes und Arteriosklerose weitere allgemeine Maßnahmen erfordern.

Treten bei den Stöckelbeinen Ulcera auf, so ist folgende Therapie angebracht:

1. Antibakterielle Maßnahmen, wenn bei älteren Geschwüren mit Problem-Keimen zu rechnen (Pseudomonas aeruginosa u.a.) ist (Antibiogramm). Bewährt hat sich bei uns Gentamycin als Salbe oder Puder und Polymyxin (bei Pseudomonas).

2. Bei pseudomembranös belegten Geschwüren sollte zunächst proteolytisch abgebaut werden (Pancrazym N, Carofur, Fibrolan, Iruxol, Trypure, Varidase). Da die auf dem Ulcus entstehenden Eiweißabbauprodukte einen guten Nährboden für Bakterien abgeben, müssen kombiniert oder alternierend Antibiotica eingesetzt werden.

3. Ist das Ulcus gesäubert, dann stehen viele weitere Möglichkeiten zur Verfügung: z.B. feuchte Kammer mit Traubenzucker, Heftpflaster-Dachziegel nach Gilje [4], thixotrope Medicrucin-Puder. Letzteres kann vor allem die Epithelisierungsphase wesentlich abkürzen.

4. Auch der Ulcusrand sollte behandelt werden. Abdeckung mit Zinkpaste oder Gentiana-Violett (2%ig wäßrig) schützt ihn vor macerierenden Wundsekreten und bringt ihn ggf. zum Abschwellen, wobei dem Farbstoff noch zusätzlich eine antipruriginöse und eine antibakterielle Wirkung zukommt. Wegen der letzteren hat er sich uns vor allem bei Ulcera mit unterminierten verschieblichen Rändern bewährt. Die wäßrige Lösung kriecht infolge Capillarattraktivität in die engen und doch tiefen Taschen ein. Der therapeutische Erfolg ist oft verblüffend. U.U. müssen Ulcusgrund, -rand und -umgebung entsprechend dem jeweiligen Zustand unterschiedlich behandelt werden (sog. „Kokardentherapie").

Als Folge von venösen Durchblutungsstörungen spielen noch eine Reihe von Krankheitsbildern eine Rolle, so z.B. die Atrophie blanche (Milian [8]), die Phlebarthrose (Krieg [6]), die Sensibilisierung durch langjährige Polypragmasie (overtreatment) und schließlich arterielle Durchblutungsstörungen, deren Prognose durch zusätzliche venöse Rückflußverhinderung verschlechtert werden kann.

Die Atrophie blanche, fast ausschließlich bei Varicenträgern, ist gekennzeichnet durch gruppierte, pigmentierte Papillome mit Teleangiektasien und straff-atrophischen, depigmentierten Narben in charakteristischer netzförmiger Anordnung. Es handelt sich um eine Spontan-Atrophie und nicht um narbig abgeheilte Ulcera. Hauptsitz ist der perimalleoläre Raum, medial mehr als lateral. Bei einer eventuellen Verödung ist Vorsicht geboten. Man muß zunächst alle umgebenden Varicen veröden und dann vom Rande her in das atrophische Gebiet vorstoßen. Auch dann ist noch mit Nekrosen bzw. kleinen Ulcerationen zu rechnen. Wir haben uns davon überzeugen können, daß die Atrophie blanche durch diese Therapie fast immer in ein relativ gut durchblutetes, praktisch hautfarbenes Gewebe umgewandelt wird, wodurch weitere Komplikationen verhindert werden. Über starken Varicen findet man nicht selten Depigmentation und zarte bandförmige (nicht netzartige) Atrophie, die „Pseudoatrophie blanche."

Im Rahmen der sog. Phlebarthrose – von Krieg besonders herausgestellt [6] – finden sich unterschiedlich starke Kniegelenksbeschwerden, zusammen mit benachbarter Varicosis. Wir behandelten eine Reihe derartiger Fälle gemeinsam mit der Orthopädischen Klinik Tübingen (Professor Mau), bei denen die Gelenkbeschwerden nach Beseitigung der Varicen völlig sistierten. So konnte z.B. bei einer über 70jährigen Frau die bereits vorgesehene Meniscusoperation unterbleiben. Es lohnt sich also bei derartigen, meist älteren Kranken zumindest der Versuch, ihnen auf eine so einfache Weise zu helfen.

Ulcus-Kranke sind nach langjähriger Polypragmasie häufig sensibilisiert und zeigen mehr noch als Ekzematiker positive Reaktionen auf die verschiedensten Hauttests. Wenn man auch bei älteren Leuten nicht mehr so häufig Streu-Reaktionen drogen- und bakterienallergischer Natur (Whitfield-Streuung) beobachtet, so sind doch Irritationen bzw. Unverträglichkeitserscheinungen am Ulcusrand und der Umgebung keine Seltenheit. In solchen Fällen ist eine möglichst indifferente Lokaltherapie erforderlich, z.B. mit Zinkpaste, Gentiana-Violett oder Kollagenfolie. Oft genügt auch schon eine Zubereitung ohne Konservantien, z.B. Nipa-Ester (Paragruppen-Sensibilisierung).

Nicht allein Venenerkrankungen verursachen „Beinleiden". Es sei daher noch ein kurzer Hinweis auf arterielle Durchblutungsstörungen angeschlossen, die differentialdiagnostisch klar abgrenzbar sind, die jedoch häufig gemeinsam auftreten können. Der venöse Schmerz tritt mehr in der Nacht-Ruhe auf, der arterielle bei Belastung (Schaufensterkrankheit). Das venöse Ulcus entsteht langsam, zunächst ohne Schmerzen, die erst auftreten, wenn eine größere Wundfläche gegeben ist; das typische arterielle Ulcus entsteht dagegen schnell, unter Schmerzen, mit schwärzlichen Nekrosen. Gleichzeitige Venenbeteiligung, z.B. venöse Insuffizienz, verschlechtert, wiederum häufiger bei Alten als bei Jungen, die Prognose arterieller Störungen. Gelegentlich entstehen die ersten Nekrosen bei arteriellen Verschlußkrankheiten in den Zehen-Zwischenräumen und werden dann fälschlich als Interdigitalmykosen gedeutet (Verwechslung mit Rhagaden) bei beginnender arterieller Unterdurchblutung den Locus minoris resistentiae abgibt. Hier sind dann die „Trockenlegung" und die antimykotische Sanierung eine zusätzliche Prophylaxe der Nekrose (bzw. Gangrän).

Literatur

1. Bisgaard, H.: Ulcus et eczema cruris phlebitidis sequelae. Kopenhagen: Munksgaard 1941.
2. Fischer, H.: Venae perforantes und Muskelvenen. Phlebol. u. Proktol. **2**, 127–133 (1973).
3. Foote, R.R.: Varicose veins. 2 nd Ed. London: Butterworth u. Co 1954.
4. Gilje, O.: The „adhesivetape – sponge – Meisenbindbandage for ulcus cruris. Acta derm.-venereol. (Stockh.) **31**, 272–274 (1951).
5. Gullmo, A.: Periphere Venen. In: Handbuch der Medizinischen Radiologie (ed. L. Diethelm) Bd. X/3: 473ff. Berlin–Heidelberg: Springer 1964.
6. Krieg, E.: Die Behandlung der sogenannten Beinleiden in der Praxis (Phlebo-arthrotischer Komplex) S. 108–111. Stuttgart: F.K. Schattauer 1963.
7. May, R., Nißl, R.: Die Phlebographie der unteren Extremität. 2. Aufl. Stuttgart: G. Thieme 1973.
8. Milian, M.G.: Les atrophies cutaneés syphilitiques. Bull. soc. franç. derm. syph. **36**, 865–871 (1929).
9. Molen, van der, H.R.: La therapeutique conservatrice de l' élephantiasis. Folia Angiologica **9**, 1–8 (1962).
10. Pütter, G.: Grundlagen und Ausführung einer neuen Verbandtechnik zur Behandlung des Ulcus cruris. Privatklinik und Sanatorium 1952, Heft 4.
11. Santler, R., Ernst, G., Weigl, B.: Statistisches über den varikösen Symptomenkomlex. Hautarzt **7**, 460–463 (1956).
12. Schneider, M., Glaus, L., Widmer, L.K., Leu, H.J.: Sind Varizenträger venenkrank? Beobachtungen an 3641 Männern und 781 Frauen der Basler Studie I. Dtsch. med. Wschr. **98**, 343–346 (1973).
13. Schneider, W., Fischer, H.: Die chronisch-venöse Insuffizienz Stuttgart: F. Enke Verlag 1969.
14. Wagner, G.: Altersveränderungen der Haut. Altersdermatosen in: Gottron/Schönfeld, Dermatologie und Venerologie Bd. IV: 756. Stuttgart: G. Thieme 1960.
15. Wiedmann, A.: Die arterielle Genese des Ulcus cruris „varicosum". Hautarzt **5**, 85–91 (1954).

Atmungsorgane

V. Böhlau und R. Meister

Lungenerkrankungen erhalten im Alter eine besondere Bedeutung, da sie in dieser Lebensperiode häufiger als in anderen Lebensabschnitten über das Schicksal des Kranken entscheiden. Befaßt man sich mit den Problemen, die bei Lungenerkrankungen alter Leute auftreten, kann man von folgenden Fragen ausgehen:

1. Welche morphologischen und funktionellen Veränderungen macht die Lunge im Laufe des physiologischen Alterns durch?
2. Welche Krankheiten, die grundsätzlich in jedem Lebensalter auftreten können, weisen im Alter einen besonderen Verlauf oder ein verändertes klinisches Bild auf?
3. Welche Krankheiten sind im Alter besonders häufig?

Max Bürger, der einen großen Teil seiner klinischen und wissenschaftlichen Arbeit den Vorgängen des Alterns gewidmet hat, kam zu der Überzeugung, daß der menschliche Körper während des Lebens fortlaufenden, nicht reversiblen Wandlungen unterworfen ist [4]. Er wies darauf hin, daß von dieser „Biomorphose" vor allem die tachytrophen Organe betroffen sind, worunter man jene Organe versteht, die sich in einem ständigen Arbeitszustand befinden. Zu ihnen gehören vor allem das Herz und die Lunge.

Die mit dem Altern einsetzenden morphologischen Veränderungen an der Lunge sind wiederholt untersucht und beschrieben worden. Hieronymi fand bei Menschen jenseits des 40. Lebensjahres eine zunehmende Verringerung der Alveolenzahl um etwa 40% bis zum 70. Lebensjahr [11]. Neben dem bloßen Verlust kommt es auch zu einer Deformierung und Vergrößerung der Lungenalveolen. Diese Veränderungen führen zu einer fortschreitenden Verkleinerung der respiratorischen Oberfläche. Weiterhin findet man Umlagerungen, Ballungen und Auffaserungen der Bindegewebsfibrillen und eine Verdickung der spärlichen Interalveolarsepten. Schließlich sieht man im Alter eine Atrophie und Degeneration des Flimmerepithels, die von manchen Autoren [9, 10] auf einen Hormonmangel der Nebennierenrinde und der Geschlechtsorgane zurückgeführt werden. Etwa gleichzeitig mit dieser Entwicklung kann man eine fortschreitende Verkalkung der Rippenknorpel beobachten, die zu einer Versteifung des Brustkorbs beiträgt und die Atrophie der Intercostalmuskulatur fördert. Alle diese Veränderungen unterstützen die Entwicklung des Lungenemphysems im Alter. Dabei sind diese Alternsvorgänge selbst nicht pathologisch, also keine Krankheit. Zusammen mit der abnehmenden Anpassungsfähigkeit des alternden Organismus an Umweltfaktoren begünstigen sie jedoch die Entstehung von Krankheiten.

Die am Respirationstrakt einsetzenden Alterungsvorgänge bleiben nicht ohne Einfluß auf die Atemfunktion. Schon zwischen dem 3. und 4. Dezennium findet man bei der Lungenfunktionsprüfung erste Veränderungen, die im wesentlichen auf die schwindende Retraktionskraft des Lungengewebes zurückzuführen sind. Die Vitalkapazität (= maximales Atemvolumen) beginnt langsam abzunehmen, während gleichzeitig die Werte für das Residualvolumen ansteigen. Ebenso sinken die dynamischen Atemreserven, erkenntlich an der Reduktion des Atemstoß- und Atemgrenzwertes. Durch die Verkleinerung der respiratorischen Oberfläche nehmen die Perfusionsreserven und damit das maximale Sauerstoffdiffusionsvermögen der Lunge ab. Hinzu kommt eine ungleichmäßige Verteilung von Luft und Blut auf die Alveolen, woraus bei alten Leuten eine leichte arterielle Hypoxämie resultieren kann. Durch den Verlust an Gefäßen ist der pulmonale Blutströmungswiderstand während der Arbeitsbelastung im allgemeinen höher als bei Jugendlichen, so daß eine Arbeitshypertonie im eingeengten Lungenkreislauf des alten Menschen herrschen kann. Zur Entwicklung eines chronischen Cor pulmonale kommt es in unkomplizierten Fällen jedoch nicht [8].

Diese zunächst noch als physiologisch anzusehenden Veränderungen am Atemtrakt bilden jedoch beim alten Menschen häufig den Boden für bronchopulmonale Infekte, die überwiegend chronisch, aber auch bedrohlich akut verlaufen können.

Nicht selten besteht gleichzeitig eine Herzinsuffizienz, die den Krankheitsablauf ungünstig beeinflußt. Die enge funktionelle Beziehung zwischen Lunge und Herz wird im Krankheitsfall besonders deutlich. Einerseits fördert die Stauungslunge infolge einer Linksherzschwäche die bakterielle Invasion der tiefen Luftwege und damit den Beginn einer Infektion; andererseits können bronchopulmonale Infekte beim alten Menschen zu einer schweren Herzbelastung führen, der nicht selten, wegen der begrenzten Reserven, die kardiale Dekompensation folgt. Die Probleme der Multimorbidität im Alter werden hier evident.

peepidemie durchgeführt haben, konnten wir mit Hilfe des „Energotests" nach Böhlau zeigen, daß die älteren Patienten eine erheblich längere Zeit benötigen als die jüngeren, um die Leistungsfähigkeit, über die sie vor der Erkrankung verfügten, wieder zu erreichen (Abb. 7) [2].

Die im Alter schwindenden Abwehrkräfte sind auch für den besonderen Verlauf und die Häufigkeit der *Lungentuberkulose* in diesem Lebensabschnitt verantwortlich. Die großartigen Erfolge in der Chemotherapie der Tuberkulose verführen leider immer wieder dazu, die Lungentuberkulose zu bagatellisieren oder sie in die letzte Reihe der differentialdiagnostischen Erwägungen zu stellen. Es konnte jedoch gezeigt werden, daß trotz des allgemeinen Rückganges von Morbidität und Mortalität eine Verschiebung der Tuberkulosehäufigkeit zu den höheren Altersklassen festzustellen ist, was vor allem das männliche Geschlecht betrifft [12]. Die Prognose der Tuberkulose ist zudem

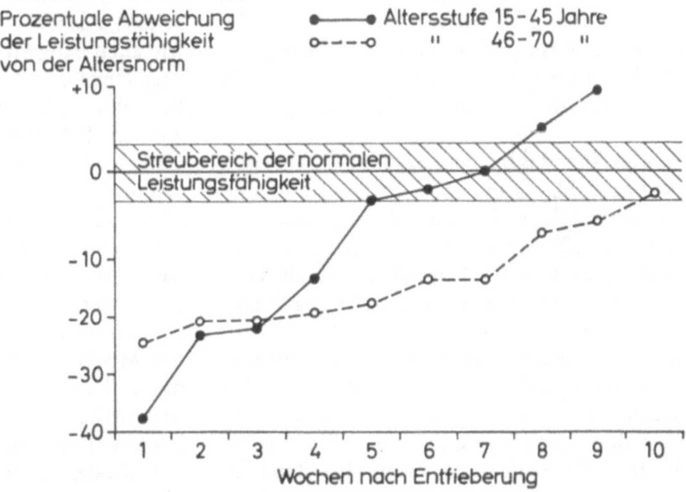

Abb. 7

Was den Krankheitsverlauf der Pneumonie angeht, so beobachtet man beim alten Menschen häufig eine außergewöhnlich verzögerte Rekonvaleszenz, die ein längeres Krankenlager mit allen Gefahren der Bettlägerigkeit mit sich bringt. Oft ist es eine Virusgrippe, die den Krankheitsprozeß einleitet. Anhand eigener Untersuchungen, die wir anläßlich einer Grip-

im Alter oft ungünstiger als bei jüngeren Menschen. Kavernenschwund war bei älteren Patienten nur in 37% gegenüber 70% bei jüngeren Menschen nachweisbar. Die erkrankten alten Menschen sind vor allem – wie sich gezeigt hat – als Bakterienstreuer von großer Bedeutung, da die Diagnose bei ihnen oft nicht rechtzeitig gestellt wird.

Auf die spezifische Behandlung der Tuberkulose soll hier nicht näher eingegangen werden, da sie nach den auch in anderem Erkrankungsalter gültigen Regeln durchzuführen ist [9, 15]. Wichtig ist jedoch, daß vorsichtshalber über einen längeren Zeitraum hinweg ambulant nachbehandelt wird, da mit einem verzögerten Heilverlauf im Alter gerechnet werden muß [7].

Das *Asthma bronchiale* tritt im Alter zumeist in Begleitung der chronischen Bronchitis auf. Pathogenetisch liegt dem Asthma des älteren Menschen in der Mehrzahl der Fälle eine bakterielle Sensibilisierung durch chronische Infekte zugrunde. Bei jüngeren Menschen spielen dagegen exogene Allergene eine führende Rolle. Diese Beobachtung hat zu der Einteilung des Asthmas in das sog. Extrinsic-Asthma des jüngeren Menschen und das Intrinsic-Asthma des älteren Menschen geführt [14]. Man nimmt an, daß bei Menschen über 45 Jahren in 75% der Fälle mit dem Intrinsic-Asthma zu rechnen ist. Als Herde kommen vor allem chronische Infekte der Nasennebenhöhlen und Bronchien in Frage. Die Asthmasterblichkeit weist eine deutliche Altersabhängigkeit auf. Sie liegt am höchsten bei alten Menschen jenseits des 70. Lebensjahres [16]. Die Todesursache ist in fast allen Fällen ein Versagen des Herzens in Form eines dekompensierenden Cor pulmonale.

Da im Alter das Bronchialasthma – wie schon erwähnt – häufig in engem ätiologischen und pathogenetischen Zusammenhang mit der chronischen Bronchitis steht, entspricht die Behandlung im wesentlichen der der chronischen Bronchitis, so daß sie dort Erwähnung finden soll.

Die sog. „*Altersbronchitis*" ist außerordentlich häufig und darum von großer praktischer Bedeutung. Man schätzt, daß etwa $^1/_3$ der englischen Bevölkerung, soweit sie das 50. Lebensjahr überschritten hat, an chronischer Bronchitis leidet, und daß rund 10% der über 40jährigen an den Folgen einer chronischen Bronchitis sterben. In Deutschland liegen Morbidität und Mortalität der chronischen Bronchitis vor allem wegen der günstigeren klimatischen Bedingungen zwar niedriger, doch ist die Krankheitshäufigkeit mit 10 bis 15% in der ambulanten Praxis und mit 11% im klinisch-stationären Patientengut noch recht hoch. – Unter einem unausgewählten Kollektiv von ambulanten männlichen Patienten der Münchener Medizinischen Poliklinik im Durchschnittsalter von 53 Jahren fand sich eine Bronchitishäufigkeit von 17% bei Nichtrauchern und 46% bei Rauchern, also eine Gesamthäufigkeit von 34%. Es besteht eine deutliche Bevorzugung des männlichen Geschlechts. Das Verhältnis Männer zu Frauen wird mit 3 : 1 angegeben. Der arbeitsmedizinische Aspekt der chronischen Bronchitis geht aus der Statistik von Kinkel hervor [13]. Danach betrug der Anteil der chronischen Bronchitis an den Rentenfällen wegen Berufs- und Erwerbsunfähigkeit in der Zeit von 1959 bis 1960 bei Arbeitern etwa 13% und bei Angestellten etwa 8%. Die Berentung beginnt beim Vorliegen einer chronischen Bronchitis durchschnittlich im Alter von 54 bis 58 Jahren, im Mittel etwa bei 57 Jahren. Dabei sind Industrieballungszentren nicht bevorzugt. Bei den Renten wegen Berufsunfähigkeit beträgt der Anteil der chronischen Bronchitis am Rentenwegfall infolge Todes etwa 60%, bei Renten wegen Erwerbsunfähigkeit sogar 94%.

Die Ätiologie und Pathogenese des bronchitischen Syndroms sind noch immer nicht völlig geklärt. Als Ursachen werden sowohl endogene wie auch exogene Faktoren genannt. Endogen wird eine konstitutionelle Hyperreaktivität der Bronchialschleimhaut angenommen, exogen werden Schädigungen durch Rauchen und Luftverschmutzung, aber auch berufliche Noxen und allergieauslösende Faktoren sowie Infektionen genannt. – Als pathogene Keime kommen in erster Linie Haemophilus influenzae, Pneumokokken, Neisserien, Staphylokokken, Streptokokken, Klebsiellen, E. coli und Proteus vulgaris in Betracht. Oft handelt es sich um Mischinfektionen. In letzter Zeit werden immer häufiger Viren für die Infektionen verantwortlich gemacht, die dann den Boden für bakterielle Keiminvasionen bereiten.

Pathogenetisch liegen der chronischen Bronchitis hauptsächlich eine Dyskrinie und Hypersekretion zu Grunde. Durch die Schädigung des Flimmerepithels ist die Selbstreinigung der Luftwege gestört, was eine diffuse Sekretretention zur Folge hat. Daneben spielen Schwellungen der Schleimhaut sowie Spasmen der glatten Muskulatur eine große Rolle. Die fast immer vorhandenen sekundären bakteriellen Infektionen sind als Infektionen des stagnierenden Schleims der Mucosa, der Submucosa und der

Schleimdrüsen anzusehen. Sie führen schließlich zu peribronchialen Fibrosen und zur generalisierten Obstruktion der Atemwege. Alle diese Erscheinungen verstärken sich, wenn sie auf die bereits „gealterte Lunge" treffen. Die chronische Bronchitis ist besonders wegen ihrer Folgezustände gefürchtet. Sie ist die häufigste Ursache des obstruktiven Lungenemphysems und führt schließlich zum chronischen Cor pulmonale. Am Anfang dieses Weges steht die Bronchialobstruktion mit erhöhten Strömungswiderständen in den Atemwegen, woraus eine ständig vermehrte Atemarbeit resultiert. Gleichzeitig treten auch Störungen des Gasaustausches auf. Regionale alveoläre Hypoventilation führt zunächst zur arteriellen Hypoxämie (Partialinsuffizienz), die später bei globaler Mangelbelüftung von einem Anstieg der arteriellen Kohlendioxydspannung begleitet wird (Globalinsuffizienz). Neben der Hypoventilation fällt auch die Rarefizierung der Lungengefäße bei der Emphysementwicklung für den Gasaustausch nachteilig ins Gewicht. Der Organismus versucht die chronische Hypoxämie durch eine vermehrte Bildung von Erythrocyten auszugleichen, was sich jedoch störend auf die Hämodynamik auswirkt. Die kompensatorische Polyglobulie führt zu einer Erhöhung der Blutviscosität und damit zu einer Mehrbelastung des Kreislaufs.

Als Folge anhaltender Druckerhöhungen und Zirkulationsstörungen im Lungenkreislauf entwickelt sich schließlich das chronische Cor pulmonale. Das obstruktive Lungenemphysem und die chronische Bronchitis sind heute die häufigste Ursache der Rechtsherzhypertrophie [5, 6]. Daher ist auch die Behandlung des chronischen Cor pulmonale in erster Linie eine Therapie des pulmonalen Grundleidens. Die Prognose des chronischen Cor pulmonale ist im allgemeinen schlecht, was vor allem für den Fall der Dekompensation gilt. Nach einer Statistik von Blum überleben nach Auftreten der ersten Dekompensationserscheinungen nach zwei Jahren nur noch 37,5% der Patienten, nach fünf Jahren sind es kaum mehr als 20% [1].

Klinisch stehen bei der chronischen Bronchitis anfangs nur die Symptome Husten und Auswurf im Vordergrund, die auch der Definition der chronischen Bronchitis zu Grunde liegen. Meist werden diese Symptome von den Patienten zunächst bagatellisiert. Erst das Auftreten von stärkerer Atemnot oder von Beklemmungserscheinungen führt die Bronchitiker zum Arzt. Häufig sind dann bereits durch mehrfache Rezidive irreversible Schäden aufgetreten.

Die Frühdiagnose des bronchitischen Syndroms, die im allgemeinen keine Schwierigkeiten bereitet, hat auch beim alten Menschen große Bedeutung. Besonders die Tatsache, daß diese Erkrankung ein bereits durch das Altern geschädigtes Organ trifft, verlangt eine schnelle Diagnose und eine rechtzeitige Einleitung der Behandlung. In manchen Fällen ist die Frühdiagnose nur durch die Anwendung von Provokationstests oder Belastungsprüfungen möglich. Beginnende Funktionsminderungen können dann diagnostisch richtungsweisend sein. Zu den Funktionsprüfungen gehört die spirometrische Bestimmung der statischen Lungenvolumina (Vitalkapazität, Residualvolumen) sowie der dynamischen Atemwerte, von denen vor allem der Atemstoßtest diagnostischen Wert besitzt. Die Größe des Residualvolumens ist ein ungefährer Gradmesser des Emphysems. In den letzten Jahren hat sich methodisch die Ganzkörperplethysmographie in den Vordergrund geschoben. Sie stellt insofern einen bedeutenden Fortschritt dar, als sie auf einfache Weise die quantitative Messung des bronchialen Strömungswiderstandes erlaubt und überdies weitgehend unabhängig von der Mitarbeit des Patienten ist. Eine weitere wichtige Methode ist die Blutgasanalyse, die sich heute ohne nennenswerte Belästigung des Patienten durchführen läßt. Man mißt damit den Sauerstoff- und Kohlendioxydpartialdruck sowie den pH-Wert im Blut und hat dann ein Urteil darüber, ob eine respiratorische Insuffizienz vorliegt. Für die Frühdiagnose sind Untersuchungen vor und nach körperlicher Belastung wichtig, da eine latente Insuffizienz erst unter Belastung manifest wird. Nuclearmedizinische Methoden haben heute für die Bronchitisdiagnostik noch keine große Bedeutung. Bei allerdings erheblichem apparativem Aufwand eignen sie sich jedoch gut zum Nachweis regionaler Lungenfunktionsstörungen und zur Darstellung von Verteilungsstörungen.

Die Behandlung der chronischen Bronchitis verfolgt drei Hauptziele:

1. Infektbekämpfung
2. Sekretolyse
3. Bronchialerweiterung.

Dieses therapeutische Gerüst wird von verschiedenen unterstützenden Maßnahmen umgeben. Die Infektionsbekämpfung steht jedoch am Anfang der Bronchitisbehandlung. Sie hat für die Vorbeugung und Bekämpfung des Lungenemphysems und des Cor pulmonale die gleiche Bedeutung wie die antibakterielle Sanierung der Pyelonephritis für die Vorbeugung der pyelonephritischen Schrumpfniere. Der Einsatz von Sekretolytica und Bronchodilatatoren dient dagegen in erster Linie der Wiedereröffnung partiell oder total verschlossener Bronchien, wodurch vor allem die Atemarbeit erleichtert und das Gefühl der Luftnot gemildert wird. Oft ist zur Behandlung dieses komplexen Krankheitsbildes eine „gezielte Polypragmasie" unumgänglich, was insbesondere für den Erkrankungsfall im Alter gilt. Der Einsatz von Corticosteroiden ist in allen Fällen von schwerer Obstruktion oder bei ausgeprägter allergischer Komponente indiziert. Man nimmt heute an, daß nicht nur beim Asthma bronchiale, sondern auch bei der chronischen Bronchitis die Allergie in 10 bis 40% der Fälle eine Mitursache der Krankheit darstellt. – Eine sehr gute Wirkung kann auch mit der modernen Aerosolbehandlung erzielt werden. Sekretolytika, Spasmolytika, Antibiotika und andere Substanzen gelangen dabei nach apparativer Vernebelung auf direktem Weg in die Bronchien, wo sie ihre lokale Wirkung entfalten [3]. Diese Methode eignet sich vor allem auch zur Vernebelung fungicider Medikamente und damit zur wirksamen Behandlung von Pilzinfektionen der Lunge, die gerade beim alten Menschen eine zunehmende Bedeutung gewinnen. In besonders schweren Fällen kann eine assistierte Beatmung mit Hilfe eines druckgesteuerten Respirators nützlich sein und zu einer Besserung der alveolaren Ventilation verhelfen. Eine sinnvolle Ergänzung zu diesen Maßnahmen bildet bei älteren Patienten die sog. Gerontotherapie. Sie beinhaltet eine gesunde, speziell auf das Alter ausgerichtete Ernährung, eine entsprechende Herz-Kreislauf-Therapie, eine Therapie mit Roborantien und Tonica sowie eine Substitutionstherapie. Bei diesem vielschichtigen therapeutischen Programm darf die Physio- und Balneotherapie nicht vergessen werden. Daß sie zuletzt genannt wird, hat nichts mit der Rangfolge zu tun. Der Wert dieser Behandlung liegt nicht zuletzt darin, daß der Patient dabei lernt, was er selbst zu seiner Gesundung beitragen kann. In diesem Zusammenhang sind vor allem die Atemgymnastik und Atemschulung besonders wertvoll. Das Spektrum der allgemeinen Behandlungsmöglichkeiten kann noch erweitert werden durch die Hydrotherapie, Pneumotherapie, Mechanotherapie, Thermotherapie, Heliotherapie und Elektrotherapie. Sicherlich ist es vorteilhaft, wenn diese Behandlung zumindest zeitweise als eine möglichst intensive Therapie in einem Spezialsanatorium eines Badeortes durchgeführt werden kann. Dort können die Patienten während der Heilbehandlung Hinweise erhalten, wie sie durch ihre Lebensführung einem neuen Krankheitsschub vorbeugen können. Schließlich soll eine aufbauende Trainingsbehandlung helfen, die körperliche Leistungsfähigkeit zu bessern oder wiederherzustellen.

Wir haben der chronischen Bronchitis und ihrer Behandlung einen so breiten Raum gewidmet, weil sie die häufigste Erkrankung am Atemtrakt des alten Menschen ist und darum auch die größte praktische Bedeutung besitzt.

Literatur

1. Blum, A.: Die Prognose des chronischen Cor pulmonale. Arch. Kreisl. Forsch. **48,** 57 (1965).
2. Böhlau, V.: Prüfung der körperlichen Leistungsfähigkeit. Leipzig: Thieme 1955.
3. Böhlau, V., Böhlau, E.: Fibel der Inhalationsbehandlung mit Aerosolen. München–Berlin–Wien: Urban & Schwarzenberg 1971.
4. Bürger, M.: Altern und Krankheit als Problem der Biomorphose. Leipzig: Thieme 1960.
5. Denolin, H.: Le coeur pulmonaire chronique en médicine interne. Verh. dtsch. Ges. Kreisl.-Forsch. **21,** 217 (1955).
6. Friedberg, Ch.K.: Erkrankungen des Herzens. 2. Aufl. Bd. II. Stuttgart: Thieme 1972.
7. Haegi, V.: Die Bekämpfung der Tuberkulose in Klinik und Praxis. Internist **14,** 133 (1973).
8. Hartung, W.: Lungenemphysem. Morphologie, Pathogenese und funktionelle Bedeutung. Berlin–Göttingen–Heidelberg: Springer 1964.
9. Herzog, H.: Die Tuberkulose. In: Doberauer, W., Hittmair, A., Nissen, R., Schulz, F.H. (Hrsg.): Handbuch der praktischen Geriatrie. Bd. II. Stuttgart: Ferdinand Enke 1967.
10. Herzog, H.: Langzeittherapie der chronischen Bronchitis. Ärztl. Praxis 4181 (1968).
11. Hieronymi, G.: Veränderungen der Lungenstruktur in verschiedenen Lebensaltern. Verh. Dtsch. Ges. Path. **44;** Tag., 129 (1960).

12. Junker, E., Klima, H.: Die Entwicklung der Tuberkulose in Wien seit dem zweiten Weltkrieg. Tuberk. Arzt **16,** 158 (1962).
13. Kinkel, H.: Die Häufigkeit der chronischen Bronchitis in der Rentenversicherung. Dtsch. med. Wschr. **88,** 1991 (1963).
14. Rackemann, F.M.: A working classification of asthma. Amer. J. Med. **3,** 601 (1947).
15. Radenbach, K.L.: Zum gegenwärtigen Stand der antituberkulösen Chemotherapie. Internist **14,** 100 (1973).
16. Ruppert, V.: Allergische Erkrankungen als soziales Problem. In: Findeisen, D.G.R., Hansen, K. (Hrsg.): Aktuelle Allergiefragen. Leipzig: Barth 1961.

Gastrointestinaltrakt

N. Henning

1. Mundhöhle

Daß der Verfall des Gebisses im Alter und der dadurch beeinträchtigte Kauakt die Verdauungsfunktion des Magen-Darm-Traktes schädigt, wird allgemein angenommen. Indessen lehren Fälle von Kauunfähigkeit, daß die erhaltenen Funktionen der Magen-, Darm- und Pankreassekretion Kauakt und Speichelsekretion völlig ausgleichen können. Die atrophische Zunge, wie sie z.B. beim Morbus Biermer angetroffen wird, zählt nicht zu den Altersveränderungen, sie ist ebenso vitaminmangelbedingt wie die Cheilosis der Mundschleimhaut. Ein Zungenbelag, hervorgerufen durch ein Längerwerden der verhornten Sekundärfortsätze der Papillae filiformes, entsteht vor allem durch mangelnden Abrieb bei fehlendem oder verkürztem Kauakt. Altersbedingt ist die meist unbeachtete Atrophie der Parotis, kenntlich an der flachen Mulde unterhalb des Jochbogens. Dementsprechend sinken Menge und Amylasekonzentration des Speichels ab. Störungen der Geschmacksempfindungen werden im Schrifttum nicht einheitlich vermerkt. Jedenfalls dürfen sie als unerheblich bezeichnet werden. Unter den Malignomen stehen das Lippen- und Zungencarcinom im Vordergrund. Ihr Zusammenhang mit den Carcinogenen des Tabakrauches scheint unbestritten.

2. Oesophagus

Hier verdienen Beachtung die Pulsionsdivertikel, die Hiatushernie, das Carcinom und die Oesophagusvaricen.

Unter den *Pulsionsdivertikeln* liefert das Zenkersche keine besonderen Probleme. Als Grenzdivertikel an der Hinterwand zwischen Pharynx und Oesophagus und entsprechend dem muskelschwachen Laimerschen Dreieck produziert es durch seine Füllung und Kompression der Speiseröhre die bekannten akuten dyphagischen Beschwerden. Wenn irgend möglich, sollte angesichts der drohenden Komplikationen die Operation angestrebt werden. Als schonender gilt die endoskopische Divertikeloperation [4].

Die epiphrenalen Pulsionsdivertikel finden sich an der rechten Wand der Speiseröhre und können sehr groß werden. Auch hier kommt es durch ihre Füllung zur Kompression des Oesophagus und zur Dysphagie nach einigem Schlucken. Dabei tritt neben dem Fremdkörpergefühl ein charakteristischer Singultus auf. Röntgenologisch können zwerchfellnahe Divertikel mit Hiatushernien verwechselt werden. Als diagnostischer Beweis gilt der Nachweis des Divertikelstieles mit einstrahlenden zarten Schleimhautfalten. Operation ist die Methode der Wahl.

Neben den bisher diskutierten Ursachen der Entstehung einer *Hiatushernie* (Abnahme der Hiatuselastizität, Fettgewebeschwund, Muskelatrophie, Erhöhung des intraabdominalen Druckes bei Adipositas) wird neuerdings eine Funktionsstörung des unteren Oesophagussphincters diskutiert, der unter nervalen und hormonalen Einflüssen steht. Fundoplicatio und zusätzliches Bougieren brachten Heilung in 90% [13, 14].

Beim *Oesophaguscarcinom* liegt das durchschnittliche Erkrankungsalter (57 J.) höher als beim Magencarcinom. Eindrucksvoll, wenn auch nur temporär, ist der Erfolg der modernen Röntgentherapie, wenngleich eine Operation, besonders im unteren Oesophagusdrittel, stets angestrebt werden sollte [1]. Die besten Ergebnisse erzielte Nakayama [11] mit präoperativer und postoperativer Bestrahlung. Erfolgsquote nach 2 Jahren 50% bei 53 vorbestrahlten Fällen, ohne Vorbestrahlung 25,5%, bei reiner Strahlentherapie 13,4%, 20–25% der Patienten sterben an Fernmetastasen [6].

Die *Oesophagusvaricen*, im strengeren Sinne keine eigentliche Alterskrankheit, treten bekanntlich häufig als Spätfolge einer Lebercirrhose auf. Bei einer ersten Blutung hat der Patient durchschnittlich nur noch eine Lebenserwartung von einem Jahr. Therapie im Anfall: Sengstaken-Sonde zur Kompression und Fütterung, Octapressin. Die am meisten angewandte chirurgische Maßnahme, der porto-cavale Kurzschluß, hat wegen ihrer Folgen die Erwartungen nicht erfüllt.

3. Magen

Eine Involution des Magens in seinen spezifischen Drüsenorganen durch eine altersbedingte Arteriosklerose darf man zwar erwarten, sie ist aber nicht gesetzmäßig. Im folgenden sollen unter dem Gesichtswinkel der Alterserkrankungen die Gastritis, die sog. peptischen Geschwürsbildungen und das Carcinom besprochen werden.

Die aus vielen Ländern vorliegenden bioptischen Untersuchungen der letzten Jahrzehnte haben bewiesen, daß die *chronische Gastritis* die häufigste Magenerkrankung ist, die von der Oberflächengastritis über mancherlei Übergänge in der atrophischen Gastritis und Magenatrophie endet. So sinkt der Prozentsatz einer normalen Schleimhaut, der im jugendlichen Erwachsenenalter etwa bei 45% liegt, im Alter auf 5–10% ab. Dementsprechend finden wir ein Ansteigen der atrophischen Gastritis von etwa 5% auf 20%, mit der Vorstufe sogar auf 40%. Ähnliche Häufigkeitskurven beschreiben die Zwischenstadien der chronischen Gastritis. Die Magensekretion zeigt mit zunehmendem Alter eine Tendenz zum Sinken, so daß in rund 60% eine Hypo- und Achylie gefunden werden. Immerhin fanden wir bei 70jährigen eine Superacidität noch in rund 20% (Krankenhausfälle ohne Magenbeschwerden). Eines der klinisch wichtigsten Ergebnisse der neueren Forschung sehen wir mit anderen Autoren darin, daß die chronische Gastritis praktisch ohne Beschwerden verläuft. Man soll also auch im Alter bei Magenbeschwerden an eine chronische Entzündung zuletzt denken. Das gilt insbesondere auch für das Pylorussyndrom, wo man in der Regel beim Fehlen eines Ulcus duodeni bioptisch eine normale Schleimhaut antrifft. Und das behält seine Gültigkeit bei der Diagnose „Gastritis" vieler Röntgenologen angesichts des Befundes von verbreiterten oder schmalen Falten, die einen Rückschluß auf die Schleimhautbeschaffenheit nicht erlauben [10]. Die Ätiologie der chronischen Gastritis bleibt weiterhin unklar, obwohl Ergebnisse der letzten Jahre darauf hindeuten, daß immunologische Vorgänge im Spiele sind (lymphocytär-plasmacelluläre Infiltrate, Neubildung von spezifischen Corpusdrüsen und Wiederherstellung der Säuresekretion bei atrophischer Gastritis nach Corticoidmedikation). Da das Magencarcinom in der Regel auf dem Boden einer atrophischen Gastritis entsteht, darf man die letztere, insbesondere die Perniciosa-Atrophie, als eine potentielle Präcancerose auffassen. Einer Deutung bedarf die in den letzten Jahren entdeckte Hypergastrinämie bei der perniziösen Anämie.

Nach dieser Darstellung existiert eine kausale Therapie der chronischen Gastritis bisher nicht. Wo Beschwerden auftreten, sollten sie in der üblichen Weise symptomatisch behandelt werden. Viele ältere Menschen klagen über Magenbeschwerden nach gewissen Speisen (z.B. Zwiebeln, fruchtsäurehaltige Weine), die sie in der Jugend toleriert haben. Die Ursachen dieser „Empfindlichkeit" wurden bisher nicht genügend erforscht. Lokale Allergien liegen im Bereich des Möglichen. Zusammenfassend sollte man nach unserer Auffassung die atrophische Gastritis im Alter nicht als Involutionsprozeß auffassen, sondern als progrediente Läsion, die über viele Jahre verläuft und die daher im höheren Alter erwartungsgemäß in ihrem Endzustand, der Magenatrophie, häufiger auftritt. Da hier histologische Entzündungszeichen fehlen, betrachten wir sie als Resultat einer abgelaufenen Entzündung, als Defektheilung.

Beide Hauptformen der *sog. peptischen Läsionen* im Bereich des aktiven Magensaftes unterscheiden sich bekanntlich nicht nur nach ihrer Lokalisation. Finden wir beim Ulcus duodeni häufig die genetische Verankerung, die Tag- und Nachthyperchlorhydrie bei fehlender Gastritis und erhöhter Belegzellenmasse, Pylorussyndrom mit einem Häufigkeitsgipfel im 4. Lebensjahrzehnt, so zeichnet sich das Ulcus ventriculi aus durch die Häufigkeit der sog. „Begleitgastritis", die Neigung zur Hypochylie und durch den um 15 Jahre späteren Häufigkeitsgipfel. Die häufigen Fälle beider Läsionen fallen also nicht unter die Alterskrankheiten. Immerhin kommt das Ulcus ventriculi auch im höheren Alter noch relativ häufig vor (23 unter 334 unserer Fälle), während die Frequenzkurve des Ulcus duodeni steil absinkt (8% unter 377 Fällen).

Die Existenz eines sog. Altersulcus, eines Ulcus ventriculi [15], scheint nach eigenen Befunden nicht sicher genug begründet, wenn man nach der Kennzeichnung urteilt, daß es im Alter bei Menschen auftritt, die vorher nie magenkrank waren. Im Senium sind offensichtlich die Schmerzempfindungen am Magen herabgesetzt. Daraus erklärt sich die Erfahrung, daß ältere Individuen häufig aus völligem Wohlbefinden von einer schweren Blutung als erstem Hinweis befallen werden. Die Magengeschwüre bei Greisen finden sich oft an der oberen Hinterwand in Form größerer Röntgennischen bei herabgesetzter Säuresekretion und ähneln damit dem von uns [7] beschriebenen „Kriegsulcus", einem Eiweißmangelgeschwür mit kurzer Anamnese, Hypo- oder Achlorhydrie, großer Röntgennische und guter Heilungstendenz. Das larvierte Auftreten ohne Beschwerden kommt nach eigenen Erfahrungen besonders dem Ulcus duodeni zu. Hier sollte man bei plötzlichen Blutungen (Melaena) und fehlendem Vorstadium immer an diese Möglichkeit denken. Diese Form zeichnet sich durch eine gute Prognose aus. Eine nicht beweisende Röntgendiagnose kann heute durch die Faserspiegel-Duodenoskopie verfeinert werden. Beziehungen zur Arteriosklerose der Bauchaorta und zur Verkalkung der linken Magenarterie sind beschrieben worden [9]. Als Komplikation droht neben der Blutung die Perforation. Bei schweren Blutungen müssen Niereninsuffizienz und (bei Hämatemesis) Aspiration Berücksichtigung finden. Da das Operationsrisiko im Alter ansteigt, bedarf es vor jedem Eingriff einer strengen Indikation.

Die Morbiditätskurve des *Magenkrebses* steigt jenseits des 40. Lebensjahres steil an, erreicht ihren Gipfel im 6.–7. Dezennium, um nach dem 7. Dezennium steil abzusinken. Das durchschnittliche Erkrankungsalter beträgt rund 55 Jahre, wobei das männliche Geschlecht überwiegt. Im höheren Alter geht die Progredienz des Wachstums gleichzeitig mit einer höheren Differenzierung der Zellen zurück. Nach wie vor gilt der von Orth sowie von Konjetzny ausgesprochene Satz, daß das Magencarcinom sich nie auf einer normalen Schleimhaut entwickelt, eine Beobachtung, die durch eigene Beobachtungen an Biopsiepräparaten bestätigt wurde. Die atrophische Gastritis mit ihren Veränderungen am Epithel der Leisten und Grübchen muß als potentielle Präcancerose, besonders bei der perniziösen Anämie, angesehen werden. Das je nach der Lokalisation im Magen wechselnde klinische Syndrom darf hier als bekannt vorausgesetzt werden. Die schlechte Prognose der allein wirksamen Operation beim Vollbild des Krebses hat in den letzten Jahren zu erheblichen Anstrengungen geführt, den Tumor schon in seinem früheren Schleimhautstadium zu erfassen, was postoperativ eine hervorragende Prognose verspricht. Er wächst sehr langsam zunächst in der Schleimhaut und setzt in diesem Stadium keine Metastasen. Hatte schon Gutmann derartige kleine Schleimhautkrebse durch feine Konturänderungen im Röntgenbild entdeckt und postoperative Heilungen über Jahrzehnte beschrieben, so wurde die Erfassung kleinster maligner Läsionen gefördert durch die Anwendung des Röntgen-Doppelkontrastverfahrens, durch Gastroskopie, gezielte Biopsie und gezielte Cytodiagnostik in Kombination mit der intravitalen Fluorochromierung der Zellen nach Witte. Bei allen diesen Methoden gilt die Richtlinie, daß nur positive Befunde diagnostisch verwertet werden dürfen.

Das neuerdings häufiger beschriebene Stumpfcarcinom wird als nicht genau definierte Folge nach Magenresektion gedeutet. Seine Häufigkeit unter den Resezierten liegt aber nur bei 1,35% [9].

4. Dünndarm

Die auffallend schnelle Regeneration des Dünndarmepithels geht im Alter zurück. Es kommt bei einer Neigung der Darmwand zur Atrophie und Atonie der Muskulatur, zur Abflachung der Kerckringschen Falten und zur Reduktion der Brunnerschen und Lieberkühnschen Drüsen. Klinisch steht eine gewisse Tendenz zur Obstipation im Vordergrund. Bei den sog. Altersdiarrhöen läßt sich die Rolle des

Dünndarms bezüglich einer Verdauungs- oder einer Resorptionsstörung meist nicht leicht erfassen. Nur umfangreiche Spezialprüfungen können die Beteiligung der Magensekretion, der Pankreasfunktion, der gastrointestinalen Hormone neben der Fehlleistung des Dünndarmepithels (z.B. Lactasemangel) klären. Daher empfiehlt es sich für die Praxis, aus dem Erfolg der Therapie (Substitution von Verdauungsfermenten) diagnostische Schlüsse zu ziehen. Über die histologischen Veränderungen des Dünndarms gibt nur die Biopsie Aufschluß.

5. Dickdarm

Die bereits beim Dünndarm erwähnten Alterserscheinungen Wandatrophie und Hypotonie gelten auch für den Dickdarm. Eine Altersenteroptose wurde beschrieben [9]. Die im Alter häufige *Obstipation* mag sich aus dem geringen Tonus der Muskulatur erklären, wobei Nervenveränderungen mit im Spiel sein können. Meistens handelt es sich um die habituelle oder atonische Form. In der Anamnese ist stets nach der Dauer der Stuhlträgheit zu fragen. Eine unvermittelt einsetzende Obstipation, die nicht durch äußere Einflüsse (Reisen, Bettruhe, Kostveränderung) zu erklären ist, sollte immer den Verdacht auf ein organisches Hindernis (Malignom) wecken. Stets sollte dann eine Röntgenuntersuchung (Kontrasteinlauf) angestrebt werden. Zur diagnostischen Klärung gehören in jedem Falle daneben die digitale Austastung der Ampulle und die Rektoskopie. Die Behandlung unterscheidet sich nicht von den in früheren Lebensjahren geltenden Richtlinien (schlackenreiche Kost, Quell- und Gleitmittel, Milchzucker und, wenn nötig, ein leichtes Abführmittel, z.B. Dulcolax). Zu warnen ist vor der routinemäßigen Anwendung von Einläufen oder gar von den sog. Darmbädern, weil sie die Dehnung der Darmwand steigern und die verminderte Motilität noch stärker herabsetzen.

Die *Appendicitis* ist zwar keine Greisenkrankheit, sie bietet aber im Senium Besonderheiten, die Beachtung verdienen. Bei der verringerten Schmerzempfindlichkeit sinken die Abwehrreaktionen und verwischen dadurch die Symptomatik. So fehlt häufig die lokale Abwehrspannung. Häufigste Fehldiagnose ist die bestehende Obstipation mit einer tastbaren Coecumwalze. Die Neigung zu Komplikationen steigt steil an. Während die durchschnittliche Operationsletalität bei etwa 0,5% liegt, finden wir jenseits des 60. Lebensjahres eine Steigerung auf 5,6% [9]. Trotz des erhöhten operativen Risikos herrscht Einigkeit über die Forderung der Frühoperation. Gelingt die Appendektomie vor der Perforation und vor der Absceßbildung, so darf man im allgemeinen mit einer guten Prognose rechnen. Angesichts der drohenden Komplikationen sollte man dabei auch in unsicheren diagnostischen Situationen, z.B. beim Nachweis eines palpablen Tumors, intervenieren. Dabei werden nicht nur die pseudotumorale Form der Appendicitis erfaßt, sondern auch Tumoren der Appendix oder des Coecums.

Die *Colitis ulcerosa* fällt nicht unter die Alterskrankheiten, sie bietet aber, wie die Appendicitis, im Alter Besonderheiten. Entscheidend wirkt dabei die Zeit der ersten akuten Phase. Tritt sie jenseits des 50. oder gar des 70. Lebensjahres ein, so ist mit einer ernsteren Prognose zu rechnen als in früheren Jahrzehnten. Häufiger wird eine Operation erforderlich, und die Operationsletalität steigt [3]. Dabei bieten sich weder diagnostisch noch therapeutisch andere Gesichtspunkte gegenüber jüngeren Colitiskranken. Auch im Senium sollte der psychosomatischen Seite der Krankheit gebührend Raum gegeben werden.

Die *Divertikelbildung* im Colon steigt mit zunehmendem Alter so stark an, daß man sie bei 80jährigen in ca. 60% antrifft. Das Sigma ist Prädilektionssitz, wenngleich einzelne Ausstülpungen im gesamten Bereich des Colon angetroffen werden. Die Colondivertikulose darf für die stark überwiegende Mehrheit der Fälle als harmlos angesehen werden. Sie erscheint gewöhnlich als Nebenbefund auf Röntgenbildern des Dickdarms. Die meisten Divertikelträger sind beschwerdefrei. Trotzdem verdient eine Reihe von Komplikationen Beachtung. Alarmierend wirkt die Blutung. Unabhängig von der Defäkation und ohne Vorboten kommt es zum Absetzen wechselnder Mengen von flüssigem hellrotem Blut. Selten wird eine Bluttransfusion erforderlich, und in der Regel bleibt es bei dem einmaligen Ereignis, das in ca. 3% der Fälle beobachtet worden ist [2]. Aber auch chronisch verlaufende kleine Blutabsonderungen werden beobachtet (eigene Beobachtung), die meist mit dem Stuhl zu Tage treten und zunächst als hämorrhoidal aufgefaßt werden. Als häufigste Komplikation gilt die Diverticulitis, die durch Stuhlretention in den Säckchen zustande kommt. Sie zeigt sich an durch Mißempfindungen im linken Unterbauch, die sich zu krampfartigen Schmerzen steigern können. Bekannt geworden ist diese Komplikation, wenn die Entzündung stärkere Ausmaße annimmt, als sog. linksseitige Appendicitis mit Druckschmerz, Fieber und Leukocytose. Selten folgt die Perforation, eher kommt es zu kleinen Abszedierungen mit nachfolgender Bildung von Fisteln. Ödem und Fibrose können zur Stenose führen, die sich röntgenologisch schwer vom Carcinom unterscheiden läßt. Hier führt neuerdings die Coloskopie mit Biopsie und Cytodiagnostik zu Klärung. Abgesehen von den letztgenannten Komplikationen (Stenose, Perforation, Absceß- und Fistelbildung), die chirurgisches Eingreifen fordern, bewegt sich die Therapie in konservativen Bahnen (flüssige Kost in akuten Stadien, Quell- und Gleitmittel, schwer resorbierbare Sulfonamide oder Antibiotica).

Unter den *gutartigen Tumoren* des Colon dominieren die Adenome. Alle Autoren stimmen in der Erfahrung überein, daß ihre Häufigkeit mit zunehmendem Alter ansteigt, wobei indessen die im Senium beobachteten Werte erheblich schwanken [9]. Obwohl Adenome sich in allen Bereichen des Dickdarms entwickeln können, gilt doch als Prädilektionsstelle das Recto-Sigmoid. Große praktische Bedeutung verdient die Frage nach der malignen Entartung. Die Häufigkeit eines Carcinoms bei Anwesenheit von adenomatösen Polypen steigt im Alter an. Die maligne Entartung eines Adenoms wird etwa mit 10% bewertet; sie tritt daher nicht allzu häufig auf. Hinweise auf eine beginnende Degeneration liefert die histologische Untersuchung von Biopsiematerial. Klinische Symptome bestehen in der Regel nicht. Meistens handelt es sich um Nebenbefunde bei der Schleimhautdarstellung des Röntgenverfahrens oder bei der Rektoskopie. Manchmal entdeckt man sie bei der Suche nach einer Blutungsquelle. In jedem Falle sollte die Biopsie angestrebt werden. Liegt die Läsion jenseits des Bereiches des klassischen Rektoskops, so tritt die Coloskopie mit dem Faserspiegel an seine Stelle.

Unter den *Krebserkrankungen* des Verdauungstraktes entfallen etwa 25% auf das Colon. Im Bereich des Dickdarms dominiert das Recto-Sigmoid mit ca. 60%. Mehr als die Hälfte der Rectumcarcinome erfaßt der tastende Finger. Es folgen in absteigender Häufigkeit das Colon descendens, Colon ascendens und Colon transversum. Abgesehen davon, daß das Rectumcarcinom selten auch Jugendliche befällt, zeigt die Häufigkeitskurve des Dickdarmkrebses ihr Maximum nach dem 60. Lebensjahr. Andererseits ist das hohe Greisenalter nur in 10% betroffen.

Im Verlauf der chronisch rezidivierenden Colitis ulcerosa kommt es nur zur sekundären Carcinombildung, wenn die Primärkrankheit schon im Kindesalter auftrat, bei einem jahrzehntelangen Verlauf insbesondere dann, wenn das gesamte Colon befallen war. Hier können auch multiple Lokalisationen beobachtet werden. Bei Berücksichtigung unausgewählter Fälle kommt man auf eine Häufigkeit von etwa 3%. Die Möglichkeit einer späteren Krebsentwicklung darf danach nicht die Indikation zur Colectomie stellen [8].

Das Carcinom des Dickdarms verläuft, je nach seiner Lokalisation, unter sehr verschiedenen Symptomen. Im rechtsseitigen Colon (bis zur Flexura lienalis) findet man zellreiche, polypöse Tumoren, die zu frühem Zerfall neigen. Bei der großen ulcerierten Oberfläche stehen Fernwirkungen (Anämie, Gewichtsverlust) im Vordergrund. Örtlich tastet man in der Regel eine derbe Masse. Wegen der fehlenden Neigung zur Stenosierung fehlen krampfartige Schmerzen und Obstipation. Im linksseitigen Colon zeichnet sich das Carcinom durch seinen fibrösen Charakter ohne Zerfall mit Neigung zur Schrumpfung und Stenosierung aus. Als ersten Hinweis findet man häufig eine anscheinend grundlos einsetzende Obstipation. Unbestimmte Mißempfindungen im linken Mittel- und Unterbauch steigern sich zu heftigen Koliken, die schließlich einen Darmverschluß einleiten. Gewichtsverlust, Anämie und Kachexie sind Spätsymptome.

Beim *Rectumcarcinom* ist kaum ein Frühzeichen so allgemein bekannt und wird in praxi ebensowenig beachtet wie das Absetzen von unverändertem Blut im Stuhl und unabhängig vom Stuhl bei anfangs völligem subjektivem Wohlbefinden. Bald gesellt sich etwas Schleim dazu, und schließlich stellt sich ein häufiger Stuhldrang ein mit dem sichtbaren Erfolg von kleinen blutigschleimigen Massen ohne Stuhl. Leider wird dieses Syndrom mit der Diagnose Hämorrhoidalblutung lange Zeit mißachtet, bis der Tumor inoperabel geworden ist. Es zwingt zur proktologischen Untersuchung, die häufig schon in Form der digitalen Austastung der Ampulle zur Diagnose führt. Ein anderes Frühzeichen, das in den einschlägigen Lehrbüchern kaum Erwähnung findet und das charakteristisch sein kann für höher gelegene Tumoren, ist das häufige Produzieren von kleinen Mengen unverdächtiger, geformter Stühle bei Patienten, deren Stuhlgewohnheiten kurz vorher normal waren. Die sog. bleistiftförmigen Entleerungen beweisen eine zirkuläre Stenose und gehören daher ins Gebiet der Spätsymptome.

Der Erfolg der unbedingt anzustrebenden Operation hängt naturgemäß vom Stadium des Prozesses ab. Nach Dukes [5] unterscheidet man: A = Tumorwachstum auf die Rectumwand begrenzt, B = Wachstum reicht bis ins extrarectale Gewebe, C = Tumormetastasen in den regionalen Lymphknoten, D = Lebermetastasen. Das Operationsrisiko liegt bei 8–9%. Im Frühstadium A werden 5-Jahresheilungen von 70–85% erzielt. Bei Befall der regionalen Lymphknoten sinkt die Lebenserwartung um 30–50% ab [2].

Auch die endorectale Kontaktbestrahlung hat ihre Wertigkeit durch Jahrzehnte behauptet. Sie wird angewandt bei Frühkrebsen im Anus und Rectum, wenn dem Kranken die Operation nicht zugemutet werden kann. Dabei hat sich neuerdings herausgestellt, daß das Plattenepithelcarcinom des Anus im Erfolg nicht strahlenempfindlicher ist als das Adenocarcinom des Rectum. In großen Serien wird bei geeigneten Frühfällen mit der Kontaktbestrahlung allein und in Kombination mit der Operation über Heilung in 78–96% berichtet [12].

Literatur

1. Barth, G., Brichzy, W., Jagstheimer, H.: Strahlentherapie **106**, 532 (1958).
2. Berchtold, R. In: Erkrankungen des Anus und des Rectum. Berchtold, R. et al. Basel: Karger 1973.
3. Bercovitz, Z.T.: Gastroenterology **39**, 28 (1960).
4. Divitschek, H.: Mschr. Ohrenheilk. **91**, 245 (1957).
5. Dukes, C.E.: Cancer of the Rectum. Edinburgh, London: Churchill Livingstone 1960.
6. Harris, R.B., Tymer, H., Bradshaw, H.H.: Geriatrics **8**, 494 (1953).
7. Henning, N., Czerwensky, A.: Dtsch, med. Wschr. **70**, 439 (1944).
8. Henning, N.: Dtsch. med. Wschr. **92**, 721 (1967).
9. Henning, N., Heinkel, K.: Der Magen-Darmtrakt, in Handbuch der praktischen Geriatrie, Bd. II, Stuttgart 1967 (ausführliches Literaturverzeichnis).
10. Henning, N., Heinkel, K., Frik, W.: Dtsch, med. Wschr. **85**, 873 (1960).
11. Nakayama, K.: Der Chirurg **14**, 14 (1962).
12. Parturier-Abbot, M.: Gastroent. Fortbildungsk. Praxis **3**, 105, Basel 1973.
13. Peiper, H.J., Siewert, J.R.: Dtsch. med. Wschr. **98**, 1131 (1973/1).
14. Rosetti, M.: Die Refluxkrankheit des Oesophagus. Stuttgart: Hippokrates 1966.
15. Spang, K.: Das Altersulkus in Magen und Zwölffingerdarm. Klinik-Pathogenese. Stuttgart: Thieme 1948.

Leber, Gallenwege und exokrines Pankreas

U. Gerlach und N. van Husen

1. Leberkrankheiten

Die Leber des Menschen erreicht ihr höchstes Gewicht im 4. Lebensjahrzehnt und nimmt mit zunehmendem Alter kontinuierlich ab (Hoppe-Seyler). Histologische Untersuchungen zeigten, daß in der alternden Leber vorwiegend das Leberparenchym abnimmt, wodurch sich das Lebermesenchym anteilmäßig vermehrt. Der Gehalt der Leber an Eiweiß und Glykogen ist im Alter vermindert. Von besonderer Bedeutung ist die Verringerung der Regenerationsfähigkeit der Leber des alten Menschen. Dagegen ändern sich die einzelnen anabolen und katabolen Stoffwechselfunktionen, die die menschliche Leber zu leisten hat, während des Alternsvorganges nicht.

Die genannten Beispiele lassen erkennen, daß die alternde Leber sich morphologisch und funktionell anders verhält als ein jüngeres Organ. Zwar gibt es keine allein auf das Altern zurückzuführende Krankheit der Leber, doch unterscheidet sich der klinische Verlauf der Leberkrankheiten jüngerer von denen gealterter Patienten.

a) Die akute Virushepatitis

Beim älteren Menschen ist die Serumhepatitis (Typ B) häufiger als die infektiöse Hepatitis (Typ A).

Tabelle 14. Merkmale zur Unterscheidung von Hepatitis infectiosa und Serumhepatitis

Kriterium	Typ A Hepatitis infectiosa	Typ B Serumhepatitis
Betroffenes Lebensalter	vorwiegend Jugendliche	alle Altersklassen
Jahreszeitliche Häufung	vorwiegend im Herbst	keine jahreszeitliche Häufung
Übertragung	vorwiegend oral, aber auch parenteral	vorwiegend parenteral, aber auch oral
Inkubationszeit	kurz: 15–50 Tage	lang: 60–180 Tage
Immunität	meist lebenslange, homologe Immunität	in der Regel 1 Jahr andauernd
Erregernachweis (Hepatitis-B-Antigen)	negativ	positiv*

* Nachweismethoden für Hepatitis-B-Antigen durch Radio-Immun-Assay, Elektronenmikroskopie, Komplementbindungsreaktion, Überwanderungselektrophorese.

Einige Unterschiede zwischen Hepatitis infectiosa und Serumhepatitis zeigt die Tabelle 14.

Im *präikterischen Stadium* der Hepatitis klagen die Patienten über Müdigkeit und Schwäche. Sie sind appetitlos (einschl. Rauchen), haben Durchfall und Gelenkschmerzen. Allerdings ist das *präikterische Stadium* der Hepatitis bei älteren Menschen oft symptomarm. Gelegentlich besteht nur Appetitlosigkeit. Auch das initiale Fieber wird bei älteren Patienten seltener beobachtet als in anderen Altersklassen.

Für die *Frühdiagnose* der Virushepatitis sind Laboratoriumsproben von ausschlaggebender Bedeutung: Bei Vorliegen einer Hepatitis vom Typ B wird der Nachweis von HB-Antigen (Australia-SH-Antigen) die Diagnose am frühesten erlauben. Wenig später steigt die Enzymaktivität der Transaminasen GOT und GPT im Serum charakteristisch an. Andere Enzyme wie alkalische Phosphatase, Gamma-GT (= γ Glutamyl-Transpeptidase), GLDH (Glutamatdehydrogenase) und ihre Relationen untereinander geben genaueren Aufschluß über die Aktivität des Prozesses und das Ausmaß der Schädigung. Eiweißelektrophorese, Prothrombinwert, Bilirubin im Serum und Harn sowie die Aldehydprobe im Harn vervollständigen die Beurteilung der Krankheit. Ein dem HB-Antigen-Nachweis vergleichbarer Test zur Erkennung der Virushepatitis vom Typ A steht bislang noch nicht zur Verfügung.

Im *ikterischen Stadium* der Virushepatitis färbt das ausgeschiedene Bilirubin den Harn zunehmend dunkel, Schleimhäute und Haut werden gelber. Der Stuhl nimmt eine Lehmfarbe an. War Fieber vorhanden, fällt es lytisch ab.

Die Leber des älteren Hepatitispatienten ist deutlich vergrößert, oftmals relativ hart, was auf die mit dem Alter veränderte Relation Parenchym/Mesenchym zurückzuführen ist. Bei der Altershepatitis ist die Milz seltener zu tasten als bei der Erkrankung in anderen Altersklassen. Die Gelbsucht ist häufig stark ausgeprägt und geht nur langsam zurück, so daß das ikterische Stadium der Altershepatitis länger dauert als in den jüngeren Altersklassen. Insgesamt wird der Verlauf der Altershepatitis als schwerer bezeichnet, was sich in Verlängerung der Krankheitsdauer, im gehäuften Auftreten von chronischen Verlaufsformen und in einer höheren Letalität niederschlägt [23, 24].

Extrahepatische Symptome: Eine anfängliche Tachykardie wird im ikterischen Stadium zur Bradykardie. Im EKG findet man bisweilen Zeichen der Myokarditis. Im Magen kann eine Oberflächengastritis bestehen. Die Oligurie ist Zeichen der veränderten Nierenfunktion.

Im *postikterischen Stadium* der Hepatitis ist die Leber noch tastbar und häufig druckschmerzhaft. Die Laboratoriumsproben sind noch pathologisch; die Blutsenkung ist erhöht.

Auch beim älteren Menschen sind neben der akuten ikterischen Virushepatitis andere Verlaufsformen bekannt, wie die rezidivierende Form, die akute anikterische Virushepatitis, die cholestatische Form, die protrahierte Virushepatitis (mit Verlaufszeit von 3–6 Monaten), die gefährliche, oftmals tödlich endende nekrotisierende Form und die sog. chronisch-persistierende Hepatitis (s. S. 90).

Prophylaxe

Hierbei handelt es sich im wesentlichen um Maßnahmen der Hygiene und Desinfektion, wobei zu beachten ist, daß beide Virustypen sowohl oral als auch parenteral übertragbar sind. Ein Patient mit Virushepatitis sollte isoliert werden. Personen in der näheren Umgebung des Erkrankten erhalten Gamma-Globulin (16%; 0,03 ml/kg i.m.), insbesondere dann, wenn es sich um eine Virushepatitis vom Typ A handelt. Diese Maßnahme ist von unsicherer Wirkung bei Infektion mit Virustyp B.

Therapie

Auch dem älteren Patienten mit Virushepatitis sollte zunächst stationäre Behandlung mit Bettruhe verordnet werden. Insbesondere während der Phase mit allgemeiner Übelkeit und Abgeschlagenheit dürfte die Bettruhe ihren Wert haben. Nach Besserung der Allgemeinsymptome soll man dem älteren Patienten bald leichte krankengymnastische Übungen anraten, um Immobilisationsfolgen an Muskeln und Gelenken vorzubeugen.

In der diätetischen Führung darf man auf den Appetit des Patienten weitgehend Rücksicht nehmen. Im allgemeinen sind in den ersten Krankheitstagen Schleimsuppen gut verträglich. Nach Wiederkehren des Appetits kann bald eine gemischte Kost verabreicht werden, die in mehreren kleinen Mahlzeiten gereicht wird. Starre Diätschemata brauchen wohl nicht eingehalten zu werden. Alkohol ist auf jeden Fall zu vermeiden.

Lokale Wärmeanwendung, besonders im Anschluß an die Mahlzeiten, wird von vielen

Patienten als subjektiv angenehm (spasmenlösend) empfunden.

Eine spezielle Pharmakotherapie der Virushepatitis ist nicht bekannt. Bei starker Dyspepsie und anhaltendem Erbrechen, bei exsikkierten Patienten (bei älteren Kranken häufig anzutreffen) kann man Glucose-Infusionen verabreichen. Viele Autoren verordnen zusätzlich Vitamine (Vitamin B-Komplex, Vitamin B_{12}). Wenn erforderlich, sollten erregte Patienten leichte Sedativa, z.B. Valium, erhalten.

Als Indikation für die Gabe von Cortison gelten schwere Verlaufsformen mit Bilirubin über 15 mg%, starke Cholestase mit oft quälendem Juckreiz, ausgedehnte Leberzellnekrosen (meßbar am GLDH-Anstieg), toxische Zeichen, Adynamie, Präkoma. Bei der Behandlung der Altershepatitis mit Cortison wird man sorgfältig darauf achten müssen, daß bei dem Patienten keine Exacerbation eines evtl. vorhandenen Altersdiabetes eintritt. Ulcusanamnese, schwere Osteoporose, Alterstuberkulose sind weitere Gegenindikationen für die Gabe von Cortison.

Kriterien der Ausheilung

Unter 6 Wochen ist mit einer genügenden Reparation der Organfunktionen selten zu rechnen. Weitere Kriterien sind subjektives Wohlbefinden des Patienten, weitgehende Normalisierung der Enzymaktivitäten und des Bilirubins sowie des HB-Antigen-Titers. Man wird bei leichter körperlicher Belastung prüfen, ob die Enzymaktivitäten normal bleiben. Eine Leberpunktion ist nur erforderlich, wenn Verdacht auf eine chronische Verlaufsform besteht und sollte nicht vor Ablauf von etwa 3 Monaten vorgenommen werden, da bis zu diesem Zeitpunkt ohnehin histologische Zeichen der Virushepatitis bestehen bleiben. Besonders der ältere Mensch sollte nicht unnötig lange im Krankenhaus behandelt werden, sondern rechtzeitig in seinen gewohnten Lebensraum zurückkehren.

b) Chronische Hepatitis

Die seltene *chronisch-persistierende* und die häufigere *chronisch-aggressive Hepatitis* verursachen auch beim alten Menschen ein vielschichtiges Beschwerdebild, das dem bei Jugendlichen gleicht: Leistungsunfähigkeit, Müdigkeit, Konzentrationsschwäche, Schweißausbrüche, Schwindelzustände, Inappetenz, Brechreiz, Druck- und Völlegefühl im Leib, Flatulenz, Druckgefühl in der Lebergegend, Fett- und Alkoholintoleranz sind Symptome, die das wechselnde Beschwerdebild zusammensetzen. Andere Patienten sind völlig beschwerdefrei.

Bei der körperlichen Untersuchung findet man die Leber häufig gering bis mäßig vergrößert und von vermehrter Konsistenz. Das Organ kann druckschmerzhaft sein. Auch die Milz ist oft vergrößert. Bei der chemischen Untersuchung des Blutes sind je nach der Aktivität des Prozesses die Transaminasen erhöht. Im Elektropherogramm sind die Gamma-Globulinwerte häufig gesteigert. Bilirubin in Blut und Harn oder Urobilinogen im Harn sind vermehrt. Es muß aber betont werden, daß bei chronischer Hepatitis (auch bei Lebercirrhose) alle Laboratoriumsproben (zeitweise) normal ausfallen können.

Häufig kann die genaue Diagnose nur laparoskopisch und histologisch, evtl. durch Blindpunktion, gestellt werden.

Für die Beurteilung einer chronischen Hepatitis im Alter ist es von Bedeutung, daß die Krankheit außerordentlich vielgestaltig verlaufen kann. Eine eindeutige Zuordnung bestimmter Verlaufsformen zu Altersgruppen ist wohl nicht möglich. Der gefürchtete Übergang einer aktiv fortschreitenden chronischen Hepatitis (chronisch-aggressive Hepatitis) in eine komplette Cirrhose vollzieht sich allerdings beim alten Menschen im allgemeinen langsamer als bei jüngeren [23].

Therapie

Bei frischen Schüben der *chronisch-aggressiven* Hepatitis, kenntlich an hohen Transaminasewerten, wird man bis zum Abklingen des Schubes körperliche Schonung mit weitgehender Bettruhe verordnen. Die blande verlaufende chronisch-aggressive Hepatitis bedarf beim alten Menschen nicht ständiger Bettruhe, sondern nur der geeigneten körperlichen Schonung im Wechsel mit wenig anstrengender Tätigkeit.

Eine besondere Behandlung der *chronisch-persistierenden* Hepatitis ist nicht erforderlich.

Die Prognose ist im allgemeinen gut, wenngleich Übergänge in eine chronisch-aggressive Form vorkommen. Regelmäßige Kontrolle der Serumaktivität der Transaminasen ist angezeigt. Der Verlaufsbeobachtung können auch Leberbiopsien dienen, doch wird man die Indikation beim älteren Patienten sehr zurückhaltend stellen. Bettruhe oder besondere Medikamente sind nicht erforderlich.

Bezüglich der speziellen Pharmakotherapie der chronisch-aggressiven Hepatitis s. Kapitel Lebercirrhose.

c) Hepatitisformen anderer Genese

α) *Hepatitis mononucleosa.*

Während der akuten Phase gleicht die Behandlung der Hepatitis mononucleosa derjenigen der akuten Virushepatitis. Antibiotica sind nur zur Bekämpfung einer Superinfektion angezeigt. Der Verlauf ist in der Regel verhältnismäßig kurz, die Spätprognose gut.

β) *Leptospirose*

In der Frühphase ist die Behandlung mit Antibiotica (Penicillin in hoher Dosierung oder Tetracycline) indiziert. Sonst gleicht die Behandlung den Maßnahmen bei akuter Virushepatitis. Bei drohendem Nierenversagen werden spezielle Maßnahmen notwendig. Die Prognose kann ernst sein.

γ) *Toxische Hepatitis*

Eine gelegentlich unter dem Bild einer akuten Hepatitis verlaufende Arzneimittelschädigung der Leber heilt nach Absetzen der Noxe in der Regel aus. Eine besondere Verlaufsform ist die Alkoholhepatitis (Fettleberhepatitis). Hier ist die Prognose von der Alkoholabstinenz und vom Grad der mesenchymalen Veränderungen abhängig.

d) Lebercirrhose

Verschiedene Faktoren haben bei der Entstehung der Lebercirrhose eine ätiologische Bedeutung, so insbesondere Virushepatitis, Alkoholismus, chronische Gallenwegserkrankungen, Mangelernährung, bestimmte Stoffwechselkrankheiten (Hämochromatose, Wilsonsche Sklerose, Glykogenose Typ 4, Galaktosämie). Auch die chronische Stauungsleber kann zu einem cirrhotischen Umbau führen. Chronische Nahrungsmittelintoxikationen und kongenitale Syphilis spielen hierzulande nur eine geringe Rolle bei der Entstehung von Lebercirrhosen.

Die Lebercirrhose ist bei älteren häufiger als bei jungen Menschen anzutreffen [15, 21, 22]; Männer werden häufiger befallen als Frauen: Bei Patienten über 60 Jahre fanden Popper und Schaffner Männer dreimal so häufig befallen wie Frauen. Wichtigster ätiologischer Faktor für die Entwicklung der Cirrhose des älteren Menschen dürfte der Alkoholkonsum sein. Auch die mit dem Alter zunehmenden chronischen Erkrankungen der Gallenwege bzw. deren Komplikationen können zu einer sekundär-biliären (cholangitischen) Cirrhose führen. Posthepatitische Cirrhosen – ohne Beeinflussung durch Alkohol – sind seltener.

Symptome

Die vielfältigen Symptome der Lebercirrhose entwickeln sich aus der beeinträchtigten Leistungsfähigkeit des Organs. Dabei wird das klinische Bild insbesondere durch die unterschiedliche Beteiligung der beiden Faktoren Leberzellinsuffizienz und Pfortaderhochdruck geprägt, und zwar unabhängig von der Ätiologie der Krankheit.

Die Symptomatologie umfaßt Gewichtsverlust, Appetitlosigkeit, Leistungsminderung, Übelkeit, Meteorismus, Obstipation bis Diarrhoe, Konzentrationsschwäche, Müdigkeit, Schwitzen, Juckreiz, Schwindelneigung bis Kollaps. Auf das erkrankte Organ weisen Druck- und Völlegefühl im Oberbauch, Ikterus, Intoleranz gegen Alkohol, Fett und Nikotin sowie Schmerzen im rechten Oberbauch hin.

Neben dem Ikterus sind andere Hautzeichen bekannt wie Palmarerythem, Spider naevi, Dollarscheinhaut, Pigmentierung an Scheuerstellen. Weitere Symptome sind Ausbildung von Uhrglasnägeln, weiblicher Behaarungstyp, Weißfleckung und Gynäkomastie. Größere

Ascitesmengen sind schon bei der Inspektion an der typischen Abdominalform mit verstrichenem Nabel zu vermuten.

Bei der Palpation wird man häufig die vergrößerte, derbe bis harte Leber tasten. Die Oberfläche der Leber kann höckrig sein. Eine vergrößerte Milz ist charakteristisch.

Bei der Beurteilung der Aktivität des Prozesses und des Schadensausmaßes bedient man sich zahlreicher Laboratoriumsproben, die zweckmäßigerweise so zusammengestellt sind, daß verschiedene Aufgaben der Leberfunktion geprüft werden. Von besonderer Bedeutung sind Enzymuntersuchungen, Elektrophorese, Bilirubin, Prothrombin usw.

Auch beim älteren Patienten werden Laparoskopie und histologische Untersuchung der Leber ohne größeres Risiko durchgeführt. Sonographische und nuclearmedizinische Methoden ergänzen gefahrlos die morphologische und funktionelle Beurteilung.

Therapie der Lebercirrhose

Allgemeine Therapie. Herz- und Kreislaufsystem bedürfen beim alten Patienten mit Lebercirrhose genauer Überwachung. Eine Hypotonie mit Neigung zu Kollapszuständen wird oft beobachtet. Es handelt sich um eine hypodynamische Zirkulation mit vermehrter peripherer Durchblutung, erhöhtem Plasmavolumen und niedrigem Blutdruck [15]. Die Dosis der im Alter oft notwendigen Digitalisierung wird durch die Lebercirrhose nicht beeinflußt.

α) *Inaktive Lebercirrhose*

Bei dieser Form der Leberkrankheit sind die Laboratoriumsproben nur wenig pathologisch. Die Patienten haben keine Gelbsucht, keine Ödeme, keine Zeichen des Pfortaderhochdrucks. Älteren Patienten mit inaktiver Lebercirrhose sind leichte körperliche Anstrengungen erlaubt. Hierdurch wird die Muskelkraft erhalten, eine Obstipation vermieden, das Wohlbefinden unterstützt.

Alkohol ist zu verbieten. Sonst kann die Diät in regelmäßigen Mahlzeiten zu gewohnten Zeiten gegeben werden. Sie soll in normaler Zusammensetzung aus Eiweiß, Kohlenhydraten und Fett bestehen. Subjektiv oder objektiv schlecht bekömmliche Speisen sind zu meiden. Kaffee und Gewürze sind erlaubt, ebenfalls Salz, sofern kein Hochdruck besteht und keine Dekompensation (mit Ascites) droht.

Eine Pharmakotherapie der inaktiven Lebercirrhose im ruhenden Stadium ist oft unnötig. Als roborierende Behandlung empfehlen viele Autoren hohe Dosen von Vitamin B_{12}. Unter dieser Therapie beobachtet man oft eine Besserung im Allgemeinbefinden, wenngleich eine Beeinflussung des Leberprozesses selbst nicht erwiesen ist.

Insbesondere bei älteren Menschen sollen begleitende Krankheiten, z.B. Infektionen, nach Möglichkeit ausgeschaltet werden. Jede zusätzliche Belastung des Lebercirrhose-Kranken kann auf dem Weg über eine unspezifische Mesenchymreaktion den bindegewebigen Prozeß im cirrhotischen Umbau der Leber fördern.

β) *Aktive Lebercirrhose*

Häufig besteht Ikterus. Die Laboratoriumsproben sind wechselnd stark pathologisch. Histologisch zeigen sich floride Entzündungszeichen, oftmals mit dystrophischen Schüben.

In diesem Stadium sollte auch der ältere Mensch Bettruhe einhalten, die nach Abklingen des Schubes allmählich aufgelockert wird.

Diätetisch ist für eine ausreichende Kalorienzufuhr zu sorgen. Besteht der Verdacht auf eine Encephalopathie, muß die Eiweißmenge in der Kost sofort verringert werden, oft wird man den Patienten über Tage eiweißfrei ernähren müssen.

Medikamentös kann man bei schweren Schüben der Lebercirrhose Glucocorticoide verordnen, jedoch ist auf die möglichen Nebenwirkungen und die Gegenindikationen dieser Therapie besonders bei älteren Menschen zu achten (Ulcuskrankheit, Osteoporose und Diabetes stehen hier bei der Beurteilung im Vordergrund).

Führen allgemeine Maßnahmen und Verordnung von Glucocorticoiden bei aktiven Formen der Lebercirrhose nicht zum Ziel, wird man dem älteren Patienten Penicillamin verordnen. Ziel dieser Therapie ist es, mit Penicillamin, evtl. auch mit Azathioprin, die mesenchymale Aktivität einschließlich immunologischer Faktoren zu verringern (Mesenchymsuppression).

Der Verlauf und die Prognose der Alters- und Greisencirrhose werden günstiger beurteilt als die Erkrankungen in mittleren Lebensjahren [23].

γ) *Primär-biliäre Cirrhose*
(*Chronische nicht eitrige Cholangitis*)

Gegen den quälenden Juckreiz dieser sehr seltenen Krankheit wird Cholestyramin eingesetzt. Die Krankheit selbst ist therapeutisch kaum zu beeinflussen. Glucocorticoide und Immunsuppressiva sind von unsicherer Wirkung.

δ) *Sekundär-biliäre Cirrhose*

Auch beim älteren Menschen soll je nach Allgemeinzustand versucht werden, den gestörten Gallenfluß operativ wiederherzustellen. Eine antibiotische Vorbereitung ist zweckmäßig.

e) Portale Hypertension

α) *Ascites*

Bettruhe ist – wenigstens zeitweise – indiziert. Die Diät soll natriumarm sein. Aldosteron-Antagonisten, oft in Verbindung mit Thiaziden oder Furosemid, ergeben meistens eine gute Diurese. Bei schwer zu beeinflussendem Ascites kann die intravenöse Gabe von 20%iger salzarmer Humanalbuminlösung zur Hebung des onkotischen Druckes zweckmäßig werden. Ascitespunktionen sind nur zur Entlastung bei starker Atembehinderung indiziert.

Sehr sorgfältig soll der Kaliumspiegel beobachtet werden, insbesondere unter Berücksichtigung der verschiedenen Wirkweisen der genannten Diuretica.

Operative Verfahren zur Behandlung des Ascites kommen bei älteren Patienten kaum in Frage.

β) *Oesophagusvaricenblutung*

Durch eine Blutung aus Oesophagusvaricen wird das Leben des älteren Patienten direkt bedroht. Es gilt, die Blutung zu stillen, den Kreislaufschock zu bekämpfen und das drohende Leberumgehungskoma (Leberausfallskoma) nach Möglichkeit zu verhüten.

Man versucht, die lebensgefährliche akute Blutung mit einer Sengstaken-Blakemore-Sonde zu stillen. Schockbekämpfung ist durch Blutersatz bzw. Plasmaexpander einzuleiten. Durch die tamponierende Sengstaken-Blakemore-Sonde saugt man den blutigen Mageninhalt ab. Für Darmentleerung ist zu sorgen. Man verordnet oral Neomycinpräparate oder Lactulose (Bifiteral), um die Darmflora zu vermindern und dadurch die Resorption toxischer Eiweißprodukte zu verringern. Auch die intravenöse Zufuhr von L-Arginin-Apfelsäuregemischen wird empfohlen, wozu fertige Präparate im Handel erhältlich sind.

Insbesondere bei älteren Menschen soll die Kompression der Oesophagusvaricen durch die Sengstaken-Blakemore-Sonde nach 24 Stunden (vorübergehend) gelockert werden, um der Gefahr einer Drucknekrose bei Vita reducta vorzubeugen.

Von fraglichem Wert ist die Gabe von Vasopressin (Octapressin), das den Pfortaderhochdruck senken soll. Gerade bei älteren Patienten mit Coronarsklerose muß mit einer Verringerung der Coronardurchblutung gerechnet werden.

Die chirurgische Behandlung der Oesophagusvaricen im blutungsfreien Intervall durch Shuntbildung zwischen Vena porta und Vena cava inferior setzt einen guten Allgemeinzustand des Patienten voraus. Ungern werden Patienten über 60 Jahre operiert, so daß diese Behandlung im geriatrischen Krankengut vergleichsweise nur selten durchgeführt werden kann.

γ) *Coma hepaticum*

Auf Grund pathophysiologischer Erkenntnisse trennt man drei Haupttypen des Leberkoma: Leberzerfallskoma, Leberumgehungskoma (Leberausfallskoma) und Elektrolytkoma. Auslösende Noxen (Alkohol, Medikamente, Infekte) müssen nach Möglichkeit ausgeschaltet werden. Die Diät soll eiweißfrei sein. Man gibt Infusionen von Glucose-Lösungen.

Der Darm wird durch orale Neomycingabe in Verbindung mit Lactulose keimarm gehalten.

Der Darminhalt soll durch Einläufe entleert werden. Enthält der Magen Blut, wird der Inhalt abgesaugt. Zur intravenösen Infusionstherapie werden verschiedene Mischpräparate handelsfertig angeboten, insbesondere bei Leberumgehungskoma L-Arginin-Apfelsäure-Infusionen. Glucocorticoide in hohen Dosen sind indiziert.

δ) *Stauungsleber*

Herzinsuffizienz, insbesondere Rechtsherzinsuffizienz, chronisches Lungenemphysem oder Lungenfibrose können zu Zirkulationsstörungen in der Leber und damit zur Stauungsleber führen. Druckgefühl in der Lebergegend und tastbare Lebervergrößerung sind die Folgen. Ausmaß des Sauerstoffmangels und Dauer dieses Zustandes können die reine Stauungsleber zur Stauungsfibrose oder gar Cirrhose umwandeln.

Die chronische Leberstauung im Rahmen einer Herzinsuffizienz gilt als häufigste Lebererkrankung des alten Menschen. Die Behandlung der Grundkrankheit steht im Vordergrund des Therapieplanes. Die erforderliche Dosis an Digitalis wird durch die Leberstauung nicht beeinflußt.

f) Fettleber

Die Fettleber ist eine außerordentlich häufige Erkrankung, deren Entwicklung und Ablauf durch verschiedenartige Faktoren beeinflußt wird. In den höheren Altersklassen haben zwei Formen der Fettleber große Bedeutung: Fettleber bei Diabetes mellitus und bei Alkoholismus.

Altersdiabetiker bilden die größte Gruppe der Patienten mit Fettleber. Das Ausmaß der Leberzellverfettung ist vom Grad der Übergewichtigkeit abhängig, aber nicht von Dauer und Schwere des Diabetes [3].

Chronischer Alkoholismus ist die Ursache für 30–50% der Fälle mit Fettleber [25]. Die Entwicklung der alkoholbedingten Fettleber ist abhängig von Ausmaß und Dauer des Alkoholkonsums, weniger eindeutig von der Nahrungszusammensetzung des Alkoholikers. Dispositionelle und hormonelle Faktoren sind von unterschiedlicher Bedeutung.

Leberzellverfettungen entstehen auch bei der Hypertriglyceridämie (Typ 4 nach Fredrickson). Bei längerem Gebrauch von Corticoiden kann gleichfalls eine Leberzellverfettung entstehen.

Übermaß an Nahrungszufuhr, Übergewichtigkeit, insbesondere in Verbindung mit diabetischer Stoffwechsellage, sind Beispiele, daß Leberzellverfettung durch mehrere Krankheitsfaktoren in Gang gesetzt wird.

Symptomatologie

Die Leberzellverfettung bedingt eine Größenzunahme des Organs, die meist auch palpatorisch feststellbar ist. Oft ist der Leberrand stumpf. Die Konsistenz ist nur selten hart. Viele Patienten sind beschwerdefrei, andere klagen über Druck- und Völlegefühl im rechten Oberbauch, Leistungsabfall, Übelkeit oder Appetitlosigkeit, was aber wohl mehr auf die Grundkrankheit als auf die Fettleber selbst zurückzuführen ist.

Die Laboratoriumsproben fallen oft normal aus. In etwa 2/3 der Fälle ist die Bromthaleinretention vergrößert. Die exakte Diagnose wird erst histologisch gestellt.

Therapie

Die Therapie der Fettleber berücksichtigt die den einzelnen Formen zugrundeliegende Störung, also Alkoholverbot oder Diabeteseinstellung oder Gewichtsabnahme bzw. eine Kombination entsprechender Maßnahmen. Die Fettleber bei der kohlenhydratinduzierbaren Hypertriglyceridämie wird diätetisch angegangen. Zusätzlich versucht man Clofibrat.

Die Behandlung des älteren Patienten mit Fettleber erfolgt nach Möglichkeit ambulant, sofern es sich nicht um eine Fettleber-Hepatitis handelt.

Die Fettleber-Hepatitis kann als subakute oder akute Verlaufsform klassifiziert werden. Aus der alkoholischen Fettleber-Hepatitis kann sich bei weiterem chronischen Alkoholkonsum eine alkoholische Lebercirrhose entwickeln. Die Behandlung dieser Zustände entspricht den bei Virushepatitis und Lebercirrhose dargelegten Vorschlägen.

g) Hämochromatose

Wie auch bei jüngeren Menschen wird diese Störung im Eisenstoffwechsel durch Eisenentzug behandelt. Regelmäßige Aderlässe haben sich bewährt. Die Diät soll eisenarm sein. Chelatbildner wie Desferal können verordnet werden mit dem Ziel, das Eisen in nierengängiger Form auszuscheiden. Oft besteht gleichzeitig ein Diabetes mellitus, der nach dem üblichen Vorgehen einzustellen ist.

h) Morbus Wilson

Eine vermehrte Kupferresorption und Speicherung des Metalls verursacht die Symptome dieser sehr seltenen Krankheit. Symptomatologie und Therapie mit D-Penicillamin wie bei Jugendlichen.

i) Arzneimittelikterus

Die Beachtung des Arzneimittelikterus (oft mit typischem Verschlußsyndrom) ist bei der Beratung geriatrischer Patienten besonders wichtig, da viele ältere Menschen wegen der häufigen Altersbeschwerden richtig indizierte Medikamente einnehmen. Viele Medikamente, die in der Geriatrie verwendet werden, können eine Gelbsucht mit Überwiegen eines Verschlußsyndroms verursachen (Zusammenstellung s. Dölle [73]). Hierbei handelt es sich oft um Präparate aus der Phenothiacinreihe, um Sedativa, Tranquilizer, Anti-Depressiva, um einige Antidiabetica und Antibiotica, Antiarrhythmica, Antirheumatica und Hormonpräparate. Bei dieser vielfältigen Aufzählung liegt es auf der Hand, daß man bei jedem Patienten mit Ikterus anamnestisch nach voraufgegangener Medikation hierhergehöriger Medikamente fragen soll.

k) Lebercarcinom

Von den Tumoren der Leber hat im Rahmen der geriatrischen Betrachtung das Lebercarcinom die größte Bedeutung. Etwa 2/3 aller primären Lebercarcinome sind mit einer Lebercirrhose kombiniert. Bei 5–10% aller Patienten mit Lebercirrhose entwickelt sich ein primäres Lebercarcinom [23]. Da die Lebercirrhose der Entwicklung des Lebercarcinoms lange Zeit vorausgeht, kommt der Kombination dieser beiden Krankheiten gerade in der Geriatrie große Bedeutung zu.

Sekundäre Tumoren in der Leber, also Metastasen eines primären Lebercarcinoms oder eines Carcinoms in anderen Organen, sind wesentlich häufiger als das primäre Lebercarcinom. Lebermetastasen finden sich in etwa 20–35% aller Carcinomträger.

Symptomatologie

Rasch einsetzende und schmerzhafte Hepatomegalie, besonders harte Lebervergrößerung, knolliger Tastbefund, plötzliche Verschlimmerung im Ablauf einer vorher „ruhigen" Lebercirrhose, blutiger Ascites, rapide Verschlechterung des Allgemeinzustandes sind Beispiele einer außergewöhnlich vielfältigen Symptomatologie, die von anfänglicher Beschwerdefreiheit bis zu schwersten Krankheitserscheinungen reichen kann.

Laboratoriumstechnisch wird man eine Verschlechterung der hepatocellulären Funktion finden, die durch das Ausmaß des Tumorwachstums bestimmt ist. Alpha$_1$-Fetoprotein ist in 70–80% der Fälle von primärem Lebercarcinom positiv.

Leberszintigraphie und Sonographie sind nicht belastende Untersuchungsmethoden.

Besondere Bedeutung für die Diagnostik hat die Laparoskopie, die auch im höheren Alter einen verhältnismäßig kleinen Eingriff darstellt und dem alten Menschen oft anstrengendere diagnostische Maßnahmen erspart.

Therapeutisch ist je nach dem Ausmaß des Befundes und dem Zustand des Patienten bei primärem Lebertumor eine chirurgische Resektionsbehandlung zu erwägen.

2. Gallenwegserkrankungen

Etwa 10% aller Männer und 20% aller Frauen in Mitteleuropa sind Steinträger (Cholecysto- und Choledocholithiasis). Die größere Morbidität bei Frauen wird auf die Schwangerschaften zurückgeführt. Die Häufigkeit der Cholelithiasis steigt mit dem Alter an. Für die Diätetik ist es interessant, daß bei Patienten mit Gallensteinen nur die Aufnahme der Gesamtkalorienmenge größer ist als bei steinfreien Kontrollpersonen. Dagegen besteht keine Beziehung zur Cholesterinaufnahme oder zum Cholesteringehalt des Blutes.

Eine Cholecystitis ist meistens mit Cholecystolithiasis kombiniert, kommt aber auch in steinfreien Gallenblasen vor. Nur in etwa 10% sind Steingallenblasen frei von Entzündungen [12].

a) Akute Cholecystitis

Etwa 2/3 der Fälle von akuter Cholecystitis werden bei Patienten über 60 Jahre beobachtet. Damit ist die akute Cholecystitis ein häufiges und für die Behandlung wichtiges Problem der geriatrischen Medizin. Überdies disponieren andere Alterskrankheiten wie Diabetes und Arteriosklerose zum Auftreten der akuten Cholecystitis.

Eine akute Cholecystitis ist in etwa 90% eine Komplikation der Cholecystolithiasis und beginnt nach einem plötzlichen Cysticusverschluß durch Gallenstein. Die akute Cholecystitis schädigt die Gallenblasenwand in verschieden schwerem Ausmaß: Epithelschädigung und begrenzte Nekrosen, Gangrän und Perforation.

Symptomatologie

Die Symptome von Cholecystitis und Cholelithiasis sind bei älteren Menschen oftmals weniger typisch als bei jungen. Nicht selten fehlen jegliche Beschwerden. Auf die Diagnose hinweisend sind Appetitlosigkeit, Erbrechen, Übelkeit, Aufstoßen, Völlegefühl, Druck im rechten Oberbauch, Unverträglichkeit bestimmter Speisen (Gebratenes, Hülsenfrüchte, erhitztes Fett). Sogar die Gallenblasenperforation kann bei älteren Menschen ohne großes Krankheitsbild eintreten, insbesondere, wenn vorausgegangene pericholecystitische Entzündungen bereits Gallenblase und Nachbarorgane verklebt haben. Ist eine Pneumatisation der Gallengänge röntgenologisch sichtbar, fällt die Diagnose der Perforation, z.B. in das Duodenum, leichter.

Bleibt der Inhalt einer durch Cysticusverschluß ausgeschlossenen Gallenblase steril, entsteht ein *Hydrops*. Die Infektion des Hohlraumes führt zum gefährlichen *Empyem*.

b) Choledocholithiasis

Die häufigste Komplikation der Cholecystolithiasis ist die Wanderung von Gallenblasensteinen in den Ductus choledochus. Ikterus, Cholangitis, Fieber und kolikartige Schmerzen sind typische Symptome. Je nach dem Sitz des Steines und den anatomischen Verhältnissen im Ausführungsgang stellt sich eine begleitende Pankreatitis ein, die an besonderer Schmerzlokalisation und erhöhten Amylasewerten kenntlich wird.

Therapie

Die Steinkolik und die akute Cholecystitis werden bei älteren wie bei jungen Patienten durch Schmerzbekämpfung, Nahrungskarenz und mit gut gallengängigen Antibiotica (z.B. Tetracycline) behandelt.

Nach Abklingen der akuten Erscheinungen ist bei nachgewiesenem Steinleiden im Intervall eine operative Behandlung zu erwägen, die bis ins hohe Alter möglich ist.

Bessert sich die akute Cholecystitis unter konservativer Behandlung nicht, sondern verschlechtert sich der Allgemeinzustand unter Ausbreitung der anfänglich lokalen Peritonitis (Wandnekrose, drohende Perforation), so wird man auch bei alten Menschen zur *Früh-Operation* gezwungen.

Choledocholithiasis, Ikterus, begleitende Pankreatitis, Empyem oder cholangitische Lebercirrhose sind dringliche Indikationen zur operativen Therapie des Steinleidens nach internistischer Vorbehandlung. Immer sollte man eine Thromboseprophylaxe betreiben.

Der *Gallensteinileus* nach Perforation eines großen Gallensteines – meist in das Duodenum – stellt ein schweres Krankheitsbild dar, dessen operative Therapie auch heute noch eine hohe Mortalität hat, da die Patienten wegen der oftmals wechselnden Beschwerden häufig zu spät zur Operation kommen.

Allgemein betrachtet sollte eine Cholelithiasis so früh wie möglich operiert werden, da im Laufe des Lebens in hohem Prozentsatz Komplikationen auch bei zunächst symptomarmer Cholelithiasis zu erwarten sind. Nach Eintreten von Komplikationen ist das Operationsrisiko deutlich erhöht. Überdies gilt die Cholelithiasis als fakultative Präcancerose, was ebenfalls für eine frühzeitige operative Therapie spricht. Diagnostiziert man eine unkomplizierte Cholelithiasis als Zufallsbefund bei älteren Menschen (jenseits 60 Jahre), wird man je nach dem Allgemeinzustand des Untersuchten die Indikation zur Operation zurückhaltender stellen als bei jüngeren.

3. Erkrankungen des exkretorischen Pankreas

Die Bauchspeicheldrüse ist außerordentlich gut vascularisiert, so daß auch im fortgeschrittenen Lebensalter die Arteriosklerose selten zu Störungen der Pankreasfunktion führt.

a) Pankreatitis

Am häufigsten erscheint die Pankreatitis als akut reversible Form, wozu die akute Pankreatitis und die rezidivierende akute Pankreatitis gehören. Etwa 80% aller Pankreatitis-Patienten gehören in diese Gruppe. Weniger häufig sind die postoperativen Formen.

Ätiologisch stehen Gallenwegserkrankungen an erster, Alkoholismus an zweiter Stelle. Die Pankreatitis bei Gallenwegserkrankungen betrifft durchschnittlich ältere Patienten als die alkoholische Pankreatitis. Je höher das Alter, desto wahrscheinlicher wird die biliäre, durch Gallenwegserkrankungen hervorgerufene Pankreatitis [8]. Deshalb wird man in den höheren Altersklassen kaum Patienten mit Pankreatitisformen anderer Ätiologie (z.B. Hyperparathyreoidismus) antreffen.

Symptomatologie

Das hervorstechende Symptom ist der Schmerz, der wechselnden Charakter hat: Die Patienten klagen über starken Druck, kolikartige, andauernde oder intermittierende Attacken. Der Schmerz ist im Epigastrium oder rechts- bzw. linksseitig im Oberbauch lokalisiert. Schmerzausstrahlungen in den Rücken oder gürtelförmige Ausbreitung kommen vor. Da die Pankreatitis im Alter oft Folge einer Gallenwegserkrankung ist, können kolikartige Schmerzen in der Gallengegend das Bild begleiten. Die Pankreatitis kann besonders bei älteren Patienten zu gefährlichem Kreislaufkollaps führen. Oft findet man einen reflektorischen Ileus. Die Bauchdeckenspannung ist eher eine weiche Abwehrspannung (im Gegensatz zur brettharten Bauchdeckenspannung bei Ulcusperforation).

Die wichtigste Laboratoriumsprobe ist der Nachweis von Alpha-Amylase-Vermehrung in Blut und Harn.

Die Therapie der akuten Pankreatitis bleibt auch im Alter konservativ: Die oft schwer erträglichen Schmerzen werden durch intravenöse Dauertropfinfusionen mit Analgetica oder Spasmoanalgetica gelindert. Da Morphiumpräparate einen Spasmus der Papille hervorrufen, werden sie nicht gern benutzt.

Eine vordringliche Aufgabe der Therapie ist die Verhütung bzw. Behandlung eines Schocksyndroms, das die häufigste Todesursache bei akuter Pankreatitis ist. Die Hypovolämie muß durch intravenöse Volumensubstitution mit Plasmaexpandern ausgeglichen werden. Dabei soll der zentrale Venendruck beachtet werden. Die Schockbehandlung kann durch Corticoide unterstützt werden.

Eine Ruhigstellung der Pankreasfunktion erreicht man durch orale Flüssigkeits- und Nahrungskarenz über mehrere Tage. Durch eine weiche, dünne Magensonde wird der Magensaft kontinuierlich abgesaugt. Eine medikamentöse Hemmung der Pankreassekretion versucht man mit Atropin, das alle 4–6 Stunden subcutan gegeben wird. Auch Acetazolamid (z.B. Diamox) wird zur Hemmung der Pankreassekretion gebraucht.

Elektrolyte und Kalorien führt man intravenös durch Dauertropfinfusionen zu.

Die prophylaktische Gabe von Breitbandantibiotica ist indiziert, insbesondere wenn eine Gallenwegserkrankung zugrundeliegt. Tetracycline werden bevorzugt.

Hat die Pankreatitis zur Hyperglykämie geführt, kommt die Gabe von Insulin in Frage.

Durch die rechtzeitige Schocktherapie soll ein sekundäres Nierenversagen verhütet werden. Entwickelt sich trotzdem eine Oligurie, versucht man, diese durch Gabe von Osmofundin zu durchbrechen. Notfalls müssen Haemodialysen eingesetzt werden.

Proteinaseinhibitoren (z.B. Trasylol) sind von unsicherer Wirkung auf die Pankreasenzym-Inaktivierung. Sie werden neben anderen Medikamenten auch zur Schock-Therapie eingesetzt.

Nach Abklingen der akuten Krankheitsphase geht man auf eine Pankreasschonkost über. Liegt der Pankreatitis eine Gallenwegserkrankung zugrunde, ist eine operative Behandlung im Intervall angezeigt. Die Ausbildung eines Pankreasabscesses (Fieberschübe, Tastbefund im Oberbauch, hochgradige Leukocytose) macht ein frühzeitiges operatives Vorgehen erforderlich. Bei alkoholbedingter Pankreatitis ist selbstverständlich Alkoholabstinenz zu fordern.

b) Chronische Pankreatitis

Während die Behandlung der akuten Pankreatitis durch den gefährlichen Zustand in der akuten Phase bestimmt wird, steht bei der Therapie der chronischen Pankreatitis unter Berücksichtigung ätiologischer Faktoren die symptomatische Besserung der *Pankreasinsuffizienz* im Vordergrund.

Die häufigste Form der primär chronischen Pankreatitis ist die primär-calcifizierende chronische Pankreatitis. Eine Cholelithiasis gehört nicht zum typischen Bild. Dagegen werden Alkoholismus oder Eisenmangel in der Ernährungsanamnese häufig angegeben.

Bei der chronisch rezidivierenden Pankreatitis treten im Laufe von Jahren wiederholt Schübe der Krankheit auf: Schmerz, Übelkeit und Erbrechen, aufgetriebenes Abdomen, Aufstoßen, Steatorrhoe, seltener Diabetes prägen das klinische Bild.

Abmagerung ist ein typisches und sehr häufiges Symptom. Oft manifestiert sich die Krankheit erst im vorgerückten Lebensalter.

Die Therapie besteht in diätetischer Führung, oraler Substitution mit Pankreasenzympräparaten, um die digestive Insuffizienz der Bauchspeicheldrüse zu verbessern.

Gelegentlich ist die calcifizierende Pankreatitis Folge eines primären Hyperparathyreoidismus. In solchen Fällen ist eine Behandlung der zugrundeliegenden Krankheit, nämlich des Epithelkörperchenadenoms, notwendig.

Die schmerzhaften Krisen der chronischen Pankreatitis werden behandelt wie unter akuter Pankreatitis besprochen. Führt die internistische Behandlung nicht zur Besserung, ist ein chirurgisches Vorgehen zu erwägen.

c) Das Carcinom des Pankreas und der Vaterschen Papille

Carcinome an Pankreas oder Papille treten häufiger im Alter als bei jugendlichen Personen auf. Das durchschnittliche Erkrankungsalter liegt im 6. und 7. Lebensjahrzehnt.

Die Symptomatologie des Pankreaskrebses ist in der Frühphase nur uncharakteristisch, aber vielgestaltig. Gewichtsverlust, Schmerzen im Oberbauch, im Rücken, Druckgefühl in der Tiefe des Bauchraumes, Erschütterungsschmerz, zunehmende Schwäche sind keine Frühsymptome.

Diagnostische Fortschritte sind von den verschiedenen Röntgenverfahren und den nuclearmedizinischen Methoden zu erwarten. Es bleibt zu hoffen, daß die Frühdiagnose des Pankreascarcinoms durch die retrograde Füllung des Ductus Wirusungianus bei Duodenoskopie verbessert wird. Zweifellos gewinnt die Frühdiagnostik des Papillencarcinoms durch Duodenoskopie mit Biopsie.

Die Therapie ist, bei noch lokalisierter Erkrankung, operativ.

Literatur

1. Bartelheimer, H.: Pankreasinsuffizienz. In: Klinische Gastroenterologie. (L. Demling et al.) Stuttgart: Thieme 1973.
2. Baumgartl, F., Kremer, K., Schreiber, H.W.: Spezielle Chirurgie für die Praxis. Stuttgart: Thieme 1969.
3. Beringer, A., Thaler, H.: Dtsch. med. Wschr. **95**, 836 (1973).
4. Brühl, W.: Leber- und Gallenwegserkrankungen. Stuttgart: Thieme 1970.
5. Demling, L. *et al.*: Klinische Gastroenterologie. Stuttgart: Thieme 1973.

6. Doberauer, W., Hittmair, A., Nissen, R., Schulz, F. H., Tuba, J.: Handbuch der praktischen Geriatrie. Stuttgart: Enke 1967.
7. Dölle, W.: Suchlisten für potentiell leberschädigende Medikamente. In: Klinische Gastroenterologie. (L. Demling et al.) Stuttgart: Thieme 1973.
8. Fahrländer, H.: Das Pankreas im Alter. In: Handbuch der praktischen Geriatrie (W. Doberauer, Hrsg.). Stuttgart: Enke 1967.
9. Hafter, E.: Praktische Gastroenterologie. Stuttgart: Thieme 1970.
11. Hauss, W. H. *et al.*: Lehrbuch der inneren Medizin. 2. Auflage München: Lehmanns 1973.
12. Hess, W.: Erkrankungen der Gallenwege und des Pankreas. Stuttgart: Thieme 1961.
13. Lindner, J.: Altern des Bindegewebes. In: Handbuch der Pathologie. Berlin–Heidelberg–New York: Springer 1973.
14. Losse, H., Wetzels, E.: Rationelle Diagnostik in der inneren Medizin. Stuttgart: Thieme 1973.
15. Martini, G. A.: Gastroenterologie. In: Therapie innerer Krankheiten (Hrsg.: Buchborn, E., Jahrmärker, H., Karl, H. J., Martini, G. A., Müller, W., Riecker, G., Schwiegk, H., Siegenthaler, W., Stich, W.), 2. Aufl., S. 417. Berlin–Heidelberg–New York: Springer 1974.
16. Moeschlin, S.: Therapiefibel. Stuttgart: Thieme 1969.
17. Popper, H., Schaffner, F.: Progress in Liver Diseases. Vol. 4. New York–London: Grune u. Stratton 1972.
18. Ritter, U.: Erkrankungen des exkretorischen Pankreas. Stuttgart: Thieme 1971.
19. Schettler, G. (Hrsg.): Alterskrankheiten. Stuttgart: Thieme 1972.
20. Schmidt, H., Creutzfeld, W.: Akute und rezidivierende Pankreatitis. In: Klinische Gastroenterologie (L. Demling *et al.*). Stuttgart: Thieme 1973.
21. Schöndube, W.: Gallenwegserkrankungen. In: Handbuch der praktischen Geriatrie (W. Doberauer, Hrsg.) Stuttgart: Enke 1967.
22. Sherlock, Sheila: Krankheiten der Leber und der Gallenwege. München: Lehmanns 1965.
23. Siede, H.: Krankheiten der Leber. In: Handbuch der praktischen Geriatrie (W. Doberauer, A. Hittmair, R. Nissen, F. H. Schulz, J. Tuba, Hrsg.). Stuttgart: Enke 1967.
24. Siede, H.: Virushepatitis und Folgezustände. Leipzig: Barth 1958.
25. Thaler, H.: Alkohol und Leberschaden. Dtsch. med. Wschr. **94**, 1213 (1969).

Rheumatischer Formenkreis

G. Junge-Hülsing

1. Einleitung

Zahl und Art der rheumatischen Erkrankungen nehmen zwar im höheren Lebensalter zu, eine spezifische rheumatische Erkrankung des alternden Menschen gibt es jedoch nicht.

Einige spezielle differentialdiagnostische Schwierigkeiten ergeben sich im Alter bei den chronisch-entzündlichen Erkrankungen. Besondere Probleme bietet schließlich die Therapie der rheumatischen Erkrankungen im Alter. Es ergeben sich neben der medikamentösen Therapie Schwierigkeiten in der Betreuung älterer Menschen mit einer chronischen rheumatischen Erkrankung, da bei erheblicher Frühinvalidität und vorzeitiger Einschränkung vieler Funktionsabläufe die allgemeine Lebenserwartung des Rheumakranken nicht wesentlich herabgesetzt, sondern im Vergleich zu einer gesunden Vergleichsgruppe fast gleich ist, andererseits aber die Reduktion der Funktionsfähigkeit gerade bei den alleinstehenden älteren Menschen besondere Sorge bereitet.

Es würde den Rahmen des Beitrages, rheumatische Probleme des alternden Menschen zu besprechen, sprengen, wenn auf jedes der vielen verschiedenen Krankheitsbilder des rheumatischen Formenkreises im einzelnen eingegangen und die Besonderheiten der Krankheitsbilder im Detail besprochen würden.

Es soll deshalb eine Tabelle vorangestellt werden, die eine Übersicht über die verschiedenen rheumatischen Erkrankungen gibt und zugleich erkennen läßt, welche Erkrankungen im höheren Lebensalter eine Rolle spielen (Tabelle 15).

Die *Pathogenese* der verschiedenen entzündlichen und degenerativen Formen des rheuma-

Tabelle 15. Einteilung rheumatischer Erkrankungen

Bezeichnung der Krankheit	Lebensalter mit überwiegender Erstmanifestation	Besonderheiten im Alter
I. Entzündlicher Rheumatismus		
1. Das rheumatische Fieber (RF) Synonyma: Febris rheumatica, akuter Gelenkrheumatismus, Polyarthritis rheumatica acuta, Rheumatismus acutus verus	6–16 Jahre	Jenseits des 40. Lebensjahres selten, im höheren Lebensalter besondere Verlaufsformen mit geringerer Beteiligung des Myokards bei Fieber und Gelenkbeteiligung.
2. Die progredient chronische Polyarthritis (p.c.P.) Synonyma: Primär chronische Polyarthritis, Polyarthritis chronica progressiva, rheumatoide Arthritis	häufig zwischen dem 35. und 40. Lebensjahr (Männer) und dem 45. und 50. Lebensjahr (Frauen)	Keine eindeutigen Unterschiede, einige Besonderheiten im klinischen Verlauf (Beginn an den großen Gelenken), oligoartikuläre Entwicklung, akuter Beginn mit progredientem Verlauf, frühzeitige Muskelatrophie, Beeinträchtigung des Allgemeinzustandes, Erschwerung durch Allgemeinkrankheiten (Osteoporose), Übergänge in viscerale Formen

Tabelle 15. Einteilung rheumatischer Erkrankungen

Bezeichnung der Krankheit	Lebensalter mit überwiegender Erstmanifestation	Besonderheiten im Alter
Sonderformen der p. c. P. Sjögren-Syndrom Felty-Syndrom (bei Kindern Stillsche Erkrankung) Das Kaplan-Syndrom Arthropathia psoriatica Reiter-Syndrom		(Siehe entsprechendes Kapitel)
3. Spondylitis ankylopoetica (SP. A.) Synonyma: Spondylarthritis ankylopoetica, Morbus Bechterew, Strümpell-Bechterew-Marie-Krankheit, Pelvispondylitis ossificans	15.–40. Lebensjahr	Männer fünfmal häufiger als Frauen erkrankt, selten Beginn nach dem 60. Lebensjahr. Bei älteren Menschen häufig fortgeschrittenes Stadium der Spondylitis ankylopoetica. Bei Beginn im höheren Lebensalter häufig ausschließlich Klagen über Kreuz- und Hüftschmerzen.
4. Der viscerale Rheumatismus, die Kollagenkrankheiten		
Lupus erythematodes disseminatus (L. E.) Synonyma: Lupus erythematodes, Erythematodes, systematischer Lupus erythematodes (Kaposi-Libman-Sacks-Syndrom)	20.–30. Lebensjahr	Befall besonders von Frauen (fünfmal häufiger als Männer) im gebärfähigen Alter. Vorkommen jedoch auch bei Kindern und älteren Menschen bekannt. Erkrankung ist ein Syndrom, das sich mit anderen Kollagenkrankheiten und Autoimmunkrankheiten überschneidet.
Periarteriitis nodosa (P. N.) Synonyma: Panarteriitis nodosa, Polyarteriitis nodosa	Meist im mittleren Lebensalter	Männer dreimal häufiger als Frauen erkrankt. Im höheren Lebensalter, möglicherweise infolge einer Cortisonlangzeittherapie, Möglichkeiten des Überganges einer P.c.p. in eine begleitende Periarteriitis nodosa.
Wegnersche Granulomatose (wahrscheinlich Sonderform der Periarteriitis nodosa), Riesenzellarteriitis, Arteriitis temporalis	Bevorzugtes Lebensalter 50 – 80 Jahre	Häufig Erstmanifestation an den Nasennebenhöhlen und pulmonale Beteiligung. Erkrankung des höheren Lebensalters, Bevorzugung der Temporalarterien. Kombination mit der Polymyalgia möglich (s. unten).
Dermatomyositis Polymyositis	In jedem Lebensalter möglich, überwiegend Kinder unter 15 Jahren. Erkrankungsspitzen zwischen dem 5. und 15. Lebensjahr und dem 30. und 50. Lebensjahr erscheinen möglich	Frauen erkranken häufiger als Männer (Verhältnis von etwa 60 zu 40%). Kombination mit Malignomen, besonders des Magen-Darmtraktes, im höheren Lebensalter häufiger. Im höheren Lebensalter durch Störung der Immunreaktion möglicherweise Provokation besonders schwerer Verläufe.

Tabelle 15. Einteilung rheumatischer Erkrankungen

Bezeichnung der Krankheit	Lebensalter mit überwiegender Erstmanifestation	Besonderheiten im Alter
Progressive Sklerodermie Synonyma: Sklerodermie	30.–50. Lebensjahr, häufig Befall im jüngeren Lebensalter	Frauen erkranken viermal häufiger als Männer. Durchschnittlicher Krankheitsverlauf von 5 Jahren, so daß im höheren Lebensalter nur selten und dann zumeist mildere Verlaufsformen beobachtet werden.
Polymyalgia rheumatica Synonyma: Pseudopolyarthrite rhizomélique	Beginn vom 50. Lebensjahr an bis in das hohe Alter	Typische Alterskrankheit, seltene Beobachtungen zwischen dem 50.–60. Lebensjahr. Häufung der Erkrankung vom 60. Lebensjahr an. Kombination mit der Riesenzellarteriitis bzw. der Arteriitis temporalis häufig. Wegen der klinischen Symptomatik (s. unten) differentialdiagnostische Abgrenzung gegenüber Tumorleiden notwendig.
5. Der extraartikuläre Rheumatismus, Weichteilrheumatismus. Erkrankungen des Bindegewebes, des subcutanen Fettgewebes (Panniculitis) des Muskelgewebes (Myositis, Tendomyose), der Schleimbeutel (Bursitiden), der Sehnen und Sehnenscheiden (Tendinitis, Tendosynovitis, Synovitis Periarthritis) und der Sehneninsertionen (Tendoperiostitis)	Vorkommen in allen Lebensaltersstufen möglich	Differentialdiagnostische Abklärung gegenüber der Osteoporose, Spondylose, gegenüber den degenerativen rheumatischen Erkrankungen notwendig, oft jedoch schwierig.
II. Überwiegend degenerativer Rheumatismus Synonyma: Arthrosen, Arthrosis deformans, Osteoarthritis	Beginn im allgemeinen ab 40. Lebensjahr. Bei über 65jährigen durchschnittlicher Befall zwischen 50 und 70% einzelner oder mehrerer Gelenke	Männer und Frauen etwa gleich häufig befallen.
1. Arthrose der kleinen Gelenke (Heberden-Arthrose und Bouchard-Arthrose) Rhiz-Arthrose	Beginn im 5. Lebensjahrzehnt	Frauen zehnmal häufiger als Männer befallen. Gehäuftes Auftreten im Klimakterium. Bouchard-Arthrose vielfach kombiniert mit Herberden-Arthrose.
2. Die Arthrose der großen Gelenke Coxarthrose Gonarthrose	Beginn etwa mit dem 60. Lebensjahrzehnt, sofern nicht durch andere Prozesse vorzeitig ausgelöst.	Häufig bei adipösen Patienten. Überwiegend bei Frauen (8 von 10 Fällen) meist bilateral.
3. Arthrosen der Wirbelsäule (Spondylosen, Spondylarthrosen)	Vor allem im höheren Lebensalter, jenseits des 60. Lebensjahres in sehr hohem Prozentsatz anzutreffen	Verschiedene klinische Erscheinungsformen (Vertebrales Syndrom, Cervicalsyndrom, Lumbalsyndrom etc.). Bei der Spondylosis hyperostotica Versteifungen der BWS und HWS und differentialdiagnostische Schwierigkeiten gegenüber dem Morbus Bechterew.

Tabelle 15. Einteilung rheumatischer Erkrankungen

Bezeichnung der Krankheit	Lebensalter mit überwiegender Erstmanifestation	Besonderheiten im Alter
III. Arthropathien bei systemischen Skeletterkrankungen		
1. Calcipenische Osteopathien: Osteoporose, Osteomalacie Ostitis fibrosa generalisata Osteopathien bei sekundärem Hyperparathyreoidismus	In jedem Lebensalter, häufig im höheren Alter In jedem Lebensalter	Verhältnis von Männern zu Frauen gleich 1 zu 4. Häufig im höheren Alter sehr schmerzhafter Verlauf der Osteoporose. Bei primärem Hyperparathyreoidismus in jedem Lebensalter und bei sekundärem Hyperparathyreoidismus in jedem Lebensalter, meist als renale Osteopathie.
2. Morbus Paget	Ausgesprochene Alterskrankheit	Häufig Zufallsbefund bei Röntgenuntersuchungen. Schmerzhafte Wurzelreizsyndrome bieten Anlaß zur Verwechslung mit degenerativen Prozessen.
3. Osteoarthropathia hypertrophicans (Marie-Bamberger)	In jedem Lebensalter	Typisches Bild mit Uhrglasnägeln und trommelschlegelförmiger Deformation der Finger. Kombination mit kardialen und pulmonalen Erkrankungen.
4. Paraneoplastische Osteopathien bei primären und sekundären Tumoren		
IV. Arthropathien bei Stoffwechselkrankheiten. Die durch Stoffwechselerkrankungen ausgelösten Arthropathien (Gicht, Ochronose (Alkaptonurie), Arthropathie bei Haemochromatose (Chondrocalcinosis) werden unter den entsprechenden Kapiteln der Stoffwechselkrankheiten besprochen.		
V. Arthritiden und Arthropathien bei infektiösen Prozessen (bakterieller und viraler Genese) bei Mykosen und parasitären Infektionen bieten keine altersspezifischen Besonderheiten.		
VI. Arthritiden und Arthropathien im Verlaufe anderer Erkrankungen (bei Colitis ulcerosa und Morbus Crohn, bei Amyloidose, bei Sarcoidose, bei Whipplescher Erkrankung, bei Osler'scher Krankheit, bei Serumkrankheiten und Allergien) sind ebenfalls nicht auf ein bestimmtes Lebensalter beschränkt und sollen deshalb hier nur Erwähnung finden.		
VII. Arthropathien bei Erkrankungen des Blutes und des Knochenmarkes, neurogene Arthropathien (Tabes, Syringomyelie, Diabetes mellitus, Sudeck-Syndrom etc.) und ebenso die posttraumatischen Arthropathien sollen der Vollständigkeit halber ebenfalls nur hier erwähnt werden, ohne daß eine besondere Besprechung erfolgt.		

tischen Krankheitsbildes ist in vielen Einzelheiten noch nicht geklärt, die Diskussion nicht abgeschlossen. Es kann aber heute keinem Zweifel mehr unterliegen, daß sich die primären Reaktionen sowohl bei den entzündlichen wie bei den degenerativen Prozessen im Mesenchym mit seinen verschiedenen Struktur- und Zellelementen abspielen [8]. Eine sekundäre, möglicherweise für die Chronizität des Krankheitsprozesses dann entscheidende Bedeutung kommt den immunologischen Prozessen zu. Im höheren Lebensalter mag zudem die verminderte Reaktionsfähigkeit und die herabgesetzte Umsatzgeschwindigkeit der verschiedenen Bausteine des Bindegewebes eine zusätzliche prädisponierende Rolle für die Auslösung rheumatischer Veränderungen spielen. Hinzu kommen sicherlich auch Veränderungen des „internen Milieus", z.B. Änderungen des hormonalen Gleichgewichtes oder Veränderungen der immunologischen Abwehrbereitschaft.

Auf die *Therapie* der rheumatischen Erkrankungen wird in den einzelnen, nachfolgenden Kapiteln näher eingegangen.

Einige *allgemeine Gesichtspunkte* seien jedoch vorangestellt: Eine vorsichtige Dosierung aller in der Rheumatherapie üblichen Medikamente ist im höheren Lebensalter geboten. Auf geänderte Resorptions- und Ausscheidungsbedingungen ist Rücksicht zu nehmen, ebenso sind die herabgesetzte Widerstandskraft und die veränderte Empfindlichkeit des alternden Organismus zu berücksichtigen. Dieses bezieht sich sowohl auf die üblichen Antiphlogistica und Antirheumatica wie auch auf differenzierte Medikamente, zum Beispiel Goldsalze oder Immunsuppressiva bzw. Mesenchymsuppressiva.

Nebenwirkungen sind im höheren Lebensalter weitaus häufiger zu beobachten, da sie insbesondere aus der veränderten cerebralen Durchblutung, ebenso aber auch aus der veränderten Reaktion anderer Organe, z.B. des Magen-Darmkanals mit gesteigerter Blutungsbereitschaft, resultieren.

Zusätzliche, die therapeutischen Möglichkeiten erheblich einschränkende Krankheiten im höheren Lebensalter sind zu beachten. Die Zahl von Begleiterkrankungen ohne besondere klinische Dignität nimmt im höheren Lebensalter sprunghaft zu. Im Durchschnitt können bei älteren Menschen mehrere verschiedene Krankheiten (z. B. Emphysembronchitis, Herzinsuffizienz, allgemeine cerebrale Durchblutungsstörungen, Störungen des Magen-Darmtraktes, Störungen der Nierenfunktion etc.) beobachtet werden. Durch unbedachte Dosierung oder durch Kumulation von Medikamenten können aus solchen Begleiterkrankungen schwerste Störungen resultieren. Ebenso ist bei der Anwendung physikalischer und balneologischer Maßnahmen im höheren Lebensalter Rücksicht auf die erheblich geänderten Kreislaufverhältnisse zu nehmen.

Wenn auch einigen rheumatischen Erkrankungen im höheren Lebensalter eine besondere Bedeutung zukommt, z. B. der progredient chronischen Polyarthritis (p. c. P.) sowie den Sonderformen der chronischen rheumatoiden Arthritis, der Spondylitis ankylopoetica (Morbus Bechterew), einigen Kollagenkrankheiten und den degenerativen Rheumatoiden, so sei doch in der Aufzählung der Krankheitsbilder der in Tabelle 15 angegebenen Klassifikation gefolgt.

2. Die entzündlichen Gelenkerkrankungen

a) Das akute rheumatische Fieber

Das akute rheumatische Fieber wird im höheren Lebensalter relativ selten beobachtet. Eine eindeutige Geschlechtsabhängigkeit scheint nicht vorhanden zu sein.

Das klinische Bild des rheumatischen Fiebers im höheren Lebensalter unterscheidet sich von dem bei jüngeren Menschen beobachteten in einigen wesentlichen Punkten. Während man beim Kleinkind und noch im Adoleszentenalter überwiegend eine Beteiligung des Herzens mit Myokarditis, Pankarditis und Endokarditis findet, treten beim Erwachsenen und besonders beim älteren Menschen die Symptome von seiten des Herzens zurück, während die Arthritis in relativ hohem Prozentsatz vorhanden ist. Eine Chorea wird praktisch nicht beobachtet, ebenso wird das bei jüngeren Menschen häufig auftretende Erythema nodosum nicht mehr festgestellt. Es wird angenommen, daß die im höheren Lebensalter beobachtete Endokarditis im Laufe eines rheumatischen Fiebers vielfach ein Rezidiv einer in früherer Zeit durchgemachten rheumatischen Erkrankung darstellt.

Es muß betont werden, daß das rheumatische Fieber, wenn auch selten, durchaus bei älteren Menschen auftreten und dann zu differentialdiagnostischen Schwierigkeiten führen kann.

Die *Diagnose* des rheumatischen Fiebers stützt sich auf die klinische Symptomatik, vielfach nach einer vorausgegangenen Streptokokkeninfektion, sowie auf die bekannten Laboratoriumsbefunde mit einer Beschleunigung der BSG, einer Erhöhung des Antistreptolysintiters und gelegentlich auf den Nachweis hämolysierender Streptokokken und auf EKG-Veränderungen. Nach Ansicht verschiedener Autoren nehmen die Antikörper gegen Streptolysine im höheren Lebensalter ab.

Die Therapie des akuten rheumatischen Fiebers folgt den allgemein bekannten Grundsätzen:

Bettruhe in der akuten Phase, nach Abklingen der Gelenkerscheinungen vorsichtige Bewegungsübungen sowie Wärmepackungen.

Penicillin zunächst hochdosiert (10–20 Mega als Infusion), nach Normalisierung der Senkung und Rückgang des Antistreptolysintiters Penicillinprophylaxe mit täglich 1,2 Mill. Einh. oral oder alle 14 Tage einem Depot-Penicillinpräparat intramuskulär.

Salicylpräparate: In der akuten Phase sollte der Versuch gemacht werden, relativ hohe Dosen von Salicyl (6–12 g täglich) zu geben. Bei älteren Menschen treten die bekannten Nebenwirkungen (insbesondere Magenschmerzen und Ohrensausen) in stärkerem Maße hervor, so daß die Dosis wahrscheinlich verringert werden muß.

Corticosteroide: In den ersten Tagen des akuten rheumatischen Fiebers 80–100 mg Prednison oder Prednisolon. Danach Abbau der Dosis über etwa 4 Wochen bis zum Abklingen der akuten Krankheitserscheinungen. Erhaltungsdosis von 15 – 20 mg pro Tag über einige Wochen. Die Langzeittherapie mit Cortison sollte gerade beim älteren Menschen unbedingt vermieden werden, um der besonderen Gefahr der Nebenwirkungen (Osteoporose, Magen-Darmblutungen etc.) zu begegnen. Von einigen Autoren werden Corticosteroide beim rheumatischen Fieber nur bei dem Vorliegen kardialer Symptome empfohlen, die Mehrzahl empfiehlt bei schwerem Krankheitsverlauf auch ohne gesicherte kardiale Beteiligung jedoch die Corticosteroidgabe, um Komplikationen und schwere Krankheitsverläufe zu vermeiden.

Eine Fokalsanierung, auch im höheren Lebensalter, erscheint sinnvoll.

Die *Prognose* des akuten rheumatischen Fiebers ist auch bei älteren Patienten als gut zu bezeichnen, lediglich Rezidive der Endokarditis sind, besonders bei Befall der erkrankten Herzklappen mit anderen, nicht zur Streptokokkengruppe gehörenden Bakterien, häufig durch einen schweren, gelegentlich tödlichen Verlauf gekennzeichnet.

b) Die progredient chronische Polyarthritis (p. c. P.)

Die primär oder progredient chronische Polyarthritis ist durch eine Reihe klassischer klinischer, röntgenologischer und labortechnischer Befunde charakterisiert. Eine Häufung der Erstmanifestation der p. c. P. wird zwischen dem 40. und 50. Lebensjahr beobachtet, wobei bei Frauen der Häufigkeitsgipfel zwischen dem 45. und 50. Lebensjahr, bei Männern zwischen dem 35. und 40. Lebensjahr angenommen wird. In diesen Altersgruppen überwiegt die Krankheit bei Frauen, welche dreimal häufiger befallen werden als Männer. Im höheren Lebensalter verschiebt sich diese Geschlechtsverteilung; vom 60. Lebensjahr an werden beide Geschlechter etwa gleich häufig befallen. Eine familiäre Disposition ist gesichert, man findet die p. c. P. gehäuft in bestimmten Familien, in denen auch der positive Rheumafaktornachweis vermehrt gelingt.

Das *klinische Bild* der p. c. P. ist durch einige typische Leitsymptome charakterisiert, die die Diagnose der p. c. P. sichern. Es werden Morgensteifigkeit, Bewegungsschmerz, Druckschmerz, Schwellung in mindestens einem, meist in weiteren Gelenken, und vielfach ein symmetrischer Gelenkbefall sowie subcutane Rheumaknoten festgestellt. Der Verlauf ist durch einen vielfach schleichenden, gelegentlich auch akuten Beginn und durch die Chronizität der Krankheit mit Rezidivschüben gekennzeichnet.

Das klinische Bild der *Alterspolyarthritis*

oder der senilen chronischen Polyarthritis bietet einige Besonderheiten, die zwar keine Sonderform der Polyarthritis bedingen, aber eine gewisse Differenzierung gegenüber der chronischen Polyarthritis im mittleren Lebensalter gestatten. Häufig kommt es bei Männern zu einem asymmetrischen Gelenkbefall, besonders an den großen Gelenken, ja einer oligoartikulären Entwicklung, zu heftigem progredientem Verlauf mit frühzeitigen Gelenkdestruktionen und Muskelatrophie sowie zu starker Beeinträchtigung des Allgemeinzustandes. Eine viscerale Beteiligung wird im höheren Lebensalter seltener beobachtet, aber neben besonders bösartigen Verlaufsformen der p. c. P. finden sich vielfach nekrotisierende Gefäßprozesse, die in eine Panarteriitis nodosa mit oft tödlichem Verlauf übergehen können. Es scheint, daß die p. c. P. im höheren Lebensalter sich vorzugsweise an bereits degenerativ veränderten Gelenken manifestiert und dadurch die Diagnostik noch weiter erschwert.

Die *Diagnostik* der Polyarthritis im höheren Lebensalter stützt sich auf die zuvor geschilderten klinischen Befunde sowie auf die bekannten Laboratoriumsbefunde. Die Blutsenkungsgeschwindigkeit ist allgemein stark erhöht, und zwar in einem stärkeren Ausmaß, als dies in jüngeren Lebensabschnitten der Fall ist. Man findet eine deutliche Dysproteinämie. Eine hypochrome Anämie ist nahezu obligat, daneben besteht vielfach eine Leukopenie. Der Serum-Eisen-Wert ist erniedrigt, der Serum-Kupfer-Wert erhöht. Bei der Bewertung der Rheumafaktoren (RF) bzw. Antigammaglobuline ist im höheren Lebensalter Vorsicht geboten, da das gelegentliche Vorkommen von Rheumafaktoren im Blut älterer Menschen vielfach ohne gleichzeitiges Vorhandensein einer Polyarthritis beschrieben wurde. Im höheren Lebensalter scheint ein deutliches Ansteigen der Antigammaglobulin-Aktivität gesichert zu sein. Ungeachtet dessen können der Latex-Fixationstest sowie der Waaler-Rose-Test und immunologische Bestimmungen der Antigammaglobuline für die Diagnostik der p. c. P. herangezogen und bei dem Vorhandensein anderer klinischer und labortechnischer Befunde mitgewertet werden [1].

In der Röntgendiagnostik der p. c. P. des höheren Lebensalters lassen sich durchaus die verschiedenen Stadien definieren, die Osteoporose weist dabei oft ein höheres Maß an Intensität auf als in jüngeren Altersgruppen. Dadurch wird in den Frühstadien die umschriebene sog. bandförmige Osteoporose in der Umgebung der kleinen Gelenke vermißt. Wenn die p. c. P. im höheren Lebensalter, was häufiger der Fall ist, an den größeren Gelenken einsetzt, finden sich Überschneidungen mit arthrotischen Veränderungen.

Schwierigkeiten in der *Differentialdiagnose* bereitet gelegentlich die differentialdiagnostische Abtrennung von den Arthrosen der kleinen Gelenke (Heberden-Arthrosen und Bouchard-Arthrosen), die ebenfalls ein erhebliches Ausmaß an Osteoporose und Gelenkdestruktionen an den kleinen Fingergelenken erreichen können. Mit Hilfe der übrigen klinischen Symptome und der Laboratoriumsdiagnostik gelingt es jedoch zumeist, zu einer eindeutigen Diagnose zu kommen.

Für die *Therapie* der chronischen Polyarthritis im höheren Lebensalter gelten zwar die gleichen Maßstäbe der Therapie wie in allen Lebensaltersstufen, einige besondere Richtlinien lassen sich jedoch aufstellen.

Allgemeinmaßnahmen: Ruhigstellung der befallenen Gelenke im akuten Schub und besonders sorgfältige Lagerung der Gelenke (zur Vermeidung vorzeitiger Fehlstellungen und Kontrakturen) sind im höheren Lebensalter besonders zu beachten. Auf die Ernährungsbedingungen älterer Menschen ist Rücksicht zu nehmen.

Die *physikalische Behandlung* schließt gerade beim älteren Menschen eine frühzeitige aktive Therapie ein, um die Neigung zur Inaktivität, zur frühzeitigen Osteoporose und zur Muskelatrophie sowie die Versteifungstendenzen zu durchbrechen. Warme Teilbäder, Wärmepackungen, Elektrotherapie, Peloidpackungen und eine vorsichtig ausgeführte Balneotherapie unterstützen die aktiven und passiven Bewegungsübungen. Bei der Anwendung von Badekuren mit Schwefel- und Moorbädern ist ebenso wie bei der Anwendung anderer physikalischer Maßnahmen Rücksicht auf das Alter und insbesondere auf die Kreislaufverhältnisse des älteren Menschen zu nehmen.

Der Beschäftigungstherapie und der frühzeitig einsetzenden Rehabilitationsbehandlung kommen im höheren Lebensalter besondere Bedeutung zu: Die funktionelle Beschäftigungstherapie sollte das Training zur Selbsthilfe unter Verwendung entsprechender Geräte („Aids") umschließen. Auch die einfachen täglichen Verrichtungen wie Körperpflege, Essen, An- und Auskleiden, Treppensteigen und leichtere Arbeiten sollten frühzeitig eingeübt werden, um dem Patienten die weitere Lebensführung zu erleichtern und ein Siechtum in einem Rollstuhl oder in einem Krankenbett zu ersparen.

Die *medikamentöse Therapie* unterstützt die Allgemeinmaßnahmen und die physikalisch-therapeutischen Behandlungen. Auf einige Besonderheiten der medikamentösen Therapie unter Berücksichtigung der Altersarthritis sei nachfolgend unter Auswahl bestimmter Gruppen der medikamentösen Therapie näher eingegangen.

Die Gruppe der *Antiphlogistica* und *Antirheumatica: Salicylate* in der Dosierung von etwa 3 × 1,0 g pro Tag sollten wegen der geringen Nebenwirkungsquote stets zuerst versucht werden.

Phenylbutazon (3 × 200 mg, gegebenenfalls Reduzierung auf 3 × 100 mg), Oxyphenbutazon und Aminophenazone als Einzelpräparate oder auch als Kombinationspräparate sind vielfach wirksam, bei Magenunverträglichkeitserscheinungen ist der Versuch mit Suppositorien angeraten.

Indometacin (Amuno) in der Dosierung von 3 × 25 mg bis 3 × 50 mg pro Tag per os oder als Suppositorien, möglicherweise zusätzlich als Suppositorium einmal 100 mg am Abend, sind aus der Reihe der Antiphlogistica und Antirheumatica zu nennen.

Die Nebenwirkungen dieser Medikamentengruppe sind bekannt, auf Ulcerationen und Blutungen aus dem Magen-Darmtrakt, auf Knochenmarksschädigungen und allergische Reaktionen wie auch auf cerebrale Nebenwirkungen ist im höheren Lebensalter besonders zu achten.

Chloroquin (Resochin) ist in seiner Wirksamkeit zwar noch umstritten, bietet sich aber in der Dosierung von 1 – 2mal 250 mg pro Tag besonders für die Langzeittherapie und für die Kombination mit Goldsalzpräparaten bei leichteren Fällen und besonders in den Frühstadien der p. c. P. als Mittel der Wahl an.

Die *Goldtherapie* ist für die p. c. P. des älteren Menschen immer noch als eine ideale Methode mit hoher Wirksamkeit zu bezeichnen. Die Indikation zur Goldtherapie stellt sich besonders bei den Frühformen der p. c. P. sowie bei den im Alter häufig anzutreffenden chronischen, schleichenden Verlaufsformen. Bei schwerer, akut einsetzender p. c. P. sowie in den Spätstadien der p. c. P. mit erheblichen destruktiven Veränderungen an den Gelenken und ebenso bei „ausgebrannten" Formen von p. c. P. kommt der Goldtherapie keine wesentliche Bedeutung mehr zu.

Die Dosierung der Goldsalze, z. B. Auro-Thioglucose (Aureothan) oder Auro-Thiopolypeptid (Auro-Detoxin), richtet sich nach den bekannten Dosierungsvorschriften mit ansteigender Menge; im höheren Lebensalter sind Maximaldosen zu vermeiden. Der Wirkungseintritt dieser Präparate ist frühestens nach 4–6 Wochen zu verzeichnen, leichtere Verschlechterungen des Krankheitsbildes zu Beginn der Therapie werden vielfach beobachtet. Die früher geübten Kurbehandlungen mit Pausen von etwa 3 Monaten zwischen den einzelnen Goldkuren haben sich nach neueren Beobachtungen nicht bewährt. Nach Abschluß einer ersten kurmäßig durchgeführten Behandlung mit Goldsalzen bis zu einer Maximaldosis von etwa 0,5 g einmal wöchentlich sollte eine Langzeitbehandlung mit Goldpräparaten über zwei Jahre angestrebt werden, während dieser Langzeitbehandlung erfolgen im vierwöchigen Abstand Injektionen von 25–100 mg Gold, wobei sich die Dosierung nach dem klinischen Bild, nach der Verträglichkeit und dem Ausmaß der Nebenwirkungen richtet.

Eine *Kombination der Goldtherapie* mit gleichzeitiger Gabe von *Resochin* erscheint im Hinblick auf den Wirkungsmechanismus dieser Präparate besonders sinnvoll. Cortison sollte nicht mit Gold gleichzeitig gegeben werden, da die Cortisonwirkung die andersartige Goldwirkung aufhebt.

Die Nebenwirkungen der Goldsalzpräparate sind bekannt, auf Leber-, Nieren- und Knochenmarksstörungen und ebenso auf allergische Hautreaktionen ist zu achten. Regelmäßige Laboratoriumskontrollen zur Überprüfung der Leber- und Nierenfunktion und des Knochenmarkes sind erforderlich. Bei Auftreten allergischer Nebenreaktionen ist es vielfach nicht erforderlich, das Präparat abzusetzen, sondern lediglich die Dosis zu reduzieren; man kann sogar durch vorsichtige Steigerung der Medikamentenmenge einen weiteren einschleichenden Versuch machen.

Corticosteroide sind ein unentbehrlicher Bestandteil der Therapie schwerer, akut verlaufender Formen der p. c. P. wie auch der akut auftretenden Schübe einer chronischen p. c. P. Mehr noch als bei jüngeren Menschen gilt jedoch bei der senilen Polyarthritis die Forderung, möglichst ohne Steroide auszukommen, zumindest aber Corticoide nicht als Mittel erster Wahl einzusetzen. Es ist jedoch sinnvoll, bei den schweren Verlaufsformen der p.c.P. auch im höheren Lebensalter mit relativ hoher Dosierung zu beginnen (50–100 mg Prednisolon pro Tag bzw. äquivalente Dosen anderer Cortisonpräparate) und eine Dosisreduzierung nach 2–3 Tagen um 10–20 mg einzuleiten. Eine Langzeittherapie mit Cortisonpräparaten im höheren Lebensalter verbietet sich im Hinblick auf die vielen Komplikationen, besonders im Hinblick auf die Osteoporose und die Induzierung einer malignen Periarteriitis nodosa.

Eine Kombination von Corticosteroiden mit Antiphlogistica über einen kürzeren Zeitraum führt zu einem Spareffekt, ein gleicher Effekt kann durch die Kombination mit Cytostatika (s. unten) erreicht werden.

Immunsuppressiva (Mesenchymsuppressiva) sind indiziert, wenn durch die zuvor geschilderte Therapie kein befriedigender Erfolg zu verzeichnen ist. Von den Cytostatica, die zur Unterdrückung immunologischer Reaktionen bzw. mesenchymaler Proliferationen verwendet werden, sind Azathioprin (Imurek), alkylierende Substanzen (Endoxan) und Antimitotica zu nennen. Während man bei jüngeren Patienten mit dem Einsatz der Cytostatica im Hinblick auf den cancerogenen Effekt sehr zurückhaltend ist, brauchen beim älteren Patienten solche Rücksichten zwar nicht mehr genommen zu werden, andererseits finden wir auch bei den älteren Patienten eine Kontraindikation immer dann, wenn Knochenmarksschäden, chronische Infekte oder andere erhebliche zusätzliche Erkrankungen vorliegen. Immunsuppressiva sollten nur bei schweren akuten Erstmanifestationen oder bei erheblichen Rezidiven, die nur durch hohe Dosen von Corticosteroiden beherrscht werden können, in Kombination mit Cortisonpräparaten verwendet werden. Durch die zusätzliche Gabe von Immunsuppressiva (vorzugsweise Azathioprin – Imurek) gelingt es in vielen Fällen, die Cortisondosen erheblich zu reduzieren und den Wirkungseffekt der verbleibenden Cortisondosis zu potenzieren. Man muß bedenken, daß immunsuppressive Therapie immer eine Langzeittherapie ist und daß eine solche Therapie möglichst nur unter stationären Bedingungen eingeleitet werden soll. Auch für die Verlaufskontrollen sind sorgfältige, regelmäßige Untersuchungen des Patienten (besonders Kontrolle des Blutbildes) und eine enge Zusammenarbeit zwischen Klinik und Hausarzt erforderlich.

D-Penicillamin (Trolovol, Metalcaptase) findet in jüngerer Zeit zunehmend Eingang in die Therapie der chronischen Polyarthritis. Nach heutigem Wissensstand kann man annehmen, daß das D-Penicillamin weniger für die akuten schweren Verlaufsformen als vielmehr für die Behandlung schon länger bestehender, zur Ankylose neigender Formen der p. c. P. geeignet ist. Besonders für die letztere Form der p. c. P., ebenso aber auch für Schübe einer schon älteren, teilweise ausgebrannten p. c. P. erscheint der Einsatz von D-Penicillamin sinnvoll. Ob die Gabe dieses Präparates auch in den Frühstadien von Erfolg ist, müssen weitere Beobachtungen erst klären.

Bei der Dosierung von D-Penicillamin hat es sich zur Vermeidung von Nebenwirkungen als nützlich erwiesen, die Dosis langsam einschleichend zu verabreichen: Nach Gabe von 1 Tablette täglich sollte wenigstens 14 Tage, möglichst drei Wochen beibehalten werden, bevor die Dosis auf 2 Tabletten pro Tag gesteigert wird. Nach wiederum dreiwöchigem Abwarten Dosissteigerung auf 3 Tabletten pro Tag, nach entsprechendem Zeitintervall Steigerung der Dosis auf maximal 4 Tabletten pro Tag. Bei Auftreten von Nebenwirkungen kann vielfach durch Dosisreduktion ein Verschwinden der Nebenwirkungen erreicht und das Absetzen des Präparates vermieden werden. Unter den Nebenwirkungen sind allergische Hauterscheinungen, Übelkeit, Brechreiz, Leukopenien und Proteinurien bis zum Bilde eines nephrotischen Syndroms (welches nach Absetzen, manchmal erst nach Monaten, wieder verschwindet) zu nennen. Die Kontraindikationen ergeben sich aus den beschriebenen Nebenwirkungen; es sind Schäden des hämopoetischen Systems,

Nierenschäden und besonders auch die Penicillinallergie.

Zusammenfassend soll betont werden, daß es sich empfiehlt, die medikamentöse Therapie der p. c. P. im höheren Lebensalter in der zuvor geschilderten Reihenfolge durchzuführen. Jeweils unter Zuhilfenahme des nächst genannten Medikamentes, möglicherweise in Kombination mit den zuvor eingesetzten Medikamenten gelingt es nahezu in allen Fällen, einen befriedigenden Stillstand der Erkrankung zu erreichen.

Operative Maßnahmen sind indiziert, wenn nur wenige Gelenke befallen sind und bei ausreichend gutem klinischen Allgemeinzustand eine frühzeitige Synovektomie Erfolge verspricht. In den Spätstadien mit Ankylosierung und übergreifender schwerer Arthrose können auch im höheren Lebensalter durch operative Maßnahmen (Arthrodesen, Osteotomie und besonders Einsatz von Gelenkprothesen) verblüffende Erfolge errungen werden. Im Gegensatz zu den Prothesemaßnahmen bei der Arthrose ist jedoch bei der chronischen Polyarthritis zu bedenken, daß die Osteoporose vielfach wesentlich stärker ausgeprägt ist und daß es sich bei der p. c. P. stets um eine Allgemeinkrankheit mit Neigung zur Progredienz und zu akuten Schüben handelt.

Die *Prognose* der Alterspolyarthritis ist durch die erhebliche Einschränkung des Funktionszustandes der Patienten bestimmt. Vorzeitige Todesfälle bei chronischer Polyarthritis werden durch Übergänge der p. c. P. in Kollagenosen (Lupus erythematodes, Periarteriitis nodosa, Polyserositis) oder durch eine komplizierende Amyloidose ausgelöst. Die Lebenserwartung älterer Patienten mit Polyarthritis ist aber durch solche komplizierende Erkrankungen nicht wesentlich verändert. Der Verlauf der p. c. P. im Alter ist im wesentlichen durch die Funktionsbehinderung und die damit bedingte Pflegebedürftigkeit, durch komplizierende Osteoporose und durch Begleiterkrankungen bestimmt. Auch stößt die weitere häusliche Pflege der vielfach alleinstehenden älteren Menschen mit chronischer Polyarthritis und ihrer Hilfsbedürftigkeit schon bei den kleinsten täglichen funktionellen Abläufen auf erhebliche Schwierigkeiten. Frühzeitige Rehabilitationsmaßnahmen und das Einüben von Alltagsfunktionen erscheinen deshalb von besonderer Dringlichkeit.

Sonderformen der progredient chronischen Polyarthritis

Auf einige Besonderheiten im klinischen Bild dieser rheumatischen Erkrankungen sei nachfolgend näher eingegangen.

Das Sjögren-Syndrom

Es werden vor allem Frauen (neunmal häufiger als Männer) von dieser Krankheit befallen. Neben der schweren p. c. P. findet sich als Ausdruck einer Systemerkrankung ein Befall der Drüsen mit exkretorischer Funktion. Offensichtlich ist das Sjögren-Syndrom eine Komplikation der p. c. P. in Richtung auf eine autoimmunologische Erkrankung, möglicherweise zum Kreis der Kollagenkrankheiten gehörend. Es finden sich jedoch auch Sjögren-Syndrome ohne begleitende Polyarthritis mit nur geringfügigen Arthralgien. Leitsymptome der Sjögren-Krankheit sind Xerophthalmie mit einer schubweise verlaufenden Ceratoconjunctivoblepharitis. Als Ausdruck des Befalls der exkretorischen Drüsen finden sich Trockenheit des Mundes (Xerostomie mit einer Entzündung der Parotis), Trockenheit der Schleimhäute des Pharynx, der Speiseröhre, des Magens (Rhino-Pharingo-Laryngitis) sowie Trockenheit der Atemwege und Pankreasbeteiligung mit Pankreasinsuffizienz.

Die *Diagnose* des Sjögren-Syndroms stützt sich auf die oben beschriebenen Entzündungszeichen, wie sie auch bei der p. c. P. zu finden sind. Außerdem lassen sich beim Sjögren-Syndrom LE-zellähnliche Phänome im Blut nachweisen (Sjögren-Zellen, die eine gewisse Ähnlichkeit mit LE-Zellen aufweisen).

Die Therapie umfaßt die obengenannte Rheumatherapie. Beim Sjögren-Syndrom sind Cortisongaben vielfach nicht zu umgehen.

Das Felty-Syndrom

weist neben den entzündlichen Gelenkveränderungen, wie sie für die p. c. P. typisch sind, eine Splenomegalie, Leukopenie und pellagraähnliche Hautpigmentationen auf. Die Therapie entspricht der bei der p. c. P.

Das Kaplan-Syndrom

wird auch als Siliko-Arthritis bezeichnet und stellt die Kombination einer schweren Pneumokoniose mit einer p. c. P. dar. Im höheren Lebensalter können sich Silikose und p. c. P. gegenseitig bedingen und verschlimmern. Eine spezifische Therapie, die über die übliche Rheumatherapie hinausgeht, ist nicht bekannt.

Die Arthropathia psoriatica

zeigt in ihrem klinischen Bild einige charakteristische Abweichungen von der p. c. P., die insbesondere durch den Befall der Endgelenke und durch ein typisches Nebeneinander von destruktiven und proliferativen Prozessen, durch Wulstungen und Knochenanbau mit unscharfer Konturierung der Fingerendgelenke und gelegentlich durch eine Arthritis mutilans mit Synostosierung anderer Gelenke gekennzeichnet sind. Die Therapie entspricht der bei der typischen primärchronischen Polyarthritis. Von einigen Autoren wird der Einsatz immunsuppressiver Cytostatica empfohlen.

Das Reiter-Syndrom

weist neben einer oft schwer verlaufenden Polyarthritis eine Conjunctivitis und eine Urethritis auf. Vielfach sind auch die Ileosacralgelenke beteiligt. Die Differentialdiagnose gegenüber der Arthritis ankylopoetica Bechterew wird durch das gleichzeitige Vorhandensein von Conjunctivitis und Urethritis erleichtert. Neben der antirheumatischen Therapie erscheinen der Einsatz hochdosierter Gaben von Antibiotica und Gabe von Corticosteroiden sinnvoll.

c) Spondylitis ankylopoetica

Die Erkrankung, die einen Häufigkeitsgipfel der Erstmanifestation zwischen dem 20. und 40. Lebensjahr hat, befällt sehr viel häufiger Männer als Frauen. Nach dem 50. Lebensjahr soll eine Erstmanifestation der Spondylitis ankylopoetica extrem selten sein. Bei der im höheren Lebensalter anzutreffenden Spondylitis ankylopoetica handelt es sich daher meist um Spätstadien einer über viele Jahre bestehenden Erkrankung. Da auch die ankylosierende Spondylitis, ähnlich wie alle anderen rheumatischen Erkrankungen, in Schüben verläuft, kann nach jahrelanger Latenz die Erkrankung auch im höheren Lebensalter wieder aktiv werden und eine Erstmanifestation vortäuschen.

Das *klinische Bild* zeigt im wesentlichen keine Altersunterschiede.

Bei Beginn dieser Erkrankung im höheren Lebensalter ist der ausschließliche und starke Schmerz im Kreuz- und Hüftbereich charakteristisch. In den weiteren Stadien der Erkrankung kommt es durch eine völlige Versteifung der Wirbelsäule im Terminalstadium zu der charakteristischen Haltung der Patienten mit Spondylitis ankylopoetica.

Im höheren Lebensalter bedeuten die Versteifung der Wirbelsäule, die Hemmung der Atembeweglichkeit des Thorax, die hartnäckigen und heftigen Schmerzen im Rücken, in den Hüften und in den Beinen und die gelegentliche Herzbeteiligung eine erhebliche Beeinträchtigung des Gesamtzustandes der Patienten.

Die *Diagnose* Spondylitis ankylopoetica stützt sich im wesentlichen auf den Befund, die Schmerzangaben und in den fortgeschrittenen Stadien auf die Röntgenuntersuchung.

Bei den Laboratoriumsuntersuchungen ist die Blutsenkungsgeschwindigkeit mäßig beschleunigt, lediglich bei akuten Schüben findet sich eine deutlich erhöhte BSG. In der Serum-Elektrophorese finden sich typische Zeichen der akuten oder chronischen Entzündung. Die Rheumafaktoren sind negativ, lediglich bei älteren Menschen findet sich die schon zuvor erwähnte unspezifische Erhöhung der Rheumafaktoren. Gelegentlich, besonders bei Mitbeteiligung der Augen, kann eine Erhöhung des Antistreptolysintiters nachgewiesen werden. Bei der Röntgenuntersuchung finden sich entsprechend den Stadien I–IV an der Wirbelsäule die charakteristischen Verknöcherungen der Längsbänder (Bambusstab), in den Frühstadien bereits Verdichtungen und Sklerosierungen an den Iliosacralfugen und ein Kalkaneussporn.

Differentialdiagnostisch ist bei den röntgenologisch erkennbaren Veränderungen der Wirbelsäule vornehmlich an die Spondylosis hyperostotica aus dem Krankheitsbild der Spondylarthrosen (vielfach kombiniert mit einem Diabetes mellitus) zu denken.

Die *Therapie und Rehabilitation* der Patienten mit Spondylitis ankylopoetica ist in allen Altersgruppen gleich. Besondere Bedeutung kommt den physikalischen Maßnahmen (Bewegungsübungen, Flachlagerung des Patienten, Sport) sowie den hydrotherapeutischen Maßnahmen (Moor- und Schlammbäder, Solebäder etc.) zu.

Bei der Durchführung von Bäderbehandlungen sowie Moor- und Schlammbädern sind die Kreislaufverhältnisse älterer Menschen besonders zu überwachen.

Die medikamentöse Behandlung stützt sich vor allem auf den Einsatz von Antiphlogistica (Phenylbutazon), gelegentlich in Kombination mit Aminophenazon, sowie auf Indometazin (Amuno). Auch Salicylate können bei leichteren Fällen zur Erzielung von Schmerzfreiheit genügen. Als Dauertherapie empfiehlt sich die abendliche Gabe von Phenylbutazon oder Indometazin (100 mg als Suppositorien abends). Unter dieser Therapie kann häufig über Jahre Beschwerdefreiheit erzielt werden.

Die Röntgenstrahlentherapie und die Gabe von Thorium X wird wegen der Provokation von Leukämien in jüngeren Lebensabschnitten abgelehnt, im höheren Lebensalter können beide Therapieverfahren mit weniger Bedenken eingesetzt werden.

Chirurgische Intervention mit Osteotomien sind nur gelegentlich, im höheren Lebensalter praktisch nicht mehr, indiziert.

Die *Prognose* der Spondylitis ankylopoetica, die früher als schicksalsmäßiger Verlauf gedeutet wurde, ist unter Einsatz aller therapeutischen Maßnahmen heute als nicht mehr so schlecht anzusehen. Durch intensive Behandlungsmaßnahmen gelingt es in vielen Fällen, die Krankheit zum Stillstand zu bringen und durch Rehabilitationsmaßnahmen eine Wiedergewinnung einer gewissen Elastizität zu erreichen. Die Lebenserwartung der Patienten mit ankylosierender Spondylitis ist durch die Störung der Atembeweglichkeit bei komplizierender Emphysembronchitis und durch Kreislaufschäden getrübt. Da die Krankheit jedoch in jedem Stadium zum Stillstand kommen kann, zumindest aber vielfach sehr langsam und unterschwellig progredient ist, gelingt es in der Mehrzahl der Fälle, die Patienten über viele Jahre erwerbsfähig zu halten.

d) Die Kollagenkrankheiten (der viscerale Rheumatismus)

Von den Kollagenkrankheiten kommen einige (Periarteriitis nodosa mit Sonderformen, Polymyalgia rheumatica) nur im höheren Lebensalter vor, andere (Lupus erythematodes disseminatus, Dermatomyositis, progressive Sklerodermie) finden sich extrem selten.

Im allgemeinen ist die Lebenserwartung der Patienten, die an einer Kollagenkrankheit leiden, erheblich verkürzt. Da das Erstmanifestationsalter zumeist zwischen dem 20. und 30. Lebensjahr liegt, ist mit einem Auftreten bei älteren Patienten sowohl im Hinblick auf eine Erstmanifestation wie auch auf Spätfolgen nur selten zu rechnen.

α) Der Lupus erythematodes disseminatus (visceralis)

Es handelt sich um eine Systemerkrankung des gesamten Bindegewebes aller Körperorgane, die im Alter äußerst selten vorkommt und deren klinischer Verlauf sich nicht von dem in den mittleren Lebensabschnitten unterscheidet.

Die *Therapie* besteht in der hochdosierten Gabe von Corticosteroiden, daneben scheinen Chloroquin und Immunsuppressiva Erfolg zu bringen.

Die *Prognose*, die als infaust anzusehen ist, wurde durch die Einführung der Steroid-, Chloroquin- und immunsuppressiven Therapie verbessert; die Überlebensdauer wird heute mit 7–10 Jahren (früher 3 Jahre) angegeben.

β) Die Periarteriitis nodosa

Die Periarteriitis nodosa stellt eine generalisierte proliferativ-entzündliche Veränderung der mittleren und kleinen Arterien nahezu sämtlicher Organe dar. Zwar werden zumeist Männer im mittleren Lebensalter von dieser Erkrankung befallen, in jüngerer Zeit werden jedoch auch in zunehmendem Maße Beobachtungen über das Auftreten einer Periarteriitis nodosa im höheren Lebensalter bekannt.

Das *klinische Bild* der Peri- oder Panarteriitis nodosa richtet sich nach dem unterschiedlichen Organbefall. Neben zumeist hohem Fieber,

Appetitlosigkeit und Gewichtsverlust findet man bevorzugte Organmanifestationen an Nieren, Herz, peripherem Nervensystem und Magen-Darmtrakt. Andere Organmanifestationen scheinen seltener zu sein.

Bei älteren Menschen tritt die Periarteriitis nodosa gelegentlich als Komplikation der p. c. P. auf, möglicherweise als Folge einer jahrelang durchgeführten Cortisontherapie in geringer Dosierung. Über derartige Fälle wurde mehrfach berichtet. Die *Diagnostik* der Periarteriitis wird gesichert durch die histologische Untersuchung von bioptisch gewonnenem Gewebe. Antinuclearfaktoren werden meist nicht gefunden. Die Rheumafaktoren sind oft positiv, die BSG ist stark beschleunigt. Daneben finden sich die für rheumatische Erkrankungen typische Anämie und Gammaglobulin-Vermehrung.

In der *Therapie* werden Corticoide hochdosiert eingesetzt (anfänglich 100–200 mg Prednison pro Tag), nach Entfieberung gelingt die Reduktion der Cortisondosis zumeist nur bis auf 30–40 mg pro Tag. Die Langzeittherapie mit kleinen Prednisondosen (7,5–10 mg pro Tag), die gelegentlich empfohlen wird, erscheint im Hinblick auf eine erneute Stimulation des Krankheitsprozesses gefährlich. Es ist deshalb empfehlenswert, Immunsuppressiva (z.B. Azathioprin) zusätzlich einzusetzen. Vor allem in Fällen mit vornehmlicher Beteiligung des Nervensystems (klinisches Bild einer schweren Polyneuritis) ist die Anwendung von ACTH (Synacthen) bei gleichzeitiger Gabe von Prednison zu empfehlen.

Die *Prognose* der Panarteriitis nodosa ist ernst, vielfach ist ein progredienter Verlauf nicht aufzuhalten. Daneben werden jedoch chronische Verlaufsformen mit Schüben und Remissionen, besonders auch im höheren Lebensalter (50.–60. Lebensjahr), beobachtet.

Die *Sonderformen der Periarteriitis nodosa (Wegnersche Granulomatose, Arteriitis temporalis)* finden sich bevorzugt im höheren Lebensalter (50.–80. Lebensjahr).

Bei der sog. *Wegner-Granulomatose* handelt es sich um eine Riesenzellgranulomatose mit Bevorzugung des männlichen Geschlechtes. Initial finden sich granulomatös nekrotisierende Veränderungen, besonders im Bereich der Nasennebenhöhlen, in den späteren Stadien finden sich granulomatöse Infiltrate in den Lungen mit vielfach kavernöser Einschmelzung. Darüber hinaus kann es zu einer Generalisation mit Beteiligung sämtlicher Organe kommen, so wie es von der Periarteriitis nodosa her bekannt ist. Die Therapie entspricht der bei Periarteriitis nodosa. Die Manifestation der Nasennebenhöhlen kann zusätzlich durch Röntgenentzündungsbestrahlungen behandelt werden.

Die *Arteriitis temporalis* kann als eine bevorzugte Erkrankung der höheren Altersgruppen bezeichnet werden. Man findet schmerzhafte Verhärtungen im Bereich der Temporalarterien. Bei Ausdehnung des Krankheitsprozesses auf die Gehirnarterien können schwere Kopfschmerzen, Sehstörungen und bei weiterer Ausdehnung die typischen Zeichen einer Panarteriitis nodosa gefunden werden. Zwischen dem 50. und 80. Lebensjahr findet sich eine Häufung der Erkrankung.

Bei den Laboratoriumsuntersuchungen sind eine hohe Senkungsbeschleunigung und eine Gammaglobulin-Vermehrung typisch, die Rheumaproben sind negativ.

In der *Therapie* finden Cortison und Immunsuppressiva, wie bei der Panarteriitis nodosa, Anwendung. Gelegentlich kann die chirurgische Entfernung der erkrankten Temporalarterie Besserung oder sogar Heilung erbringen.

γ) Die Dermatomyositis

Die Dermatomyositis ist eine akute, subakute bis chronische Erkrankung der quergestreiften Muskulatur mit erheblichen entzündlichen Veränderungen, Ödemen und ödematöser Dermatitis. Offensichtlich erfolgt ein Anstieg der Erkrankungsraten bis zum 5.–6. Lebensjahrzehnt. Erkrankungsgipfel scheinen zwischen dem 5. und 15. Lebensjahr und 30.–50. Lebensjahr zu liegen. Frauen erkranken etwas häufiger als Männer an der Dermatomyositis.

Das klinische Bild kann je nach Beginn der Erkrankung (akut oder chronisch) sehr stark wechseln. Fieber, Krankheitsgefühl, uncharakteristischer Muskelschmerz, zunehmendes Ödem, besonders im Gesicht, und Adynamie vervollständigen das Krankheitsbild. Eine Beteiligung innerer Organe (Herzmuskel, Lunge, Gefäße, Nieren und Verdauungstrakt) ist möglich, wird jedoch nicht so häufig beobachtet wie bei anderen Kollagenkrankheiten.

Bei der *Diagnostik* der Dermatomyositis ist wiederum die histologische Untersuchung von bioptisch gewonnenem Gewebsmaterial von ausschlaggebender Bedeutung. In der Labordiagnostik finden sich eine beschleunigte BSG, eine Anämie, eine Eosinophilie, in der Elektrophorese eine Vermehrung der Serum-Gammaglobuline. Autoimmunphänomene (LE-Zellen) sind zumeist nicht nachweisbar. Wegen des Befalls der Muskulatur sind muskelspezifische Fermente erhöht, ebenso die Kreatininausscheidung im Urin. Darüber hinaus kann auch die Elektromyographie von Wert sein.

In der *Therapie* werden, ähnlich wie bei anderen Kollagenkrankheiten, Corticosteroide in hoher Dosierung eingesetzt. Durch zusätzliche Gabe von Chloroquin kann bei vereinzelten Fällen Heilung erreicht werden.

Die *Prognose* dieser Erkrankung hängt wesentlich von der Art und Schwere des Krankheitsverlaufes ab. Krankheitsverläufe bis zu 30 Jahren wurden beobachtet. Zumeist ist die Prognose jedoch ungünstig. Vielfach ist die Prognose durch die bei Dermatomyositis häufiger zu beobachtende Kombination mit Malignomen beeinträchtigt.

δ) *Die progressive Sklerodermie*

Die progressive Sklerodermie kann nicht als Alterskrankheit bezeichnet werden, ein Erkrankungsgipfel findet sich zwischen dem 30. und 50. Lebensjahr. Bei einer durchschnittlichen Krankheitsdauer von 1–10 Jahren ergeben sich für ältere Menschen keine besonderen Probleme. Die Sklerodermie ist eine Systemerkrankung des gesamten Bindegewebes mit bevorzugtem Befall der Haut, der Gefäße und des oberen Magen-Darmtraktes.

Durch die sehr stark eingeengten therapeutischen Möglichkeiten (Cortison und ACTH sind nur von geringer Wirksamkeit) und durch Komplikationen von seiten der Lunge, des Herzens und der Nieren erfolgt meist ein frühzeitiger Tod [10].

ε) *Die Polymyalgia rheumatica*

Die Polymyalgia rheumatica ist als eine „typische Alterskrankheit" zu bezeichnen. Während bei jüngeren Menschen die Erkrankung bisher nicht beobachtet wurde und das Auftreten zwischen dem 50. und 60. Lebensjahr noch relativ selten ist, finden sich Häufungen dieser Erkrankung oberhalb des 60. Lebensjahres. In etwa der Hälfte der Fälle findet sich eine Kombination der Polymyalgia rheumatica mit einer Riesenzellarteriitis, zumeist einer Arteriitis temporalis.

Das klinische Bild der Polymyalgia rheumatica ist gekennzeichnet durch Schmerzen im Schulter-Nackenbereich, zu beiden Oberarmen ausstrahlend, häufig gleiche, schwere rheumatische Beschwerden im Bereich des Hüftgürtels, zu den Oberschenkeln ausstrahlend. Das Allgemeinbefinden der Patienten ist extrem schlecht, subfebrile Temperaturen begleiten die Krankheit. Inappetenz, Gewichtsabnahme und erheblich reduzierter Allgemeinzustand sind charakteristisch.

In der *Diagnostik* der Polymyalgia rheumatica sind neben dem Schulter-Armschmerz hochgradige Entzündungszeichen typisch: Die BSG ist stark erhöht (meist über 100 mm in der ersten Stunde), in der Serum-Elektrophorese sind die Alpha-I- und Alpha-II-Globuline vermehrt, das C-reaktive Protein ist positiv. Daneben kann als ein weiteres Merkmal der Polymyalgia rheumatica eine Vermehrung des Fibrinogens verzeichnet werden. Die Rheumaproben (Latex-Test, Waaler-Rose-Test) und ebenso immunologische Phänomene (LE-Test und ANF) sind negativ.

In der Differentialdiagnose sind wegen des erheblich reduzierten Allgemeinzustandes, der hohen BSG und der subfebrilen Temperaturen insbesondere neoplastische Prozesse auszuschließen.

Die *Therapie* besteht fast ausschließlich in der Gabe von Corticoiden. Auf die Cortisontherapie kann trotz des meist fortgeschrittenen Alters der Patienten nicht verzichtet werden. Schließlich ist nach Reduktion der Cortisondosis (50 mg Prednison in den ersten Tagen, Reduzierung der Dosis auf 10–15 mg pro Tag) eine Langzeittherapie mit Cortison über 1/2 bis 1 Jahr, gelegentlich auch länger, erforderlich, obgleich die Langzeittherapie gerade im höheren Lebensalter viele Risiken (Osteoporose, Diabetes, Infektabwehrschwäche etc.) in sich birgt. Die Erhaltungsdosis liegt bei 7,5–10 mg Prednison bzw. äquivalenten Dosen anderer Corticosteroide. Durch die gleichzeitige Behandlung mit Antirheumatica, besonders mit Indometacin (Amuno) in der Dosis von 100 mg als Suppositorien, kann zusätzliche Beschwerdebesserung erreicht werden. Bei leichteren Verlaufsformen gelingt es gelegentlich, mit Antirheumatica ohne gleichzeitige Cortisongabe auszukommen. Zusätzlich sind' Cytostatica und Penicillamin zu empfehlen.

Die *Prognose* der Polymyalgia rheumatica ist günstig, obgleich die Krankheitsdauer zwischen 1 und 2 Jahren liegt und gelegentlich sogar mehrere Jahre beträgt. Die Entgleisung dieser Erkrankung in eine Periarteriitis nodosa wurde bisher nicht beobachtet [4, 9].

ζ) Der extraartikuläre Weichteilrheumatismus

Unter dem Begriff des Weichteilrheumatismus wird eine Vielzahl von Erkrankungen der Weichteile des Bewegungs- und Stützapparates zusammengefaßt, die durch schmerzhafte Zustände der gelenknahen Weichteile gekennzeichnet sind und sicherlich zum Teil entzündlicher, zum Teil jedoch auch degenerativer und hypoxischer Art sind [5, 14, 15].

Es werden unter dem Begriff Weichteilrheumatismus Erkrankungen des Unterhautbindegewebes, der Muskulatur, der Sehnen, Sehnenscheiden und Sehnenansätze, der Bänder, Fascien und Schleimbeutel sowie peripherer Nerven verstanden. Übergänge aus rein entzündlichen Erkrankungen des Bindegewebes bis hin zu rein degenerativen Störungen sind möglich.

Keine der aus dem Bereich des Weichteilrheumatismus bekannten Erkrankungen weist eine typische Beziehung zum höheren Lebensalter auf. Es erübrigt sich daher, auf dieses relativ große, in seinem klinischen Verlauf und in seiner Morphologie jedoch noch vielfach ungeklärte Krankheitsbild an dieser Stelle weiter einzugehen.

3. Der degenerative Rheumatismus

Arthrotische Veränderungen einzelner Gelenke finden sich bei über 50jährigen Menschen in ungewöhnlich hohem Ausmaß. So lassen sich röntgenologisch arthrotische Veränderungen einzelner Gelenke bei mehr als 80% der 60jährigen nachweisen, degenerative Veränderungen der Wirbelsäule sind bei über 60jährigen fast regelmäßig zu finden. Wenn auch das klinische Beschwerdebild weitaus seltener auftritt, so stellen doch die degenerativen rheumatischen Veränderungen ein besonderes Problem der Rheumatologie in der ärztlichen Praxis dar. Die soziale Bedeutung der degenerativen rheumatischen Erkrankung ist im Hinblick auf die hohen Zahlen vorzeitiger Arbeits- und Erwerbsunfähigkeit älterer Menschen besonders schwerwiegend.

Wegen der engen Verknüpfung der Arthroseprobleme im Alter mit anderen Fachrichtungen, insbesondere der Orthopädie, wird das Problem der Arthrosen an anderer Stelle ebenfalls besprochen. Es soll deshalb lediglich auf einige klinische Formen der Arthrose, deren Differentialdiagnose und Therapie, näher eingegangen werden [18, 21].

a) Die Arthrose der kleinen Gelenke (Heberden-Arthrose und Bouchard-Arthrose)

Die Heberden-Arthrose und die fast immer mit ihr kombinierte Bouchard-Arthrose der Fingergelenke tritt vornehmlich im 5. Lebensjahrzehnt, bei Frauen viel häufiger als bei Männern (10:1), auf. Erbliche Dispositionen scheinen von Bedeutung zu sein. Das klinische Bild der Heberden-Knoten der distalen Interphalangealgelenke, vielfach mit erhöhter Hauttemperatur, eingeschränkter schmerzhafter Beweglichkeit, bietet vielfach Anlaß zur Verwechslung mit der p.c.P. Die fehlende oder nur geringfügig ausgeprägte Atrophie der Muskulatur, der sog. Anlaufschmerz, die typischen Heberden- und Bouchard-Knoten, der fehlende Ruheschmerz bieten jedoch genügend Möglichkeiten zur Differenzierung. Auch im Röntgenbild erlauben der Knorpelschwund, die subchondralen Knochenverdichtungen, die Randwulstbildungen und Geröllcysten sowie die ossären reaktiv-proliferativen und reparativen Vorgänge zumeist eine exakte Diagnose.

b) Die Arthrose der großen Gelenke

Die Arthrose der großen Gelenke, besonders die Coxarthrose und Gonarthrose, ist ebenfalls aufgrund der Häufung der Erkrankung etwa im 6. Lebensjahrzehnt als eine Alterserkrankung anzusehen. Wiederum wird das weibliche Geschlecht überwiegend befallen, Übergewichtigkeit und Erbfaktoren scheinen von Bedeutung zu sein.

Das *klinische Bild* mit lokalisierter schmerzhafter Funktionsstörung, typischem Anlaufschmerz, Befall von nur einem oder wenigen Gelenken, dem charakteristischen Knacken und Knirschen über dem Gelenk sowie die Röntgenuntersuchungen führen zur richtigen Diagnose.

c) Die Arthrosen der Wirbelsäule (Spondylosen und Spondylarthrosen)

Das gehäufte Vorkommen der Arthrosen der Wirbelsäule im höheren Lebensalter wurde bereits erwähnt. Oberhalb des 60. Lebensjahres finden sich bei Röntgenuntersuchungen praktisch immer degenerative Veränderungen der Wirbelsäule. Röntgenuntersuchungen haben jedoch wenig klinischen Wert, da ein großer Teil der Spondylosen und Spondylarthrosen klinisch keine Symptome macht. Spondylosen mit Verschmälerung der Bandscheiben, osteophytischer Wucherung der Randzacken und Randwulstungen sowie Spondylarthrosen mit degenerativen Veränderungen an den kleinen Wirbelgelenken und Zwischenwirbelgelenken können jedoch zu schweren klinischen Krankheitszuständen (vertebrales Syndrom, radikuläres Syndrom, Lumbalsyndrom, Ischialgie-Syndrom etc.) führen.

Die *Laboratoriumsdiagnostik* läßt keine Differenzierung der degenerativen Erkrankungen zu. Die BSG ist meist normal oder allenfalls geringfügig erhöht. Die weitere serologische Rheumadiagnostik fällt negativ aus. In der Differentialdiagnose vermag allein die röntgenologische Untersuchung Sicherheit zu geben. Differentialdiagnostische Erwägungen sind anzustellen zum Ausschluß systemischer Skeletterkrankungen. Auf die Spondylosis hyperostotica, oft in Begleitung des Diabetes mellitus, sei besonders verwiesen [17].

Die *Therapie* der degenerativen rheumatischen Erkrankungen stützt sich beim älteren Menschen im wesentlichen auf physikalische Methoden; Wärmeanwendung, Physiotherapie und Bewegungstherapie, Massagen, Elektrotherapie und funktionsmechanische Entlastung und Ruhigstellung sind angezeigt. Von besonderer Bedeutung sind prophylaktische Maßnahmen der Lebensführung (Gewichtsabnahme bei Adipositas, Vermeidung von Fehlhaltung, Vermeidung von Überlastungen, orthopädische Korrekturen etc.).

Die medikamentöse Therapie greift lediglich auf die Anwendung von Antiphlogistica zurück. Corticosteroide sind, besonders als Dauertherapie, kontraindiziert. Auch die intraartikuläre Anwendung von Cortisonpräparaten ist im Hinblick auf die Möglichkeit von schweren Knochennekrosen nicht indiziert. Die Anwendung antiphlogistischer und antirheumatischer Medikamente zur Schmerzlinderung und zur Behandlung sekundärer entzündlicher Phänomene ist zeitlich zu begrenzen. Durch die Anwendung von Röntgenstrahlen in Form einer vorsichtigen Entzündungsbestrahlung gelingt es oftmals, bei der Coxarthrosis und Gonarthrosis eine Besserung der Beschwerden über längere Zeit zu erreichen.

Eine besondere Bedeutung gewinnt die orthopädische und neurochirurgische Behandlung. Auf die entsprechenden Kapitel sei verwiesen.

4. Arthropathien bei systemischen Skeletterkrankungen

a) Osteoporose

Unter den systemischen Skeletterkrankungen ist besonders die *Osteoporose* zu nennen, die im höheren Lebensalter oftmals unüberwindliche therapeutische Probleme stellt. Das klinische Bild mit schmerzhaftem Befall besonders der Wirbelsäule, der Hüft- und Beinregionen, vielfach eine Abnahme der Körpergröße mit Ausbildung eines Rundrückens und die röntgenologischen Zeichen der schweren Osteoporose mit Wirbelsäulendestruktion, Spontanfrakturen, ist eindeutig und bedarf keiner weiteren Erläuterung.

Bei den Laboratoriumsuntersuchungen finden sich keine eindeutigen Hinweise. Lediglich bei der Osteomalacie finden sich gelegentlich verminderte Calcium- und Phosphatwerte und Erhöhungen der Aktivität der alkalischen Phosphatase.

Die *Therapie* der calzipenischen Osteopathien besteht in der Gabe von Keimdrüsenhormonen, von synthetischen Anabolica und der Gabe von größeren Mengen Calcium. Auch Medikamente mit einem höheren Gehalt an Fluor werden empfohlen. Der Wert der genannten therapeutischen Maßnahmen ist nicht unbestritten. Zusätzliche Maßnahmen (leichte Gymnastik, Schwimmen, entsprechende Lagerung während der Nachtruhe) können unterstützend wirken. Die vorsichtige Gabe von Vitamin-D-Präparaten sei erwähnt, obgleich auch diese Therapie, besonders im Hinblick auf mögliche Nebenwirkungen, nicht ungefährlich ist.

b) Der Morbus Paget (Ostitis deformans Paget)

ist eine im höheren Lebensalter recht häufig vorkommende Knochenveränderung. Vielfach als Zufallsbefund festgestellt, findet man unter den Laboratoriumsbefunden eine deutliche Erhöhung der Aktivität der alkalischen Phosphatase bei normalen Calcium- und Phosphatwerten. Das Röntgenbild ist charakteristisch, die Verdickung der Corticalis und der Umbau mit unregelmäßiger Spongiosastruktur sichern die Diagnose. Die histologische Untersuchung eines durch Beckenstanze gewonnenen Präparates kann zusätzlich herangezogen werden.

Eine wirksame *Therapie* ist nicht bekannt, bei stärkeren Beschwerden werden kurzfristige hochdosierte Vitamin-D-Gabe, Röntgenbestrahlung und die Medikation von Sexualhormonen empfohlen.

Literatur

1. Bach, G.L., Filchner, R., Eichhorn, M., Schmidt, J.:Rheumafaktoren im Alter. Z. Geront. 6, H. 3, 153 (1973).
2. Bach, G.L., Haberl, U., Adler, A., Blickle, B., Heitzer, N.: Bild der chronischen Polyarthritis im Alter. Z. Geront. **6**, H. 3, 146 (1973).
3. Böni, A.: Entzündliche rheumatische Erkrankungen des Bewegungsapparates. In: Handbuch der praktischen Geriatrie (W. Doberauer, A. Hittmair, R. Nissen, F.H. Schulz, Hrsg.). Stuttgart: Enke 1967.
4. Chlud, K.: Polymyalgia rheumatica – Differentialdiagnostische Erwägungen. Therapiewoche **33**, 2673 (1973).
5. Faßbender, H.G.: Morphologie und Pathogenese des Weichteilrheumatismus. Therapiewoche **33**, 2691 (1973).
6. Gamp, A.: Die Gicht. In: Handbuch der praktischen Geriatrie (W. Doberauer, A. Hittmair, R. Nissen, F.H. Schulz). Stuttgart: Enke 1967.
7. Günther, R.: Physikalische Therapie. In: Handbuch der praktischen Geriatrie (W. Doberauer, A. Hittmair, R. Nissen, F.H. Schulz). Stuttgart: Enke 1967.
8. Hauss, W.H., Junge-Hülsing G., Gerlach, U.: Die unspezifische Mesenchymreaktion. Stuttgart: Thieme 1968.
9. Kaiser, H.: Polymyalgia rheumatica – eine typische Alterskrankheit. Z. Geront. **5**, H. 3, 206 (1973).
10. Korting, G.W., Holzmann, H.: Die Sklerodermie und ihr nahestehende Bindegewebsprobleme. Stuttgart: Thieme 1967.
11. Mathies, H.: Altersprognose der chronischen Polyarthritis. Z. Geront. **6**, H. 3, 165 (1973).
12. Mathies, H.: Spezielle therapeutische Probleme bei rheumatischen Erkrankungen im Alter. Z. Geront. **5**, 229 (1973).
13. Miehlke, K.: Rheuma und Nervensystem. Grenzach: Hoffmann La Roche 1970.
14. Miehlke, K.: Weichteilrheumatismus. Therapiewoche **33**, 2637 (1973).
15. Müller, W.: Pannikulose und Pannikulitis. Therapiewoche **33**, 2639 (1973).
16. Müller, W., Harwerth, H.-G., Fehr, K.: Rheumatoid Arthritis. London/New York: Academic Press 1971.
17. Ott, V.R.: Rheumatische Erkrankungen im Alter. In: Alterskrankheiten (G. Schettler, Hrsg.). Stuttgart: Thieme 1972.
18. Otte, P.: Arthroseprobleme des Alters. Z. Geront. **6**, H. 3, 176 (1973).
19. Schneider, P.: Stoffwechselprobleme beim rheumakranken älteren Patienten. Z. Geront. **5**, H. 3, 193 (1973).
20. Schoen, R., Böni, A., Miehlke, K.: Klinik der rheumatischen Erkrankungen. Berlin–Heidelberg–New York: Springer 1970.
21. Seidel, K.: Degenerative Gelenkerkrankungen. In: Handbuch der praktischen Geriatrie (W. Doberauer, A. Hittmair, R. Nissen, F.H. Schulz, Hrsg.). Stuttgart: Enke 1967.

Stoffwechsel und endokrines System

H. Wagner und U. Gerlach

Die in diesem Abschnitt beschriebenen Stoffwechselkrankheiten kommen bevorzugt im mittleren und höheren Lebensalter vor. Hyperurikämie, Hyperlipoproteinämie und Diabetes mellitus sollten beim älteren Menschen nicht voneinander isoliert betrachtet werden, da sie oft gemeinsam vorkommen und darüber hinaus häufig mit Adipositas und erhöhten Blutdruckwerten kombiniert sind. Jede einzelne und gerade erst die Kombination dieser Erkrankungen stellen wichtige Risikofaktoren für die Entstehung und Progredienz arteriosklerotischer Gefäßveränderungen in verschiedenen Organen dar.

Konsequenterweise soll daher bei Erkennen einer dieser Stoffwechselstörungen nach den anderen gefahndet werden, ggf. kann eine Prophylaxe betrieben werden.

1. Gicht

a) Definition

Die Gicht ist eine hereditär bedingte Stoffwechselerkrankung, bei der neben einer Störung im Protein-Stoffwechsel Veränderungen im Kohlenhydrat- und Fettstoffwechsel nachweisbar sind und die mit einer Erhöhung der Harnsäure im Blut einhergeht. Ablagerungen von harnsaurem Natrium finden in den mesenchymalen Geweben, bevorzugt in den Gelenken, aber auch in den Nieren statt und bewirken strukturelle Schädigungen der befallenen Gewebe.

b) Epidemiologie

Die Morbidität der primären Gicht ist in den beiden letzten Jahrzehnten stark angestiegen und beträgt unter der männlichen erwachsenen Bevölkerung etwa 1–2%. In der Allgemeinbevölkerung weisen Männer etwa siebenmal häufiger eine manifeste Gicht als Frauen auf, die häufig erst nach der Menopause erkranken. Bei jedem zweiten männlichen Patienten, der an einer entzündlichen Gelenkerkrankung leidet, muß nach Mertz [10] mit einer Gicht gerechnet werden. Die Erstmanifestation der Gicht erfolgt bei Männern meist nach dem 35. Lebensjahr.

c) Ätiopathogenese

Die primäre (prägichtige) Hyperurikämie kann von der sekundären (nichtgichtigen) Hyperurikämie unterschieden werden. In Verbindung mit der Erbanlage sind für die Manifestation der primären Gicht Übergewichtigkeit, Alter, Geschlecht, Ernährung sowie Medikamente von ausschlaggebender Bedeutung.

Die sekundäre Gicht kommt bei allen Erkrankungen mit massiver Überproduktion und gesteigertem Zerfall von Zellen (akute und chronische Leukämien, Polycythaemia vera, Polyglobulie, Paraproteinämie, Psoriasis, Sarkoidose) sowie bei verminderter renaler Harnsäureausscheidung infolge Niereninsuffizienz vor. Bei totalem Fasten, Alkoholabusus, Hypertonie, Einnahme von Saluretica (Thiazidderivate, Furosemid, Etacrynsäure, Acetazolamid) sowie verschiedenen Stoffwechselstörungen (Akromegalie, Hyper- und Hypoparathyreoidismus, Diabetes mellitus, Glykogenspeicherkrankheiten, Hyperlipoproteinämien, Myxödem) kann ebenfalls eine Hyperurikämie auftreten.

Die obere Normgrenze für die Plasma-Harnsäurekonzentration beträgt bei gesunden Männern 6,5 mg%, bei gesunden menstruierenden Frauen 6,0 mg% (nüchtern, Normalkost, enzymatisch bestimmt); eine Abhängigkeit der Harnsäurekonzentration im Plasma vom Alter wurde bei Männern nicht festgestellt, dagegen zeigt die Harnsäurekonzentration bei Frauen nach der Menopause einen geringfügigen Anstieg. Die Gesamtmenge an Harnsäure im Körper beträgt bei Gesunden etwa 1 g. Im Urin werden in Abhängigkeit von der exogenen Zufuhr 0,2–2 g Harnsäure/Tag ausgeschieden, wobei die Exkretion zu etwa 80% über die Nieren und zum kleineren Teil über die Galle in den Darm erfolgt. Zwei pathogenetische Mechanismen werden für die Entstehung einer Hyperurikämie diskutiert: 1. eine übermäßige Produktion von Harnsäure und 2. eine verminderte Ausscheidung von Harnsäure. Beide Pathomechanismen scheinen zusammen vorzukommen. Beim Hyperurikämiker kann der Harnsäurepool bis zu 30 g betragen.

Im Verlaufe der Erkrankung werden vier Phasen unterschieden: 1. die asymptomatische Hyperurikämie (latente Phase), 2. der akute Gichtanfall, 3. die interkritische Phase (das Gichtintervall), 4. das chronische Stadium der Gicht.

d) Klinisches Bild

In über 50% der Fälle betrifft der erste Gichtanfall (meist nachts nach Nahrungs- oder Alkoholexzessen) das Großzehengrundgelenk; andere Gelenke der unteren Extremitäten sowie die Finger-, Hand-, Ellenbogen-, Schulter- und Hüftgelenke sind seltener betroffen (5–20%). Das betroffene Gelenk zeigt die Zeichen der akuten Entzündung mit Rötung, Wärme, Schwellung und Druckempfindlichkeit. Während des Anfalls bestehen Fieber, Kopfschmerzen, Übelkeit, Appetitlosigkeit, Tachykardie, Polyurie und Obstipation sowie BSG-Beschleunigung und Leukocytose. Als pathognomonische Zeichen gelten lokale Schuppung und Juckreiz der Haut nach Abklingen des Anfalls. Die Dauer des unbehandelten akuten Gichtanfalls kann mehrere Stunden bis einige Tage betragen.

Nach den Gichtanfällen bestehen symptomlose Intervalle, in denen die Krankheit jedoch fortschreitet. Mit zunehmender Dauer der Erkrankung verkürzen sich die anfallsfreien Intervalle, d.h. die Häufigkeit der Anfälle nimmt zu.

Das chronische Stadium ist durch polyartikuläre Gelenkdeformationen mit Ausbildung schwerer Ankylosen sowie Ablagerung von Harnsäure in den verschiedensten mesenchymalen Geweben (Tophi) gekennzeichnet. Es kann zwischen Weichteil- und Knochentophi unterschieden werden, wobei Tophi etwa 10 Jahre nach dem ersten Anfall auftreten. Weichteiltophi sind am häufigsten im Bereich der Zehengrundgelenke, gefolgt von der Ohrmuschel und der Hand, lokalisiert. Knochentophi lassen sich nur röntgenologisch als scharf begrenzte cystenartige Aufhellungen in Gelenknähe diagnostizieren. Als Komplikation der Gicht kommt es im chronischen Stadium zu einem obligaten Befall der Nieren (Gichtniere) mit zunehmender Einschränkung der Nierenfunktion und darauffolgender Hypertonie und Urämie. In 20–40% der Fälle läßt sich eine Nephrolithiasis nachweisen. Mit zunehmendem Alter verläuft die Gicht atypisch als primär chronische Gicht mit polyartikulärer Manifestation sowie Lokalisation an Knie-, Ellenbogen- und Handgelenken. Akute Gichtanfälle sind nicht nachweisbar. Degenerative Veränderungen an Gelenken und/oder Wirbelsäule stellen oft eine Form der Altersgicht dar. Nierenschäden werden bei Manifestation der Gicht im fortgeschrittenen Alter selten registriert.

e) Diagnostik

Die Diagnose der Gicht stützt sich auf die Anamnese (männliches Geschlecht, Lebensalter, familiäre Belastung, Lebensgewohnheiten, Art der Schmerzen, Begleiterkrankung), das klinische Bild (monoartikulärer Befall, Weichteiltophi), die Laborbefunde (Hyperurikämie), Nachweis von Natriumurat in aspiriertem Material aus Tophi sowie auf die röntgenologischen Befunde (ausgestanzte cystische Knochendefekte). Bei der Verdachtsdiagnose „Gicht“ sollte eine mehrfache Kontrolle der Harnsäurekonzentration im Blut unter Normalkost nach Absetzen sämtlicher Medikamente mit Ausnahme unbedingt erforderlicher Präparate, z.B. Digitalisglykoside, erfolgen.

Differentialdiagnostisch muß die Gicht abgegrenzt werden gegen andere entzündliche Gelenkerkrankungen (akuter Gelenkrheumatismus, primär-chronische Polyarthritis, Infektarthritis, Gonarthritis, Lipoidgicht, Morbus Reiter), Gelenktraumata und Arthrosen sowie akute Chondrocalcinose (Pseudogicht). Die dramatische Besserung auf Colchicin-Gabe kann ebenfalls differentialdiagnostisch verwertet werden. Bei atypisch verlaufender Altersgicht ist dieser Effekt jedoch nicht immer nachweisbar.

f) Therapie

α) *Therapie des akuten Gichtanfalls*

Zur Coupierung des akuten Gichtanfalls gibt man 0,5–1 mg Colchicin zweistündlich, wobei als Maximaldosis 4–8 mg innerhalb 24 Stunden nicht überschritten werden sollten. Zusätzlich bei sehr heftigen und nur langsam abklingenden Beschwerden können Phenylbutazon in der Dosierung von anfangs 400 mg, später sechsstündlich 200 mg über 2–3 Tage oder Indomethacin in einer Tagesdosis von 75–200 mg während 2–3 Tagen appliziert werden. Die Gabe von Prednisolon oder ACTH in der Dosis von 30–50 mg bzw. 50–200 E über 24 Stunden läßt sich gut mit der Colchicinapplikation kombinieren. Bettruhe sollte bis 24 Stunden nach Abklingen des akuten Anfalls eingehalten werden.

β) *Dauertherapie*

Ziel der Behandlung ist eine Normalisierung des Harnsäurespiegels im Serum (5 mg% und darunter) zur Vermeidung von Komplikationen der Gicht. Hyperurikämien über 8 mg% ohne Zeichen einer klinisch manifesten Gicht sowie solche mit Werten über 6,5 mg% bei bestehendem Hypertonus bedürfen ebenfalls der medikamentösen Dauertherapie.

Die Senkung der Harnsäure im Blut kann diätetisch durch purinarme Kost (Vermeidung von Innereien) sowie durch Einschränkung bzw. Verbot von Alkohol bei gleichzeitiger Normalisierung des Körpergewichts (Idealgewicht, d.h. Broca-Index – 10%) erfolgen. Die zur medikamentösen Behandlung gebräuchlichsten Präparate sind in Tabelle 16 angegeben. Es wird zwischen Urikosurica – Medikamenten, die eine Erniedrigung der Harnsäure durch Erhöhung der renalen Urat-Clearance hervorrufen – und Urikostatica (Xanthinoxydasehemmer) – Medikamente, durch die die Harnsäuresynthese gebremst wird – unterschieden. Die Gabe von Urikosurica sollte mit einer Steigerung des Harnvolumens auf 1,5–2 l/24 Stunden durch reichliche Flüssigkeitsgabe verbunden werden. Als Kontraindikation der Urikosurica gelten bestehender Nierenschaden, Neigung zu Nephrolithiasis sowie ausgeprägte Hyperurikämie (> 10 mg%). Zur Nierensteinprophylaxe hat sich des weiteren die Alkalisierung des Harns mit Uralyt-U (Hexakalium-Hexanatrium-Pentacitrat-Hydrat-Komplex) bewährt. Der pH-Wert des Harns soll mit Hilfe von Indikatorpapier kontrolliert und zwischen 6,5 und 7,0 gehalten werden.

γ) *Prognose*

Eine Heilung des der Gicht zugrundeliegenden Stoffwechseldefektes ist nicht möglich, wohl dagegen bei konsequent durchgeführter Dauertherapie eine Besserung des Leidens und Vermeidung der Komplikationen. Da die Gicht als Risikofaktor der Arteriosklerose angenommen werden kann, besteht unbehandelt eine um etwa 5 Jahre verkürzte Lebenserwartung. Die Haupttodesursachen sind Herzinfarkt und apoplektischer Insult.

Tabelle 16. Therapie der Hyperurikämie

Substanz	Handelspräparat	Dosierung
Urikosurica		
Probenecid	Benemid	1000–3000 mg/die
Sulfinpyrazon	Anturan	50– 500 mg/die
Brenzbromaronum	Uricovac	50– 100 mg/die
Urikostatica		
Allopurinol	Foligan Urosin Zyloric	100–400 mg/die

2. Erkrankungen des Fettstoffwechsels (Hyperlipoproteinämien)

a) Definition

Triglyceride, Cholesterin und Phospholipide sind nicht wasserlöslich und werden im Blut in Form von Eiweiß-Fett-Komplexen, den sog. Lipoproteinen, transportiert. Vier Hauptfraktionen von Lipoproteinen konnten aufgrund des unterschiedlichen Sedimentationsverhaltens in der Ultrazentrifuge und in der elektrophoretischen Wanderungsgeschwindigkeit definiert werden: Chylomikronen, prä-β-Lipoproteine (very low density lipoproteins [VLDL]), β-Lipoproteine (low density lipoproteins [LDL]) und α-Lipoproteine (high density lipoproteins [HDL]). Unter Hyperlipoproteinämien werden Fettstoffwechselstörungen verstanden, die mit Erhöhung einer oder mehrerer der vier Hauptfraktionen der Plasma-Lipoproteine einhergehen.

b) Ätiopathogenese, Epidemiologie

Ätiologisch und pathogenetisch stellen die Hyperlipoproteinämien uneinheitliche Fettstoffwechselstörungen dar. Es wird zwischen *primären* (essentiellen) Hyperlipoproteinämien und *sekundären* Hyperlipoproteinämien unterschieden. Die Diagnose einer primären Hyperlipoproteinämie kann erst gestellt werden, wenn sämtliche sekundären bzw. symptomatischen Hyperlipoproteinämien ausgeschlossen sind. Tabelle 17 gibt eine Einteilung der primären Hyperlipoproteinämien (nach Fredrickson *et al.* [2]) wieder. Ein exakter Erbgang dieser meist familiär auftretenden Hyperlipoproteinämien ist bisher nicht aufgeklärt worden.

Charakteristisch für die sekundären Hyperlipoproteinämien ist, daß sie mit Beseitigung der Grundkrankheit verschwinden. Sekundäre Hyperlipoproteinämien können auftreten bei Gicht, Diabetes mellitus, chronischem Alkoholabusus, primärer biliärer Cirrhose, nephrotischem Syndrom, Hypothyreose, Gravidität – Wochenbett, Cholestase, Pankreatitis, Hypophyseninsuffizienz, Glykogenspeicherkrankheiten, Paraproteinämien, Medikation von Ovulationshemmern und Therapie mit Glucocorticoiden sowie Thiaziden.

Die Serum-Triglyceride und das Serum-Cholesterin unterliegen einem Altersgang, d.h. beide Lipide steigen mit zunehmendem Alter im Blut an. In den Normalwerten bestehen geschlechtsbedingte Unterschiede, wobei Frauen vor der Menopause niedrigere, nach der Menopause zum Teil höhere Lipidwerte im Serum aufweisen als Männer. Jenseits des 5.–6. Lebensjahrzehnts wird bei Männern ein Absinken sowohl des Triglycerid- als auch des Cholesterinspiegels im Serum beobachtet. In einem unausgewählten Patientengut registrierten Klör *et al.* eine Hypertriglyceridämie bzw. Hypercholesterinämie in 46% bzw. 20% bei männlichen und in 42% bzw. 24% bei weiblichen Patienten [6]. Den Typen II und IV kommt unter den fünf Hyperlipoproteinämietypen die größte Bedeutung zu.

c) Diagnostik

Die Diagnostik der Hyperlipoproteinämien stützt sich auf die Familien- und Eigenanamnese sowie auf die klinischen und insbesondere die laborchemischen Befunde (s. Tabelle 17). Als laborchemisches Screening-Verfahren kann die Bestimmung der Gesamtlipide im Serum gelten; bewährt hat sich die gleichzeitige Bestimmung des Gesamtcholesterins (obere Normgrenze: 220–250 mg/100 ml) und der Triglyceride (obere Normgrenze: 150 mg/100 ml). Bei erhöhten Werten soll eine Lipoproteinelektrophorese zur Typisierung des Lipoproteins durchgeführt werden. Die Bestimmung der Phospholipide ist in der Routinediagnostik nicht notwendig. Bei Verdacht auf Typ III der Lipoproteinämie sollen weitere diagnostische Maßnahmen, z.B. Auftrennung der Lipoproteine in der Ultrazentrifuge, durchgeführt werden.

Blutentnahmen erfolgen morgens nüchtern nach zwölfstündiger Nahrungskarenz und für die erste Diagnostik nach Absetzen jedweder lipidsenkenden Therapie. Die Patienten sollten unter Normalkost stehen und das Gewicht in den letzten 14 Tagen konstant gehalten haben.

Tabelle 17. Einteilung der primären Hyperlipoproteinämien

Typ	klinische Befunde				Laboratoriumsbefunde				
	Xanthome	Arterio-skerlose	Hepato-spleno-megalie	Abdo-minal-krisen	Glucose-toleranz	Cholesterin im Serum	Triglyceride im Serum	Lipoprotein-elektrophorese	Chylomi-kronen
Hyperlipoproteinämie Typ I (Fettinduzierte Hyperlipämie)	eruptive X.	nicht häufig	häufig	häufig	normal	wenig vermehrt	stark vermehrt	β normal prä β	stark vermehrt
Hyperlipoproteinämie Typ II (Hypercholesterinämie)	tendinöse X.	sehr häufig	Ø	Ø	normal	vermehrt	normal	β vermehrt prä β normal	Ø
Hyperlipoproteinämie Typ III (Hypercholesterinämie + Hypertriglyceridämie	tendinöse sowie tubero-eruptive X. möglich	häufig	möglich	möglich	pathologisch	vermehrt	stark vermehrt	β stark vermehrt (anormal) prä β vermehrt	Ø
Hyperlipoproteinämie Typ IV (Kohlenhydratinduzierte Hyperlipämie)	eruptive X.	häufig	möglich	möglich	pathologisch	wenig vermehrt	stark vermehrt	ß normal prä ß stark vermehrt	Ø
Hyperlipoproteinämie Typ V (Kalorisch-induzierte Hyperlipämie)	eruptive X.	nicht häufig	häufig	häufig	pathologisch	wenig vermehrt	stark vermehrt	β normal prä β stark vermehrt	vermehrt

d) Therapie

α) Allgemeine Therapie

Eine aktive Mitarbeit des Patienten ist, da eine Langzeitbehandlung erforderlich ist, unumgänglich. Prinzipiell wird zunächst eine diätetische Behandlung durchgeführt, und erst bei Mißerfolg werden Medikamente zusätzlich eingesetzt. Ziel der Therapie ist die Normalisierung der erhöhten Serum-Lipide und damit Verminderung des Risikos einer beginnenden bzw. Fortschreiten einer bestehenden Arteriosklerose.

β) Spezielle Therapie

Bei dem größten Teil der Patienten steht eine Reduzierung des Körpergewichts im Vordergrund, wobei möglichst das Idealgewicht erreicht werden sollte. Durch die Gewichtsreduktion ist häufig eine Senkung der Serum-Lipide erreichbar.

Eine Verminderung erhöhter Serum-Cholesterinspiegel kann diätetisch durch Weglassen von fettem Fleisch und Wurstsorten sowie fettreichen Milchprodukten und Eiern bei gleichzeitiger vermehrter Zufuhr von polyenreichen Pflanzenölen und Margarinen erzielt werden, wobei der Gesamtfettanteil in der Nahrung nicht eingeschränkt werden muß.

Erhöhte Serum-Triglyceride sind in der überwiegenden Anzahl der Fälle durch Kohlenhydrate bei gleichzeitiger relativer Fettarmut der Nahrung induziert. Eine Einschränkung des Kohlenhydratanteils der Nahrung auf 25% der Gesamtkalorien bei gleichzeitig gesteigerter Fettzufuhr ist daher bei den primären Hyperlipoproteinämien vom Typ III, IV und V sowie den sekundären Hyperlipoproteinämien erforderlich. Da auch chronischer Alkoholabusus einer Triglyceridämie zugrundeliegen kann, ist Einschränkung oder vollständiges Verbot von Alkohol angezeigt.

Zur medikamentösen Beeinflussung erhöhter Serum-Lipide stehen drei Gruppen von Präparaten zur Verfügung: 1. Clofibrat (Atherolip, Atheropront, Regelan, Skleromexe), 2. Nikotinsäure bzw. β-Pyridyl-Carbinol (Niconacid, Ronicol), 3. Cholestyramin (Cuemid, Quantalan). Clofibrat wirkt stärker senkend auf die Triglyceride als auf das Cholesterin. Die Dosierung beträgt 1,5–2 g/Tag. Nebenwirkungen wie passagerer Anstieg der Transaminasen oder ventrikuläre Arrhythmien werden selten beobachtet. Bei gleichzeitiger Behandlung mit Cumarinpräparaten kommt es zu einer Potenzierung der Antikoagulantienwirkung.

Nikotinsäure bzw. β-Pyridyl-Carbinol bewirkt in erster Linie eine Senkung des Cholesterinspiegels, während der Triglyceridspiegel weniger stark beeinflußt wird. Die Dosierung beträgt 4–6 g/Tag Nikotinsäure bzw. 0,9–1,2 g/Tag β-Pyridyl-Carbinol bei Retardpräparaten. Als Nebenwirkungen werden häufig Flush-Reaktionen, gastrointestinale Beschwerden sowie Verschlechterung der Glucosetoleranz und Glucosurie beobachtet.

Cholestyramin bewirkt ausschließlich eine Senkung des Cholesterinspiegels und hat auf den Triglyceridspiegel keinen Effekt. Die Dosierung beträgt 12–24 g/Tag zu den Mahlzeiten. Als Nebenwirkungen werden häufig Übelkeit und Obstipation angegeben; des schlechten Geschmacks wegen wird das Präparat oft von den Patienten abgelehnt. Des weiteren werden Medikamente wie Digitalis, Thyroxin und Phenprocoumon gebunden, so daß sich Glykosid- wie Antikoagulantientherapie schwierig gestalten. Bei langfristiger Anwendung wurde ein Anstieg der Serum-Triglyceride registriert.

e) Prognose

Der Therapieerfolg und damit auch die Prognose sind abhängig von einer konsequenten Behandlung und aktiven Mitarbeit des Patienten. Da die Hyperlipidämie einen Risikofaktor für die Arteriosklerose darstellt, ist eine Prophylaxe von äußerster Wichtigkeit.

3. Diabetes mellitus

a) Definition

Der Diabetes mellitus (D.m) ist eine erbliche, chronisch verlaufende Stoffwechselerkrankung, die durch Störungen sowohl im Kohlenhydrat- als auch im Fett- und Eiweißstoffwechsel gekennzeichnet ist. Beim D.m. besteht ein absoluter oder relativer Mangel an Insulin. Im Verlaufe der diabetischen Stoffwechselstörung kann es zu akuten Stoffwechselentgleisungen sowie zu vasculären diabetestypischen Komplikationen in verschiedenen Organen kommen.

b) Ätiologie

Der primäre D. m., bei dem zwischen einem juvenilen und einem Alterstyp unterschieden werden kann, ist hereditär bedingt. Verschiedene Erkrankungen, die als diabetogene Belastungsfaktoren angesehen werden, z. B. Übergewichtigkeit und essentielle Hypertonie sowie vermehrte Streßsituationen können, wenn sie auf einen genetisch determinierten Organismus treffen, zur Manifestation eines D. m. beitragen.

Der sekundäre D. m. ist als Symptom einer übergeordneten Krankheit zuzurechnen oder wird durch bestimmte Medikamente (Corticoide, Thiacide) induziert.

c) Epidemiologie

Die Gesamtmorbidität an Zuckerkranken hat in den beiden letzten Dekaden in Deutschland stark zugenommen und beträgt etwa 3–5% der Bevölkerung, wobei 15–25% der Gesamtbevölkerung Genträger sind. Der D.m ist überwiegend eine Erkrankung des höheren Lebensalters; der bevorzugte Abschnitt für die D.m-Manifestation ist der Zeitraum zwischen dem 50. und 65. Lebensjahr; 75% aller Diabetiker sind älter als 50 Jahre. Etwa 10% der Bevölkerung jenseits des 65. Lebensjahres sind manifest zuckerkrank, wobei der Prozentsatz an latenten Diabetikern in diesen Altersklassen etwa drei- bis viermal so hoch liegt. Frauen erkranken häufiger als Männer.

d) Klassifikation

Nach dem Vorschlag der Weltgesundheitsorganisation wird der Krankheitsverlauf des D. m. in verschiedene Stadien eingeteilt:

1. Der *potentielle Diabetes mellitus*. Diese Diagnose kann erst retrospektiv nach Manifestwerden der Zuckerkrankheit gestellt werden. Es wird hierunter die Phase von der Geburt bis zum ersten Auftreten der Erkrankung verstanden. Bei besonderer erblicher Belastung oder bei Müttern, die von einem Kind mit mehr als 4,5 kg an Gewicht entbunden haben sowie bei Frauen mit einer Häufung von Totgeburten, die sich nicht auf eine Rh-Inkompatibilität zurückführen lassen, kann diese Verdachtsdiagnose gestellt werden. Die Glucosetoleranz ist normal.

2. Der *latente Diabetes mellitus*. Dieses Stadium weist eine Glucosetoleranz auf, die nur unter besonderen Belastungen wie Streß, Gravidität, Adipositas, Infektionen pathologisch ausfällt.

3. Der *asymptomatische (klinische, chemische) Diabetes mellitus*. Es besteht eine pathologische Glucosetoleranz ohne manifesten D. m.

4. Der *manifeste Diabetes mellitus*. Der klinisch manifeste D. m. ist durch Nüchternhyperglykämie (Blutzucker > 130/100 ml) bei normaler Ernährung, Glucosurie sowie diabetestypische Komplikationen gekennzeichnet.

e) Klinisches Bild

Aufgrund klinischer Erfahrungen wird der manifeste D. m. in einen jugendlichen (iuvenile onset type) und einen Altersdiabetes (maturity onset type) eingeteilt. Der Patient mit D. m. vom juvenilen Typ ist gekennzeichnet durch asthenischen Körperbau, geringen Insulingehalt des Pankreas, ausgeprägte Ketoseneigung, Insulinempfindlichkeit, fehlende Ansprechbarkeit auf orale Antidiabetica, Neigung zu labiler Stoffwechsellage. Der Altersdiabetiker weist einen sthenischen Körperbau, häufig normalen Insulingehalt des Pankreas, geringe Ketoseneigung, relative Insulinresistenz, oft gutes Ansprechen auf orale Antidiabetica sowie in der Mehrzahl der Fälle eine stabile Stoffwechsellage auf. Im Unterschied zum jugendlichen D. m. beträgt das Stadium des asymptomatischen D. m. bei Altersdiabetikern oft mehrere Jahre. Allgemein kann gelten, daß sich die Symptome eines D. m. umso stürmischer entwickeln, je jünger, und umso allmählicher entwickeln, je älter der Patient ist. Als subjektive Beschwerden gibt der Altersdiabetiker häufig allgemeine Abgeschlagenheit und Arbeitsunlust, depressive

Verstimmung, Gewichtsverlust trotz Appetitsteigerung sowie Polydypsie und Polyurie an. Weitere Symptome sind Pruritus vulvae et ani, Hautjucken, Furunkulose, Karbunkel (Nakken!), Visusverschlechterung, Neuritiden, verminderte Wundheilung sowie Potenzstörungen. Neuropathien werden häufig als Frühsymptom beim Altersdiabetiker beobachtet. 80% aller Altersdiabetiker sind adipös.

f) Diagnose

Die Diagnose ergibt sich aus dem Nachweis eines erhöhten Nüchternblutzuckers (über 130 mg/100 ml enzymatisch im Capillarblut) sowie erhöhte Blutzuckerwerte im Tagesprofil (über 160 mg/100 ml). Des weiteren kann der Zucker- und Acetonnachweis im Urin positiv sein. Gesichert wird die Diagnose durch mehrere Blutzuckerbestimmungen an aufeinanderfolgenden Tagen sowie im Zweifelsfalle durch oralen oder intravenösen Glucosetoleranztest.

Differentialdiagnostisch müssen die nichtdiabetischen Melliturien, renale Glucosurien, Blutzuckererhöhung bei Streßsituation sowie Glucosurie und Blutzuckererhöhung bei Magen- und Lebererkrankungen, Hyperthyreose, Akromegalie, Phäochromocytom und Cushing-Syndrom abgegrenzt werden.

g) Komplikationen

α) Akute Komplikationen

Die schwerste Form der diabetischen Stoffwechselentgleisung ist das Coma diabeticum, das durch komplexe Störungen des Kohlenhydrat-, Fett-, Protein-, Wasser-, Mineral- sowie Säure- und Basenhaushaltes infolge Insulinmangels gekennzeichnet ist. Ätiopathogenetisch lassen sich drei wesentliche Formen unterscheiden: 1. das ketoacidotische Koma, 2. das hyperosmolare, nicht-ketoacidotische Koma, 3. das lactatacidotische Koma.

Das *ketoacidotische Koma* wird insbesondere bei jüngeren Diabetikern, die insulinbedürftig sind, angetroffen. Neben einer geringfügig ausgeprägten Hyperglykämie und Glucosurie bestehen Ketonämie (Acetongeruch des Atems) sowie Ketonurie. Als Ausdruck der metabolischen Acidose besteht häufig eine tiefe Kußmaulsche Atmung.

Das *hyperosmolare Koma* betrifft überwiegend ältere Diabetiker und tritt nicht selten als Erstmanifestation eines D.m. auf. Bei dieser Form des Komas besteht eine ausgeprägte Hyperglykämie mit Blutzuckerwerten häufig über 1000 mg%, während Ketoacidose und somit Kußmaulsche Atmung sowie Acetongeruch des Atems fehlen können. Des weiteren ist diese Form des Komas durch ausgeprägte Hyperosmolarität, starke Hypernatriämie sowie massive intra- und extracelluläre Dehydratation gekennzeichnet, wobei der Hämatokrit Werte bis zu 90% erreichen kann.

Ursächlich verantwortlich für derartige Stoffwechselentgleisungen sind akute Infektionen, Gastroenteritiden, Pankreatitis, akute Pyelonephritis, cerebraler Insult, Herzinfarkt, psychische Belastung sowie unsachgemäß behandelter D.m.

Beide Komaformen entwickeln sich langsam über Tage und ähneln einander in der Symptomatik. Als Prodromi lassen sich Müdigkeit, Apathie, Appetitlosigkeit, Übelkeit, Erbrechen, Durst, Polydypsie und Polyurie nachweisen. Gelegentlich besteht eine Pseudoperitonitis diabetica. Zeichen der Exsikkose sind weiche Bulbi, trockene Haut und Schleimhäute. Des weiteren werden flacher, tachykarder Puls, Blutdruckabfall sowie Oligo- und Anurie beobachtet. Im Praecoma diabeticum besteht Bewußtseinstrübung, die im Koma in Bewußtlosigkeit mit Hypo- oder Areflexie sowie herabgesetzten Muskeltonus übergeht. Das hyperosmolare Koma ist durch eine besondere neurologische Symptomatik, einhergehend mit Tremor und Muskelzuckungen sowie cerebralen Krampfanfällen, gekennzeichnet.

Die seltene *Lactatacidose* geht mit Lactatspiegelerhöhungen im Serum und mit oft mäßiger Hyperglykämie einher. Ursächlich verantwortlich sind häufig chronischer oder akuter Alkoholabusus bei D.m. sowie Adrenalin- oder Biguanid-Behandlung; es resultiert eine verminderte Metabolisierung von Lactat und Pyruvat in der Glukoneogenese.

Therapie: Diabetisches Präkoma oder Koma sollten immer im Krankenhaus behandelt werden. Zuvor sollten in der Praxis bei Präkoma Gabe von 50 E Alt-Insulin i.m., bei Koma 50 E Alt-Insulin i.v. sowie 50 E i.m., Stützung von Herz und Kreislauf mit Strophanthin sowie Flüssigkeitszufuhr von 500 ml physiologischem NaCl i.v. erfolgen. Im Krankenhaus ist besonders dem Ausgleich des Flüssigkeitsdefizits sowie der Elektrolyt- und Insulintherapie Rechnung zu tragen. Des weiteren sind Herz-Kreislauf-Stützung und antibiotische Abdeckung erforderlich.

Besonders beim hyperosmolaren Koma besteht häufig ein erhebliches Flüssigkeitsdefizit, so daß zur Rehydradation manchmal bis zu 16 l einer hypoosmolaren Lösung notwendig sind. Bei älteren Patienten, insbesondere solchen mit bekannter Herzinsuffizienz, sollten die Volumensubstitution nicht forciert (nicht mehr als 1 l Flüssigkeit/Std) und die Rehydratation durch Kontrolle des zentralen Venendrucks überwacht werden (cave Lungenödem!). Ein Venendruck über 10 cm H_2O erfordert das Absetzen der Flüssigkeitszufuhr. Als Rehydratationsmittel hat sich 0,5%ige NaCl-Lösung mit 2,5%igem Lävulosezusatz bewährt. Beim Ausgleich des Elektrolythaushaltes sollten die Korrektur der metabolischen Acidose mit Natriumbicarbonat (Blutgasanalyse!) sowie die Hypokaliämie (Kontrolle des Serum-Kaliums!) beachtet werden. Die Kaliumsubstitution muß beim älteren Patienten oft schon in der Initialphase der Therapie einsetzen, da sonst die Gefahr einer Asystolie droht. Insulin sollte initial in einer Dosis von 50 E Alt-Insulin i.v. und 50 E s.c. appliziert und diese Dosierung zweistündlich wiederholt werden, bis der Blutzukker auf 300 mg% (Kontrolle stündlich!) abgefallen ist (Insulin kann auch mittels i.v.-Dauertropf appliziert werden); danach Wechsel der Kochsalz-Lävulose-Infusion auf 5%ige Glucoselösung. Die Insulintherapie muß gerade beim älteren Diabetiker mit hyperosmolarem Koma vorsichtig gehandhabt werden, da dieser auf verhältnismäßig geringe Insulinmengen leicht mit Hypoglykämien reagiert.

Als weitere akute Stoffwechselkomplikation des D.m. ist das hypoglykämische Koma (Absinken des BZ unter 40 mg%) zu nennen, dessen Ursache Überdosierung von Insulin oder β-cytotropen Substanzen, insbesondere Glibenclamid und Glibornurid, ist. Die Hauptsymptome sind Schwäche, Müdigkeit, Schweißausbruch, Reizbarkeit, Tremor, motorische Unruhe, Krämpfe, Halbseitenparese, Verwirrtheitszustände sowie Bewußtseinsverlust. Bei älteren Patienten verlaufen Hypoglykämien häufig atypisch und können einen apoplektischen Insult oder Myokardinfarkt vortäuschen. Bei Verdacht auf Hypoglykämie, die durch Hämo-Glucotest oder Dextrostix-Streifen rasch zu verifizieren ist, sollten 50 ml 50%ige Glucose i.v. appliziert werden, die zu einer sofortigen Besserung führen.

β) Nicht-akute Komplikationen

Zu den nicht-akuten Komplikationen des D.m. müssen neben den Gefäßschäden die Neuropathien sowie häufig anzutreffende Pyelonephritiden gezählt werden. Bei den diabetischen Gefäßveränderungen wird zwischen einer diabetesspezifischen Mikroangiopathie und einer weniger spezifischen Makroangiopathie, unter der vorzeitige und verstärkt sich manifestierende Arteriosklerose verstanden wird, unterschieden. Für die Entstehung und das Ausmaß der Gefäßkomplikationen sind sowohl die Dauer des D.m. als auch die Güte der Einstellung verantwortlich. Bei längerer Diabetesdauer werden vermehrt Gefäßkomplikationen registriert. In der Regel sind etwa 10 Jahre nach Manifestwerden des D.m. diabetische Angiopathien nachzuweisen.

Die diabetische Mikroangiopathie manifestiert sich bevorzugt als Retinopathie, Nephropathie (Glomerulosklerose, Kimmelstiel-Wilson-Syndrom) und Neuropathie.

Die diabetische Neuropathie tritt mit zunehmendem Alter der Patienten gehäuft auf, ist sowohl metabolisch als auch vasculär bedingt und selten rückbildungsfähig; oft bestehen auffallende Schmerzempfindlichkeit der peripheren Nervenstämme ohne Sensibilitätsstörungen und motorische Ausfallserscheinungen.

Die diabetischen Nephropathien sind im Alter vermehrt mit Infektionen der Harnwege (Pyelonephritis mit Papillennekrose) kombiniert. Leberschäden in Form von Fettleber werden bei älteren Diabetikern, die zumeist übergewichtig sind, gehäuft beobachtet. Die regelmäßige Röntgenuntersuchung der Lunge gehört wegen der beim älteren Diabetiker vermehrt auftretenden und oft klinisch larviert verlaufenden Lungentuberkulose zu den Routinemaßnahmen.

Die Makroangiopathie des D. m. ist überwiegend lokalisiert an den Cerebral- und Coronargefäßen sowie an den Arterien der unteren Extremitäten und führt geschlechtsunabhängig zu frühzeitiger Coronarsklerose, Cerebralsklerose sowie Sklerose der Beinarterien und oftmals auch zur Sklerose der Nierengefäße. Myokardinfarkt – charakteristischerweise Mikrodefekte – und cerebrale Insulte sind beim älteren Diabetiker daher doppelt so häufig vorhanden wie bei gesunden Normalpersonen.

h) Therapie

Neben dem manifesten D.m. sind bereits die Frühstadien des D.m. behandlungsbedürftig, um eine Manifestation zu vermeiden. Insbesondere sollten die diabetogenen Belastungsfaktoren wie Adipositas, essentielle Hypertonie, häufige Streßsituationen sowie Infekte ausgeschaltet werden. Des weiteren muß auf eine strenge Indikationsstellung bei der Therapie mit Corticoiden und Saluretica geachtet werden.

Ziel der Diabetestherapie ist die optimale Stoffwechselkompensation (Vermeidung starker Blutzuckerschwankungen, Nüchtern-BZ < 130 mg/100 ml, postprandial <160 mg/100 ml, Urinzucker und Aceton negativ, normale Serum-Lipide, keine Hypoglykämiesymptome). Damit können Spätkomplikationen vermieden und die Leistungsfähigkeit des Diabetikers wiederhergestellt werden.

Verschiedene therapeutische Maßnahmen, die die aktive Mitarbeit des Patienten erfordern, stehen zur Verfügung: 1. Regelung der Lebensweise sowie regelmäßige körperliche Tätigkeit, 2. Diät, 3. medikamentöse Behandlung mit oralen Antidiabetica und Insulin, 4. Behandlung der diabetischen Komplikationen.

Bei der Regelung der Lebensweise ist auf eine möglichst gleichmäßige körperliche Betätigung zu achten. Psychische Belastungen sollen vermieden werden. Insbesondere bei älteren Diabetikern, die körperlich weniger leistungsfähig und häufig bettlägrig sind, bedarf die Diabeteseinstellung der ständigen Überwachung.

Der Altersdiabetes sollte nach einem von Mehnert [8] vorgeschlagenen Stufenschema therapiert werden, das den Schweregrad des Diabetes berücksichtigt, wobei dieser nicht als statisch zu betrachten ist, da unter der Behandlung sowohl eine Besserung, aber auch eine Verschlechterung der Stoffwechsellage, stattfinden kann (Tabelle 18).

Grundlage jeder Diabetestherapie ist die Diät. Übergewichtige Altersdiabetiker sollten bis zur Erreichung des Idealgewichtes mit einer Reduktionskost behandelt werden. Durch diätetische Einstellung allein lassen sich ca. 30% der Diabetiker optimal behandeln. Die Diät des Diabetikers muß die Bedingungen einer vollwertigen Ernährung mit ausreichender Eiweißzufuhr (70 – 100 g/Tag) aufweisen. Die Fettzufuhr kann beim älteren Diabetiker auf 50 g/Tag beschränkt werden. Der Kalorienbedarf sollte auf drei Hauptmahlzeiten und 2–3 Zwischenmahlzeiten verteilt werden, wobei Wert auf schwer resorbierbare Kohlenhydrate gelegt wird. Bei der Reduktionsdiät sollen die Kohlenhydrat- (nicht unter 100 g/Tag) und Fettzufuhr eingeschränkt werden.

Tabelle 18. Stufenschema der Diabetestherapie (modifiziert nach Mehnert)

1.	Diät
2. a.	Diät + orale Antidiabetica (Sulfonylharnstoffabk. der 1. Generation, z. B. Tolbutamid)
b.	Diät + orale Antidiabetica (Sulfonylharnstoffabk. der 2. Generation, z. B. Glibornurid, Glibenclamid)
3.	Diät + orale Antidiabetica: Sulfonylharnstoffabk. der 2. Generation + Biguanide
4.	Diät + Insulin
5.	Diät + Insulin + Biguanide

Weitere 40% der Altersdiabetiker lassen sich mit Diät und oralen Antidiabetica einstellen. Die Dosierung der oralen Antidiabetica ist in Tabelle 19 wiedergegeben. Die Behandlung wird mit *Sulfonylharnstoffen* der 1. Generation (z. B. Tolbutamid) mit hohen Dosen, die nach Bedarf vermindert werden können, begonnen, während die Sulfonylharnstoffe der 2. Generation (z. B. Glibenclamid) anfangs in niedrigerer Dosierung verabreicht und bei Bedarf gesteigert werden (cave: Hypoglykämie!). Die Sulfonamidabkömmlinge bewirken im wesentlichen über vermehrte Ausschüttung von endogenem Insulin eine Senkung des Blutzuckers. Die *Biguanide* stimulieren nicht die Insulinsekretion, sondern wirken in erster Linie über eine ver-

Tabelle 19. Orale Antidiabetika

Sulfonamidabkömmlinge		
Substanz	Handelspräparat	Durchschnittliche Erhaltungsdosis
Tolbutamid	Rastinon, Artosin, Orinase	0,5 –1,5 g
Glykodiazin	Redul	0,5 –1,5 g
Chlorpropamid	Chloronal, Diabetoral	0,25 –0,5 g
Tolazamid	Norglycin, Tolinase	0,125 –0,5 g
Acetohexamid	Dimelor	0,25 –1,5 g
Glibornurid	Glutril	0,0125 –0,1 g
Glibenclamid	Euglucon	0,0025 –0,015 g
Guanidinabkömmlinge		
Phenformin	DB retard, Dipar, Glucopostin	0,1 –0,2 g
Buformin	Silubin retard	0,2 –0,4 g
	Silubin	0,05–0,3 g
Metformin	Glucophage	1,0 –3,0 g

minderte Glucoseresorption aus dem Darm, gesteigerte periphere Glucoseverwertung sowie Verminderung der Glucoseneubildung blutzuckersenkend. Die Behandlung mit Biguaniden sollte einschleichend begonnen werden. Vereinzelt ließen sich unter Biguanidbehandlung Lactatacidosen beobachten, weshalb gerade beim Altersdiabetiker mit manifester Herzinsuffizienz, Niereninsuffizienz oder Hypoxämie diese Präparate vorsichtig verordnet werden sollten.

Die *Insulintherapie* des alten Diabetikers unterscheidet sich nicht von der des jugendlichen oder erwachsenen Diabetikers. Zur Verfügung stehen drei Haupttypen von Insulin: kurzwirkendes, mittellang wirkendes und lang wirkendes Insulin. Gerade beim alten Diabetiker sollte darauf geachtet werden, daß dieser oftmals behindert ist und schlechtes Sehvermögen sowie Tremor der Hände bestehen, so daß Selbstinjektionen erhebliche Schwierigkeiten bereiten. Familienangehörige oder Pflegekräfte müssen somit bei der Injektionsbehandlung hinzugezogen werden.

Die Ersteinstellung auf Insulin sollte stationär mit der Applikation von Alt-Insulin beginnen. Nach etwa drei Tagen wird auf eine Misch- oder Depot-Insulin-Medikation übergegangen. Die endgültige Insulindosis wird bei einer für den Patienten angemessenen Diät und entsprechender körperlicher Betätigung ermittelt. Bei unkompliziertem Altersdiabetes kann allerdings die Ersteinstellung mit Intermediärinsulinen durchgeführt werden.

Die Güte der Dauertherapie sollte mit täglichen Kontrollen des Urinzuckers durch den Patienten sowie des Nüchternblutzuckers (Kontrolle in Abständen von 10 Tagen durch den Arzt) überwacht werden. Nebenwirkungen der Insulintherapie sind Hypoglykämien, Ödeme, allergische Reaktionen, transitorische Refraktionsanomalie, Lipodystrophien sowie Insulinunterempfindlichkeit bzw. -resistenz. Hyperglykämien werden häufig durch intercurrente Infekte sowie eigenmächtige Abänderung des Behandlungsplanes durch den Patienten hervorgerufen.

i) Prognose

Die Langzeitprognose des D. m. ist vor allem abhängig von den vasculären Komplikationen, deren Entwicklung und Progredienz insbesondere durch die Dauer der Erkrankung und Güte der Einstellung bedingt ist. Der ältere Diabetiker stirbt überwiegend an den Folgen einer Coronar- sowie Cerebralsklerose oder einer Pyelonephritis. Die durchschnittliche Lebenserwartung ist beim jugendlichen Diabetiker um 10, beim Altersdiabetiker um 4–10 Jahre bei Vergleich mit der Gesamtbevölkerung verkürzt. Somit sollte auch im Alter die *Diabetesprophylaxe* im Vordergrund stehen.

4. Endokrines System

Die regressiven und degenerativen Vorgänge im alternden Organismus betreffen auch das endokrine System. Während die morphologisch nachweisbaren Veränderungen der endokrinen Drüsen sehr genau bekannt sind, ist die Funktion und Leistungsfähigkeit des Endokriniums im Alter weniger untersucht worden.

a) Hypophyse

Eine Altersabhängigkeit der Produktion der Hypophysen-Vorderlappen-Hormone ACTH, Wachstumshormon und Prolaktin sowie der beiden Hinterlappenhormone Adiuretin und Oxytocin ist nach dem derzeitigen Stand des Wissens nicht vorhanden bzw. noch nicht überprüft worden. Die basalen Serumspiegel des thyreotropen Hormons (TSH) ändern sich mit höherem Alter nicht, wohingegen die Stimulierbarkeit durch das entsprechende hypothalamische Releasing-Hormon mit zunehmendem Alter abnimmt. Die Serumspiegel der beiden gonadotropen Hormone (ICSH – Interstitialzell-stimulierendes Hormon; FSH – Follikelstimulierendes Hormon) steigen beim männlichen Geschlecht mit zunehmendem Alter an, wobei der Anstieg überwiegend das ICSH betrifft; auch beim weiblichen Geschlecht kommt es mit Eintritt der Menopause zu einer gesteigerten Produktion der beiden hypophysären Gonadotropine, insbesondere des FSH.

b) Schilddrüse, Nebenschilddrüse

Untersuchungen über die Produktion von Parathormon sowie von Thyreocalcitonin (C-Zellen der Schilddrüse) im Alter sind bisher nicht durchgeführt worden.

Während der Trijodthyronin-Plasmaspiegel mit steigendem Alter signifikant abnimmt, ließ sich eine derartige Beziehung für das Gesamtthyroxin im Plasma nicht nachweisen. Die Schilddrüse ist auch im hohen Alter voll funktions- und leistungsfähig. Der erhöhte Jodumsatz im Alter läßt sich auf das kleinere Jodreservoir der Schilddrüse sowie auf die Involution der peripheren Körpergewebe zurückführen; die Dejodierungsprozesse laufen im Alter verstärkt ab.

Schilddrüsenüberfunktionen werden auch im hohen Alter beobachtet. Im Untersuchungsgut von Klein wiesen 64% der Patienten mit Hyperthyreose ein Alter von 40 und 15% ein Alter über 60 Jahre auf [12]. Mit zunehmendem Alter wird eine Vermehrung der hyperthyreotischen Knotenkröpfe bei gleichzeitiger Verminderung der diffusen Struma registriert, so daß eine Entfernung der an sich blanden Knotenkröpfe in früherem Lebensalter empfehlenswert erscheint.

Das klinische Bild der Altershyperthyreose verläuft relativ symptomarm und nicht so eindeutig wie das der in jüngeren Jahren auftretenden Überfunktion. Die klinische Symptomatik der Altershyperthyreose ist oftmals atypisch: Zentralnervöse Erscheinungen, Diarrhöen sowie Appetitsteigerungen können fehlen. Andererseits treten kardiovasculäre Zeichen, insbesondere Flimmerarrhythmien, in den Vordergrund.

Die Häufigkeit der Hypothyreose nimmt mit dem Alter zu; während die Gesamtbevölkerung eine Häufigkeit von 0,2–0,25% aufweist, beträgt diese unter geriatrischen Patienten 1,7%. Es sollte somit beim alten Patienten bei entsprechender klinischer Symptomatik (Aktivitätsverminderung, Nachlassen der Leistungsfähigkeit) auch an eine hypothyreote Stoffwechsellage gedacht werden.

Laborchemische Diagnostik (2-Phasen-Radio-Jod-Test, Bestimmung von PBJ, Gesamtthyroxin [T_4], T_3-in-vitro-Test aus dem Blut) sowie die Therapie der Schilddrüsenerkrankungen im Alter unterscheiden sich nicht wesentlich von denen früherer Lebensabschnitte.

Als Therapie der Hyperthyreose stehen die Medikation mit antithyreoidalen Substanzen, die Radio-Jod-Therapie sowie der operative Eingriff zur Verfügung. Da zur Therapie der basedowizierten Knotenstruma im Alter häufig große Mengen an antithyreoidalen Substanzen nötig sind und ein operatives Vorgehen im Alter oft belastend ist, stellt die Radio-Jod-Behandlung die Therapie der Wahl dar. Für die Substitution mit Schilddrüsenhormonen in der Behandlung der Hypothyreose stehen Novothyral (Mischpräparat aus T_3/T_4) sowie L-Thyroxin-Henning zur Verfügung.

c) Nebenniere, Gonaden

Eine Altersabhängigkeit der Produktion von Cortisol und Aldosteron konnte nicht nachgewiesen werden; dagegen nimmt die Produktion von Vorläufern der 17-Ketosteroide in der Nebennierenrinde mit zunehmendem Alter ab. Unterfunktion (M. Addison) oder Überfunktion (Cushing-Syndrom, primärer Hyperaldosteronismus) der Nebenniere kommen im Alter kaum vor.

Die Spermatogenese bleibt bis in das hohe Alter weitgehend intakt. Dagegen nimmt die Zahl der testosteronproduzierenden Leydig-Zellen mit zunehmendem Alter ab. Einhergehend mit diesen Befunden vermindert sich die Testosteronausscheidung im Urin mit steigendem Alter. Das Gesamttestosteron sowie das freie Testosteron im Plasma bleiben bis etwa zum 50. Lebensjahr konstant; in höherem Lebensalter kommt es zu einem deutlichen Abfall des freien Testosterons bei gleichzeitigem Anstieg der Testosteronbindungskapazität im Plasma; auffallend ist jedoch eine erhebliche individuelle Schwankungsbreite der Einzelwerte. Des weiteren wird im Alter in verschiedenen Erfolgsorganen ein verminderter Umbau von Testosteron in 5-α-Dihydrotestosteron, ein besonders wirksames Androgen, beobachtet. Die Konzentration des 17-β-Östradiol im Plasma steigt dagegen mit zunehmendem Alter beim Mann an, so daß im Alter eine Verschiebung der Östrogen-Androgen-Relation zugunsten der Östrogene besteht. Da die Produktion des Cortisols auch im Alter konstant ist, besteht bei Verminderung der Aktivität der Androgene ein Überwiegen kataboler Prozesse. Aus der verminderten Proteinsynthese resultieren Abnahme der Muskelmasse sowie Osteoporose.

Im Unterschied zum weiblichen Klimakterium, das durch hormonelle Veränderungen mit Absinken der Östrogenproduktion und Enthemmung der gonadotropen Hypophysenfunktion sowie eine charakteristische klinische Symptomatik gekennzeichnet ist, steht eine endgültige Fassung des Begriffes „Klimakterium virile" noch aus. Überwiegend liegen die Symptome mehr auf psychischem denn auf physischem Gebiet. Als subjektive Beschwerden stehen erhöhte Reizbarkeit, Nervosität, Abgeschlagenheit, rasche Ermüdung, Nachlassen der Konzentrationsfähigkeit, Gedächtnisschwäche, Schlaflosigkeit, Stenokardien, Herzjagen und Herzklopfen, Potenzstörungen, depressive Verstimmung und das Gefühl des Selbstwertverlustes im Vordergrund. Ein ursächlicher Zusammenhang zwischen diesen Befunden und dem veränderten Steroidhaushalt konnte bisher nicht aufgezeigt werden.

Aus den zuvor genannten Gründen sollte daher ein Behandlungsversuch mit Androgenen nur unter strenger Indikationsstellung begonnen werden. Ein echter Androgenmangel läßt sich laborchemisch mit Hilfe der Bestimmungen von Testosteron sowie der Gonadotropine im Serum und/oder Urin nachweisen.

In der Therapie der Androgenmangelzustände hat sich das Mesterolon (Proviron) bewährt, das in der initialen Dosis von 60–80 mg/Tag verordnet wird; die Erhaltungsdosis liegt zwischen 5 und 30 mg/Tag. Eine Reduzierung erhöhter Serum-Lipide sowie die Verbesserung einer diabetischen Stoffwechsellage unter dieser Behandlung werden beschrieben.

Bei bestehender Altersosteoporose ist ein Therapieversuch mit Mesterolon sowie anabolen Steroiden angezeigt. Anabole Steroide sind synthetische, sich vom Testosteron ableitende Verbindungen, deren androgene Wirkung zugunsten des anabolen Effektes zurückgedrängt wurde. Als Präparate stehen z.B. Primobolan und Deca-Durabolin zur Verfügung. Gleichzeitig sollten physikalische und diätetische Maßnahmen, insbesondere eine vermehrte Calciumzufuhr, in Form von Milch, Milchprodukten oder Calciumpräparaten eingeleitet werden; die Gabe von Natriumfluorid (Ossin) sollte erwogen werden.

Kontraindiziert sind Androgene und anabole Steroide bei Prostatacarcinom, das in seinem Wachstum gefördert würde.

Literatur

1. Doerr, P., Pirke, K.M.: Influence of male senescence on plasma estradiol, testosterone, and binding capacity of testosteronebinding globulin. Acta endocr. (Kbh.) Suppl. 177, 122B (1973).
2. Fredrickson, D.S., Levy, R.I., Jones, E., Bonell, M., Ernst, N.: The dietary management of hyperlipoproteinemia. National Heart and Lung Institute, Bethesda, Maryland, USA, 1970.
3. Fußgänger, R.D.: Die Komatherapie. Therapiewoche 21, 603 (1971).

4. Hauss, W.H. (Hrsg.): Lehrbuch der inneren Medizin. München: Lehmanns 1972.
5. Jungblut, P.W. (Moderator): Podiumsgespräch „Klimakterium virile". Symp. Dtsch. Ges. Endokrin. **17**, 175 (1971).
6. Klör, H.U., Mertens, H.R., van Eimeren, W., Wack., H.O., Ditschuneit, H.H. Ditschuneit, H.: Die Häufigkeit von Hyperlipoproteinämien im Krankengut der Universität Ulm. Verh. dtsch. Ges. inn. Med. **78**, 1349 (1972).
7. Labhart, A.: Klinik der inneren Sekretion. Berlin–Heidelberg-New York: 2. Aufl. Springer 1971.
8. Mehnert, H.: Probleme der Zuckerkrankheit im Alter. Z. Geront. **1**, 85 (1968).
9. Mehnert, H.: Differentialtherapie mit oralen Antidiabetika. Internist **12**, 468 (1971).
10. Mertz, D.P.: Gicht. Stuttgart: Thieme 1973.
11. Nieschlag, E., Kley, H.K., Wiegelmann, W., Solbach, H.G., Krüskemper, H.L.: Lebensalter und endokrine Funktion der Testes des erwachsenen Mannes. Dtsch. med. Wschr. **98**, 1281 (1973).
12. Oberdisse, K., Klein, E.: Die Krankheiten der Schilddrüse. Stuttgart: Thieme 1967.
13. Pfeiffer, E.F. (Hrsg.): Diabetes mellitus, Bd. 1 u. 2. München: Lehmanns 1969/71.
14. Schettler, G. (Hrsg.): Fettstoffwechselstörungen, ihre Erkennung und Behandlung. Stuttgart: Thieme 1971.
15. Schmidt, H.: Der Einfluß des Alterns auf die endokrinen Funktionen des Mannes. Symp. Dtsch. Ges. Endokrin. **17**, 165 (1971).
16. Schwandt, P.: Die Hyperlipoproteinämien: Bedeutung – Diagnose – Therapie. Internist **12**, 481 (1971).
17. Vermeulen, A., Rubens, R., Verdonk, L.: Testosterone secretion and metabolism in old age. Acta endocr. (Kbh.) Suppl. **152**, 23 ((1971).
18. Wagner, H., Vosberg, H., Böckel, K., Hrubesch, M., Grote, G., Hauss, W.H.: Influence of age on response of TSH to thyrotropin releasing hormone in normal man. Acta endocr. (Kbh.) Suppl. **184**, 119 (1974).

Hämatopoetisches System

Th. Büchner

Das Blut als System der Blutzellen, ihrer Produktion und ihrer Erhaltung zeigt keine besonderen Alternsvorgänge, die am Blutbild oder an der Blutgerinnung zu erkennen wären. Anämien sind bei älteren Patienten häufig, jedoch meist durch im Alter gehäufte Infekte, Tumoren und Blutungen bedingt; unter den vorwiegend hämatologischen Krankheitsbildern ist altersspezifisch die perniziöse Anämie. In der statistisch seltenen Gruppe der malignen Systemerkrankungen zeigt eine besondere Häufigkeit im Alter die chronisch lymphatische Leukämie. Die akuten Leukämien, die im gesamten Bevölkerungsdurchschnitt in den letzten Jahrzehnten häufiger geworden sind, erreichten diese Zunahme hauptsächlich durch die deutlich angestiegene Häufigkeit im höheren Lebensalter.

Anämien in Begleitung anderer Erkrankungen sind nicht selten führendes Symptom in der praktischen Geriatrie und geben einen Ansatzpunkt für die Diagnostik. Die herabgesetzte Belastbarkeit und Anpassungsfähigkeit des alternden Organismus gebieten eine frühzeitige Behebung der Anämie. Leukämien erfordern im Alter eine sorgfältige Beurteilung der Prognose für die abwägende Entscheidung über eine eingreifende Therapie.

Für die praktische Geriatrie sollen in diesem Beitrag epidemiologisch, diagnostisch und therapeutisch wesentliche Gesichtspunkte bei älteren Kranken aufgezeigt werden. Manche hämatologische Erkrankung, die durchaus bei alten Menschen vorkommt, muß hier unberücksichtigt bleiben.

1. Anämien im Alter

Die große Gruppe der verschiedenen Anämieformen bildet den Anteil der Blutkrankheiten, der im geriatrischen Krankengut auch statistisch eine wesentliche Rolle spielt. Verschiedene Autoren geben die Häufigkeit von Anämien bei Patienten über 60 Jahren mit zwischen 6% und 33% an, wobei es sich stark überwiegend um symptomatische, selten um primäre Blutkrankheiten handelt. So macht die perniziöse Anämie, die das höhere Alter bevorzugt, nur zwischen 0,6% und 4% aller Anämien in der Geriatrie aus.

Bei der Vielfalt der Grundkrankheiten ist es gerade die Anämie, an der ältere Kranke besonders leiden. Die bereits verminderte Leistungsfähigkeit und Anpassungsfähigkeit von Herz und Kreislauf bedingt, daß eine hinzukommende Anämie einen kritischen Zustand herbeiführen kann.

Da es eine durch das Alter allein bedingte Anämie nicht gibt, verlangt die Feststellung einer Anämie stets nach einer Analyse der Anämieform und nach einer Klärung der Grundkrankheit. Schon das periphere Blutbild kann darüber oft weitgehenden Aufschluß geben. So spricht ein erhöhter Hb_E-Wert für eine megaloblastische Anämie, in erster Linie eine Perniciosa. Eine stark erhöhte Reticulocytenzahl spricht für eine hämolytische Anämie, das Auftreten von Erythroblasten und granulopoetischen Vorstufen im Blutausstrich für extramedulläre Blutbildung infolge Osteomyelosklerose oder Knochenmarkscarcinose.

Eisenmangel-, Infekt- und Tumoranämien führen an Häufigkeit unter den Anämien älterer Patienten.

Kranke mit *Eisenmangelanämie* haben ein blasses Aussehen ohne Ikterus, leiden z.T. unter Zungenbrennen mit den Zeichen einer Glossitis und unter Schluckbeschwerden infolge einer Oesophagitis (Plummer-Vinson-Syndrom); außerdem zeigen sie oft Mundwinkelrhagaden und brüchige Nägel. Das Hb_E liegt deutlich unter 30 pg; die Erythrocyten im Ausstrich erscheinen hypochrom und ringförmig. Der Serum-Eisenspiegel ist unter 80 µg% erniedrigt, die totale Eisenbindungskapazität des Plasmas dagegen erhöht. Im Knochenmark fehlt gespeichertes, mit Hilfe der Berliner-Blau-Reaktion nachweisbares Eisen, während Erythroblasten vermehrt sind, besonders die unreifen und halbreifen Formen.

Weniger klar und in ihrer Pathogenese komplexer ist das Bild der *Infekt- und Tumoranämie*. Der Farbstoffgehalt der Erythrocyten ist teils normochrom, teils hypochrom. Der Serum-Eisenspiegel ist ebenfalls herabgesetzt, die Eisenbindungskapazität jedoch vermindert. Das Knochenmark zeigt hier eine verstärkte Eisenreaktion mit Berliner Blau.

Überwiegende Ursache für Eisenmangelanämien sind bei älteren Menschen chronische Blutungen, meist aus dem Verdauungstrakt, bei Tumoren, Ulcera, Hiatushernien oder Oesophagusvaricen sowie aus dem Uterus oder den Harnwegen. Weniger ins Gewicht fällt eine verminderte Eisenaufnahme durch Fehlernährung und ungenügende Aufschließung des Nahrungseisens bei Anacidität des Magens. Notwendige Schritte bei der Klärung einer Anämie sind deshalb der Nachweis von sichtbarem oder okkultem Blut im Stuhl und Harn, die Röntgendiagnostik des Magen-Darm-Kanals, die Pyelographie und die gynäkologische Anamnese und Untersuchung.

Beim Bild der Infekt- oder Tumoranämie ist unter den Infekten zunächst an die häufigen Bronchitiden und Harnwegsinfekte zu denken. Oft ist eine systematische Tumor- und Metastasensuche erforderlich. Beim Vorliegen von Erythroblasten im Blutbild kann durch die Markcytologie oft eine Knochenmarkscarcinose nachgewiesen werden, die vor allem beim Mamma- und Prostatacarcinom vorkommt.

Infekt- und Tumoranämien sind praktisch nur durch antibiotische Therapie, Beseitigung des Tumors und Bluttransfusionen zu behandeln, während substituiertes Eisen unwirksam bleibt, da es kaum in die Hämoglobinsynthese eingeht. Die Eisenmangelanämien bieten dagegen die Möglichkeit einer Therapie mit Eisen in peroraler (200–300 mg/Tag z.B. als Ferrosulfat) oder parenteraler Form (50–100 mg/Tag als Eisenkomplexsalz).

Bei einer Anämie im Alter ist immer an die klar altersspezifische *perniziöse Anämie* zu denken, auch wenn ihr typisches Bild nicht vorliegt, da es, was vielfach der Fall ist, durch Anbehandlung mit Vitaminpräparaten im Rahmen einer breitgestreuten Therapie verschleiert wird. Das Erkennen der Perniciosa ist deshalb entscheidend, weil sich hier die besondere Chance einer völligen Heilung durch die spezifische Therapie bietet. Fast nur oberhalb des 45. Lebensjahres vorkommend, zeigt die Krankheit eine mit dem Alter zunehmende Häufigkeit.

Stark verdächtig auf Perniciosa ist jede hyperchrome Anämie. Zum Bild gehören Megalocyten im Blutausstrich, blaßgelbe Haut, Hämolysesymptome wie Anstieg des indirekten Bilirubins und der LDH im Serum, während die Reticulocytenzahl vermindert ist; hinweisend sind auch eine mäßige Leukopenie und Thrombopenie. Huntersche Glossitis an den Zungenrändern, später atrophische, glatte, rote Zunge und Dysphagie infolge Oesophagitis sind weitere typische Symptome; besonders spezifisch sind außerdem die Zeichen der funikulären Spinalerkrankung wie Sensibilitätsstörungen mit Ausfall der Vibrationsempfindung beim Stimmgabelversuch und später motorische Störungen. Die kaum fehlende histaminrefraktäre Anacidität weist ebenso wie das obligate megaloblastische Knochenmark auf die Pathogenese hin. Entscheidend ist hier der Mangel an Vitamin B_{12}, das als Coenzym bei der DNS-Synthese und damit bei der Zellproduktion wirkt. Diesem Vitamin aus der Nahrung (extrinsic factor) fehlt bei der Perniciosa der intrinsic factor aus den Fundusdrüsen des Magens, mit dem Vitamin B_{12} eine lockere Bindung eingeht und dadurch vor enzymatischer Zerstörung im oberen Magen-Darm-Kanal geschützt und der Resorption im unteren Dünndarm zugeführt wird. Früh in der Pathogenese steht die Magenschleimhautatrophie mit Ausfall der Sekretion von Salzsäure und intrinsic factor. Für die Ätiologie bietet sich zunächst wegen des statistischen Altersbezugs ein altersbedingter, degenerativer Vorgang an; der inzwischen häufig geführte Nachweis von Antikörpern gegen Magenschleimhaut oder intrinsic factor bei Perniciosa läßt dazu eine echte Autoimmunkrankheit annehmen.

Der entscheidende pathogenetische Vorgang wird auch im verschleierten Krankheitsfall durch den Schilling-Test anhand der verminderten Resorption von radioaktiv markiertem Vitamin B_{12} aufgedeckt.

Die Therapie der Wahl umgeht die Resorption durch parenterale Gabe von Vitamin B_{12}, anfangs täglich 1000 µg, nach der Reticulocytenkrise mit Maximum etwa am 7. Tag durch eine Dosis von 100 µg/Monat zeitlebens. Nur bei konsequenter Medikation über die Normalisierung des Blutbildes hinaus bilden sich auch die neurologischen Schäden allmählich ganz oder weitgehend zurück, wenn auch ein Teil irreparabel bleibt. Eine perorale Substitution eines Eisenmangels, der während der Regeneration der Erythrocyten in Erscheinung tritt, darf bei der Behandlung nicht vergessen werden; da Perniciosa-Kranke erwiesenermaßen häufiger an Magencarcinomen erkranken, erscheint eine jährliche Röntgenkontrolle des Magens erforderlich.

Von den vielfältigen, statistisch seltenen, symptomatischen megaloblastischen Anämieformen sei hier nur die perniziöse Anämie nach Magenresektion erwähnt, die gleichartig zu behandeln ist.

2. Leukämien im Alter

Leukämien gehören zu den selteneren Erkrankungen. 1962–1963 fielen nur etwa 4–6 von 100000 Todesfällen in der Bundesrepublik Deutschland auf Leukämie als Todesursache. So kann man auch für das höhere Lebensalter hier nicht von häufigeren Erkrankungen sprechen. Die Geriatrie bringt aber auch bei den Leukämien ganz spezielle Aspekte der Epidemiologie, des Krankheitsverlaufs und der Therapie in die Hämatologie, die sich daher auf den älteren Kranken besonders einstellen muß.

Zur Prognose der Leukämie im Alter kann bereits die altersspezifische Häufigkeitsstatistik einige Auskünfte geben. Am längsten bekannt ist hier der hohe Anteil der chronisch lymphatischen Leukämie; sie überwiegt jenseits des 60. Lebensjahres deutlich unter den Leukämieformen und zeigt vom 40. bis zum 70. Lebensjahr einen steilen Häufigkeitsanstieg. Weniger steil steigt die Kurve der chronisch myeloischen Leukämie gleichmäßig vom frühen Erwachsenenalter bis zum hohen Alter an. Somit gehört ein großer Teil der Altersleukämien zu den chronischen Formen, überwiegend sogar zur chronisch lymphatischen Leukämie, der gutartigsten Form. Negativ dagegen erscheint der statistische Aspekt für die Prognose, was die akuten Leukämieformen im Alter anbetrifft. Es handelt sich nach dem Zelltyp um myeloische Formen, etwa entsprechend dem mittleren Erwachsenenalter, im Gegensatz hierzu jedoch aber auch um lymphatische, ähnlich wie im Kindesalter. Läßt sich in den letzten fünf Jahrzehnten eine deutliche Zunahme der Morbidität an Leukämie verzeichnen, so hat bei den akuten Formen das höhere Alter hieran den größten Anteil; in England und Wales stieg der Anteil der akuten Leukämien pro 1 Million Todesfälle bei Männern im Alter von 70–80 Jahren von etwa 40 zwischen 1945 und 1949 auf etwa 100 zwischen 1953 und 1957. Die chronischen Formen scheinen sich eher invers zu verhalten. Der Trend der akuten Leukämien wird nur zum Teil durch eine verbesserte diagnostische Erfassung erklärt; seine Ursache bleibt zunächst unklar. Röntgenstrahlenbelastung wird als eine mögliche Noxe diskutiert.

Stark altersabhängig erscheint für die akuten Leukämien auch die Verlaufsprognose unter Therapie. Während bei Kindern in den letzten Jahren durch langzeitige Chemotherapie, kombiniert mit Bestrahlung des Zentralnervensystems, zunehmend Überlebenszeiten von mehreren Jahren und möglicherweise Heilungen erzielt werden und auch im mittleren Erwachsenenalter Vollremissionen zum Teil in bis zu 50% der Fälle sowie eindeutig verlängerte mittlere Lebenszeiten unter Chemotherapie zu erreichen waren, blieben vergleichbare Erfolge bei älteren Patienten aus. Bei Behandlung von Erwachsenen unter 50 Jahren nach dem COAP-Schema (Cyklophosphamid, Oncovin, Ara-C, Prednison), einer der z.Z. wirksamsten Cytostatica-Kombinationen, beobachtete Freireich 71% Vollremissionen bei akuter myeloischer, 77% bei akuter lymphatischer Leukämie; bei Patienten über 50 Jahren waren es nur 6% bzw. 0%. Entscheidender als der Zelltyp ist für das Ansprechen offenbar das Lebensalter. Sucht man nach einer Ursache dafür, so liegt sie kaum in einer besonderen Chemoresistenz der Leukämiezellen, sondern eher beim Krankheitsträger, der die kritische Phase des leukämischen Schubs und der therapeutischen Markaplasie nicht übersteht und den Komplikationen wie thrombopenischen Blutungen und vor allem Infektionen oder der allgemeinen Schwächung erliegt. Begünstigt erscheinen die Komplikationen durch die altersbedingte Gefäßschädigung mit Blutungsneigung, durch die verminderte Anpassungsfähigkeit von Herz und Kreislauf an Blutverluste, durch die geringe Toleranz einer Anämie in den bereits minderdurchbluteten Geweben und durch die im Alter bekannte Infektabwehrschwäche. Über die Regenerationsfähigkeit der normalen Hämatopoese im Alter scheinen exakte Untersuchungen und statistische Erhebungen zu fehlen. Nach dem Eindruck in der Klinik ist sie vermindert, die Phase der Aplasie dadurch verlängert; hierin dürfte eine entscheidende Grenze der heutigen Leukämiebehandlung überhaupt und speziell beim Erwachsenen liegen.

Wie in jedem Lebensalter, ist das klinische Bild der *akuten Leukämie* auch im höheren Alter durch die Ausfallserscheinungen der normalen Hämatopoese, durch Anämie, Thrombopenie und Granulocytopenie geprägt. Etwa gleich häufig kommen Leukopenie, normale Leukocytenzahl, mäßige Leukocytose und leukämische Werte über 30000 Leukocyten/cmm vor. Die Knochenmarkscytologie mit überwiegend leukämischen Blasten sichert die Diagnose. Splenomegalie kommt in 30–40%, Lymphknotenschwellung in etwa 40% vor; Hautinfiltrate finden sich ziemlich selten. Infiltratbildung und Hepato-Splenomegalie wird vor allem beim promyelozytären und monozytären Zelltyp gefunden. Besonders bei der Promyelocytenleukämie können Verbrauchskoagulopathien auftreten. Atypisch und schleichend ist im Alter nicht selten der Krankheitsbeginn, so daß Symptome wie Schwäche, Erbrechen, Dyspnoe zum Teil erst nach einem Jahr auf eine akute Leukämie bezogen werden können.

Abweichend vom üblichen ungünstigen Verlauf der akuten Altersleukämie findet man in einem mit 15% angegebenen Teil der älteren Patienten die besondere Verlaufsform der „smouldering leukemia", die sich ohne Behandlung mit mäßiger Ausprägung der Symptome über mehrere Jahre stationär oder langsam progredient hinzieht. Sie kann nur durch Abwarten des Verlaufs diagnostiziert werden. Die Behandlung muß sich hier auf notwendige Bluttransfusionen, Antibiotica und Pflege beschränken. Das Risiko einer cytostatischen Therapie erscheint dabei nicht tragbar.

Die Therapie der üblichen akuten Altersleukämie gestaltet sich ebenfalls altersspezifisch, indem durch Pflege, Infektionsschutz, Antibiotica, Gammaglobulin, frühzeitige Substitution von Erythrocyten und Thrombocyten, z.B. als Frischblut, den besonderen Risiken im höheren Alter Rechnung getragen wird. Eine cytostatische Behandlung, in der Literatur teils abgelehnt, teils empfohlen, sollte von Fall zu Fall erwogen werden, vor allem bei offensichtlicher Progredienz der Leukämie. Einzelne im Schrifttum mitgeteilte Erfolge rechtfertigen den Versuch, sofern der Zustand des Patienten das Überleben einer Knochenmarksdepression erwarten läßt. Man sollte sich bei hinfälligen alten Patienten jedoch nicht verleiten lassen, eine aggressive Chemotherapie sozusagen als Notfallstherapie anzuwenden. Die vorsichtig dosierte Gabe von wenig myelotoxischen Substanzen wie Vincristin, Cytosin-Arabinosid, Amethopterin, 6-Mercaptopurin und 6-Thioguanin ist in ihrem Wert noch nicht gut zu beurteilen.

Hier kann die Besprechung der Klinik und Therapie der *chronisch lymphatischen Leukämie* anschließen. Fast nur bei älteren Menschen (im Durchschnitt 62 Jahre) vorkommend, stellt sie beispielhaft das Problem der Entscheidung zwischen Abwarten des gutartigen Verlaufs mit Überlebenszeiten bis zu 10 Jahren, im Schnitt 3–4 Jahren, und einer eingreifenderen Therapie dar.

Uncharakteristische Beschwerden wie Schwäche und Infektneigung, lokalisierte (in etwa 17% der Fälle) oder generalisierte (etwa 60%) Lymphome oder ein Milztumor (etwa 70%) machen auf die Erkrankung aufmerksam. Organinfiltrationen mit Hepatomegalie (etwa 45%) und Hautinfiltrate (etwa 5%) sind typisch für diese Leukämie. Das Blutbild zeigt überwiegend (75%) eine mäßige bis ausgeprägte Leukocytose mit Vermehrung meist kleiner, reifer Lymphocyten im Ausstrich sowie typische Gumprechtsche Kernschatten der fragilen Zellen. Die Diagnose stützt sich auch auf eine Infiltration des Knochenmarks mit Lymphocyten, die nicht selten über 90% der Zellen ausmachen. Auch eine Anämie und Thrombopenie gehören zum Bild der chronisch lymphatischen Leukämie, sind jedoch weniger ausgeprägt als bei akuten Leukosen; Auswirkungen der Granulocytopenie wie Schleimhautulcera und Angina agranulocytotica sind selten. Häufig ist eine Hypogammaglobulinämie, die zum Teil die Infektanfälligkeit erklärt. Beschwerden werden bei der chronisch lymphatischen Leukämie besonders durch Lymphome, Hautinfiltrate (facies leontina), einen Milztumor sowie durch Milzinfarkte mit akuten Bauchsymptomen verursacht.

Über die Pathogenese wird heute vielfach die Meinung Dameshcks (1967) geteilt, wonach bei der chronisch lymphatischen Leukämie eine Akkumulation langlebiger, immunologisch inkompetenter Zellen die wesentlichste Rolle spielt.

Die Therapie geht davon aus, daß der Verlauf meist relativ gutartig ist, eine Heilung jedoch nicht gelingt. Soweit die Therapie auf die Leukämiezellen gerichtet ist, gilt sie der Verminderung einer allzu hohen Leukocytenzahl und einer Markinfiltration mit wesentlicher Depression der normalen Hämatopoese, der Beseitigung großer Lymphome und eines belästigenden Milztumors. Milztumoren und Lymphome bieten sich zur Röntgen-, Kobalt- oder Elektronenbestrahlung an. Die Milzbestrahlung kann sich auch auf Leukocytose und Infiltration anderer Organe günstig auswirken, so daß ihr durch die Schädigung zirkulierender Lymphocyten und durch eine antiproliferative Wirkung auf die Milz besondere Bedeutung zukommt. Bieten sich dagegen keine Angriffspunkte für die Strahlentherapie, empfiehlt sich die Gabe des Cytostaticums Chlorambucil (Leukeran) und bei ausbleibendem Effekt Cyclophosphamid (Endoxan) oder TEM.

Neben der üblichen symptomatischen Therapie bei Leukosen empfiehlt sich bei der chronisch lymphatischen Leukämie die Gabe von Gammaglobulin, wenn eine Hypogammaglobulinämie vorliegt. Dagegen soll die auf die Leukämiezellen gerichtete Therapie, soweit sie andere Zellsysteme mitschädigen kann, zurückhaltend sein. Einen echten Ausweg aus dieser Schwierigkeit bildet hier neuerdings die extrakorporale Blutbestrahlung, die selektiv auf zirkulierende Leukämiezellen wirkt und eine Entlastung der infiltrierten Organe herbeiführt. Ähnliche Wirkung hat ein heute am Beginn stehender Lymphocytenentzug durch Blutzellentrenngeräte.

Die *chronisch-myeloische Leukämie*, nicht besonders gehäuft bei alten Menschen, sondern im gesamten Erwachsenenalter auftretend, bietet ebenfalls das Problem der schonenden Therapie in der Geriatrie. Beschwerden durch einen erheblichen Milztumor werden am besten durch eine vorsichtig dosierte (10–50 rad/Sitzung) Röntgenbestrahlung der Milz angegangen, wodurch gleichzeitig die stets hohe Leukozytenzahl vermindert wird. Vor allem hat bei dieser Leukämieform aber die Chemotherapie eine Domäne durch das Cytostaticum Busulfan (Myleran), mit dessen dauernder Verabreichung Leukocytose, Spleno- und Hepatomegalie über Jahre gut zu beeinflussen sind. Grenzen im Verlauf setzen hier die finalen Myeloblastenschübe, die schlecht beeinflußbar und prinzipiell wie akute Leukämien zu behandeln sind. Vorsichtiger Beginn der Behandlung und Prophylaxe der Nebenwirkungen, wie Harnsäureanflutung, sind im Alter besonders zu beachten.

3. Thrombose und Blutungsneigung im Alter

Eine Hamburger Sektionsstatistik ergab, daß in der Altersgruppe von 65 Jahren über 30% der Frauen und über 20% der Männer *Venenthrombosen* aufwiesen; tödliche *Lungenembolien* fanden sich bei über 10% der Frauen und 5% der Männer. Venenthrombosen und Embolien wiesen einen deutlichen Häufigkeitsanstieg mit zunehmendem Alter auf. Eine ähnliche Altersbeziehung ist auch für *Thrombosen der Arterien*, etwa des Coronarsystems, des Gehirns und der Extremitäten, anzunehmen.

Als Mitursache für diese Häufung wurden gerinnungsphysiologische Faktoren diskutiert; so fanden sich Hinweise auf eine nachlassende Fibrinolyseaktivität und einen absinkenden endogenen Heparinspiegel. Meist zeigt jedoch die Globalgerinnung keine wesentlichen Abweichungen bei sonst gesund erscheinenden älteren Menschen. Ursache von Thrombosen ist jedoch eine lokal aktivierte Gerinnung, als deren Voraussetzungen Wandveränderungen der Blutgefäße sowie Verlangsamung des Blutstroms infolge Herzinsuffizienz oder Einengung des Gefäßlumens die entscheidende Rolle spielen. Bei diesen Grundkrankheiten handelt es sich aber um typische Alterskrankheiten.

Die Behebung einer Herzinsuffizienz und die Förderung der Zirkulation etwa durch Wickeln der Beine und frühzeitiges Aufstehenlassen nach Operationen gehören wesentlich zur Prophylaxe von Thrombosen. In der Therapie haben auch Antikogulantien (Cumarine, Heparin), Thrombocytenaggregationshemmer (Acetylsalicylsäure) und, etwa bei rezidivierenden Lungenembolien, die Thrombolyse mittels Streptokinase ihren Platz in der Geriatrie. Dabei muß jedoch das ohnehin erhöhte Risiko von vasculären Blutungen im Alter besonders bei Hypertonie abgewogen werden gegen die Dringlichkeit der Indikation eines Eingriffs in die Gerinnung.

Blutungskomplikationen bei *Koagulopathien* und *thrombocytären Defekten* scheinen mit zunehmendem Alter an Häufigkeit zurückzugehen. Bei Hämophilie, v. Willebrand-Jürgens-Syndrom, Thrombopenie und Thrombopathie wurde wiederholt eine klinische Ausheilung von in der Jugend schweren Erkrankungen beobachtet, während die Defekte in der Blutstillung weiterhin zu diagnostizieren waren. Diese Erscheinung ist bis heute nicht befriedigend erklärt; die sorgfältige Vermeidung von Blutungsanlässen durch die erfahrenen Patienten ist sicher ein wesentlicher Faktor.

Eine Häufigkeitszunahme von Blutungen findet man im Alter jedoch bei *vasculären hämorrhagischen Diathesen*, z. B. bei M. Osler, der Purpura senilis oder der Arzneimittelpurpura. Altersveränderungen an den Gefäßen dürften auch Mitursache häufigerer Blutungen bei Lebererkrankungen und unter Antikoagulantien sein.

Thrombosen und Blutungen bieten also Gefahren, die in der praktischen Geriatrie besonders zu beachten sind.

Literatur

1. Beneke, G.: Frequenz thromboembolischer Erkrankungen im Alter. In: Alter und Blutgerinnung (Herausgeber R. Marx u. H.A. Thies) S. 9. Schattauer Verlag 1970.
2. Brücher, H., Karow, J.: Die Anämie im Alter. Z. Gerontologie **6**, 117 (1973).
3. Dameshek, W.: Chronic lymphocytic leukemia – an accumulative disease of immunologically incompetent lymphocytes. Blood **29**, 566 (1967).
4. Falck, I.: Hämatologie und Geriatrie. Z. Gerontologie **6**, 90 (1973).
5. Freireich, E.J., Bodey, G.P., McCredie, K.B., Hart, J.S., Whitecar, J.P., Hersh, E.M.: Therapie der akuten Leukämie. In: Leukämie (Herausgeber R. Gross und J. van de Loo) S. 507. Springer-Verlag 1972.
6. Fülle, H.H., Pribilla, W.: Die akute Leukämie im Alter. Z. Gerontologie **6**, 92 (1973).
7. Gastpar, H.: Hypoheparinämie. In: Alter und Blutgerinnung (Herausgeber R. Marx u. H.A. Thies) S. 109. Schattauer Verlag 1970.
8. Hiemeyer, V.: Therapeutische Maßnahmen bei manifesten thromboembolischen Erkrankungen im Alter in der inneren Medizin. In: Alter und Blutgerinnung (Herausgeber R. Marx u. H.A. Thies) S. 189. Schattauer Verlag 1970.
9. Jürgens, J.: Hämorrhagische Diathesen und Blutungen im Alter aus klinischer Sicht. In: Alter und Blutgerinnung (Herausgeber R. Marx u. H. A. Thies), S. 225. Schattauer Verlag 1970.
10. Kaboth, W., Rastetter, J.: Die Leukämien. In: Klinische Hämatologie (Herausgeber H. Begemann), S. 447–495. Georg Thieme Verlag 1970.
11. Obrecht, P.: Epidemiologie, Klinik und Differentialdiagnose der akuten Leukämie im Erwachsenenalter. In: Leukämie (Herausgeber R. Gross u. J. van de Loo), S. 324. Springer-Verlag 1972.
12. Rasche, H., Hiemeyer, V.: Zur Hypofibrinolyse als Ursache der Altersthrombophilie. In: Alter und Blutgerinnung (Herausgeber R. Marx u. H.A. Thies), S. 103. Schattauer Verlag 1970.
13. Theml, H., Begemann, H.: Die chronische Lymphadenose, Diagnostik und Therapie der Altersleukose. Z. Gerontologie **6**, 108 (1973).
14. Thies, H.A.: Prophylaktische antithrombotische Maßnahmen im Alter aus chirurgischer Sicht. In: Alter und Blutgerinnung (Herausgeber R. Marx u. H.A. Thies), S. 171. Schattauer Verlag 1970.

Chirurgie

R. Nissen

Die besonderen Probleme der Alterschirurgie ergeben sich aus den im hohen Alter oft vorliegenden pathologischen Veränderungen des Organismus. Die Folgen des „physiologischen Alterungsprozesses", die Residuen von früheren Krankheiten, weiterhin Spuren, die durch Lebensweise, soziale Verhältnisse, Milieu usw. hinterlassen wurden, bedingen eine spezielle Reaktionsweise gegenüber dem Trauma des chirurgischen Eingriffes: Herabgesetzte Reserven der einzelnen Organsysteme und ihre geringere Belastbarkeit erschweren die Alterschirurgie und haben entscheidenden Einfluß auf Indikationsstellung, operative Taktik und Vor- und Nachbehandlung.

Unter den wichtigsten solcher Altersveränderungen spielt die gewandelte Psyche des Patienten eine bedeutende Rolle. Während der Chirurg beim jüngeren Kranken meist mit vernünftiger Kooperation eines seelisch Gesunden rechnen darf, sind postoperative psychische Schwierigkeiten bei alten Patienten außerordentlich häufig; sie können sämtliche Bemühungen um sorgfältige Nachbehandlung zunichtemachen. Auch ein unter normalen Verhältnissen noch geordnetes seelisches Verhalten kann durch die Belastung der Operation entscheidend verändert werden. Neben dem Eingriff selbst wirken sich andere Umstände ungünstig aus: Verlassen der gewohnten Umgebung, die psychische Schädigung durch unangenehme ärztliche und pflegerische Maßnahmen, Fieber, toxische Einwirkungen mannigfacher Art, Medikamente usw. Leider gibt es keine Möglichkeit, die psychischen Reserven eines Patienten mit einiger Sicherheit abzuschätzen; ebensowenig gelingt es u.E., den Patienten vor der Operation seelisch wirkungsvoll vorzubereiten. Kranke mit den Zeichen fortgeschrittener seniler Demenz sollten von jedem nicht vital indizierten Eingriff ausgeschlossen werden.

Ähnlich einzuschätzen wie die psychische Gesamtpersönlichkeit ist das Ausmaß der bisherigen physischen Aktivität des Patienten. Ein Kranker, der bis zum Ausbruch des chirurgischen Leidens körperlich aktiv gewesen ist, kann prognostisch günstiger beurteilt werden als einer, der während der letzten Monate oder Jahre ein Stubenhockerleben geführt hat. Der normal Aktive hat sich in den meisten Fällen zweckmäßig ernährt; Kreislaufsystem und Lungen sind noch zu Mehrleistungen fähig; schwerere Störungen des Eiweiß-, Elektrolyt- und Wasserhaushaltes sind kaum zu erwarten, wenn nicht das vorliegende Leiden selbst zu akuten oder chronischen Ernährungsschwierigkeiten geführt hat. Der Inaktive oder gar chronisch Bettlägerige dagegen kann auch durch die präoperativen Vorbereitungen wie Atemgymnastik usw. oft nicht in die Lage gebracht werden, den plötzlich geforderten Mehrleistungen zu genügen. Er ist z.B. einfach zu schwach, um die Bronchialsekrete genügend abzuhusten und gerät bei jedem derartigen Versuch in einen akuten Erschöpfungszustand.

Mangelnde körperliche Übung vieler alter Patienten ist zusammen mit den eigentlichen senilen *Lungenveränderungen* verantwortlich dafür, daß postoperative Atelektasen und Bronchopneumonien wohl die häufigste Todesursache darstellen. Die degenerativen Lungenerscheinungen sind überhaupt nicht, zusätzliche bronchitische Erscheinungen des Emphysems nur schwer beeinflußbar. Zur präoperativen Vorbereitung solcher Patienten bedarf es deshalb einer intensiven Atemgymnastik durch geschultes Personal, verbunden mit Inhalationen; bei chronischen, eitrigen Bronchitiden oder gar Bronchiektasen ist eine längere antibiotische Vorbehandlung indiziert. Schwere pulmonale Veränderungen, z.B. hochgradiges Emphysem mit pulmonaler Hypertension und Cor pulmonale, verlangen zusätzlich eine *Therapie mit Herzglykosiden.*

Inwieweit das sog. „Altersherz" einer Glykosid-Behandlung bedarf, ist noch umstritten. Wir betrachten hohes Lebensalter an sich nicht als Indikation zu präoperativer Glykosid-Therapie; lediglich wenn zusätzlich belastende Faktoren wie Hypertonie, Vitien, Coronarsklerosen oder alte Infarkte vorhanden sind, scheint uns eine Glykosid-Behandlung auch ohne manifeste Herzinsuffizienz oder Vorhofflimmern empfehlenswert zu sein.

Zu den Vorbereitungen, um die der Chirurg besorgt sein soll, gehört auch die vorsorgliche Einführung des Dauerkatheters, eventuell unter gleichzeitiger Durchtrennung der Vasa deferentia, wenn sich der Prostatismus in fortgeschrittenem Stadium befindet.

Bestehen beim Emphysematiker größere Auswurfmengen, dann muß man an die Vornahme einer *präliminären Tracheotomie* denken.

Anatomische und funktionelle Untersuchungen der Nieren alter Menschen haben eine progrediente Abnahme der *renalen Reserven* jenseits des 50. Lebensjahres gezeigt. So fand sich beim klinisch gesunden 80jährigen eine Reduktion des Harnstoff-Clearance auf rund die Hälfte. Besonders beeinträchtigt ist die Fähigkeit zur osmotischen Arbeit, d.h. die Konzentrationsfähigkeit. Der Greis muß also durchschnittlich größere Urinmengen produzieren, um die harnfähigen Substanzen auszuscheiden. Zusammen mit den senilen Lungenfunktionsstörungen führen die reduzierten renalen Reserven zu einer erhöhten Anfälligkeit gegenüber Störungen des *Säurebasenhaushaltes.* Es ergibt sich daraus die Forderung, vor elektiven Eingriffen am alten Patienten Wasser- und Elektrolytenhaushaltstörungen auszugleichen. Ebenso sind Eiweißmangel und Anämien zu kompensieren.

Alle diese Altersveränderungen mit ihrer eingeschränkten Reserve sämtlicher Organsysteme waren für die frühere hohe Mortalität der Alterschirurgie verantwortlich. Die Belastung durch Operation und postoperative Krankheit stellte zu hohe Ansprüche an die adaptiven Fähigkeiten des Organismus, besonders seiner empfindlichsten Teile. Erst die Einführung einer spezialisierten, leistungsfähigen Anästhesiologie, die Fortschritte der Schockbekämpfung, die bessere Beherrschung von Infektionen und ein zielbewußter präoperativer Ausgleich der erwähnten Funktionsstörungen haben der Alterschirurgie zu den erfreulichen Fortschritten der letzten drei Jahrzehnte verholfen. Die Mortalität auch großer Eingriffe hält sich heute in tragbaren Grenzen.

So hat sich in der Chirurgischen Universitätsklinik Basel die Mortalität aller großen chirurgischen Eingriffe an Patienten über 70 Jahren im Laufe von 20 Jahren (1940–1960) von 54% auf 15% vermindert. Diese günstige Entwicklung hat bewirkt, daß hohes Alter allein heute keine Kontraindikation für elektive Eingriffe mehr zu sein braucht, während Clairmont noch im Jahre 1932 Eingriffe, für die eine dringende Indikation fehlte, jenseits des 50. Lebensjahres nicht mehr für gerechtfertigt hielt.

Die *dringliche Chirurgie* dagegen weist beim geriatrischen Patienten auch heute noch eine hohe Mortalität auf (s. S. 142). Sie ist aber teilweise durch die Besonderheiten des vorliegenden chirurgischen Grundleidens bedingt: sein fortgeschrittenes Stadium, ausgedehnte Infektionen, Störungen des Wasser- und Elektrolythaushaltes, kurz, Komplikationen, auf deren Vermeidung die präoperative Vorbereitung bei elektiven Eingriffen abzielt.

Diese Situation diktiert in den Notfällen unser Verhalten: Der unter den geschilderten ungünstigen Voraussetzungen durchgeführte Eingriff muß rasch und unter Anwendung der schonendsten, fachmännisch durchgeführten Anästhesie erfolgen; *er muß sich auf das Notwendigste beschränken und soll nur der Abwendung der unmittelbar drohenden Lebensgefahr dienen.* Er hat in vielen Fällen als kleiner Palliativeingriff lediglich den Zweck, Zeit zu gewinnen, damit der Notfall eventuell in einen Fall der elektiven Chirurgie übergeführt und damit wirksameren Maßnahmen zugänglich gemacht werden kann.

Spezielle Indikationen der elektiven Alterschirurgie

Die Indikationsstellung muß gegenüber den bei Patienten des jüngeren und mittleren Lebensalters geltenden Prinzipien modifiziert werden:

Unter den *intrakraniellen Prozessen* dürften beim über 70jährigen wohl einzig die Operation der Trigeminusneuralgie und die wenig belastenden stereotaktischen Eingriffe, z.B. beim Patienten mit Parkinson-Syndrom, gerechtfertigt sein, wenn die Dopamin-Therapie erfolglos ist. In sehr erfahrenen Händen hat auch die Mikrochirurgie (des ZNS) bei gewissen Formen der vasculär-obstruktiven Erkrankungen bemerkenswerte Erfolge aufzuweisen. Bei Aneurysmen der Hirngefäße und Tumoren verbietet sich wohl meist der operative Eingriff. Carcinome von Nase, Mund, Kiefer, Kehlkopf und cervicalem Oesophagus sollten grundsätzlich durch Bestrahlung behandelt werden.

nicht, dann treten Strahlentherapie und Cytostatica an die Stelle der Resektion. Kleinere Eingriffe am thorakalen Oesophagus wie Kardiomyotomie, Resektion von Divertikeln des mittleren Oesophagus oder gutartigen Tumoren lassen sich ohne zu großes Risiko durchführen.

Hiatushernien und Refluxoesophagitis können in der überwiegenden Mehrzahl auf abdo-

Tabelle 20. Resultate der Notfallchirurgie in zeitlichen Abständen bewertet

	Cutler – 1947	Owen & Murphy 1952	Standeven 1955	Salembier 1957	Chir. Univ.-Klinik Basel 1959
Incarc. Hernien	mit Ileus zus. s. dort		54 14,8 %	11 9,9 %	85 13 %
Appendicitis ac.	5 40 %		15 20 %	16 14,4 %	95 5,4 %
Ulcus perf.	–		7 14,2 %	7 6,3 %	37 18,7 %
Gallenleiden (akute Cholecystitis, Empyem der Gallenblase, Perforation, Ikterus als Noteingriff)	34 62 %		–	22 19,8 %	123 14,5 %
Ileus (incl. Hernie + Ileus)	53 55 %		30 43,3 %	47 42 %	60 31,6 %
art. Verschluß					
– Amputationen	38 %		–	–	80 15 %
– Embolektomien	–		–	–	21 19 %
Total	157 44 %	182 33,5 %	106 23,5 %	113 18,5 %	501 15,1 %

Eine verstärkte Gefährdung ist bei sämtlichen *transthorakalen Eingriffen* vorhanden. Wegen der durch Altersemphysem und chronische Emphysembronchitis eingeschränkten pulmonalen Reserve droht die postoperative respiratorische Insuffizienz, da immer mit vorübergehendem Ausfall einzelner Lungenteile gerechnet werden muß. In gewissen Fällen wird man sich zwecks Sicherstellung der Bronchialsäuberung zur primären Tracheotomie entschließen.

Die *Pneumonektomie* ist nach dem 70. Lebensjahr nur dann erlaubt, wenn die Funktionsprüfung sehr gute Werte ergeben hat. Aber auch dann kann der Patient zum „respiratorischen Krüppel" werden. Genügt eine Lobektomie zur Resektion eines Bronchialcarcinoms

minellem Wege durch Fundoplicatio oder Gastropexie behoben werden; Eingriffe, die auch alten Patienten durchaus zumutbar sind. Die Resektion des Speiseröhren-Carcinoms dürfte sich nur in günstigen Ausnahmefällen rechtfertigen, und zwar dann, wenn der Tumor im unteren Oesophagusabschnitt gelegen ist.

Die Strumektomie ist bei erheblicher Kompression der Trachea klar indiziert.

Eine klassische Indikation der Alterschirurgie ist die Resektion der großen cervicalen Oesophagusdivertikel. Sie drängt sich bei alten Patienten vor allem deshalb auf, weil wegen der herabgesetzten Reflexerregbarkeit und der mangelnden Expektorationskraft Aspirationen von Divertikelinhalt häufig vorkommen und

Pneumonien und Lungenabscesse hervorrufen können. Oft wird das Divertikel als Ursache dieser pulmonalen Komplikationen lange Zeit nicht erkannt. Der Eingriff ist wenig belastend, wir hatten unter 7 Patienten im Alter von 75 bis 87 Jahren keinen Todesfall.

Eine immer häufiger gestellte Indikation betrifft die *Implantation von Pacemakern* bei AV-Block mit Adams-Stokesschen Anfällen für diejenigen Fälle, die medikamentös nicht anfallfrei werden und bei denen eine zu niedrige Pulsfrequenz zur Aufrechterhaltung eines genügenden Minutenvolumens nicht ausreicht. Wegen der Bedrohlichkeit des Zustandes bildet das Alter des Patienten keine Kontraindikation. Neuerdings ist auch die Chirurgie gewisser *Vitien* auf ältere Patienten mit recht befriedigendem Erfolg ausgedehnt worden.

Zur Frage *chirurgischer Hilfe bei Herzerkrankungen* des Gealterten darf ich auf eine Statistik von Grädel verweisen: „Verschiedene Klappenersatzoperationen finden sich bei zahlreichen Patienten, die 60 und mehr Jahre alt gewesen sind. Die Mortalität ist in dieser Altersgruppe kaum höher als im Gesamtkollektiv. Die Todesfälle waren eigentlich nie eine direkte Folge des höheren Lebensalters. Auf jeden Fall spielt das Lebensalter in Jahren zur Zeit keine wesentliche Rolle bei der Indikationsstellung; es kommt vielmehr auf das an, was man als das biologische Alter bezeichnen kann." (Tabelle 24).

„Es fällt mir kein Eingriff ein, bei dem das Lebensalter an sich eine Kontraindikation sein könnte. Der aorto-coronare Bypaß wird ebenfalls schon jenseits des 60. Lebensjahres durchgeführt. Auch in unserem Krankengut sind bereits einige solcher Patienten vorhanden."

Die *arteriosklerotischen Erkrankungen* erfordern unter abgewogener Anzeigestellung die bekannten gefäßchirurgischen Eingriffe. Beginnende Ulcerationen und Ruheschmerz nach Verschlüssen an den unteren Extremitäten ergeben – bei geeigneter Verschlußlokalisation – eine absolute Indikation zur Endarteriektomie oder zur Bypaß-Operation. Eine Claudicatio intermittens wird bei der reduzierten Aktivität des über 70jährigen nur eine relative Indikation bilden. Folgen der Arteriosklerose anderer Organe, insbesondere durchgemachte cerebrale Insulte und Coronarinsuffizienz, schränken die Operationsfähigkeit in vielen Fällen ein. Plastische Eingriffe an retroperitonealen Gefäßabschnitten, insbesondere der Aorta, sind wegen der ausgesprochenen Gefährdung durch den postoperativen paralytischen Ileus nur sehr selten gerechtfertigt. Eine Ausnahme bildet die drohende oder eingetretene Perforation des abdominalen Aortenaneurysmas; hier muß man das hohe Risiko angesichts des akut lebensgefährlichen Grundleidens in Kauf nehmen.

Für die typischen *abdominalen Operationen* stellt hohes Alter allein heute nur in Ausnahmefällen eine Kontraindikation dar.

Beim operationsbedürftigen *Ulcus* richtet sich das technische Vorgehen nach der Lokalisation. Die duodenalen Geschwüre erlauben die Ausführung einer Gastroenterostomie; sie ist keine ideale Operation, aber besser als ihr Ruf, wenigstens bei alten Leuten, die von der Gefahr der Entstehung eines Anastomosengeschwürs weniger bedroht sind. Das therapierefraktäre Ulcus ventriculi dagegen sollte reseziert werden. Die Häufigkeit der carcinomatösen Degeneration ist im Alter nicht unerheblich – in unserem Krankengut 15 Prozent.

Die Carcinome des *Magen-Darm-Kanals* sind fast ohne Einschränkung in jedem Lebensalter radikalchirurgischer Behandlung zugängig. Selbst die *totale Gastrektomie* hat, wie wir zeigen konnten, jenseits des 70. Lebensjahres nur eine geringe unmittelbare Mortalität. Eigenartigerweise werden von den betagten Patienten die unvermeidlichen Folgen von gestörter Fett- und Eiweißabsorption nicht schlechter vertragen als von denen im mittleren Alter.

Aktiv-chirurgisches Vorgehen, z.B. bei der *profusen Magen-Duodenalblutung* verschiedener Provenienz, hat keine abschreckenden Resultate, wie eine eigene Beobachtungsreihe ergibt.

Mehr Skepsis ist am Platz bei Blutungen aus *Oesophagusvaricen* als Folge von portaler Hypertonie. Bleibt trotz intraoesophagealer Kompressionsbehandlung oder Wandsklerosierung der Blutverlust lebensbedrohlich, dann scheint mir der direkte Weg (transthorakale Umstechung der Varicen ohne Eröffnung des Oesophaguslumens) einem indirekten Vorgehen (Shunt-Operation) überlegen zu sein.

Das *Pankreaskopf-Carcinom* sollte nur palliativ angegangen werden, d.h. dann, wenn Verlegung der Papilla Vateri eine Gallenumleitung (Cholecystojejunostomie) zweckmäßig macht. In fortgeschrittenen Fällen von Ikterus hat sich uns gerade beim alten Patienten zunächst die Anlegung einer Gallenfistel (Cholecystostomie) bewährt, der wir dann nach 8 bis 10 Tagen, wenn der Ikterus geschwunden oder wesentlich verringert ist, die Umgehungsoperation folgen lassen. Dagegen ist das *Carcinom der Papilla Vateri* ein dankbares Objekt operativer Therapie, und man darf sich beim alten Patienten, um den Eingriff klein zu gestalten, auf die transduodenale Excision der Papille beschränken.

Für das *Carcinom des Colons* hat sich der Grundsatz einzeitigen Vorgehens auch beim alten Patienten durchgesetzt. Eine Ausnahme machen nur die Geschwülste von Rectum und Recto-Sigmoid. Im Interesse der Anastomosenentlastung nach der Resektion ist die Anlage eines präliminären Querdarmanus vorzuziehen. Selbstverständlich wird bei allen Zuständen von totalem oder subtotalem Verschluß die präliminäre Entlastung des Dickdarmes vorweggenommen. Die Coecostomie ist der kleinste und darum beste Eingriff, der im Ileuszustand diese Dekompression zu erreichen vermag.

Tabelle 21. Coloncarzinom-Resektionen 1952–1958 (Chirurgische Univ.-Klinik Basel)

	Total-operationen	postop. +	Spitalentlassen	theoretische, 3-Jahres-Überlebensrate	empirische 3-Jahres-Überlebensrate	theoretische, 5-Jahres-Überlebensrate	empirische 5-Jahres-Überlebensrate
50–59 Jahre	33	2 6,1%	31	29,9 96,5%	23 74,2%	28,9 93,3%	20 64,5%
60–69 Jahre	49	3 6,15%	46	40,3 87,6%	30 65,3%	39,4 64,0%	24 52,1%
70–79 Jahre	34	1 2,94%	33	25,29 76,7%	25 75,7%	20,3 61,5%	20 60,7%
80–89 Jahre	9	2 22,2%	7	3,95 56,5%	4 57,2%	2,48 35,4%	2 28,6%

Beim *Steinleiden der Gallenwege* steht nicht die grundsätzliche Frage des Eingriffes zur Diskussion. Liegen genügend lästige oder gefahrbringende klinische Symptome vor, dann sollte operiert werden. Es ist vielmehr das technische Vorgehen, das dem hohen Alter angepaßt werden muß. Bloße Eröffnung der Gallenblase (Cholecystostomie) ist beim Empyem vorzuziehen. Die Cholecystektomie in zweiter Sitzung wird nur dann notwendig, wenn Steine in Gallenblase oder Choledochus zurückgelassen wurden. Beides läßt sich von der Gallenblasenfistel aus durch Cholangiographie feststellen. Choledochussteine sind, wenn sie mit schwerer Cholangitis und vollkommener Obstruktion des gemeinsamen Gallenganges einhergehen, ein Problem geblieben. Sie *müssen* entfernt werden. Das technische Vorgehen läßt sich kaum dem Allgemeinzustand entsprechend modifizieren.

Die Fernprognose des Coloncarcinoms im hohen Alter ist erstaunlich gut, ebenso überraschend die Ausdehnung des Eingriffes, den man dem Patienten zumuten darf (Tabelle 21). Eine durch das hohe Lebensalter bedingte Beeinflussung des Operationsergebnisses der Colonchirurgie ist kaum noch nachweisbar.

Schwieriger ist die Beantwortung nach dem besten technischen Vorgehen beim *Rectumcarcinom.* Viele der alten Patienten sind nicht in der Lage, sich mit dem Zustand eines Anus praeternaturalis auf die Dauer abzufinden; wir bevorzugen infolgedessen, wenn irgend möglich, sphinctererhaltende Operationen, obwohl die Gefährdung eindeutig größer ist. Sitzt die Geschwulst in Anusnähe, dann muß selbstverständlich der Enddarm geopfert werden.

Die Operation von *Hernien* kann gelegentlich, wenn es sich um sehr große Eventrationen handelt, Schwierigkeiten verursachen. Die Eingeweide haben in solchen Fällen „ihr Heimatrecht in der Bauchhöhle" verloren. Eine merkbare Erweiterung des Abdomens läßt sich dann durch Quetschung des linken N. phrenicus (am Hals) erreichen. Bei der großen Inguinalhernie sehr alter Männer ist jede der klassischen Methoden mit hoher Rezidivzahl belastet. Nur die Exstirpation von Samenstrang und Hoden gestattet dann zuverlässigen Verschluß von Bruchpforte und Leistenkanal.

Wie die Urologie, hat auch die Traumatologie infolge der Altershäufigkeit von Schenkelhalsfrakturen ein ausgedehntes geriatrisches Betätigungsfeld (Tabelle 22).

Tabelle 22. Operierte Schenkelhalsfrakturen bei Patienten über 70 Jahre in verschiedenen Zeiträumen

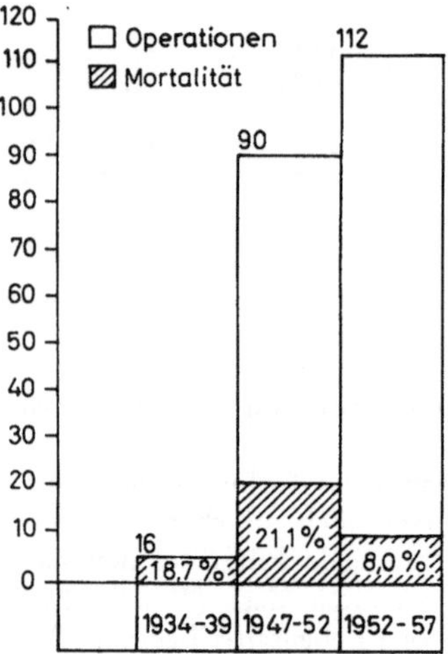

Das Bild der gerontologischen Chirurgie ändert sich sehr *nachdrücklich,* wenn man die *Noteingriffe* und ihre Ergebnisse betrachtet. Das, was über die elektive Chirurgie gesagt werden konnte, gilt für die aus akuter Indikation vorgenommenen Operationen nur in beschränktem Maße.

Neben der Unmöglichkeit adäquater Vorbereitung der Patienten spielt die Tatsache eine Rolle, daß ein großer Teil der Notfälle *zu spät* in chirurgische Obhut kommt, weil der Arzt begreiflicherweise dem Gedanken einer Operation eher zögernd gegenübersteht.

Hinzu kommt, daß die Symptome akuter Erkrankungen im hohen Alter eine andere Form haben.

Eine akute Peritonitis z.B. mag mit wenig Bauchdeckenspannung, geringer Leukocytose, unbedeutender Temperatursteigerung einhergehen und eher den Eindruck eines chronischen Ileus erwecken. Die Abdämpfung aller Reflexe führt auch dazu, daß die Schmerzempfindung verringert ist. Schmerzstillende Mittel jeder Art haben stärkeren und länger dauernden Effekt und mögen so den Krankheitsverlauf verschleiern. Bei allen Zuständen, die mit Erbrechen einhergehen, führt die gleiche Reflexmüdigkeit zu bronchialer Aspiration von Mageninhalt. Ein Teil der Patienten kommt schon mit pneumonischen Infiltraten usw. in den Operationssaal.

Statistiken, die aus verschiedenen Zeiträumen stammen und die einigermaßen miteinander vergleichbar sind, zeigen, daß in den letzten Jahren eine Besserung der Resultate erreicht worden ist (Tabelle 23). Es muß aber sehr nachdrücklich der Grundsatz befolgt werden, in der Notchirurgie bei Patienten im vorgerückten Lebensalter den kleinsten Eingriff vorzunehmen, der den bedrohlichen Zustand gerade eben beseitigt: Beim perforierten Ulcus wird man nur die Übernähung, beim Dickdarmileus nur die Dekompression des Darmes durch Coecostomie, bei der akuten Cholecystitis nur die

Tabelle 23. Die massive Magenblutung jenseits des 70. Lebensjahres (Chirurgische Universitätsklinik Basel 1952–1957)

25 Patienten:
17 über 70 Jahre, 8 über 80 Jahre
14 Carcinome
9 chronisches Ulcus
1 benigner Tumor
1 hämorrhagische Gastritis

Operationsmethode:
16 (1 +) Resektion Billroth I oder II
6 (1 +) totale Gastrektomie (71, 71, 72, 81, 82, 87 [+])
3 lokale Excision
Totalmortalität 8%

Entleerung der Gallenblase vornehmen. Über die Magenblutung wurde schon gesprochen. Dagegen ist im Ileuszustand die Anlegung einer Darmfistel am hohen Dünndarm nur für kurze Zeit zulässig: Die Patienten gehen an Inanition zugrunde, wenn die Fistel nicht binnen sechs bis acht Tagen verschlossen wird.

Tabelle 24. Klappenersatz. (Chirurgisches Departement Kantonspital Basel)

	Total	≧ 60 J.	✝
Mitralklappenersatz	112	16 (60–73 J.)	1 (65 J.)
Aortenklappenersatz	78	15 (60–69 J.)	2 (66, 68 J.)
Doppelklappenersatz	47	7 (60–62 J.)	2 (0–61 J.)
Tripelklappenersatz	7	2 (60, 68 J.)	0
Klappenersatz total	244	40	5

Es bedarf keiner Begründung, warum *embolischer Verschluß von Extremitätenarterien* unverzüglich und eigentlich in jedem Alter durch therapeutische Fibrinolyse und bei ihrer Erfolglosigkeit durch Arteriotomie behoben werden sollte. Bei Embolisierung der Aortengabel oder der großen Iliacalgefäße ist die sofortige operative Intervention einer versuchsweisen Fibrinolyse vorzuziehen. Ebenso unbestritten ist die Notwendigkeit, bei eingetretener Nekrose sich schnell zur hohen Absetzung der Extremität zu entschließen.

Die *Schenkelhalsfraktur* hat seit der grundsätzlich operativen Behandlung (Osteosynthese) einen guten Teil der früheren düsteren Prognose verloren (Tabelle 22).

Chirurgische Grundleiden und Operation verursachen wohl beim jungen und alten Patienten die gleichen primären Komplikationen. Beim Greis droht aber immer ein sekundäres Versagen anderer Organsysteme; dies betrifft in erster Linie Lungen, Herz-Kreislauf-System und Nieren.

Im Vordergrund der Nachbehandlung steht die Vermeidung *pulmonaler Komplikationen.* Neben Atemgymnastik, systematischem Anhalten zum Abhusten, Inhalationen und Antibiotica muß die Wichtigkeit der sparsamen Dosierung von Schmerzmitteln und Sedativa hervorgehoben werden. Sie begünstigen durch atemdepressive Wirkung Ventilationsstörungen, beeinträchtigen die Reflexerregbarkeit und leisten deshalb Sekretretentionen Vorschub. In diesem Zusammenhang komme ich zurück auf die häufigen postoperativen psychischen Komplikationen: Verwirrtheitszustände mit motorischer Unruhe zwingen nur allzu oft zur Verabreichung von zu großen Dosen der Beruhigungsmittel; sie machen die Wirksamkeit der Pneumonieprophylaxe weitgehend illusorisch.

Eine vermehrte Herzbelastung resultiert aus allen postoperativen Komplikationen. Im Unterschied zum jungen, herzgesunden Patienten sind diese Rückwirkungen auf das Herz beim über 70jährigen keineswegs als harmlos zu betrachten. Wir halten es für richtig, beim Auftreten einer schweren und voraussichtlich länger dauernden postoperativen Komplikation Herzglykoside zu geben, auch wenn vorerst nur eine extrakardial ausgelöste Sinustachykardie vorliegt. Wahrscheinlich ist sie häufiger als allgemein angenommen wird Zeichen einer beginnenden Insuffizienz; der meistens gute symptomatische Erfolg der Glykosidmedikation spricht jedenfalls dafür.

Postoperative *Hypotonien* müssen wegen der Empfindlichkeit der Greisenniere durch adäquaten Blut-, Flüssigkeits- und Elektrolytersatz oder durch Vasopressoren vermieden oder behoben werden. Relativ geringgradige und kurzdauernde Blutdruckabfälle mögen hier zur Oligurie oder gar Anurie führen.

Einer intensiven Überwachung bedarf auch die *Wundheilung.* Wunddehiszenzen können noch nach auffällig langer Zeit – bis zu vier Wochen – postoperativ auftreten; sie bilden immer eine äußerst schwerwiegende Komplikation. Meistens liegen ihr Störungen des Eiweißstoffwechsels in Form von Hypoproteinämie zugrunde, wenn nicht lokale Ursachen wie Infektion, hoher Innendruck bei Ileus oder Husten dafür verantwortlich zu machen sind.

Zur Durchführung der operativen Arbeit selbst kann nicht genug auf den Vorteil zügigen Operierens hingewiesen werden. Bemühungen zur Spezialisierung der gerontologischen Chirurgie wurden in den USA eine Zeitlang energisch betrieben. Sie sind anscheinend deswegen in einen Leerlauf gekommen, weil es – im Gegensatz zur pädiatrischen Chirurgie – keine chirurgische Aufgabe gibt, die nicht voll im gewohnten Arbeitsgebiet des Allgemeinchirurgen liegt. Wenn er eine spezielle Eignung haben muß, dann liegt sie darin, daß Erfahrung und Temperament ihn zu zeitsparendem Operieren befähigen.

Zum Schluß ist darauf hinzuweisen, daß eine wichtige Voraussetzung erfolgreicher Nachbehandlung die *rasche Rückführung des Patienten* in sein gewohntes Milieu und seine möglichst weitgehende Reaktivierung sind. Allzu oft wird nach Operationen im höheren Alter eine definitive Pflegebedürftigkeit sowohl vom Patienten wie von seinen Angehörigen angenommen. Die besten Chancen zur Erholung bieten sich zweifellos durch Rückkehr in die alte Umgebung und durch Wiederaufnahme eingelebter Gewohnheiten – oft genug gegen den Widerstand der Angehörigen. Gelingt diese Rehabilitation nicht, so erweisen sich die operativen Erfolge der modernen Alterschirurgie als ein fragwürdiger Fortschritt.

Literatur

1. Grädel, E.: Persönliche Mitteilung.
2. Grädel, E., Nissen, R.: Alterschirurgie. Fortschr. Med. **81**, 259 (1963).
3. Nissen, R.: Chirurgie im Alter. Schweiz. med. Wschr. **92**, 1470 (1962).
4. Nissen, R.: Die Chirurgie des alternden Menschen. Indikationen und Kontraindikationen. In: Krankheiten der über Siebzigjährigen (O. Gsell, Hrsg.). Bern: Huber 1964.
5. Nissen, R.: Chirurgie und Orthopädie in der Geriatrie. In: Geriatrie — Fortschritte auf dem Gebiete der Inneren Medizin (L. Heilmeyer, H.J. Holtmeier, R. Schubert, Hrsg.). Stuttgart: Thieme 1966.
6. Nissen, R.: Elektive Chirurgie der Abdominalorgane im Senium. In: Handbuch der praktischen Geriatrie (W. Doberauer, A. Hittmair, R. Nissen, F.H. Schulz, Hrsg.), Bd. III. Stuttgart: Enke 1968.

Urologie

W. Schmandt

Eine kurz gefaßte Darstellung der urologischen Erkrankungen im Alter für die allgemeinmedizinische Praxis bedeutet eine Selektion, die nicht ohne Reiz, aber auch nicht ohne Probleme ist.

Der besonders gewählte Gesichtswinkel verlangt eine Konzentration auf solche Krankheitsbilder, die erst im höheren Alter aufzutreten pflegen oder an der Schwelle zum Senium ihren Häufigkeitsgipfel aufweisen. Dazu gehören z.B. das Prostataadenom und -carcinom und die Mehrzahl der bösartigen Geschwülste der Niere, der Blase und des Penis, die Urethritis atrophicans der Frau; einige Hinweise zur Urogenitaltuberkulose und zur Behandlung des nephrogenen Hochdrucks im Alter werden gegeben.

Geriatrisch bedingte Modifikationen der Operationsindikation können sich ergeben, weil die Operabilität herabgesetzt ist, die Lebenserwartung kürzer ist und die Patienten postoperativ rasch wieder mobilisiert werden sollen, etwa bei einer mittelgradigen einseitigen Hydronephrose (Organerhaltung oder Nephrektomie). Hier überschneiden sich aber die rein urologischen Gesichtspunkte mit denen der modernen Anästhesiologie und prä- und postoperativen internistischen Begleitbehandlung, die in anderen Kapiteln dieses Buches besprochen werden.

Erkrankungen, die zwar auch im Senium vorkommen können, aber für dieses Alter nicht gerade typisch sind, können nicht oder nur am Rande besprochen werden, da Diagnose und Therapie auch im höheren Alter mehr oder weniger den gleichen Gesichtspunkten folgen wie in anderen Altersgruppen: unspezifische Entzündungen des Urogenitalsystems, Steinbildungen und Entleerungsstörungen der oberen Harnwege, neurogene oder gynäkologisch bedingte Harntransport- oder Entleerungsstörungen, Verletzungen der Urogenitalorgane, Erkrankungen der Nebennieren und außerdem die geriatrisch fast bedeutungslosen Mißbildungen, Cystennieren, Hodentumoren usw. Für alle diese Erkrankungen sei der Leser auf ausgezeichnete deutschsprachige moderne Gesamtdarstellungen der Urologie – ohne Anspruch auf Vollständigkeit der Liste – verwiesen [2–8, 10].

1. Anamnese und Symptomatik

Es versteht sich von selbst, daß eine sorgfältige Anamnese gerade über das längere Leben des geriatrischen Patienten erhoben werden muß, am besten bei den manchmal weitschweifig antwortenden und vergeßlichen Patienten zusätzlich durch den sanften Zwang eines Fragenkatalogs:

Frühere Erkrankungen: Unspezifische Entzündungen, Harnverhaltungen, Harnsteine, Tuberkulose, venerische Erkrankungen, frühere Operationen und Bestrahlungsbehandlungen, Stoffwechselstörungen wie Gicht und Diabetes, Allergien, Analgetica-Abusus (Phenacetin), neurogene, pulmonale und kardiovasculäre Symptome.

Jetzige Beschwerden: Bei Schmerzen – Charakter (schneidend, dumpf)? Ort? Ausstrahlung? Abhängig oder unabhängig von der Miktion (initial, total, terminal)?

Miktion: Frequenz (nachts, tagsüber, zweizeitig)? Verzögerter Beginn? Nachträufeln? Harnstrahl (Projektionskraft, gespalten, gedreht)? Urin: Transparenz? Farbe (rot, braun)? Geruch?

Das geriatrisch wichtigste Symptom ist die Hämaturie, und mehr als in anderen Lebensabschnitten gilt: „Eine Hämaturie ist so lange als tumorbedingt anzusehen, bis die wirkliche Ursache aufgedeckt ist". Der Häufigkeitsgipfel bei Nieren- und Blasentumoren liegt um das 60. Lebensjahr. Bei Nierentumoren ist eine Mikro- oder Makrohämaturie in 50 bis 70% der Fälle erstes Symptom, leider oft nicht mehr Frühsymptom, bei Blasentumoren in 85 bis 90% der Fälle. Beim älteren Mann über 60 Jahre sind Prostataadenome, die zu Venenstauungen geführt haben, die häufigste Ursache für Hämaturien.

Gerade maligne Tumoren in noch kurablen Frühstadien bieten oft zunächst nur sehr passagere, vielleicht nur einmal vom Hausarzt gesehene Hämaturien mit wochen- oder monatelangen symptomfreien Intervallen. Hämaturien infolge von Harnsteinen sind im Alter seltener. Auch die Tumorblutung ist nicht immer schmerzfrei; Gerinnsel im Harnleiter können Koliken, Begleitentzündungen oder Blasentamponade Blasenschmerzen verursachen. Fachärztliche Abklärung ist in jedem Falle *unverzüglich* erforderlich.

2. Urologische Diagnostik im Rahmen der Allgemeinmedizin

Obligatorisch für jede urologische Erstuntersuchung, auch wenn die Beschwerden nur auf *ein* Organ hindeuten, sind bimanuelle Palpation und Prüfung der Klopfempfindlichkeit beider Nierenlager, Palpation der Harnleiterverläufe, Palpation, evtl. auch Perkussion der Blase, Inspektion und Palpation der Genitalorgane beim Mann, am besten nach einem Schema: Penis, Glans, Sulcus coronarius, Präputium, Hoden, Nebenhoden, Samenstränge, Leistenkanal, evtl. auch Diaphanoskopie; rectale Untersuchung beim Mann, dabei auch Inspektion des Analringes, genaue Palpation von Prostata, Samenblase und, soweit mit dem Finger erreichbar, des Rectums nach lateral und dorsal. Bei der Frau: Inspektion der Vulva und Urethralöffnung und der vorderen Scheidenwand beim Pressen, am besten bei einer Katheterurinentnahme.

Urinuntersuchung: Nur frisch in der Praxis gelassenen Urin untersuchen (Ausnahme Tbc, s.S. 147), in der Regel Mittelstrahlurin beim Mann, Katheterurin bei der Frau – chemisch, mikroskopisch, bakteriologisch. Bei Hämaturien und Leukocyturien auch Drei-Gläser-Probe. Blutdruckmessung, bei entsprechendem Verdacht auch Bluntuntersuchungen: BKS, Blutbild, Serumwerte von Kreatinin und/oder Harnstoff, Elektrolyte, bei Verdacht auf Prostatacarcinom saure Phosphatasen, speziell Prostata-Phosphatasen.

Die genannten Angaben und Untersuchungsbefunde ermöglichen in vielen Fällen eine vorläufige Diagnose und bilden eine wertvolle Grundlage bei fachärztlicher Weiteruntersuchung (Verlaufsbeurteilung); sie sollten dem Facharzt auch mitgeteilt werden.

3. Urologische Infektionen

Unspezifische Harnwegsinfektionen zeigen bei Männern ihren Häufigkeitsgipfel im höheren Alter, hauptsächlich infolge der Blasenhalsobstruktionen mit konsekutiver Restharnbildung. Bei Frauen kommen sie dagegen viel häufiger vor, aber vorwiegend in der Phase der sexuellen Entfaltung mit Schwangerschaften und Geburten, also im jüngeren und mittleren Lebensalter, während man im höheren Alter bei ihnen vorwiegend auf die Folgezustände solcher Infektionen, z.B. die chronische Pyelonephritis, trifft. Grundlage für jede erfolgreiche Therapie bleibt die bakteriologische Keimidentifizierung mit Resistenzbestimmung und die darauf aufgebaute gezielte antibiotische oder chemotherapeutische Behandlung mit genügend hoher Dosierung unter Berücksichtigung der Verträglichkeit und eventueller Reduktion der Dosis bei beginnender Niereninsuffizienz (Kreatinin, Harnstoff). Sofern Abflußhindernisse bestehen, ist erst nach deren Beseitigung ein dauerhafter Erfolg einer Infektbehandlung zu erwarten.

Die *Urogenital-Tuberkulose* tritt in 6,6 bis 8,1% der Fälle jenseits des 60. Lebensjahres auf. Sie ist die häufigste extrapulmonale Form der Tuberkulose mit gelegentlich jahrzehntelanger Latenzzeit nach der Primärinfektion und weist nach Statistiken verschiedener Länder einen weiteren Trend zur Verschiebung in das höhere Lebensalter auf [9], wohl infolge der Resistenzminderung im Alter und der Reaktivierung „ausgeheilter" Herde. Sie sollte deshalb bei Tuberkulose in der Anamnese und abakteriellen Leukocyturien und/oder hartnäckigen cystitischen Beschwerden differentialdiagnostisch auch im Alter wieder mehr in Betracht gezogen werden. Die klinischen Manifestationen sind im Alter oft geringer, Mischinfektionen häufiger als bei jüngeren Patienten.

Allein entscheidend für die endgültige Diagnose bleibt der positive Tuberkelbacillennachweis im Nachtsammelurin: Der Patient nimmt am Vorabend nach 18 Uhr keine Flüssigkeit mehr zu sich und entleert vor dem Schlafengehen wie üblich die Blase. Dann wird der Urin der Nacht bis zum nächsten Morgen in einem sauberen, durch reichliche Spülung mit Leitungswasser auch von Chemikalien befreiten Gefäß aufgefangen, das Gefäß mit einem sauberen Papier abgedeckt und für einige Stunden stehen gelassen, damit Formbestandteile und Tuberkelbacillen sedimentieren können. Ohne Aufwirbelung des Bodensatzes werden danach die oberen $^4/_5$ oder $^9/_{10}$ abgegossen und verworfen, und der Bodensatz, z.B. 50 ml, wird am selben Morgen für Tierversuch und Kultur in ein bakteriologisches Institut geliefert. Diese Untersuchung wird an drei nicht notwendigerweise aufeinanderfolgenden Tagen vorgenommen. Nur der positive Bacillennachweis ist beweisend, bei negativen Untersuchungen erhöht sich die Beweiskraft mit der Zahl der ordnungsgemäß vorgenommenen Untersuchungen. Damit erschöpft sich in der Regel die diagnostische Verantwortlichkeit des Hausarztes.

Bei erwiesener Tuberkulose wird man in der Regel weitere diagnostische und therapeutische Maßnahmen einer Fachabteilung überlassen, die den Patienten auch nicht ohne Vorschläge für die Fortsetzung des therapeutischen Schemas entlassen wird. Die konsequente Mehrfachbehandlung der Tuberkulose, evtl. in Verbindung mit einem operativen Eingriff, ist überwiegend erfolgreich, muß aber über ein bis zwei Jahre fortgesetzt werden und ist auch kostspielig (Arbeitsunfähigkeit, Kur). Eine Behandlung auf Verdacht ohne gesicherten Tuberkelbacillennachweis ist unverantwortlich. Einzelheiten des Therapieschemas, der Kontrolle auf die Herausbildung resistenter Stämme, der Kurbehandlung usw. werden am besten mit der zugezogenen Fachabteilung abgestimmt.

4. Erkrankungen der Nieren

Altersphysiologische *Involutionsvorgänge* an den Nieren manifestieren sich in einer Abnahme des Gesamtgewichtes, Zunahme der Konsistenz, Reduktion des funktionsfähigen Parenchyms, Sklerosierung, Elastose und Lipoidose der Nierengefäße. Das zeigt sich in einer altersabhänigen Regression bei den Nierenfunktionsproben: Ab 40. Lebensjahr nehmen glomeruläre Filtrationsrate und effektiver Nierenplasmastrom kontinuierlich ab, Insulin-Clearance um 13 ml/min, PAH-Clearance um 70 ml/min, Phenolrotprobe um 2% je Lebensjahrzehnt. Die Filtrationsfraktion bleibt konstant oder steigt leicht an. Das tubuläre Transportmaximum für Glucose nimmt um 7% pro Lebensdekade von der Jugend an ab.

Nicht unter Normalbedingungen, wohl aber bei Belastungen können diese nur mit empfindlichen Proben nachweisbaren rein involutiven Funktionseinschränkungen der alten Niere Bedeutung bekommen.

Für die praktische Geriatrie sind einige Gesichtspunkte zur Therapie des nephrogenen Hochdrucks und vor allem die Nierentumoren wichtig.

Beim *nephrogenen Hochdruck* alter Patienten wird in letzter Zeit wegen der doch enttäuschenden Spätergebnisse die Indikation zur Operation nur noch sehr zurückhaltend gestellt, insbesondere angesichts der Erfolge der modernen medikamentösen antihypertensiven Therapie [1]. Es gibt keine absolut verläßlichen Untersuchungen, um die schwierige Frage der Funktionsreserve der „gesunden" Niere zu beurteilen. Selbst die röntgenologisch nachgewiesene einseitige Nierenarterienstenose ist häufig nur der Ausdruck einer generalisierten Arteriosklerose mit zufällig einseitig etwas stärkerer Ausprägung und würde nach einer Nephrektomie eher die Prognose belasten. Gefäßchirurgische Korrekturoperationen kommen überwiegend für Patienten unter 40 Jahren in Betracht. Beim alten Patienten mit nephrogenem Hochdruck sollten dagegen nur solche Nierenerkrankungen operativ behandelt werden, die auch ohne konkomitante Hypertonie operationsbedürftig sind, z.B. Nierentumoren, Steine, komprimierende Cysten usw. [1] Eine gut geführte antihypertensive Medikation konnte auch bei Nierenarterienstenosen im Vergleich zur Operation gleiche oder bessere Senkungen des Blutdruckes erzielen.

Die malignen Nierengeschwülste machen 1,5 bis 2,5% aller bösartigen Tumoren bei Männern und etwa 1% der bösartigen Tumoren bei

Frauen aus und treten in $^3/_4$ bis $^4/_5$ der Fälle jenseits des 50. Lebensjahres auf mit einem Altersgipfel bei 60 Jahren. In der Bundesrepublik kann man im Jahr mit etwa 2000 bis 3000 Neuerkrankungen an Nierentumoren rechnen.

Im Erwachsenenalter handelt es sich in 80 bis 85% um die sog. hypernephroiden Carcinome. In etwa 70% der Fälle machen sie sich erstmals durch Mikrohämaturien, in einem kleineren Prozentsatz auch durch Makrohämaturien bemerkbar. Weitere Symptome sind mit abnehmender Häufigkeit: Schmerz- oder Druckgefühl in der betreffenden Flanke, palpabler Tumor, Erhöhung der Körpertemperatur, normochrome Polycythämien mit Erythrocytenzahlen über 5 Millionem und Hb-Werten über 100% = 16 g/100 ml, gelegentlich auch eine symptomatische Varicocele. Die idiopathische Varicocele entleert sich beim liegenden Patienten sofort, wenn das Scrotum angehoben wird, und tritt jenseits des 40. Lebensjahres praktisch nicht mehr auf.

Nicht selten fehlen alle diese Symptome, und ein Nierentumor macht sich zuerst durch eine Metastase, z.B. Spontanfraktur, Lungenrundherd, Hirnmetastase usw., bemerkbar, ehe der bis dahin klinisch stumme Nierentumor aufgedeckt wird.

Bei hinreichendem Verdacht sollten die Patienten *unverzüglich* zur weiteren Diagnostik und Therapie einer Fachabteilung zugeführt werden. In der Regel erfolgt die radikale Nephrektomie unter Mitnahme der Nebenniere, der Fettkapsel und der regionären Lymphknoten. Bei nicht besonders erhöhtem Operationsrisiko wird die Tumornephrektomie auch dann empfohlen, wenn singuläre Metastasen vorliegen, weil einzelne Fälle berichtet wurden, in denen es zur Verlangsamung, ja zum Stillstand des Metastasenwachstums nach der Entfernung des Primärtumors gekommen ist. Eine Hochvoltnachbestrahlung zur Verhütung der allerdings seltenen örtlichen Rezidive wird allgemein empfohlen. Dagegen wird der Wert der präoperativen Tumorbestrahlung noch diskutiert.

Die Prognose ist selbstverständlich um so besser, je früher der Tumor entdeckt wird. Der höchste in der Literatur mitgeteilte Prozentsatz von 5-Jahres-Heilungen liegt bei 66%. Im Durchschnitt wird man mit 17 bis 20% 5-Jahres-Überlebensraten rechnen dürfen. Höhere Heilungsquoten sind nur bei verbesserter Frühdiagnostik zu erwarten.

Für die Harnleitererkrankungen gibt es im höheren Lebensalter keine gesonderten Gesichtspunkte. Typisch für dieses Lebensalter sind lediglich Mitbeteiligungen bei Tumoren und bei Obstruktionen der Blase und des Blasenhalses (s. dort).

5. Erkrankungen der Blase

Altersphysiologische *Involutionsvorgänge* an der Blase allein lassen sich nur schwer gegen solche des Blasenhalses und der Urethra abgrenzen, z.B. die angeblich im Alter erhöhte Miktionsfrequenz.

Sieht man von chronischen Entzündungen und Steinbildungen infolge von Blasenhalsobstruktionen sowie gynäkologisch bedingten oder mitbedingten Veränderungen der Blase bei Frauen ab, so haben geriatrisch vor allem die Tumorerkrankungen der Blase mit Abstand die größte Bedeutung. Nach den Prostatacarcinomen bilden die *Blasentumoren* die zweithäufigste Gruppe aller Neoplasmen im urologischen Bereich. Sie machen etwa 4,5% aller Carcinome beim Mann und 1,5% bei der Frau aus. Ihr Häufigkeitsgipfel liegt um das 60. Lebensjahr, ihr Anteil an Krebstodesfällen in Deutschland bei 3,8%.

99% aller Blasentumoren gehen primär von der Blase aus, und zwar 95% vom Urothel, 4% von nicht-epithelialen Anteilen der Blase, 1% ist aus der Umgebung – Prostata, weibliche Genitalorgane, Dickdarm – oder metastatisch in die Blase eingewachsen. Bei den dominierenden, vom Übergangsepithel der Blase ausgehenden papillären Tumoren gibt es eine kontinuierliche Skala von völlig benignen Papillomen oder Fibroepitheliomen, die exophytisch in das Blasenvolumen vorwachsen und auf die obersten Schichten der Blasenschleimhaut beschränkt sind, über solche, die in die Tiefe der Schleimhaut und schließlich in die oberflächlichen und tiefen Schichten der Muscularis vorgedrungen sind, bis zu Tumoren, die sich über die Organgrenze in das perivesicale Fettgewebe ausgebreitet haben. Dementsprechend werden die Blasentumoren in verschiedene Stadien eingeteilt mit entsprechend erheblichen Unterschieden der Prognose. Gutartige Papillome der

Harnblase zeigen cystoskopisch einen außerordentlich regelmäßigen Aufbau und sind auch histologisch durch regelmäßige Epithelstrukturen gekennzeichnet. Wichtig ist aber, daß sie zur Rezidiven neigen und nicht selten im Laufe der Zeit maligne entarten. Deshalb müssen alle Patienten mit Blasenpapillomen regelmäßig cystoskopisch kontrolliert werden, während der ersten 2 bis 3 Jahre alle 3 bis 6 Monate, später jährlich. Das gleiche gilt selbstverständlich auch für die anderen malignen Tumoren der Blase. Da Rezidive der papillären Blasentumoren auch jenseits der 5-Jahres-Grenze vorkommen können, sollten sich die cystoskopischen Kontrollen wenigstens über 10 Jahre – auch bei immer negativen Befunden – erstrecken. Neben den Tumoren des Übergangsepithels – und gelegentlich mit ihnen kombiniert – kommen auch anaplastische und metaplastische Carcinome vor. Unter ihnen sind besonders die Pflasterepithelcarcinome mit und ohne Verhornung durch besondere Bösartigkeit und frühzeitige Metastasierung gekennzeichnet.

Leitsymptom und häufigstes Erstsymptom in 75 bis 85% der Fälle ist die meistens schmerzlose Hämaturie. Die Diagnose ist praktisch immer durch die Cystoskopie zu stellen, wird durch Probeexcision gesichert und durch weitere Untersuchungen ergänzt und präzisiert: Ausscheidungsurographie (obligat), bimanuelle Palpation in Narkose (abdominal-rectal, abdominal-vaginal), evtl. noch Blasenangiographie, Lymphographie, Cystographie bzw. Stufencystographie.

Die Therapie der bösartigen Blasentumoren gehört zu den schwierigsten und undankbarsten Aufgaben in der Urologie. Folgende Behandlungsverfahren können – auch kombiniert – angewendet werden: Unter den konservativen Behandlungsmöglichkeiten hat die Bestrahlungbehandlung, und zwar nur in Form der modernen Hochvolt-Therapie mit dem Telekobaltgerät oder Betatron, ihren festen Platz sowohl bei inoperablen Fällen als auch in Kombination mit der operativen Behandlung. Die topische Anwendung von Chemotherapeutica (Thio-Tepa, 5-Fluoro-Uracil) erscheint bei bestimmten Formen erfolgversprechend, hat jedoch wegen der Nebenwirkungen noch keine generelle Anwendung gefunden.

Grundsätzlich sollte jedes noch operable Blasencarcinom auch operiert werden. Ausdehnung des Tumors und die mit zunehmendem Alter rasch zunehmende Mortalität bei den großen Eingriffen, also die Operabilität des alten Patienten, setzen aber Grenzen und lassen nicht selten nur noch palliative Maßnahmen zu.

Eine auch nur einigermaßen ausreichend differenzierte Darstellung der Operationsverfahren und ihrer Indikationsbereiche würde den Rahmen dieser Darstellung sprengen. Es seien deshalb nur die verschiedenen Verfahren aufgeführt: Transurethrale Elektroresektion, Blasenteilresektion, evtl. mit Neueinpflanzung eines Ureters, subtotale Blasenentfernung (Epithelisierung der Wundhöhle von Teilen des in situ belassenen Trigonums), Cystektomie, total (mit Prostata und Samenblase) oder erweitert (zusätzliche Entfernung der iliacalen Lymphknoten). Bei der Cystektomie ergibt sich das Problem der supravesicalen Harnableitung.

Die Prognose des Blasencarcinoms ist bei zentrifugaler Penetration des Tumors über die Mitte der Blasenmuskelschicht hinaus generell schlecht. Die meisten Patienten dieser Tumorstadien (T_3, T_4) sterben innerhalb der ersten 2 bis 3 Jahre. Rund $^2/_3$ kommen erst in diesem Stadium zur Behandlung. Für die frühen Tumorstadien lassen sich schlecht Vergleichszahlen angeben, da die gutartigen Papillome unterschiedlich klassifiziert werden, doch ist hier die Prognose im allgemeinen wesentlich besser und damit die Bedeutung der Frühdiagnose erneut unterstrichen. Für das maligne Papillom, das die Muscularis noch nicht erreicht hat (T_1), können 5-Jahres-Überlebensraten zwischen 70 und 80% erwartet werden, während schon bei beginnender Penetration in die Muscularis (T_2) die besten Resultate der Weltliteratur kaum über 50%, bei Penetration durch die ganze Muskelschicht (T_3) mit wenigen Ausnahmen um 20% und bei Penetration in das perivesicale Gewebe (T_4) um 7% liegen. Die *durchschnittliche* Prognose liegt aber doch deutlich unter diesen Werten, die natürlich auch von den unterschiedlichen Grenzen bei Indikation und Patientenauswahl abhängen.

6. Erkrankungen der Prostata

Prostataadenom und -carcinom bilden allein schon aufgrund ihrer Häufigkeit die wichtigste Gruppe unter den geriatrisch relevanten urologischen Erkrankungen.

Die Angaben über die Häufigkeit des *Prostataadenoms* bei Männern über 60 Jahre schwanken in der deutschen Literatur zwischen 20 und 80%. Die Übergänge zum Normalbefund sind fließend. Nicht jeder Adenom*träger* ist auch ein Adenom*kranker*.

Vermutlich infolge eines im höheren Alter gestörten Gleichgewichts zwischen Androgenen und Östrogenen entstehen die ersten Veränderungen an subepithelialen fibrösen und muskulären Gewebsstrukturen der Pars prostatica der Harnröhre, denen sich in unterschiedlichem Ausmaß epitheliale drüsige Gewebe beimischen können. Je nach Präponderanz der beteiligten Gewebe würde man somit korrekt von Adenomyomatose, Adeno-Fibromyomatose usw. des Blasenhalses sprechen. Das eigentliche Prostatagewebe wird nämlich von dieser benignen Vergrößerung am Blasenhals an die Peripherie gedrängt. Bei der operativen Entfernung des Adenoms (sog. Prostatektomie) bleibt es als „chirurgische Kapsel" zurück, und es kann sich später daraus noch ein Prostatacarcinom entwickeln.

Die Symptome können charakteristisch, gelegentlich dramatisch, selten auch larviert und damit weit gefährlicher sein. Sie können sich rasch innerhalb einiger Monate eindeutig entwickeln oder auch jahrelang ohne erkennbare Progression auf einem Plateau verharren.

Charakteristisches Leitsymptom ist die Dysurie, d.h. erschwertes Wasserlassen, also abgeschwächter Harnstrahl, verzögerter Miktionsbeginn, verlängerte Miktionsdauer, nicht selten mit deutlicher Steigerung der Symptome am frühen Morgen. Typisch ist meistens auch eine Pollakisurie, die besonders nachts subjektiv am deutlichsten registriert wird. Blutungen aus gestauten Venen am Blasenausgang mit Blasentamponade können vorkommen.

Sowohl im Stadium I (ohne Restharn) als auch im Stadium II (Restharnbildung) kann es in $^1/_3$ der Fälle wahrscheinlich durch zusätzliche Kongestionsvorgänge im Blasenhalsgebiet zu dem eindrucksvollen Ereignis der akuten Harnsperre kommen.

Sind die Kompensationsmöglichkeiten des Detrusors völlig erschöpft, kommt es zu dem lebensbedrohlichen, aber oft wenig dramatisch erscheinenden Zustand der chronischen Distensions- oder Überlaufblase. Aus der extrem überdehnten Blase tropft der Urin kontinuierlich, meistens ohne Schmerzsensationen, ab. Durch zunehmende Rückstauung kommt es zu einer schleichend-progressiven Urämie mit Appetitlosigkeit, langsam zunehmendem Kräfteverfall und steigenden Nierenserumwerten.

Die Diagnose ergibt sich aus der charakteristischen Anamnese, rectaler Untersuchung und Restharnbestimmung.

Bei der rectalen Palpation der Prostata werden Normabweichungen nach Größe und Konsistenz registriert, ferner Abgrenzbarkeit und Oberfläche beurteilt. Die möglichen Normabweichungen sind in Abb. 8 als Schema wiedergegeben, das sich auch als kommunikable Gedächtnisstütze für die Praxis empfiehlt. Die Abgrenzbarkeit wird durch mehr oder weniger kräftige Begrenzungslinien markiert, indurierte Bezirke werden in entsprechend abgestufter Intensität schraffiert, weichere Bezirke punktiert, Größe und gegebenenfalls Oberfläche notiert.

Aber nicht die bei rectaler Palpation ermittelte Größe allein bedingt den Krankheitswert des Adenoms, sondern vor allem die Behinderung der Blasenentleerung, d.h. der Restharn. Er kann mit dem Katheter nach maximaler willkürlicher Blasenentleerung exakt in ml – durch mehrfache Bestimmung als therapeutisch relevanter „Standardrestharn" – oder auch im Zuge einer Ausscheidungsurographie durch eine Blasenaufnahme unmittelbar nach der Entleerung der kontrastmittelgefüllten Blase schätzungsweise, aber schonender ermittelt werden („Restharnpfütze"). Das Ausscheidungsurogramm zeigt zusätzlich weitere Details: Rückstau oder Funktionsbeeinträchtigung der oberen Harnwege, hörnchenförmige Anhebung des prävesicalen Ureters, Kontrastmittelaussparung durch endovesicale Adenomabschnitte, Trabekel-, Pseudodivertikel- und Steinbildung.

Differentialdiagnostisch müssen kardiale Nykturien, cerebralsklerotische Störungen der hypothalamischen und corticalen Miktionskoordination, neurogene Blasenentleerungsstörungen, z.B. auch bei starkem Gebrauch von Psychopharmaka, sowie alle anderen mechanischen Obstruktionen unterhalb der Blase abgegrenzt werden.

Für die Therapie müssen besonders beim sehr alten Prostataadenompatienten die Behandlungsbedürftigkeit (Restharn) und die Behand-

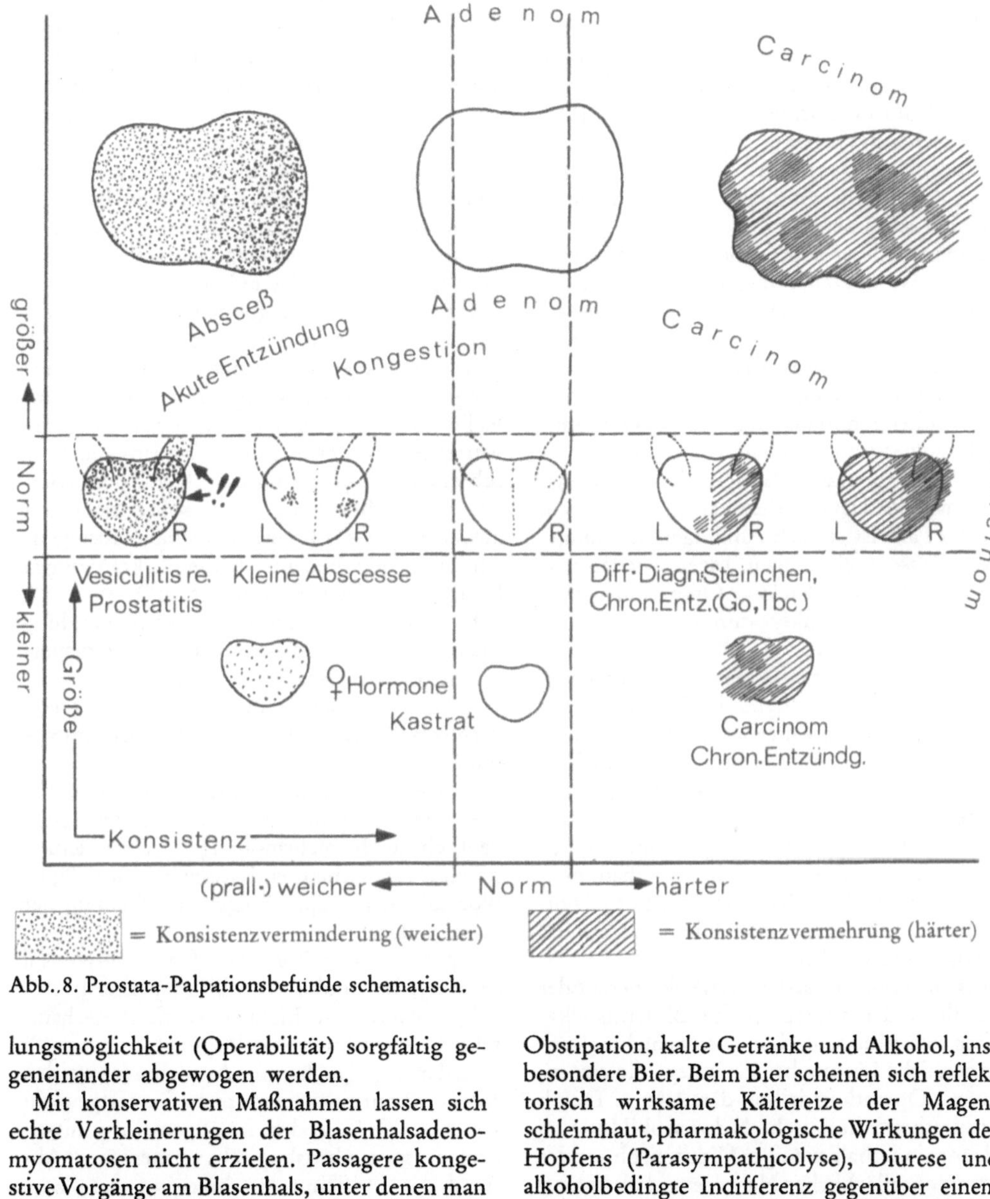

Abb. 8. Prostata-Palpationsbefunde schematisch.

lungsmöglichkeit (Operabilität) sorgfältig gegeneinander abgewogen werden.

Mit konservativen Maßnahmen lassen sich echte Verkleinerungen der Blasenhalsadenomyomatosen nicht erzielen. Passagere kongestive Vorgänge am Blasenhals, unter denen man sich stärkere Füllungen des Lymph- und Venengeflechtes in dieser Region vorzustellen hat, können ein Adenom vorübergehend größer erscheinen lassen und behandlungsbedürftig machen.

Alles, was eine Kongestionierung fördert, ist zu vermeiden: Kältereize, langes Sitzen in weichen Sesseln mit Wärmestauung (Kunststoffpolster), z.B. auch lange ununterbrochene Autofahrt, Unterdrückung des Harndranges, Obstipation, kalte Getränke und Alkohol, insbesondere Bier. Beim Bier scheinen sich reflektorisch wirksame Kältereize der Magenschleimhaut, pharmakologische Wirkungen des Hopfens (Parasympathicolyse), Diurese und alkoholbedingte Indifferenz gegenüber einem Harndranggefühl zu summieren. Günstig sind dagegen: trockene Wärme, geregelter Stuhlgang, körperliche Bewegung in jeder Form.

Medikamentös zielen Phytotherapeutica (Urgenin, Prostagutt) auf die Beseitigung solcher Begleitkongestionen, kleine Hormongaben (Östrogene, Gestagene, Androgene) scheinen daneben auch noch eine Tonisierung der Blasenmuskulatur zu bewirken. Der Erfolg ist gegenüber den auch spontan vorkommenden Dekongestionierungen schwer objektivierbar und, je nach Beteiligung der Kongestionskomponente an der Entleerungsbehinderung, entsprechend unterschiedlich. Gestagene (Depostat, Schering) haben weniger feminisierende Wirkungen als Östrogene. Androgene können ein bis dahin vielleicht noch okkultes Prostatacarcinom stimulieren.

Keinesfalls aber sollte eine konservativ medikamentöse Therapie über längere Zeit dazu führen, eine operationsbedürftige Prostata nicht zum optimalen Zeitpunkt zu operieren.

Bei der akuten Harnverhaltung wird man zunächst mit einer einmaligen Entlastung durch einen Katheter, notfalls auch zwei- oder dreimal wiederholt, auszukommen versuchen. Kommt danach die spontane Miktion nicht in Gang, sollte man den Dauerkatheter anlegen. In einem Teil der Fälle ist er nach Abklingen der kongestiven Phase nach einigen Tagen wieder entbehrlich. Die routinemäßige Operationsvorbereitung jedes Prostatikers durch Dauerkatheter ist nicht erforderlich.

Unentbehrlich ist eine Dauerkathetervorbehandlung mit intermittierender Entleerung im Rhythmus einer normalen Miktionsfrequenz bei Überlaufblase. Wegen der gewaltigen Entlastungsdiurese mit der Gefahr lebensbedrohender Elektrolytverschiebungen und paradoxer Harnstoffreaktionen müssen unter allen Umständen die ersten Tage einer solchen, meistens mehrwöchigen Behandlung unter ständiger klinischer Kontrolle ausschließlich stationär durchgeführt werden.

Als Dauerlösung ist der Verweilkatheter oder schließlich der suprapubische Blasenfistelkatheter zwar eine schlechte, aber manchmal unvermeidliche Lösung bei Patienten, die ein extremes Operationsrisiko darstellen. Durch transurethrale thermische Nekrosenbildung im Adenom innerhalb weniger Minuten, ohne oder nur mit oberflächlicher Narkose und ohne akuten Blutverlust, können auch noch aus dieser Gruppe Patienten vom Dauerkatheter wieder befreit werden. Dazu dient z.B. eine mit flüssigem Stickstoff von minus 190° C beschickte kryochirurgische Sonde, die kugelförmige Vereisungszonen mit nachfolgendem Gewebsuntergang bewirkt. Auch erste klinische Versuche mit Hitzekoagulation (Thermokoagulation) sind gemacht worden. Unter Dauerkatheterbehandlung wird dann die im allgemeinen 6 Wochen dauernde Nekroseabstoßung abgewartet, doch ist durch die Störanfälligkeit in dieser Zeit (Katheterverstopfung durch Nekrosen) die Zahl der in Frage kommenden Patienten limitiert. Kryochirurgisch erfahrenen Urologen gelang es so, bis zu 90% dieser Patienten doch noch vom Katheter zu befreien.

Die einzig zuverlässige dauerhafte kurative Behandlung des Prostataadenoms ist allerdings die Operation. Sie ist indiziert:

a) Bei allen jüngeren gut operablen Patienten, bei denen das Adenom und die Symptomatik trotz passagerer Besserungen eine langsame Progression zeigen, auch wenn der Restharn vielleicht nur gelegentlich oder nie ein nennenswertes Ausmaß erreicht hat. Die langsam fortschreitende Progression mit allen Konsequenzen ist die Regel, und man sollte nicht erst abwarten, bis die Operabilität mit zunehmendem Alter oder neuauftretenden Erkrankungen herabgesetzt ist („Frühoperation").

b) Wenn es – auch ohne Restharnbildung (Stadium I) – wiederholt zu akuten Harnsperren gekommen ist.

c) In allen Fällen, in denen ein Standardrestharn von 80 bis 100 ml und mehr vorliegt (Stadium II).

d) Möglichst in allen Fällen des Stadiums III, allerdings hier nach einer mehrwöchigen, gelegentlich auch mehrmonatigen Vorbereitung durch Dauerkatheterentlastung bis zur völligen Normalisierung aller Folgen der Stauung der oberen Harnwege.

Operative Verfahren: a) offene: transvesical (Freyer), retropubisch (Millin), perineal;

b) transurethral: Elektroresektion, mechanische Stanzresektion („cold punch resection").

In der Regel (nicht ohne Ausnahmen) werden Adenome mit einem erwarteten Gesamtgewicht von mehr als 50 g, d.h. im allgemeinen mit einem cysto-urethroskopisch vermessenen Abstand des Orificium urethrae internum zum Colliculus seminalis von mehr als 3,5 bis 4 cm, eher durch offene operative Verfahren, kleinere durch transurethrale Elektroresektion behandelt. Die Belastung des Patienten durch die wirklich komplette Elektroresektion eines großen Adenoms wächst mit der Dimension des Adenoms (Operationsdauer), während bei den offenen Verfahren die Operationsdauer mit der Größe des Adenoms praktisch nicht verlängert wird. Die Mortalität wird überwiegend durch postoperative Thromboembolien, kardiale, pulmonale und cerebrale Insuffizienz bedingt. Embolieprophylaxe und eine sorgfältige präoperative internistische Untersuchung sind deshalb obligat.

Zur Nachsorge sei noch kurz bemerkt, daß gerade der alte Patient, der schon längere Zeit mit erhöhten Restharnmengen gelebt hat, eine gewisse Zeit zur Umstellung auf die neu wiederhergestellte physiologische Urinpassage benötigt. Arbeitsunfähigkeit sollte nicht zu knapp bemessen werden, im Regelfalle etwa $1^1/_2$ bis 2 Monate nach Krankenhausentlassung. Im Urinsediment wird man noch mehrere Wochen nach der Operation Leukocyten, zum Teil auch Erythrocyten und pathogene Keime, finden. Mehrwöchige postoperative Infektionskontrolle und gegebenenfalls gezielte Behandlung sind notwendig. Besteht 3 bis 4 Monate nach der Prostataoperation noch immer eine Infektion, empfehlen sich eine Restharnprüfung und die cystoskopische Kontrolle. Manchmal kann ein kleiner Kapselrestfetzen verantwortlich sein, den man leicht resezieren kann.

Die Potentia coeundi bleibt, abgesehen von perinealen Operationsmethoden, in über der Hälfte unbeeinflußt, in der anderen Hälfte kann sie teils postoperativ besser, teils auch schlechter werden als vor der Operation. Die Potentia generandi ist nach einer Prostataoperation praktisch immer erloschen, zumal im allgemeinen zur Verhinderung einer Epididymitis während der Kathetervorbehandlung oder spätestens bei der Operation die prophylaktische beiderseitige Vasoligatur vorgenommen werden sollte.

Das *Prostatacarcinom* ist der häufigste maligne Tumor des Urogenitalsystems und steht an dritter Stelle der Krebstodesfälle des Mannes, nimmt statistisch mit steigendem Lebensalter relativ zu und ist bei Männern über 70 Jahren der häufigste bösartige Tumor. Auf seine Früherfassung zielt auch ganz wesentlich die seit dem 1. Juli 1971 in der Bundesrepublik von RVO- und Ersatzkassen und damit für 90% der Bevölkerung angebotene kostenlose Vorsorgeuntersuchung bei Männern: Gezielte Anamnese, Urinuntersuchung (Eiweiß, Zucker, Sediment), Palpation der regionären Lymphknoten, der Prostata und des Rectums, in einem Teil der Fälle Kontrolle der Blutkörperchensenkungsgeschwindigkeit.

Histologisch findet sich ein Adenocarcinom am häufigsten, es folgen die soliden und die mehr scirrhösen Formen, während Gallert- und Plattenepithelcarcinome selten sind. Obwohl über 80% aller Prostatacarcinome an der vom Mastdarm aus palpablen dorsalen Fläche lokalisiert sind, ereignet sich eine Perforation in den Mastdarm selten, während die frühzeitige Tumorausbreitung in die Samenblasen zur Harnröhre und zum Blasenhals hin häufig ist bis zur Ummauerung der Ureteren und zur brettharten Infiltration einseitig oder beidseitig bis zur Beckenwand in späteren Stadien.

Anfangs oft lange Zeit subjektiv und klinisch symptomlos – daher die Bedeutung der Vorsorgeuntersuchung –, können erste Symptome schließlich denen des Prostataadenoms gleichen: Dysurie, seltener mit akutem Harnverhalt, eher mit schleichender Restharnbildung mit allen Konsequenzen wie auch beim Prostataadenom. Andererseits können dysurische Beschwerden anfangs wenig in Erscheinung treten, dafür aber ein ungewisses Druckgefühl im Damm oder Schmerzen durch die für das Prostatacarcinom neben den osteolytischen besonders typischen osteoplastischen Knochenmetastasen, die sich durch Knochenszintigraphie früher als durch Röntgenaufnahmen erkennen lassen.

Die Diagnose muß bei verdächtigem Palpationsbefund (s. Abb. 8) wegen der einschneidenden Konsequenzen einer optimalen Therapie in jedem Falle heute durch Biopsie histologisch gesichert werden: Die transrectale Aspirationscytologie ist als Suchtest ohne Narkose ambulant möglich. Durchwegs sicherer ist für den Pathologen die Stanzbiopsie – rectal oder perineal – zu beurteilen. Nur eine Erhöhung der sauren Serumphosphatase und speziell der Prostataphosphatase hat Beweiskraft und kann als Erfolgsindikator bei weiterer Therapie dienen, normale Werte sind aber kein Gegenbeweis, und selbst metastasierende Prostatacarcinome zeigen in 30% der Fälle keine Erhöhung der sauren Phosphatasen.

Nur frühe Stadien des Prostatacarcinoms – man sieht sie leider nur in 3 bis 5% der Fälle – sind durch die in den letzten Jahren auch in Deutschland (bis Ende 1973 über 300 Operationen) wieder aufgenommene totale Prostatektomie mit allerdings noch merklicher Komplikationsrate dauerhaft auszuheilen. Andererseits nimmt das Prostatacarcinom insofern eine Sonderstellung unter allen malignen Tumoren ein, als es durch östrogenwirksame Hormongaben bei Ausschaltung eigener Androgenproduktion (Kastration) in günstigen Fällen so retardiert werden kann, daß der Effekt bei der begrenzten Lebenserwartung alter Menschen gelegentlich fast einer Heilung gleichkommen kann. Auch ein vorher eindeutiger lokaler Palpationsbefund kann gelegentlich fast völlig zurückgehen. Leider sind 10 bis 30% der Carcinome – und zwar unabhängig von ihrer histologischen Art – primär östrogenresistent. Bei den meistens schon fortgeschritteneren Fällen wird man mit Infusionen von Diaethylstilböstroldiphosphat (Honvan) für 10 bis 14 Tage stationär beginnen und dann die Dauerbehandlung mit einem Depot-Östrogen (z.B. Progynon-Depot, alle 3 bis 4 Wochen 100 mg) fortführen.

Die einmal begonnene Hormonbehandlung muß bis zum Lebensende fortgeführt werden. Für einen konstanten Hormonspiegel ist man bei oraler Medikation von der Gewissenhaftigkeit des Patienten abhängig. Ferner sind die Resorptionsbedingungen bei oraler Medikation und bei Implantation von Kristallpreßlingen unter die Bauchhaut (Cyren A) nicht immer konstant. Die störende Vergrößerung der Brustdrüsen kann durch eine Röntgenbestrahlung mit 800 rd *vor* der Behandlung weitgehend verhindert werden. Abgesehen von den Auswirkungen der gegengeschlechtlichen Hormonbehandlung auf die Vita sexualis, sind insbesondere östrogeninduzierte kardiovasculäre Komplikationen bei hohen Dosierungen zu befürchten. Bei behinderter Harnentleerung ist eine palliative Elektroresektion erforderlich. Die Hochvolt-Bestrahlungstherapie wird in letzter Zeit wieder mehr befürwortet, insbesondere bei östrogenresistenten Fällen. Androgenwirksame Inkrete der Nebennieren können durch kleine Cortisongaben (50 bis 30 bis 10 mg Cortison oder entsprechende Äquivalente täglich) blockiert werden.

Im Laufe einer längeren Östrogenbehandlung, insbesondere aber bei ihrer Unterbrechung, kann sich eine sekundäre Östrogenresistenz entwickeln mit manchmal geradezu stürmischer Progredienz der Symptome. Die Ausschaltung der Hypophyse durch Implantation radioaktiver Substanzen, Erhöhung der Cortisondosis, der „Testosteronschock" (wenige Tage 25 mg Testosteron täglich, dann wieder hochdosiert Honvan intravenös), manchmal auch ein Wechsel des Östrogenpräparates können in solchen verzweifelten Fällen gelegentlich eine zeitweise Besserung des Krankheitsbildes bewirken. Von dieser Ausnahme abgesehen, ist jede Zufuhr männlichen Hormons bei Prostata-Carcinom strikt kontraindiziert.

Die Prognose ist trotz einzelner, manchmal über 10 und 15 Jahre klinisch befriedigend verlaufender Fälle im Durchschnitt schlecht: Kastration und konsequente Östrogenbehandlung vorausgesetzt, beträgt die durchschnittliche Lebenserwartung bei Carcinomen, die die Kapsel überschritten haben, 3 bis 4 Jahre, bei ausgedehnter Fernmetastasierung 1 bis 2 Jahre. Nur in ausgesprochenen Frühfällen – Carcinomknoten auf die Prostata beschränkt, Kapsel nicht überschritten – kann die radikale Prostatektomie einschließlich der Samenblase (retropubisch oder perineal) als einzig wirklich kurative Methode Dauerheilung bringen. Wegen der beträchtlichen Komplikationsrate – Inkontinenz in etwa 10% der Fälle, außerdem Strikturen und Fisteln – macht man die Indikation zu diesen Eingriffen im allgemeinen davon abhängig, daß der Patient eine Lebenserwartung von wenigstens noch 10 Jahren hat.

Komplikationen ergeben sich bei der Therapie des Prostatacarcinoms durch Belastung der Leber und Ödemeinlagerung bei Östrogenbehandlung und Osteoporose bei Cortisonbehandlung.

7. Erkrankungen des Penis und der Harnröhre

Das Peniscarcinom macht in Europa etwa 1% aller Carcinome beim Manne aus und tritt im 5. und 6. Lebensjahrzehnt mit einem Gipfel um das 60. Lebensjahr herum bevorzugt auf. Mangelnde Hygiene im Bereich des Präputiums und der Glans mit chronischen Entzündungen und Smegmabildungen insbesondere bei Phimosen ist als Teilursache in Betracht zu ziehen. Bei Patienten, die in der Kindheit beschnitten wurden, kommt es praktisch nicht vor.

Der Peniskrebs entsteht aus dem Plattenepithel des inneren Vorhautblattes und der Eichel, zunächst als ulcerierende kleine derbe Geschwulst, die sich zu einem blumenkohlartig wuchernden Tumor mit jauchigem Zerfall, mit Zerstörung der Glans und weiterer Ausbreitung in die Corpora cavernosa und lokaler Metastasierung in die regionären Leistenlymphknoten entwickelt. Die Harnröhre wird verhältnismäßig selten oder nur spät befallen, Fernmetastasierung ist ungewöhnlich. Die Symptome sind bei direkter Inspektion charakteristisch, bei Phimose nicht selten von denen einer chronisch rezidivierenden Balanitis überdeckt, Blutungen seltener.

Die Diagnose sollte besonders in Zweifelsfällen und im Übergangsfeld zwischen chronischer Balanitis, Präcancerose und echtem Carcinom histologisch gesichert werden. Verhindert eine senile Phimose die genaue Abklärung, sollte diese in jedem Falle schon aus hygienischen Gründen operativ durch Circumcision beseitigt werden. Verdickte Lymphknoten im regionären Abflußgebiet in der Leistenbeuge können Tumorabsiedlungen bedeuten, nicht selten aber nur Ausdruck der geschwürigen Zerfallsprozesse sein. Differentialdiagnostisch lassen sich venerische, tuberkulöse oder unspezifische Ulcerationen, Herpes und Condylome durch histologischen Befund, Erregernachweis oder Seroreaktion abgrenzen.

In Intitialstadien ohne Lymphknotenmetastasen können eine Bestrahlung, bei kleinen Tumoren des Praeputiums die Circumcision kurativ sein, bei fortgeschritteneren Stadien nur Pensisamputation oder sogar -exstirpation. Befallene Leistenlymphknoten werden entfernt, die Leistengegend wird dann durch lokale Röntgennachbestrahlung behandelt.

In ausgesprochenen Initialstadien des im allgemeinen nicht sehr rasch wachsenden Tumors erreichen 90% der Patienten die 5-Jahres-Grenze, bei nicht-metastasierenden fortgeschritteneren Fällen im günstigsten Fall 50 bis 80%, mit zunehmender Metastasierung und Ausdehnung des Tumors sinken diese Prozentzahlen dagegen rasch ab.

Bei Frauen im Klimakterium, Präsenium und Senium beruhen unspezifische, chronisch rezidivierende Entzündungen der Harnröhre und des Blasenhalses oft auf einem Östrogenmangel in der Menopause. Diese *Urethritis atrophicans oder senilis* der Frauen ist in einer urologischen Sprechstunde häufig.

Harnröhre wie Trigonum entstehen gemeinsam mit der Vagina aus dem Sinus urogenitalis und unterliegen mit dem Sistieren der Östrogenproduktion regressiven Veränderungen, die sich auch an Urethralabstrichen cytologisch bei Färbung nach Papanicolaou nachweisen lassen.

Pathologische Urinbefunde können völlig fehlen und stehen dann im krassen Gegensatz zu den erheblichen subjektiven Beschwerden: Pollakisurien, brennende Schmerzen in der Harnröhre und Blasentenesmen oder auch ein unbestimmbares Druckgefühl bis zu ziehenden Schmerzen in der Leisten-Symphysengegend, oft auch unwillkürlicher Harnabgang bei Husten, Pressen, Niesen usw.

Die Diagnose stützt sich auf die Inspektion der Vulva und Harnröhre. Vaginalschleimhaut, Labien und Urethra können trocken, gelblich und blaß, bei einer begleitenden senilen Kolpitis aber auch gerötet sein. Cysto-urethroskopisch sieht man gerötete Trigonumbezirke mit Fibrinauflagerung und dem Bild einer Cystitis granularis bei normalem Urinbefund. Differentialdiagnostisch sollte bei ausgeprägterem Pruritus und bei Craurosis vulvae auch an einen Diabetes mellitus gedacht werden.

Therapeutisch werden, sofern keine präcancerösen Veränderungen vorliegen, östrogenhaltige Suppositorien oder Salben lokal für 2 bis 3 Wochen abends aufgetragen, und diese Kur wird gegebenenfalls in Abständen von einigen Wochen mehrfach wiederholt.

8. Männliche Geschlechtsfunktion im Alter

Etwa um das 40. Lebensjahr nimmt in individuell unterschiedlichem Maße die Testosteronproduktion der Leydigschen Zwischenzellen im Hoden langsam ab. Einfacher als der Nachweis eines abfallenden Testosteronspiegels im Serum ist die Abnahme der Fructose im Ejaculat nachzuweisen, die in den Samenblasen in direkter Abhängigkeit vom Testosteronspiegel gebildet wird. Auch die Spermiogenese nimmt mit zunehmendem Alter ab, wenn auch oft weniger deutlich. Außer Androgenen werden aber im männlichen Organismus auch in geringem Maße Östrogene gebildet, und zwar in den Sertoli- und Leydig-Zellen des Hodens, in den Nebennieren und durch die Umwandlung von Androgenen in Östrogene in der Leber [11]. Im Gegensatz zu den Androgenen bleibt der Östrogenspiegel auch über das 40. Lebensjahr hinaus mehr oder weniger konstant. Diese geänderten Hormonrelationen sollen nach einigen Autoren für die Entwicklung eines Prostataadenoms verantwortlich sein.

Auch Erscheinungen, für die der umstrittene Begriff des sog. „*Klimakterium virile*" geprägt wurde, sollen so verursacht sein: Leistungsminderung mit leichter Ermüdbarkeit, Antriebslosigkeit, Gedächtnisschwäche, Konzentrationsunfähigkeit und Schlaflosigkeit, in ausgeprägteren Fällen auch nervös-psychische und kardiovasculäre Symptome wie Stimmungsschwankungen, Interessenlosigkeit und Unruhe, Tachykardien, Schweißausbrüche und Hitzewallungen. Eine dem weiblichen Klimakterium entsprechende Erhöhung des Gonadotropinspiegels, wie er auch bei postpuberalen männlichen Kastraten typisch ist, findet sich dagegen nicht, wohl ein Hinweis dafür, daß sich auch an der Hypophyse gleichzeitig altersinvolutive Veränderungen abspielen.

Ausführungen über die männliche Geschlechtsfunktion im Alter, die auch für Beratung und Behandlung urologisch Kranker von Bedeutung sind, werden im Kapitel „Sexualprobleme" von F.K. Beller gemacht.

Die ärztliche Beratung ist in diesen Fällen sicherlich nicht allein von somatischen Gesichtspunkten bestimmt. Viele Faktoren des Milieus, der Zeitströmung und der individuellen Lebensumstände müssen bei Beratung und Behandlung in diesen Fällen berücksichtigt werden.

Literatur

1. Albrecht, K.F., Eigler, F.W.: Zur Operationsindikation bei Hypertonikern mit einseitiger Nierenerkrankung. Urologe 7, 11–15 (1968).
2. Alken, C.E.: Leitfaden der Urologie. 6. Aufl. Stuttgart: Thieme 1973.
3. Alken, C.E., Staehler, W.: Klinische Urologie. Ein Lehrbuch. Stuttgart: Thieme 1973.
4. Alken, C.E., Dix, V.W., Goodwin, W.E., Weyrauch, H.M., Wildbolz, E.: Handbuch der Urologie. 24 Bde., noch nicht abgeschlossen. Berlin–Heidelberg–New York: Springer 1958.
5. Bauer, K.M.: Taschenbuch der Urologie. Stuttgart: Schattauer 1972.
6. Boeminghaus, H.: Urologie. 2 Bde. München: Werk-Verlag 1972.
7. Boshamer, K.: Lehrbuch der Urologie. 7. Aufl. Stuttgart: Fischer 1968.
8. Klosterhalfen, H.: Urologie-Fibel für die Praxis. Stuttgart: Thieme 1971.
9. König, K., Haubensak, K.: Zur Epidemiologie der Urogenitaltuberkulose (7. Internat. Symposion). Urologe **11**, 22–28 (1972).
10. Staehler, W.: Klinik und Praxis der Urologie. 2 Bde. Stuttgart: Thieme 1959.
11. Staehler, W., Völter, D., Ziegler, H.: Alterserkrankungen der Prostata im Rahmen der Vorsorgeuntersuchung. Med. Welt **24** 115–123 (1973).

Psychiatrie

Chr. Müller

1. Einleitung

Zweifellos wird der praktische Arzt immer häufiger zu alten Menschen gerufen, die nicht in erster Linie an körperlichen Beschwerden leiden, sonder psychische Störungen aufweisen. Obwohl heute die zahlenmäßige Häufigkeit dieser Störungen in einer Alterspopulation ziemlich genau bekannt ist (6–8% aller über 65jährigen), konnte andererseits nachgewiesen werden, daß diese Kranken seltener als diejenigen jüngerer Lebensalter den Arzt spontan aufsuchen. Dies liegt zumeist daran, daß diese älteren Menschen eine ganz besondere Scheu haben, Hilfe dort zu suchen, wo sie ihnen natürlicherweise geboten werden könnte. Sie fürchten nicht zu Unrecht, daß dann sofort „Maßnahmen" ergriffen würden, ahnen oft dunkel, daß das Auftreten von Symptomen Anzeichen dafür sind, daß sie ihre Lebensgewohnheiten ändern müssen, ihr Heim aufgeben, ihre Arbeit ändern sollten. Oft sind sie auch resigniert, huldigen der Ansicht, daß „man ja doch nichts mehr für sie tun könne", ja manchmal trifft man auch auf erstaunlich luzide Überlegungen wie die Angst vor der unnatürlichen Verlängerung des Lebens, die gefürchtet wird. Gelegentlich steckt hinter diesem Widerstand auch ganz einfach die verstärkte Scheu, sich dem Arzt in der körperlichen und geistigen Hinfälligkeit zu enthüllen. Diese alten Menschen fürchten mehr als jüngere Apparate und Einrichtungen, die der Arzt verwendet, sie fürchten sich vor Injektionen und Operationen, die sie für sinnlos halten. Nicht selten fürchten sie den Arzt als den Verkünder einer ungünstigen Prognose. (Wobei nicht zu vergessen ist, daß dies eine der ältesten Aufgaben des ärztlichen Standes war.) Kurz, es ist die nur noch kurze Lebensspanne, der befürchtete nahe Tod, der in der Begegnung mit dem Arzt zu einer konkreten Realität zu werden droht.

Noch häufiger steht jedoch hinter der Weigerung, ärztliche Hilfe aufzusuchen, die tatsächliche Unfähigkeit, das eigene Leiden zu erkennen und als behandelbare Krankheit zu identifizieren. Die psychiatrischen Symptome, über die eingehender gesprochen werden soll, gehören ganz besonders in dieses Kapitel. Mit der Abnahme der geistigen Funktionen, insbesondere der Merkfähigkeit und des Gedächtnisses, leidet auch die Urteilsfähigkeit. Der alternde Mensch bemerkt nicht mehr, daß er apathisch und unselbständig geworden ist, er registriert oft nur vage sein eingeschränktes Gedächtnis, ja es kann oft zu einem grotesken Auseinanderklaffen der objektiven Beeinträchtigung und der subjektiven Selbsteinschätzung kommen. Je mehr diese Abbauprozesse fortschreiten, desto öfter wird es denn auch vorkommen, daß nicht der Kranke selbst, sondern seine Umgebung den Arzt ruft. Dieser steht dann vor der undankbaren Aufgabe, dem Kranken eine Behandlung angedeihen zu lassen, welche dieser selbst nicht mehr als solche erleben kann. Meist geht es dann auch vor allem um die Frage der sozialen Maßnahmen wie Einweisung in ein Spital, in ein Heim usw., wobei der Arzt nicht selten zum Richter aufgerufen wird in einem Streit zwischen besorgten Angehörigen und dem Kranken.

2. Arten und Häufigkeit der psychischen Störungen im Alter

Es soll hier nicht wiederholt werden, was über die Psychologie des Alterns in diesem Band bereits gesagt wurde. Halten wir indessen fest, daß die Grenze zwischen „Morbus" und physiologischem Abbau in der Alterspsychiatrie ganz besonders ungenau und unscharf ist. Auch heute noch gehen die Meinungen in der Fachliteratur weit auseinander. Während gewisse Autoren der Alterssymptomatik jede Spezifität abstreiten, haben andere bestimmte Syndrome beschrieben, in denen zum physiologischen Abbau, zum „normalen" Altern also, noch ganz bestimmte als Krankheit zu identifizierende Erscheinungen hinzutreten. Wie bei den psychischen Erkrankungen jüngerer Lebensjahre, kann man auch im Alter grosso modo zwischen vorwiegend psychogenen oder funktionellen Störungen und denjenigen mit eindeutig hirnorganischer Ursache unterscheiden.

Zu neurotischen Störungen im engeren Sinne kommt es im Alter nur noch äußerst selten. Wenn neurotische Symptome vorhanden sind, so reichen diese in der Regel weit in die früheren Altersepochen zurück. Im Alter sind ja die Auseinandersetzungen mit inneren Triebkonflikten meist abgeschlossen, die Persönlichkeit hat ihre typischen Abwehrmechanismen entwickelt und verändert diese kaum mehr. Ausnahmsweise kann indessen beobachtet werden, daß eine Phobie oder eine Zwangsneurose erst im höheren Alter manifest wird. Die genaue Untersuchung ergibt indessen meist, daß es sich um prämorbid analog strukturierte Persönlichkeiten gehandelt hat, bei denen das psychologische Erlebnis des Alterns, gelegentlich auch der psychoorganische Ausfall, zu einer Exacerbation geführt hat. Eine sexuelle Problematik kann schließlich auch nach dem 65. Lebensjahr noch zu neurotischer Verarbeitung Anlaß geben. So haben wir beispielsweise gesehen, daß lebenslänglich abgewehrte sexuelle Wünsche bei älteren Frauen zu neurotischen Angstzuständen führen können, die dann auch einer Psychotherapie zugänglich sind.

Zu den häufigsten psychogenen bzw. funktionellen Störungen im Alter gehört die *reaktive Depression,* die oft ein besonders alterstypisches Gepräge annimmt. Der alternde Mensch muß mehr und mehr eine Reihe von Frustrationen in Kauf nehmen: Trennung von lieben Angehörigen, Abnahme der körperlichen Kräfte, Begrenztheit der vor ihm liegenden Zeitspanne, Vereinsamung, Beeinträchtigung seines sozialen Prestiges usw. Auf diese Frustration reagiert er mit Trauer und Verzweiflung.

Nun liegen freilich diese Zusammenhänge nicht immer so offen und klar da. Auch im Alter sucht der Mensch nach angstbindenden „Erklärungen", die ihm das Unangenehme erleichtern sollen. Es kommt zur Verschiebung in körperliche Bereiche, zu sog. Somatisierungen, welche äußerst polymorph sein können. Die Depression kann also larviert sein, kann sich hinter anscheinend rein hypochondrischen Klagen verbergen, z.B. unklaren Schmerzen, Oppressionen, Appetitlosigkeit bis zu streng lokalisierten Beschwerden wie Verstopfung, Miktionsstörungen, Atemstörungen usw. Diese Zustände sollte der praktische Arzt erkennen können. Sie treten nicht selten plötzlich auf, manchmal im Anschluß an ein banales Ereignis wie Wohnungswechsel, Krankheit eines Enkels usw., und es zeigt sich dann meist, daß der betreffende alte Mensch schon seit längerer Zeit in einem labilen Gleichgewicht gelebt hatte, so daß es nur eines geringfügigen Anlasses bedurfte, um die mühsam aufrechterhaltene Fassade zu erschüttern. Im Rahmen der „disengagement theory" [8] ist es übrigens interessant festzuhalten, daß das Sich-Lösen aus der Zeit, aus dem strengen Arbeitsrhythmus, aus den Wertmaßstäben, aus dem sozialen Gefüge, positive wie auch negative Folgen haben kann. Dieses „Disengagement" kann einerseits Angst produzieren, andererseits aber auch zu einer größeren Überlegenheit und Altersweisheit führen.

Häufig treffen wir in der psychiatrischen Literatur den Begriff der *Involutionsdepression.* Auch er ist nicht nach scharfen Kriterien zu fassen. Während für die einen Autoren die bereits erwähnten psychogenen Momente im Vordergrund stehen, betonen andere das Vorwiegen hirnorganischer Elemente. Tatsächlich handelt es sich in manchen Fällen um ein inniges Verflochtensein dieser verschiedenen Mechanismen. Besonders dann wird diese Diagnose zu stellen sein, wenn es sich um ein Zusammentreffen von lebensgeschichtlich bedeutsamen Traumen, die um das psychologische Altern gruppiert sind, mit einem objektivierbaren Verlust der intellektuellen Funktionen handelt, ohne daß die letzteren das Ausmaß einer eigentlichen Demenz erreichen.

Der Kranke ist also noch in der Lage, selbstkritisch zu seiner gestörten Konzentrationsfähigkeit, Merkfähigkeit usw. Stellung zu nehmen, aber gerade dies trifft ihn in seinem Selbstwertgefühl und führt zur Depression.

Neben der Involutionsdepression gibt es Psychosen mit Wahnbildung, die einem ähnlichen pathogenetischen Muster folgen. So kann beispielsweise der Verarmungswahn, oft auch der Verfolgungswahn, bei alten Menschen durch das Zusammenspielen von lebensgeschichtlichen Elementen mit einem effektiven Absinken der intellektuellen Leistungsfähigkeit erklärt werden. Die Wahnbildung im Alter ist relativ häufig, wenn auch nicht so häufig wie die bereits erwähnte Involutionsdepression.

Verlassen wir nun das Kapitel der Krankheitsformen, die ganz vorwiegend den affektiven Bereich der Persönlichkeit betreffen, und wenden uns den Störungen im Bereich des Gedächtnisses und der Orientierung zu.

Das *hirnorganische Psychosyndrom* im Sinne von E. und M. Bleuler [5] ist die wichtigste und häufigste psychiatrische Erkrankung im Alter. Es ist gekennzeichnet durch Verlangsamung des Denkablaufes, Konzentrationsschwäche, Störung des Alt- und Frischgedächtnisses, wozu meist Affektlabilität sowie Reizbarkeit, abwechselnd mit Apathie, hinzukommen.

Meist ist auch die Orientierungsfähigkeit in Mitleidenschaft gezogen. Der psychoorganisch gestörte alte Mensch hat Mühe, sich zurechtzufinden, verwechselt Gegenwärtiges mit Vergangenem, irrt sich in den örtlichen Verhältnissen. Vor allem ist er eingeschränkt in seinen Möglichkeiten, Neues aufzunehmen und zu verarbeiten. Solange sein Leben in den gewohnten Bahnen verläuft, solange die Gestalt seiner Umgebung sich nicht verändert, fällt seine Orientierungsschwäche nicht besonders auf. Muß er sich jedoch an eine neue Örtlichkeit gewöhnen, soll er sich neue Namen merken, dann verwirren sich ihm die Zusammenhänge leicht. Er hat Mühe, rasch von einem Gegenstand zum andern zu wechseln, seine Aufmerksamkeit haftet zu lange an einem ins Bewußtsein getretenen Objekt. Diese gestörte *Einstellfähigkeit* wurde vor allem von Grünthal beschrieben [10]. Neuere Untersuchungen zum Lernprozeß im Alter haben freilich ergeben, daß auch in der Seneszenz noch beachtliche Leistungen erzielt werden können, sofern die zur Verfügung gestellte Zeit verlängert wird. Die Fähigkeit zur Synthese kann sogar manchmal gesteigert werden, weshalb denn auch der 80jährige Psychiater von Monakow [12] in seiner Selbstbiographie sagen konnte, erst im Alter habe er das Zusammenspielen des „psychobiologischen Orchesters" richtig erleben können.

Das hirnorganische Psychosyndrom ist nicht eine Krankheit, sondern ein unspezifisches Syndrom, das alterstypisch gefärbt sein kann. Von der einfachen physiologischen Altersschwäche bis zur eigentlichen senilen Demenz gibt es alle Übergänge. Die heutige Literatur zur Alterspsychiatrie krankt nach wie vor daran, daß die Kriterien, die es erlauben würden, zwischen einem physiologischen Altersabbau und einer eigentlichen senilen Demenz zu unterscheiden, noch nicht scharf gefaßt sind. Manche epidemiologischen Arbeiten sind anzuzweifeln, da sie nicht klar darüber Auskunft geben, wie die Diagnose gestellt wurde.

Halten wir fest, daß man in einer Gesamtpopulation von über 65jährigen nach groben Kriterien vier Grade von Abbauerscheinungen unterscheiden kann:

1. Leichtes hirnorganisches Psychosyndrom. Hier handelt es sich um leichte Ausfallerscheinungen, welche die Merkfähigkeit betreffen und die weder für das Individuum noch für die Umgebung als etwas „Krankhaftes" erscheinen.

2. Leichtes bis mittleres hirnorganisches Psychosyndrom. Hier treten meist schon deutliche Verhaltensstörungen auf, es gesellt sich oft eine deutliche Affektlabilität hinzu, das Denken ist starr, was sich in Eigensinnigkeit und Starrköpfigkeit äußern kann.

3. Mittleres bis schweres hirnorganisches Psychosyndrom. Hier befinden wir uns am Übergang zu einem eigentlichen, auch für Laien erkennbaren Krankheitszustand. Die betreffende Person kann nicht mehr selbständig leben, bedarf der Aufsicht und Pflege. Je nach der sozialen Umgebung kann sie noch einer geordneten Tätigkeit nachgehen, ist kontaktfähig und kann beispielsweise in einem geordneten Familienverband zu Hause betreut werden. Immerhin ist die Gedächtnis- und Orientierungsschwäche schon sehr bedeutend und führt leicht zu mißlichen Situationen: Unfähigkeit, ohne Aufsicht einen Spaziergang zu machen, Unfähigkeit, mit Geldangelegenheiten zurechtzukommen usw.

4. Schweres hirnorganisches Psychosyndrom. Dieses ist synonym mit der Demenz. Hier handelt es sich um ganz besonders grobe Ausfälle des Frisch- und Altgedächtnisses, der Konzentrations- und Orientierungsfähigkeit. Demente Patienten können nur in ganz besonders günstigen Verhältnissen (Großfamilie in der Landwirtschaft) außerhalb einer Institution

gepflegt werden. Sie bedürfen dauernder Betreuung und Überwachung. Oft vergesellschaftet sich die Demenz mit deutlichen körperlichen Störungen: arteriellem Hochdruck, Herzdekompensation, peripheren Durchblutungsstörungen, Abnahme der Sinnesfunktionen u. a. Ganz besonders ungünstig ist das häufig hinzutretende Phänomen der Inkontinenz, die denn auch häufig das Hauptindiz für eine Hospitalisierung bildet.

Für die im Alter auftretende Demenz kommen der Häufigkeit nach zwei ätiologische Faktoren in Frage: einmal der hirnatrophische Degenerationsprozeß, welcher der einfachen *senilen Demenz* zugrunde liegt, zweitens die *Arteriosklerose* der Hirngefäße. Es ist indessen ein Irrtum zu meinen, daß diese beiden Formen immer scharf auseinandergehalten werden können. Die klinische Erfahrung zeigt immer wieder, daß sich beide Prozesse oft überschneiden. Im allgemeinen wird zu häufig eine „Hirnarteriosklerose" oder „Cerebralsklerose" angenommen und zu selten eine „senile Demenz". Autoptische Befunde [7 u. a.] haben gezeigt, daß die reine Hirnarteriosklerose im Alter viel seltener ist als die einfache senile Hirnatrophie. Immerhin ist es nicht selten möglich, klinisch zu einer Differentialdiagnose zu gelangen, vor allem, wenn schon vor dem Einsetzen deutlicher psychischer Störungen ein arterieller Hochdruck vorlag, periphere neurologische Störungen gefunden wurden und subjektive Klagen über Schwindel, Kopfweh sowie oszillierendes Befinden vorlagen. Während einige Autoren annehmen, daß die Arteriosklerose der Hirngefäße im Alter eine vorwiegend erbbedingte Krankheit sei, und zwar von einem andern Typ als die senile Demenz [6], bestreiten dies andere.

Die Histopathologie hat gezeigt, daß es verschiedene Formen der Gefäßerkrankung auf arteriosklerotischer Grundlage geben kann [17, 21], doch ist es nicht möglich, diese aus dem klinischen Bild zu differenzieren. Bei der senilen Demenz finden sich histologisch vor allem Drusen, Alzheimersche Fibrillen, Gliawucherungen, Schwund der Neuronen. Im Rahmen der „slow-virus"-Hypothese der sog. präsenilen Demenz wird heute auch die Möglichkeit geprüft, ob es sich bei der senilen Demenz um Folgeerscheinungen einer Viruserkrankung handeln könnte [20]. Diese Hypothese erscheint jedoch wenig wahrscheinlich, vielmehr handelt es sich eher um echte Abnützungsphänomene. Neben diesen beiden genannten häufigsten Demenzformen gibt es natürlich auch jene, die auf exogene Schädigungen zurückzuführen sind, wie chronischer Alkoholismus, Hirntraumata, Spätparalyse, CO-Vergiftung usw. Zahlenmäßig fallen diese Demenzen jedoch in einer Alterspopulation nicht ins Gewicht.

Die sog. präsenilen Demenzen sollen gesondert erwähnt werden. Zu den häufigsten gehören die Alzheimersche und die Picksche Hirnatrophie. Während bis vor wenigen Jahren die Auffassung herrschte, daß die Alzheimersche Atrophie eine Krankheit sui generis sei, wurde diese Hypothese durch neuere Untersuchungen [1, 3, 11] in Frage gestellt. Es zeigte sich nämlich, daß die psychopathologischen Phänomene sich eigentlich nur durch ihr verfrühtes Auftreten von denjenigen einer gewöhnlichen senilen Demenz unterscheiden und daß die histopathologischen Befunde mit denjenigen übereinstimmen, die man bei fortgeschrittener seniler Demenz finden kann. Es wurde deshalb der Begriff der „Alzheimerisierung" geprägt. Dieses vorzeitige Auftreten einer degenerativen Demenz kann familiär verankert sein, wie dies Lauter [11] nachwies.

Wir sprechen also heute von einem Alzheimerschen Syndrom, wenn eine vor dem 60. Altersjahr einsetzende Demenz mit ausgeprägten Sprachstörungen vorhanden ist, wobei auch im EEG und im Luftencephalogramm der atrophische Prozeß deutlich wird.

Bei der Pickschen Atrophie dagegen scheint es sich um ein Krankheitsbild zu handeln, das deutlich von der senilen Demenz getrennt werden kann.

3. Wie entwickeln sich vorbestehende psychische Störungen im Alter?

Diese Frage hat eine recht große praktische Bedeutung auch für den praktischen Arzt. Fast alle Geisteskrankheiten haben ja keine Verkürzung der Lebensdauer zur Folge, es muß also damit gerechnet werden, daß wir unter einer Alterspopulation eine große Zahl von schon im

Erwachsenenalter diagnostizierten Schizophrenen, endogen Depressiven, Neurotikern, Alkoholikern und Psychopathen finden. Erst seit einigen Jahren wurden diese Entwicklungen systematisch untersucht, so z.B. in der „enquête de Lausanne" [14]. Es zeigte sich, daß im Alter oft ein beträchtlicher Symptomwandel auftritt. Langjährige chronische Schizophrene können sich beruhigen, sich besser adaptieren, ja, oft kommt es sogar zu einem Verschwinden von Halluzinationen und Wahnideen. Das Altern wirkt sich dann als positiver, lindernder Faktor aus. Es wäre naheliegend, diese Besserungen auf das Konto einer einsetzenden senilen Demenz zu setzen und anzunehmen, daß das herabgesetzte Gedächtnis, d.h. die Amnesie, auch die schizophrene Symptomatik „auslösche". Dies scheint jedoch nicht der Fall zu sein. Vielmehr sind die Heilungsmechanismen offenbar komplizierter; es dürfte sich wohl um ein Zusammenspielen der äußeren sozialen Verhältnisse mit einer inneren Umstellung handeln. Bis jetzt können indessen nur Vermutungen angestellt werden, daß z.B. die Triebkonflikte im Alter sich abschwächen. Bei depressiven Entwicklungen konnte festgestellt werden, daß sich die Symptomatik häufig in der Richtung einer hypochondrischen Verarbeitung verschiebt. Während in früheren Jahren Selbstanklagen, traurige Verstimmtheit ohne faßbaren Grund usw. im Vordergrund standen, wird im Alter immer mehr über körperliche Beschwerden geklagt. Wie wir bereits betonten, können Neurosen zwar bis ins hohe Alter weiterbestehen, meist schwächen sich aber auch da die Symptome ab oder verschwinden ganz. Dies konnte insbesondere für die Zwangsneurose gezeigt werden. Am wenigsten reagieren die psychopathischen Persönlichkeitszüge auf das Altern. Hysterische Charaktere, schizoide hypomanische Persönlichkeiten behalten meist das ihnen eigentümliche Gepräge. Ja, es kommt hier sogar gelegentlich zu einer Karikierung und Überspitzung durch das Alter, so, wenn ein kontaktunfähiger Sonderling sich noch mehr abkapselt oder ein ängstlicher Geizhals in einen Verarmungswahn gerät. Bei den Süchtigen – sei es nun Alkoholabhängigkeit oder Drogensucht – konnte erstaunlicherweise ebenfalls ein lindernder Einfluß des Alterns festgestellt werden. Langjährige schwere Alkoholiker konnten sich im Alter mäßigen und zu einem „harmlosen" Alkoholkonsum zurückkehren, sofern sie das höhere Alter überhaupt erreichten, da in dieser Gruppe eine besonders hohe Mortalität festzustellen ist.

Diese Ergebnisse haben für die Prognose der psychischen Störungen einiges Gewicht, da der praktische Arzt ja nicht selten um seine Meinung gefragt wird. Er kann heute also mit gutem Gewissen sagen, daß das Alter insgesamt eher einen bessernden Einfluß auf vorbestehende psychische Störungen haben wird.

4. Soziale Maßnahmen

Nicht zufällig sollen hier die sozialen Maßnahmen vor der eigentlichen Therapie gestreift werden, muß doch bedacht werden, daß der Rat des praktischen Arztes in diesem Bereich häufig ausschlaggebend ist. Wie wir gesehen haben, geht es im Alter meist um ein gestörtes Verhalten, das mehr oder weniger unabhängig von einer behandelbaren spezifischen Grundstörung auftritt. Es ist zu entscheiden, ob der altersschwache Mensch in eine Institution eingewiesen werden soll und wenn ja, in welche.

Statistische Erhebungen haben gezeigt, daß die Aufnahmen in Altersabteilungen von psychiatrischen Spitälern ganz unabhängig von der Diagnose erfolgen und ausschließlich die Folge des gestörten Sozialverhaltens sind. Es handelt sich um Verwirrtheitszustände, Unfallgefährdung, aggressives Verhalten sowie Suicidalität.

Bis vor wenigen Jahren bestand für den praktischen Arzt in den meisten Ländern Europas nur die Wahl zwischen drei Möglichkeiten: 1. Den Kranken im Familienverband zu lassen und ihn medikamentös zu beruhigen. 2. Ihn in ein Altersheim einzuweisen. 3. Seine Einweisung in ein psychiatrisches Krankenhaus zu veranlassen. Heute hat sich die Wahl der Möglichkeiten erweitert. In den meisten Ländern konnten Altershilfeorganisationen geschaffen werden, die es ermöglichen, gebrechliche alte Menschen möglichst lange in der eigenen Wohnung zu betreuen. Dies ist besonders wichtig, da man weiß, daß akute psychische Dekompensationen gerade im Moment der Heim- oder Spitaleinweisung auftreten. Es wurden besondere Alterswohnungen geschaffen, meist in größeren Baukomplexen, wo jeweils eine Krankenschwester oder eine Sozialarbeiterin den alten Bewohnern beistehen kann. Schließlich wurden an verschiedenen Orten eigentliche gerontopsychiatrische Abteilungen geschaffen, die teils einem psychiatrischen Krankenhaus angegliedert oder aber selbständig organisiert sind. (Die Bettenbelegung der meisten psychiatrischen Krankenhäuser in Europa besteht heute zu 30–50% aus über 65jährigen!)

Zu den sozialen Maßnahmen gehören freilich auch weniger eingreifende wie Ratschläge zur Gestaltung der Freizeit, Teilarbeit, Verhältnis zu den Angehörigen usw. Auf Grund statistischer Erhebungen hat sich beispielsweise gezeigt, daß die „optimale“ Familiensituation für den alten Menschen eine relative Nähe zu Kindern und Enkeln ist. Wenn also von einem engen Zusammenleben der Generationen in den heutigen städtischen Verhältnissen eher abgeraten werden muß, so kann dagegen positiv befürwortet werden, daß die räumliche Distanz zu Kindern und Enkeln nicht zu groß sein sollte, daß also wöchentliche Besuche hin und her möglich sein sollten.

In jedem Fall geht es darum, nicht einfach auf Grund der Feststellung einer mehr oder weniger ausgeprägten Altersstörung einen Entscheid zu treffen, sondern diesen von den verschiedenen sozialen Gegebenheiten abhängig zu machen. Es sind mit den Angehörigen und Sozialarbeitern verschiedene Alternativmöglichkeiten zu prüfen und sich schließlich für die zu entscheiden, die am wenigsten einschneidend, aber sozial tragbar ist. Es ist an dieser Stelle zu bemerken, daß die Haltung der Angehörigen grundverschieden sein kann und von der totalen Vernachlässigung und Ignorierung bis zur überbesorgten Bemutterung reicht. Der Arzt sollte auch im Auge behalten, daß alte Familienkonflikte, Reibungen zwischen Vater und Sohn, Mutter und Tochter, unbewußtes Streben nach Dominierung oder unbewußte Wünsche nach Abhängigkeit noch bis ins hohe Alter mächtige Einflüsse ausüben können.

5. Medikamentöse Therapie

Aus den Bemerkungen zur Ätiologie geht bereits hervor, daß es eine spezifische medikamentöse Therapie der psychischen Altersstörungen nicht gibt. Handelt es sich um Angstzustände, leichtere Depressionen ohne deutliche Beimischung von psychoorganischen Elementen, so wird die medikamentöse Therapie dieselbe sein wie bei jüngeren Patienten. Der praktische Arzt wird dann Tranquilizer, z.B. Librium oder aber Antidepressiva (z.B. vom Typus des Imipramin) verschreiben. Wichtig ist dagegen der Hinweis, daß für alle psychotropen Substanzen die Dosierung im Alter sehr viel niedriger sein muß als in früheren Lebensepochen. Es hat sich allgemein die Faustregel bewährt, daß die Dosierung rund ein Drittel niedriger sein soll als beim Erwachsenen. Wird diese Regel nicht eingehalten, so riskiert der Arzt das Auftreten von Verwirrtheitszuständen (Thymoleptica) oder von Kreislaufkollaps, evtl. mit apoplektischen Insulten. Auch mit Schlafmitteln sollte sparsam umgegangen werden. Es ist nämlich eine natürliche Verkürzung des Gesamtschlafbedürfnisses im Alter zu beobachten, so daß oft die Erklärung, der alte Mensch brauche gar nicht mehr so viel Schlaf, genügt. Vor allem sollte vom Gebrauch von Morphinderivaten bzw. deren Kombinationen mit Barbituraten und Skopolamin abgeraten werden. Neuere Arbeiten berichten ferner davon, daß senile Schlafstörungen durch ungenügende Sauerstoffversorgung des Gehirns bedingt sein können, so daß eine Kreislauftherapie oft auch den Schlaf verbessert.

Gelegentlich müssen Beruhigungsmittel eingesetzt werden, vor allem, wenn es sich um einen senilen Erregungszustand handelt. Nicht selten kann der circulus vitiosus, der dadurch entsteht, daß ein geringfügiger Anlaß eine übermäßige Reaktion auslöst, die nicht adäquat gebremst werden kann, weil die senile Auffassungs- und Urteilsschwäche zu stark ist, nur durch eine massive Medikation unterbrochen werden. Vor allem sind Phenothiazinderivate, die auch einmal i.v. gegeben werden können, zu empfehlen. Es genügt, die eigentlichen „Geriatrica“ nur kurz zu streifen. Leider hat es sich gezeigt, daß bis heute noch kein objektiv wirksames Mittel gefunden wurde, welches die

Symptome des hirnorganischen Psychosyndroms spezifisch beeinflussen würde. Zwar werden immer wieder neue Kombinationen angepriesen, die z.T. Steroide, Vitamine usw. enthalten. Einer exakten wissenschaftlichen Nachprüfung haben diese Präparate jedoch bis heute nicht standgehalten, sowenig wie die zahlreichen Substanzen, welche der Erweiterung der Hirngefäße, der besseren Durchblutung oder der besseren Glucoseaufnahme dienen sollen. Längere Zeit wurde Luzidril (ein Auxin-Präparat) in vielen Kliniken verwendet, und dieses Mittel besitzt gegenwärtig einen gewissen Kredit. Sicher ist jedoch seine Wirkung nicht.

Am aussichtsreichsten ist nach wie vor die aktive Kreislauftherapie. Nicht selten wirkt sich eine Digitalisierung auf das psychische Befinden günstig aus, auch wenn keine manifesten kardialen Symptome vorhanden sind.

Großes Aufsehen erregte vor einigen Jahren die Einführung der sog. Aslanschen Therapie mit Prokain. Nachprüfungen im Doppelblindversuch haben indessen keine stichhaltigen Argumente für eine spezifische Wirkung ergeben. Es handelt sich offenbar einerseits um suggestive, andererseits um „kosmetische" Effekte, indem der Turgor der Haut verbessert wird, was zu einem jugendlicheren Aussehen führt.

6. Physikalische Therapie, Gymnastik

Im geriatrischen Spital, aber auch in der ambulanten Behandlung von psychischen Alterskranken, sollte die physikalische Therapie einen immer breiteren Raum einnehmen. Es hat sich nämlich gezeigt, daß eine deutliche Wechselwirkung zwischen Hypomotilität und psychischem Befinden besteht.

Alterskranke ohne regelmäßige körperliche Bewegung geraten leicht in einen Marasmus, der sich auch auf ihr psychisches Befinden auswirkt. Regelmäßiges Altersturnen wird heute mit Recht propagiert und sollte auch vom praktischen Arzt empfohlen werden.

Milde Reiztherapie kann zur besseren Durchblutung beitragen und dadurch auch das psychische Gleichgewicht günstig beeinflussen. Die Spastizität muß auf jeden Fall durch Bewegungstherapie bekämpft werden. Für gehbehinderte oder apraktische Patienten wurden in den geriatrischen Kliniken Spezialeinrichtungen geschaffen, um gezielte Übungen zu ermöglichen (Manipulation von Schalter, Türgriffen, Gehen zwischen Handleitschienen usw.).

7. Psychotherapie

Diese spielt in der Psychogeriatrie eine mindestens ebenso große Rolle wie in früheren Lebensepochen. Dabei wird es sich in den meisten Fällen weniger um eine aufdeckende, psychoanalytisch orientierte Form der Therapie handeln als vielmehr um eine unterstützende, führende Haltung des Arztes. Es ist sicher richtig, daß der alte Mensch zu einer tiefgreifenden Durcharbeitung von alten Konflikten nicht mehr fähig ist, da ihm die nötige Elastizität, aber auch die zukunftsgerichtete Haltung, fehlen. Andererseits wird er sich auch stärker als in jüngeren Jahren gegen das erneute Aufgreifen alter Probleme sträuben, da er mit Recht befürchtet, angesichts der beschränkten Zeit nicht mehr zu wirklich neuen Lösungen zu gelangen. Immerhin wird in der Literatur gelegentlich von geglückter psychoanalytisch geführter Therapie auch nach dem 50. Lebensjahr berichtet.

Was der alte Mensch vom Arzt in der Psychotherapie erwartet, ist vor allem ein geduldiges Eingehen auf seine Nöte und Beschwerden. Sicher werden vor allem Schuldgefühle über Versäumtes zur Sprache kommen, Klagen über das mangelnde Verständnis der Umgebung, Bitterkeit über die Undankbarkeit der jüngeren Generation, der Kinder und Enkel usw.

Eine ganz besondere Rolle wird die Angst vor dem Tod, das Erlebnis der Unabänderlichkeit, spielen [19]. Diese Angst vor dem immer näherrückenden Ende kann sich in ganz verschiedener Form ausdrücken, wie dies eingangs bereits gesagt wurde. Wichtig ist, daß der Psychotherapeut diese zugrundeliegende Angst richtig erkennt und deutet. Er wird sich dann auch nicht zu einer oberflächlich aufmunternden Haltung entschließen, sondern dem Kranken zeigen, daß auch dieses heikle Thema, das gerade in der heutigen Gesellschaft zu sehr zum Tabu gemacht wurde, einem Gespräch zugänglich ist. Voraussetzung allerdings ist, daß der Arzt selbst so weit als möglich mit seiner eigenen Einstellung zu Tod und Alter ins reine gekommen ist. Nicht selten ist die „gerontophobe“ Haltung von Ärzten aus dieser eigenen tiefen Angst vor dem unabänderlichen Zeitablauf und dem Tod zu verstehen.

Mehrere Autoren [z.B. 9] haben mit Alterskranken gruppentherapeutisch gearbeitet. Goldfarb [9] konnte zeigen, daß die Gruppenarbeit zu einer leichteren Überbrückung der Generationenkonflikte führen kann. In der Gruppe kann der Mensch seine stereotypen Vorurteile dem Jüngeren gegenüber zur Sprache bringen und eventuell korrigieren. In Deutschland hat sich in letzter Zeit Radebold [18] mit dieser Form der Behandlung beschäftigt.

Insgesamt kann nicht genug betont werden, daß es sich im psychotherapeutischen Umgang mit Alterskranken nicht so sehr um „Methoden“ handeln kann als um eine individuell angepaßte Haltung. So muß man sich klar darüber sein, daß in gewissen Fällen eine Psychotherapie auch darin bestehen kann, einen alten Menschen in seiner Entschlossenheit, nicht um jeden Preis sein Leben verlängern zu wollen, gewähren zu lassen. Höchstes Gebot für den Therapeuten ist auch hier, den Kranken in seiner Eigenart zu respektieren, nicht aber ihn in erster Linie vor die Aufgabe zu stellen, Verhaltensnormen anzunehmen, die er als quälend empfindet. Die psychotherapeutische Beziehung kann so für den Arzt zu einem wahren Prüfstein werden. Kluge Menschen werden im Alter ganz besonders hellhörig und erkennen leicht, ob der Arzt selbst eine innerlich freie Haltung erworben hat oder nicht.

Literatur

1. Ajuriaguerra, J. de, Rey-Bellet, M., Tissot, R.: A propos de quelques problèmes posés par le déficit opératoire de vieillard atteints de démence dégénérative en début d'évolution. Cortex **1**, 232−256 (1964).
2. Alzheimer, A.: Über einen eigenartigen, schweren Erkrankungsprozeß der Hirnrinde. Neurol. Zbl. **25**, 1134 (1906).
3. Arab, A.: Nosological unity of senile dementia and Alzheimer's disease according to a statistical and anatomo-clinical study. Sistema nerv. **12**, 189–201 (1960).
4. Aslan, A.: The therapeutics of old age − the action of procaine. In: Medical and clinical Aspects of Aging (H.T. Blumenthal, Ed.), p. 272–292. New York: Columbia Univ. Press 1962.
5. Bleuler, E.: Lehrbuch der Psychiatrie. 12. Aufl. Berlin–Heidelberg–New York: Springer 1972.
6. Constantinidis, J., Garrone, G., Ajuriaguerra, J. de: L'hérédite des démences de l'âge avancé. Encéphale **4**, 301 (1962).
7. Corsellis, J.A.N.: Mental illness and the aging brain. New York: Oxford Univ. Press 1962.
8. Cumming, E.: Further thoughts on the theory of disengagement. Int. soc. Sci. J. **15**, 377–393 (1963).
9. Goldfarb, A.I.: Patient-doctor relationship in treatment of aged persons. Geriatrics **12**, (1964).
10. Grünthal, E.: Die organischen Hirnerkrankungen des mittleren und höheren Lebensalters. In: Allgemeine und spezielle Psychiatrie (Grünthal, E., Störring, G.E. Hrsg.). Stuttgart: Fischer 1955.
11. Lauter, H., Meyer, J.E.: Clinical and nosological concepts of senile dementia. In: Müller, C., Ciompi, L. (Eds), Senile Dementia. Clinical and therpeutic Aspects (C. Müller, L. Ciompi, Eds.), p. 13–26. Bern: Huber 1968.
12. Monakow, C. von: Panegyrismus des natürlichen Greisenalters. Schweiz. Arch. Neurol. Psychiat. **43**, 105 (1939).
13. Müller, C.: Influence de l'âge sur les maladies mentales préexistantes. Schweiz. med. Wschr. **95**, 1001–1005 (1965).
14. Müller, C.: Alterspsychiatrie. Stuttgart: Thieme 1967.
15. Müller, C. (Hrsg.): Bibliographia Gerontopsychiatrica. Bern: Huber 1973.
16. Pick, A.: Über die Beziehungen der senilen Hirnatrophie zur Aphasie. Prag. med. Wschr. **17**, 165–167 (1892).
17. Rabinowicz, Th.: Die pathologische Anatomie des Gehirns im Alter. In: Alterspsychiatrie (C. Müller, Hrsg.), S. 83–107. Stuttgart: Thieme 1967.
18. Radebold, H.: Gruppenpsychotherapie und Sozialarbeit mit geriatrischen Patienten. In: Gerontopsychiatrie 2 (S. Kanowski, Hrsg.), S. 324–338. Janssen Symposien, Bd. 9. Düsseldorf: Janssen 1972.
19. Schultz, J.H.: Das Endgültigkeitsproblem in der Psychologie des Rückbildungsalters. Z. ges. Neurol. **167**, 117–126 (1939).
20. Stochdorph, O.: Einige Argumente für die slow-virus-Hypothese bei gerontopsychiatrischen Syndromen. (Im Druck: Janssen Symposien.)
21. Wildi, E., Linder, A., Costoulas, G): Etude statistique des altérations dégénératives cérébrales apparaissant au cours du vieillissement. Psychiat. Neurol. **148**, 41–68 (1964).

Neurologie

H.-W. Richter und G. G. Brune

Die Lebenserwartung des Menschen ist in diesem Jahrhundert ständig gestiegen. In den Vereinigten Staaten von Amerika leben heute etwa 14 Millionen mehr ältere Menschen als um die Jahrhundertwende. Dies bedeutet einen Zuwachs von 3 auf etwa 10% der Gesamtbevölkerung. Proportional zu diesem Anstieg war eine Zunahme geriatrischer Patienten zu verzeichnen [2, 11, 12].

Es gibt keine typischen Alterskrankheiten, jedoch wie auf allen Gebieten der Medizin zeigen sich auf dem Fachgebiet der Neurologie Krankheiten, die im Alter zahlenmäßig stärker in Erscheinung treten als in anderen Lebensabschnitten. Diese neurologischen Alterskrankheiten beruhen auf Alterserscheinungen an den Gefäßen, auf Alterungsprozessen des Nervengewebes mit starker Reduzierung und Funktionsbeeinträchtigung der Ganglienzellen, auf Stoffwechselstörungen verschiedener Natur, die die Funktionen des Nervensystems und der Muskulatur beeinträchtigen, sowie auf bestimmten im Alter vorherrschenden Formen von Neoplasien. Der Alterungsprozeß des Nervensystems begünstigt nicht nur die Entstehung bestimmter neurologischer Erkrankungen, sondern zeigt sich auch in veränderten Reaktionsweisen auf exogene Noxen, z.B. auf ein gedecktes Schädel-Hirntrauma.

Im folgenden sollen einige typische neurologische Erkrankungen des älteren Menschen besprochen werden, eine vollständige Darstellung der neurologischen Erkrankungen im höheren Alter ist im Rahmen dieses Kapitels nicht möglich. Jene altersbedingten Störungen des Nervensystems, die vorwiegend mit psychiatrischen Symptomen einhergehen, werden an anderer Stelle des Buches beschrieben.

1. Cerebrovasculäre Störungen

In Deutschland wie auch in anderen Industrienationen stehen cerebrovasculäre Krankheiten nach Herzkrankheiten und bösartigen Tumoren an dritter Stelle der Todesursachenstatistik [6]. Die Prävalenz von Hirn-Kreislaufstörungen, d.h. die Zahl aller an cerebralen Gefäßkrankheiten leidenden Menschen, wurde kürzlich für die USA auf ungefähr 1,5 Millionen geschätzt, davon entfallen etwa $^1/_4$ Mill. auf die Altersgruppe von 40–59 Jahren, 1 Mill. auf die Altersgruppe von 60–79 Jahren und $^1/_4$ Mill. auf 80 und mehr Jahre [18]. Diese Zahlen sind im Einklang mit der Beobachtung, daß von allen neurologischen Erkrankungen des Alters die cerebrovasculären Krankheiten weitaus an der Spitze liegen [10]. Klinisch zeigt sich die cerebrovasculäre Krankheit in verschiedenen Erscheinungsformen.

Schlaganfall

In der Bundesrepublik Deutschland sterben jährlich 75000 Menschen am Schlaganfall, während eine weit größere Zahl von dieser Krankheit betroffen wird. Der Schlaganfall stellt keine Krankheitseinheit dar, sondern umfaßt heterogene Krankheitsgruppen. Die zahlenmäßig größte Gruppe bildet mit 62% der Hirninfarkt, gefolgt von der Hirnblutung (17,8%), der Hirnembolie (13,1%) und der intermittierenden cerebralen Ischämie (7,6%) [13].

α) Hirninfarkt

Als wichtigster pathogenetischer Faktor des Hirninfarktes im Alter ist die Arteriosklerose zu nennen, die zu einer Beeinträchtigung der Autoregulation der Hirngefäße sowie zu Stenosierungen extra- und intrakranieller Arterien führt. Diese Faktoren bilden die Voraussetzung für die Entstehung relativer lokaler Hypotonien in den distal von den Stenosen gelegenen Gefäßgebieten und bewirken somit eine Reduktion der Blut- und Sauerstoffzufuhr auf eine kritische Grenze. Durch zusätzliche Belastungen, einhergehend mit Blutdruckabfall und/oder verminderter Sauerstoffzufuhr, kann die kritische Grenze unterschritten werden mit dem Resultat einer lokalen cerebralen Ischämie, es sei denn, daß durch gute Kollateralversorgung des betreffenden Bezirks der Ischämie vorgebeugt wird. Die Bedeutung des Kollateralkreislaufs zeigt sich in der Tatsache, daß selbst der Verschluß großer Hirngefäße symptomlos überstanden werden kann. Andererseits kann eine lokale cerebrale Ischämie durch Abzug des Blutes aus bestimmten Gebieten des Hirnkreislaufs zur Deckung eines Defizits an anderer Stelle entstehen, wie dies z.B. beim Syndrom des proximalen Subclaviaverschlusses (subclavian steal syndrom) der Fall ist. Als weitere Mechanismen des Hirninfarkts sind embolische Vorgänge, beispielsweise durch Verschleppung atheromatösen Materials aus vorgeschalteten Gefäßabschnitten, zu erwähnen. Früher wurde der „Angiospasmus" als Ursache insbesondere des flüchtigen ischämischen Insults angesehen. Diese Auffassung ist heute zugunsten der hämodynamischen Erklärung weitgehend in den Hintergrund getreten.

Der arterielle Hochdruck fördert die Arteriosklerose und führt zu einer Verminderung der cerebralen Durchblutung [14]. Aus diesen Gründen ist er neben anderen Risikofaktoren wie Herzinsuffizienz, Herzrhythmusstörungen, Diabetes, Hyperlipidämie und Nikotinabusus für die Entstehung des Hirninfarkts wie auch für die Entstehung der übrigen cerebrovasculären Erkrankungen des Alters von maßgeblicher Bedeutung. Die kürzlich erschienene Framingham-Studie zeigt, daß von allen untersuchten Hirninfarkt-Patienten 85% an einer arteriellen Hypertonie litten und nur 15% Normotoniker waren [17].

Die klinische Symptomatik des Hirninfarkts folgt weitgehend der Lokalisation der Ischämie. Bei Stenosierungen der Arteria carotis sind contralaterale Halbseitensymptome wie Hemiparesen und/oder Sensibilitätsstörungen vorherrschend; ist die dominante Hemisphäre betroffen, können aphasische Störungen auftreten. Gelegentlich werden homolaterale Sehstörungen und Pupillenverengung beobachtet. Verwirrtheitszustände, Bewußtseinstrübungen können auftreten. Nicht selten beginnt die Symptomatik mit Kopfschmerzen und Schwindelerscheinungen. Die neurologische Symptomatik bei Stenosierung der Arteria cerebri media gleicht im wesentlichen der beim Carotisverschluß, jedoch werden einseitige Seh- und Pupillenstörungen nicht beobachtet. Stenosierungen im Vertebralis-basilaris-Stromgebiet führen zu verschiedenen scharf umrissenen Gefäßsyndromen, am häufigsten zum Wallenberg-Syndrom mit homolateralem Horner-Syndrom, Sensibilitätsstörungen im Gebiet des N. trigeminus, Glossopharyngeus-, Vaguslähmung und Hemiataxie sowie kontralateraler dissoziierter Empfindungsstörung und evtl. Hemiparese.

β) Intermittierende Ischämie

Die flüchtige cerebrale Ischämie ist häufig der Vorläufer eines manifesten Hirninfarktes und verdient daher große Beachtung. Die wesentlichen pathogenetischen Faktoren sind die des Hirninfarkts. Treten flüchtige Ischämien im Stromgebiet der Arteria carotis bzw. der Arteria cerebri media auf, so zeigen sich neben Kopfschmerzen, Schwindelgefühl und Erbrechen flüchtige Hemiparesen, Aphasien oder andere neurologische Herdsymptome. Gelegentlich tritt Bewußtseinsverlust ein. Transitorische Ischämien im Vertebralis-basilaris-Stromgebiet sind klinisch charakterisiert durch das Syndrom der *intermittierenden vertebrobasilären Insuffizienz.* Nacken-, Hinterkopfschmerzen, Übelkeit, Erbrechen, Drehschwindel und Sehstörungen stellen häufige Klagen dar. Es finden sich Symptome wie Blickrichtungsnystagmus und vestibulärer Nystagmus, mehr oder minder ausgeprägte Hemi- oder Tetraparesen, Dysarthrie, cerebellare Ataxie sowie kurzdauernde Bewußtseinsstörungen mit Hinstürzen (drop attacks). Spezielle Formen der intermittierenden vertebrobasilären Insuffizienz sind das synkopale cervicale Vertebralissyndrom [26] sowie das Syndrom des proximalen Subclaviaverschlusses (subclavian steal syndrom).

γ) Hirnembolie

Die cerebralen Embolien sind häufig kardialen Ursprungs und treten nicht selten auch im jungen Erwachsenenalter auf. Aus differentialdiagnostischen Gründen sei das Krankheitsbild hier erwähnt. Die Symptomatik setzt schlagartig ein, die Hälfte der Patienten wird sofort bewußtlos, andere bieten das Bild des Schockzustandes, Krampfanfälle sind nicht selten. Je nach Größe und Lokalisation des Embolus treten sofort Mono- oder Hemiplegien und/oder andere neurologische Herdsymptome auf.

δ) Hirnblutung

Die Hirnblutung im höheren Alter entsteht häufig durch eine Gefäßruptur (Rhexisblutung). Die Voraussetzung für diese Blutung ist in der Regel ein seit längerer Zeit bestehender arterieller Hochdruck, der zu Veränderungen der Gefäße vorwiegend im Sinne einer Hyalinose der kleinen arteriellen Gefäße mit Bildung von Mikroaneurysmen geführt hat. Entsprechend der anatomischen Besonderheiten der striolenticulären Arterien mit ihrem fast rechtwinkligen Abgang aus der Arteria cerebri media und den sich daraus ergebenden stärkeren Beanspruchungen der Gefäßwände finden sich nach Freytag [9] zu 80% aller hypertonischen Blutungen im Putamen-Klaustrum-Bereich, 10% im Thalamus und je 5% in Brücke und Kleinhirn. Neben der hypertonischen Blutung treten Blutungen aus Aneurysmen und Angiomen sowie Blutungen bei Blutkrankheiten zahlenmäßig zurück.

Das klinische Bild der cerebralen Massenblutung ist charakterisiert durch die Kombination cerebraler Allgemein- und Herdsymptome. Die Symptomatik entwickelt sich zumeist akut mit Kopfschmerzen, Schwindelerscheinungen, Brechreiz und Erbrechen. Fast immer treten Bewußtseinsstörungen auf, häufig werden die Patienten komatös. Das Gesicht ist meist gerötet, die Atmung schnarchend. In $^2/_3$ der Fälle entwickelt sich eine Hemiplegie, bei der Hälfte der Kranken findet sich eine Déviation conjugée der Bulbi, darüber hinaus kann eine innere, gelegentlich auch eine äußere homolaterale Oculomotoriusparese entstehen. Bricht die Blutung in die Hirnventrikel ein, zeigen sich Streckkrämpfe und ein Tetraplegiesyndrom, in den meisten Fällen mit Erlöschen der propriozeptiven Reflexe und doppelseitigen Pyramidenbahnzeichen. Am Augenhintergrund findet sich in der Mehrzahl der Fälle ein typischer Fundus hypertonicus.

2. Allgemeine Gefäßsklerose

Eine allgemeine Gefäßsklerose mit cerebraler Mangeldurchblutung, multiplen kleinen Erweichungen mit nachfolgender narbiger und cystischer Umwandlung im Sinne eines Status lacunaris und allgemeinem Hirnschwund sind die Ursache der klinischen Symptomatik. Die Krankheit entwickelt sich zumeist schleichend. Als subjektive Beschwerden werden Schlafstörungen, Kopfschmerzen, Schwindelgefühl und Benommenheit angegeben. Die Leistungsfähigkeit ist beeinträchtigt, Vergeßlichkeit, Konzentrationsschwäche und Nachlassen der Kritikfähigkeit sind zu beobachten. Wesensänderungen zeigen sich insbesondere in vermehrter Reizbarkeit und/oder Rührseligkeit, Hervortreten charakteristischer psychischer Eigenschaften und Erstarrung. Psychotische Störungen können insbesondere als nächtliche Verwirrtheitszustände, paranoide und halluzinatorische sowie depressive Syndrome klinisch in Erscheinung treten. Allgemeiner Abbau bis zur Demenz ist nicht selten das Endstadium. Die neurologische Symptomatik ist gekennzeichnet durch eine Verlangsamung und Unbeholfenheit der Bewegungsabläufe, durch extrapyramidale und pseudobulbäre Symptome, Lähmungen können auftreten.

Therapie

Die Behandlung der cerebrovasculären Störungen soll zunächst allgemein daraufhin abzielen, vorhandene Risikofaktoren zu beseitigen, darüber hinaus sollten der Patient hinsichtlich seiner Lebensführung beraten sowie Rehabilitationsmaßnahmen einschließlich Krankengymnastik vorgeschlagen werden. Diese allgemeintherapeutischen Maßnahmen gelten nicht nur für die cerebrovasculären Krankheiten, sondern für alle neurologischen Erkrankungen beim alten Menschen, sie sind daher in den folgenden Kapiteln nicht mehr gesondert aufgeführt.

Bei eingetretenem Hirninfarkt hat sich die Infusion niedermolekularer Dextrane bewährt. Hierdurch wird eine Wirkung auf die Blutviscosität erreicht und die Mikrozirkulation verbessert. Bei der Hirnblutung ist diese Behandlung nicht indiziert. Zur Bekämpfung des Hirnödems ist die intravenöse Infusion einer 20%igen oder 40%igen Sorbitlösung angezeigt. Darüber hinaus sind eine Herzstützung, z.B. durch Gaben von Strophanthin, sowie eine Stabilisierung des Blutdrucks erforderlich. Häufig kann die Behandlung nur unter Intensivbedingungen durchgeführt werden. Über den therapeutischen Wert sog. gefäßerweiternder Pharmaka ist zur Zeit kein abschließendes Urteil möglich. Eine Antikoagulantienbehandlung ist nur bei der intermittierenden Ischämie und dann nur im Intervall in Betracht zu ziehen, soweit keine Kontraindikationen bestehen und eine sorgfältige Überwachung gewährleistet ist. Gefäßchirurgische Maßnahmen sind erfolgversprechend bei Stenosen der Arteria carotis im Stadium der intermittierenden cerebralen Ischämie, bevor es zu schweren neurologischen Ausfällen gekommen ist. Operabel sind auch intracerebrale Hämatome und solche Massenblutungen, die außerhalb der Stammhirnregion liegen, sowie subarachnoidale Aneurysmablutungen [1].

3. Parkinson-Syndrom

Im Jahre 1817 beschrieb J. Parkinson die später nach ihm benannte Krankheit [21]. Seit Brissaud 1893 [3] hat sich der Begriff Parkinson-Syndrom bzw. Parkinsonismus eingebürgert, da dieser Begriff auf die Möglichkeit verschiedener Ätiologien hinweist. Die Ursachen des Parkinsonismus sind vielfältig. Traumen, Arteriosklerose, Infektionen, Neoplasien, Heredität, Stoffwechselkrankheiten, Intoxikationen und verschiedene Pharmaka, z.B. Reserpin, Phenothiazine und Butyrophenone, können das Syndrom hervorrufen. Trotz dieser vielfältigen bekannten Ursachen ist bei der weitaus größten Zahl der heute diagnostizierten Parkinsonerkrankungen eine Ursache nicht nachweisbar. Man spricht in diesen Fällen von der idiopathischen Form des Parkinsonismus und denkt an eine degenerative Krankheit des Rückbildungsalters. Bedingt durch die in den Jahren 1917–1927 aufgetretene Encephalitis lethargica, hat sich in den letzten Jahrzehnten ein Panoramawechsel vollzogen in dem Sinne, daß in den Jahren von 1920 bis 1940 der postencephalitische Parkinsonismus zahlenmäßig dominierte, dann jedoch in der Folgezeit gegenüber dem idiopathischen Parkinsonismus wieder in den Hintergrund trat. Entsprechend diesen Vorgängen lag, bezogen auf alle Parkinsonkranken, das mittlere Manifestationsalter in der Zeit von 1920 bis einschließlich 1924 mit 29 Jahren am niedrigsten und stieg dann im Laufe der Jahre kontinuierlich an, so daß heute mit Vorherrschen des idiopathischen Parkinsonismus das mittlere Manifestationsalter wie vor der Encephalitis lethargica etwa in der Mitte der 6. Lebensdekade liegt [8]. Der Parkinsonismus ist eine langsam progredient verlaufende Krankheit, jedoch ergeben sich Unterschiede. In den ersten 5 Jahren werden $^1/_4$ der Patienten, nach 5–9 Jahren $^2/_3$ und nach 10–14 Jahren über 80% invalid [15]. Hinsichtlich der Mortalität zeigten Untersuchungen in den USA, daß von allen untersuchten Todesfällen infolge Parkinsonismus 84% der Fälle über 65 Jahr alt waren [29]. Der idiopathische Parkinsonismus ist eine typische Alterskrankheit und, wie die Untersuchungen von Degkwitz [5] für die Bundesrepublik Deutschland gezeigt haben, eine häufige neurologische Erkrankung. Früher wurde der Arteriosklerose für die Entstehung des Parkinsonismus im fortgeschrittenen Alter eine große Bedeutung beigemessen [4], heute wird jedoch ein derartiger Zusammenhang für die meisten Fälle in Frage gestellt [24].

Der idiopathische Parkinsonismus entsteht nach einer Schädigung des extrapyramidal-motorischen Systems, insbesondere der Substantia nigra. Hinsichtlich der Kardinalsymptome Akinese, Rigor und Tremor erlauben die heutigen Kenntnisse bestenfalls eine Arbeitshypothese. Man nimmt an, daß für die Funktionen des extrapyramidal-motorischen Systems zwei chemische Überträgerstoffe von wesentlicher Bedeutung sind, das Dopamin und das Acetylcholin. Die Ursache des Syndroms wird in einer Unterfunktion der dopaminergischen mit relativem Überwiegen des acetylcholinergischen Systems gesehen mit den klinischen Korrelaten

Akinese und Rigor. Werden die Wirkungen des Acetylcholins durch Anticholinergica gehemmt, kann sich ein Gleichgewicht auf niederem Niveau einstellen mit dem Resultat einer Reduktion des Rigors, während die Akinese unbeeinflußt bleibt. Wird hingegen der Dopamingehalt normalisiert, so kommt es im günstigsten Fall zu einer Wiederherstellung des Gleichgewichts beider Systeme auf physiologischem Niveau mit der Aufhebung von Akinese und Rigor. Der Tremor entsteht durch abnorme Synchronisation von Impulsen im Schaltapparat des Rückenmarks. Es wird angenommen, daß diese abnorme Synchronisation durch das Wegfallen hemmender Impulse aus dem Striatum ermöglicht wird.

Die klinische Symptomatik besteht – wie bereits erwähnt – aus den Hauptsymptomen Akinese, Rigor und Tremor. Darüber hinaus finden sich vegetative Störungen, z.B. Speichelfluß, Salbengesicht und Schweißausbrüche. Nicht selten lassen sich Depressionen nachweisen. Zusätzliche Schauanfälle, pyramidale Störungen und andere neurologische Herdsymptome sind für den postencephalitischen Parkinsonismus charakteristisch.

Therapie

Die Therapie des Parkinsonismus stützt sich auf die pathophysiologischen Gegebenheiten. Da Dopamin für die Bluthirnschranke praktisch nicht durchgängig ist, wird die chemische Vorstufe L-Dopa in langsam steigender Dosierung bis zu einer täglichen Gesamtmenge von 3–4 g, gelegentlich auch von 6 g/die, verabreicht. In letzter Zeit gewann die gleichzeitige Applikation eines Decarboxylasehemmers an Interesse. Ein solcher ist das Versuchspräparat Ro 4-4602, ein Aminosäurehydrozinderivat [22], das in kleinen Mengen den Umbau von L-Dopa zu Dopamin in der Peripherie hemmt und so die peripheren Wirkungen des Dopamins reduziert. Da das Präparat die Bluthirnschranke nicht passiert, bleibt die Decarboxylierung von L-Dopa zu Dopamin im Gehirn unberührt. Die gleichzeitige Gabe von anticholinergischen Medikamenten hat sich bewährt. In jedem Falle sind Kontraindikationen und Nebenwirkungen zu beachten. Die L-Dopa-Behandlung wirkt in erster Linie auf Akinese und Rigor, während der Tremor weniger gut beeinflußt wird. Steht ein einseitiger oder einseitig betonter Tremor oder ein Hemiparkinsonsyndrom ohne wesentliche Akinese im Vordergrund der klinischen Symptomatik, ist eine stereotaktische Operation zu erwägen.

Im Vergleich zum Parkinsonismus spielen andere extrapyramidalmotorische Syndrome im Alter zahlenmäßig eine untergeordnete Rolle.

4. Amyotrophe Lateralsklerose

Diese Krankheit stellt die häufigste aller motorischen Systemerkrankungen dar. Sie ist eine Erkrankung des höheren Lebensalters mit einem Gipfel der Erkrankungshäufigkeit in der 5. und 6. Lebensdekade, sie tritt aber auch im dritten oder erst im siebenten Lebensjahrzehnt auf. Für die Vereinigten Staaten von Amerika wurde geschätzt, daß jährlich 3000 neue Fälle auftreten [23]. Die Krankheitsdauer beträgt im Mittel 3–4 Jahre mit Extremwerten von 7 Monaten und 12 Jahren.

Pathologisch-anatomisch ist die Krankheit durch eine langsam fortschreitende Atrophie der motorischen Vorderhornzellen und eine Degeneration der Pyramidenbahnen gekennzeichnet. Klinisch äußert sich die Krankheit durch eine Kombination von atrophischen Lähmungen mit Fasciculieren und spastischen Erscheinungen. Abgesehen von leichten Parästhesien gehören Sensibilitätsstörungen ebenso wie Blasen- und Mastdarmstörungen nicht zum Bild der amyotrophen Lateralsklerose. Es gibt verschiedene klinische Variationen der Krankheit, abhängend von der regionalen Verteilung und der relativen Beeinträchtigung der Funktionen der zentralen und peripheren Motorneurone. Am häufigsten beginnt die Krankheit mit Atrophien an den kleinen Handmuskeln, bald stellt sich eine Paraspastik der Beine ein. Andererseits können aber auch Atrophien und spastische Zeichen an den unteren Extremitäten beginnen, um später Arme und bulbäre Muskeln miteinzubeziehen. In seltenen Fällen steht die bulbäre Symptomatik am Anfang, allgemein ist dann mit einem schnellen Verlauf der Krankheit zu rechnen. Das Muskelfasciculieren findet sich an verschiedenen Stellen des Körpers.

Therapie

Eine spezielle Therapie des Leidens ist nicht bekannt. Durch Gaben von Anabolica kann möglicherweise der muskelatrophische Prozeß verzögert werden, Acetylcholinesterasehemmer bewirken gelegentlich eine vorübergehende Besserung der muskulären Leistung.

5. Funiculäre Myelose

Diese Krankheit entwickelt sich nahezu in 80% aller Fälle mit perniziöser Anämie in einem Lebensalter zwischen 25 und 75 Jahren [7], dabei fällt der Beginn der Erkrankung überwiegend in das höhere Lebensalter. Die neurologische Symptomatik kann auch ohne nachweisbare perniziöse Anämie auftreten.

Die funiculäre Myelose ist eine der am häufigsten vorkommenden Stoffwechselkrankheiten auf neurologischem Gebiet. Sie beruht auf einem Mangel an Vitamin B_{12}, in erster Linie bedingt durch Fehlen von „intrinsic factor" bei essentieller perniziöser Anämie. Als weitere Ursachen des Vitamin B_{12}-Mangels sind z.B. Gastrektomie, Magencarcinom, intestinale Resorptionsstörungen und intestinale Parasiten zu erwähnen. Pathologisch-anatomisch stehen multiple, wenig scharf begrenzte Entmarkungsherde in den Hintersträngen, den Kleinhirnseitensträngen und den Pyramidenseitensträngen des Rückenmarks im Vordergrund. Die Läsionen fließen später zusammen, überschreiten die Grenzen der einzelnen Stränge und bilden große irreguläre und schwammartige Zonen. Die Myelindestruktion der Markscheiden beginnt häufig in den cervicalen und oberen thorakalen Segmenten, später können auch die Achsenzylinder zugrundegehen. Die weiße Substanz des Gehirns wird häufig im Verlauf der Erkrankung mitbetroffen, auch die peripheren Nerven können einen geringen Verlust an Myelin zeigen.

Entsprechend der Variabilität der pathologisch-anatomischen Befunde kann das klinische Bild vielgestaltig sein. Häufig finden sich anfangs Parästhesien an Füßen und Händen, die sich später auf Unterschenkel und Unterarme ausbreiten. Mit Fortschreiten der Krankheit bilden sich eine spinale Ataxie sowie eine Paraparese der Beine mit positiven Pyramidenbahnzeichen aus. Das Lage- und Vibrationsempfinden ist frühzeitig gestört, nicht selten ist die Oberflächensensibilität beeinträchtigt. Neben diesen Symptomen kann ein Vitamin B_{12}-Mangel gelegentlich zu Sehstörungen und/oder zu einer Polyneuropathie führen. Zu erwähnen sind in diesem Zusammenhang auch die sog. Perniciosapsychosen. Die Diagnose der Vitamin B_{12}-Mangelkrankheit wird durch den Urinexkretionstest mit radioaktivem Vitamin B_{12} nach Schilling gesichert.

Therapie

Die Behandlung der funiculären Myelose besteht in der parenteralen Verabreichung von Vitamin B_{12}. Je nach Ausmaß der erfolgten Schädigung kann durch diese Behandlung eine Remission oder zumindest ein Stillstand der Krankheit erreicht werden.

6. Polyneuropathien

Aus der Vielzahl ätiologisch verschiedenartiger Polyneuropathien sind nur wenige Formen in größerem Maße an das höhere Lebensalter gebunden. In dieser Altersklasse spielen insbesondere die diabetische, die alkoholische und die sog. paraneoplastische Polyneuropathie eine maßgebliche Rolle.

a) Diabetische Polyneuropathie

Diese Krankheit beruht auf einer Schädigung der Schwannschen Zellen mit primärem Zerfall der Markscheiden. Sekundär tritt die Wallersche Degeneration ein.

Klinisch imponiert die diabetische Polyneuropathie entweder als symmetrisch distal betonte sensomotorische Störung oder als asymmetrische proximale und vorwiegend motorische Form. Gelegentlich findet sich eine Hirnnervenbeteiligung, dabei sind insbesondere der Nervus oculomotorius und der Nervus facialis betroffen. Oft treten, insbesondere in den Nachtstunden, unangenehme sensible Reizerscheinungen auf.

b) Alkoholische Polyneuropathie

Diese Polyneuropathie tritt nach langem Alkoholabusus nicht selten im Alter auf. Pathologisch-anatomisch finden sich in einem Teil der Fälle primäre axonale Degenerationen, bei anderen segmentale Entmarkung. Bis heute ist nicht endgültig entschieden, ob der Alkohol selbst oder Fehlernährung einschließlich Vitamin B_1-Mangel oder diese Faktoren zusammen das Krankheitsbild verursachen.

Die klinische Symptomatik ist wie bei der diabetischen Polyneuropathie variabel. Häufig äußert sich die Symptomatik in Reflex- und Sensibilitätsstörungen und insbesondere Störungen der Tiefensensibilität. Insgesamt sind die Beine stärker betroffen als die Arme. Häufig findet sich eine Peronaeuslähmung.

Die alkoholische Polyneuropathie kann kombiniert sein mit alkoholbedingten cerebralen Symptomen wie Delirium tremens, Korsakow-Syndrom und Polioencephalitis haemorrhagica superior Wernicke.

c) Paraneoplastische Polyneuropathie

Die paraneoplastische Polyneuropathie kann gelegentlich das erste klinische Zeichen eines malignen Tumors sein; das Bronchialcarcinom steht dabei in der Häufigkeitsskala an erster Stelle. Aber auch andere Carcinomarten wie Mamma-, Magen-, Colon- und Pankreascarcinom können von Bedeutung sein. Die Entstehung der paraneoplastischen Polyneuropathie ist unklar. Immunmechanismen werden diskutiert.

Das klinische Bild ist geprägt von Klagen der Patienten über Parästhesien und Gangunsicherheit. Die Untersuchung zeigt anfangs meist eine Abschwächung der propriozeptiven Reflexe an den unteren Extremitäten; im Bereich der Sensibilität ist oft die Tiefensensibilität gestört. Innerhalb einiger Monate erreicht die neurologische Symptomatik ihre maximale Ausprägung. Oft gelingt der Nachweis des Malignoms erst nach Monaten oder wenigen Jahren. Das polyneuropathische Syndrom bildet sich nicht regelmäßig mit der operativen Entfernung des Tumors zurück [20].

Therapie

Die Therapie der verschiedenen Polyneuropathieformen besteht in erster Linie in der Beseitigung der Ursachen; bei der diabetischen Polyneuropathie in einer optimalen Einstellung des Diabetes, bei der alkoholischen Polyneuropathie in einer Alkoholabstinenz und bei der paraneoplastischen Polyneuropathie, wenn möglich, in der Entfernung des Neoplasmas. Gaben von Multivitaminen sind angezeigt.

7. Myopathien

Im höheren Lebensalter verlieren die hereditären Formen prozentual an Bedeutung. Bei allen im Alter auftretenden Myopathien ist vorrangig an eine paraneoplastische Genese zu denken. Eine Myositis, die sich durch Muskelschwäche im Becken und Schultergürtel bemerkbar macht, ist nicht selten durch einen Tumor der Lunge, des Magens, des Uterus oder der Ovarien bedingt [16, 19]. Häufig eilt die polymyositische Symptomatik dem klinischen Nachweis des Tumors voraus. Im Zusammenhang mit einer Neoplasie kann auch eine myasthene Reaktion auftreten. Beim Lambert-Eaton-Syndrom zeigt sich eine vorzeitige Ermüdbarkeit der proximalen Extremitätenabschnitte. Im Gegensatz zur Myasthenia gravis sind myasthene Reaktionen in den oculobulbären Abschnitten selten.

Therapie

Die Behandlung besteht in den Fällen, in denen ein Tumor nachweisbar ist, in erster Linie in einer Entfernung der Neoplasie. Zur Behandlung des Lambert-Eaton-Syndroms wird Guanidinhydrochlorid empfohlen.

8. Hirntumoren

Verschiedene Geschwulstarten bevorzugen verschiedene Altersklassen. Im höheren Lebensalter finden sich insbesondere Glioblastome und Hirnmetastasen. Die cerebralen Metastasen gehen beim Mann in erster Linie vom

Bronchialcarcinom aus, bei der Frau vom Mammacarcinom. Weiterhin sind zu nennen: Melanoblastom, Hypernephrom, Schilddrüsencarcinom, Magencarcinom und weibliche Genitalcarcinome. Meningeome entstehen zwar schon im mittleren Lebensabschnitt, werden aber wegen ihres langsamen Wachstums oft erst im höheren Alter klinisch auffällig.

Die klinische Symptomatik der Hirntumoren resultiert aus der intrakraniellen Drucksteigerung und der Lokalisation des Prozesses; so werden Allgemein- und Lokalsymptome unterschieden. Erstere äußern sich vorwiegend in Kopfschmerzen, Brechreiz und Erbrechen. Häufig treten epileptische Reaktionen auf. Jede sog. Spätepilepsie ist dringend verdächtig auf einen Hirntumor, nicht selten bildet sie das erste Symptom. Im weiteren Verlauf, aber auch am Anfang der Symptomatik, können fokalneurologische Ausfallserscheinungen und/oder ein organisches Psychosyndrom bestehen.

Therapie

Die Therapie der intrakraniellen Tumoren ist operativ, auch bei Metastasen, wenn es sich um eine Solitärmetastase in operabler Lage handelt. Weiterhin ist Röntgenbestrahlung oder, wie beim Glioblastom, Telekobaltbestrahlung angezeigt. Meningeome sind strahlenresistent.

9. Anfallssyndrome

Bei den Anfallssyndromen ist zwischen epileptischen und nichtepileptischen Anfällen zu unterscheiden.

Epileptische Reaktionen im Alter, die sog. Spätepilepsie, werden zumeist verursacht durch Hirntumoren und durch die cerebrale Gefäßsklerose. Gelegentlich ist ein epileptischer Anfall im hohen Alter auch Ausdruck eines Alkoholabusus.

Die im Alter auftretenden synkopalen Anfälle sind häufig Folge einer cerebralen Mangeldurchblutung bei Arteriosklerose der Hirngefäße, sie sind aber auch nicht selten kardial bedingt. Als Sonderformen der synkopalen Anfälle sind die zuvor genannten Syndrome, das synkopale cervicale Vertebralissyndrom und das Subclavian-steal-Syndrom, zu nennen.

Bei der diagnostischen Einordnung von im Alter anfallsartig auftretenden Kollapszuständen und Bewußtseinstrübungen ist u.a. an ein Dumping-Syndrom zu denken, an einen hypoglykämischen Anfall, an ein diabetisches, urämisches, hepatisches oder hypokaliämisches Koma. Psychogene Anfälle treten im Alter selten auf.

Von den Neuralgien im höheren Lebensalter spielt die essentielle Trigeminusneuralgie die größte Rolle. In jedem Fall sind symptomatische Gesichtsneuralgien differentialdiagnostisch in Erwägung zu ziehen.

Therapie

Die Therapie soll auf eine Beseitigung der Ursache des Anfallsgeschehens hinzielen. Epileptische Anfälle werden darüber hinaus mit antiepileptischen Mitteln behandelt, bei den kreislaufbedingten Anfällen steht die Herz- und Kreislauftherapie im Vordergrund. Für die essentielle Trigeminusneuralgie ist Tegretal das Mittel der Wahl; sollte hierdurch keine Besserung erzielt werden, so kann ein Versuch einer kombinierten Behandlung mit Antidepressiva und Neuroleptica unternommen werden, z.B. mit der Kombination von Tofranil und Glianimon. Sollte die medikamentöse Therapie keinen Erfolg haben, so ist in jedem Falle die neurochirurgische Intervention zu erwägen.

10. Schädel-Hirn-Trauma

Mit zunehmendem Alter stellen sich morphologische und physikochemische Veränderungen im Schädel-Hirn-Bereich ein. Bedingt durch osteoporotische Vorgänge treten beim älteren Menschen viel häufiger Frakturen im Bereiche des Schädels ein, als dies bei jüngeren der Fall ist. Ebenfalls finden sich bei älteren Menschen wegen der verminderten Elastizität der Hirnsubstanz häufiger substantielle Hirnschädigungen im Sinne von Contusions- und „Contre-Coup“-Herden. Die Altersveränderungen des Gehirns bewirken allgemein eine Verschlechterung der Rückbildungsmöglichkeit traumatischer Hirnschädigungen.

Während Schädelfrakturen, Hirncontusionen und intrakranielle Blutungen im höheren

Alter als Traumafolge zunehmen, tritt das Commotio-Syndrom mehr in den Hintergrund bzw. verliert seine typische Symptomatik. Es erscheint blasser und unvollständiger, die Bewußtlosigkeit ist verkürzt, an ihre Stelle tritt häufig ein protrahierter Benommenheitszustand, auch psychotische Erscheinungen können eintreten [25, 27, 28]. Beachtenswert ist, daß sich im höheren Alter nicht selten eine auffallende Diskrepanz zwischen der nur wenig ausgeprägten Initialsymptomatik und den später auftretenden, häufig nicht unerheblichen traumatischen Folgen besteht.

Therapie

Die Therapie des Hirntraumas besteht in der chirurgischen Behandlung wie bei intrakraniellen Hämatombildungen. In jedem Fall steht die Vermeidung sekundärer hypoxämischer Hirnschädigung im Vordergrund des therapeutischen Bemühens. Baldige und gezielte Rehabilitationsmaßnahmen sind erforderlich.

Literatur

1. Albert v., H.-H.: Apoplexia cerebri 3. Münch. med. Wschr. **109**, 2677 (1967).
2. Bendkowski, B.: Incapacitating diseases in the elderly: A survey in general practice. J. Amer. Geriat. Soc. **16**, 12 (1968).
3. Brissaud, E.: Leçons sur les maladies nerveuses (Salpêtrière 1893–1894). Recueillies et publiées par H. Meige. Paris: Masson 1895.
4. Chritchley, M.: Arteriosclerotic Parkinsonism. Brain **52**, 23 (1929).
5. Degkwitz, R.: Die konservative Therapie der Störungen des extrapyramidal-motorischen Systems. Fortschr. Neurol. Psychiat. **31**, 329 (1963).
6. Dorndorf, W., Gänshirt, H.: Die Klinik der arteriellen zerebralen Gefäßverschlüsse. In: Der Hirnkreislauf (H. Gänshirt, Hrsg.), S. 512–650. Stuttgart: Thieme 1972.
7. Dreyfus, P.M.: Nutritional Disorders of the Nervous System. In: Textbook of Medicine (R. Cecil, C. Loeb, Eds.), p. 243. Philadelphia–London–Toronto: W.B. Saunders 1971.
8. Feldhues, A., Brune, G.G.: Panoramawechsel des Parkinsonismus. Fortschr. Med. **90**, 1141 (1972).
9. Freytag, E.: Fatal hypertensive intracerebral haematomas: a survey of the pathological anatomy of 393 cases. J. Neurol. Neurosurg. Psychiat. **31**, 616 (1968).
10. Georgi, F., Wüthrich, R.: Behandlungsprinzipien neurologischer Altersleiden. In: Krankheiten der über Siebzigjährigen (O. Gsell, Hrsg.), S. 227. Bern: Huber 1964.
11. Goldfarb, A.I.: Geriatric Psychiatry. In: Comprehensive Textbook of Psychiatry (A.M. Freedmann, H.I. Kaplan, Eds.), p. 1564. Baltimore: Williams & Wilkins 1967.
12. Goldfarb, A.I.: Prevalence of psychiatric disorders in metropolitan old age and nursing homes. Proc. New York Neurological Society, New York, Academy of Medicine, March 1960.
13. Gottstein, U.: Internistische Therapie der zerebralen Durchblutungsstörungen. Fortschr. Med. **88**, 353 (1970).
14. Gottstein, U.: Der Hirnkreislauf unter dem Einfluß vasoaktiver Substanzen. Heidelberg: Hüthig 1962.
15. Hoehn, M.M., Yahr, M.D.: Parkinsonism: onset, progression, and mortality. Neurology (Minneap.) **17**, 427 (1967).
16. Jerusalem, F.: Paraneoplastische Syndrome und Krankheitsbilder. Nervenarzt **43**, 169 (1972).
17. Kannel, W.B., Wolf, P.H.A., Verter, I., McNamara, P.M.: Epidemiologic assessment of the role of blood pressure in stroke. The Framingham study. J. Amer. med. Ass. **214**, 301 (1970).
18. Kurland, L.T., Nung Won Choi, Sayre, G.P.: Current status of the epidemiology of cerebrovascular diseases. In: Stroke Rehabilitation, Basis Concepts and Research Trends (W.S. Fields, W.A. Spencer, Eds.). St. Louis/Missouri: Green 1967.
19. Mertens, H.G.: Myopathien im höheren Lebensalter. Acta geront. **11**, 645 (1972).
20. Neundörfer, B.: Differentialtypologie der Polyneuritiden und Polyneuropathien. Schriftenreihe Neurologie, 11. Berlin–Heidelberg–New York: Springer 1973.
21. Parkinson, J.: An essay on the shaking palsy. Reprinted in Medical Classics, Vol. 2. Baltimore: Williams and Wilkins 1938.
22. Pletscher, A., Gey, K.F., Burhard, W.P.: Beeinflussung des zerebralen Stoffwechsels von 5-Hydroxytryptamin durch Decarboxylasehemmung. Helv. physiol. pharm. Acta **21**, 46 (1963).
23. Reis, D.J.: Degenerative and heredofamilial diseases of the central nervous system. In: Textbook of Medicine (R. Cecil, C. Loeb, Eds.), p. 301. Philadelphia–London–Toronto: W.B. Saunders 1971.
24. Scott, T.R., Netsky, M.G.: Parkinson's syndrome: a critical review. Int. J. Neurol. **2**, 52 (1961).
25. Theato, L.: Statistische Untersuchung über den Verlauf einfacher Commotionen. Nervenarzt **13**, 241 (1940).
26. Unterharnscheidt, F., Rohr, H., Decher, H.: Das nichttraumatische synkopale cervicale Vertebralissyndrom. Nervenarzt **30**, 310 (1959).
27. Venzlaff, U.: Das Schädelhirntrauma im Alter. In: Neuropathien im Alter. Veldener Symposien 5, S. 42–49. München: Banaschewski 1970.
28. Walter, K.: Die Commotio cerebri am alternden Hirn. Monographien aus dem Gesamtgebiet der Neurologie und Psychiatrie. Berlin–Göttingen–Heidelberg: Springer 1960.
29. Williams, G.R.: Morbidity and mortality with parkinsonism. J. Neurosurg. **24**, 138 (1966).

Gynäkologie

F.K. Beller und M.J. Schulte

1. Einführung

Das Einsetzen des Alterns wird bei der Frau – im Gegensatz zum Mann – als Folge endokriner Veränderungen angesehen und als Klimakterium bezeichnet. Man kann jedoch unterschiedlicher Auffassung darüber sein, ob diese enge Verflechtung zwischen Endokrinium und Altersvorgängen zu Recht besteht. Probleme der Prämenopause stehen am Ende der Phase der Geschlechtsreife und gehören noch nicht oder nur sehr bedingt in den geriatrischen Formenkreis.

In den westlichen Ländern erleben die Mädchen die Menarche in den letzten Jahrzehnten in zunehmend jüngerem Alter [3]. Das Einsetzen der Menopause erfolgt dagegen in zunehmend höherem Alter. Während das Durchschnittsalter für die Menopause im Jahre 1915 bei 44 Jahren lag, ist es heute auf 52–54 Jahre anzusetzen [15]. Durch die Vorverlegung der Menarche und das Hinausschieben der Menopause entsteht eine eindeutige Verlängerung der Geschlechtsreife der Frau.

Die Begriffsbestimmung des Climacterium praecox, die noch bis vor kurzem für das 40. Lebensjahr als untere Grenze der Norm festgelegt war, muß infolgedessen um mindestens 5 Jahre heraufgesetzt werden. Der Begriff der Climax tarda oder Spätmenopause sollte wegen unklarer Definition für die klinische Symptomatik nicht verwandt werden.

2. Begriff der Menopause

Das Nomenklaturkomitee der FIGO hat als Menopause das „Ende der physiologischen Menstruation" bezeichnet. Kaiser und Daume [5] haben darauf hingewiesen, daß man den Begriff der Menopause auf die letzte Blutung, ähnlich wie die Menarche auf die erste Blutung, beziehen sollte. Die davorliegende Phase wird als Prämenopause, die nach der Menopause liegende Zeit als Postmenopause bezeichnet. Diese geht dann etwa nach 5–10 Jahren in das Senium über. Aus dieser Definition der Menopause ergibt sich, daß die letzte Periode nur retrospektiv ein Jahr später festgelegt werden kann. So klar diese Definition ist, so ergeben sich aus der retrospektiven Festlegung doch Schwierigkeiten für die tägliche Praxis. Insofern ist es verständlich, daß die Begriffe Klimakterium, Menopause und Senium ziemlich willkürlich synonym gebraucht werden.

3. Physiologie der Prä- und Postmenopause

Die endokrinen Veränderungen ergeben sich als Folge einer Störung des Regelkreises zwischen hypothalamischem System und Ovar. Das alternde Ovar spricht nicht mehr auf die Stimulierung durch die in zunächst normaler Menge vorhandenen Gonadotropine an. Die biologische Entwicklung verläuft umgekehrt wie beim Eintreten der Geschlechtsreife. Nach der Menarche entwickeln sich aus monophasischem Cyclus nur zögernd über mehrere Jahre zunehmend biphasische Cyclen. Die ersten Cyclen enden als monophasische Cyclen nicht mit einer echten Menstruation, sondern es handelt sich um Abbruchsblutungen. In der Zeit der Prämenopause weichen die biphasischen Cyclen der Geschlechtsreife immer mehr monophasischen Cyclen. Es fehlt die Ovulation und damit die Progesteronbildung des Gelbkörpers. Wenn schließlich die abnehmende Östrogenproduktion einen Schwellenwert unterschreitet, der für die Proliferation des Endometriums erforderlich ist, setzt die Periode aus. Das bedeutet jedoch nicht, daß die Östrogenproduktion völlig erloschen ist. *Plotz et. al.* [13] haben gezeigt, daß das alternde Ovar seine Enzymaktivität zur Bildung von Steroiden für lange Jahre beibehält. Legt man zytologische Ergebnisse zugrunde, so findet sich bei über 40% der Frauen auch nach der Menopause ein östrogenbestimmtes Zellbild. Es wird angenommen, daß diese Östrogene nicht mehr im Ovar, sondern in der Nebenniere gebildet werden. In der Nebennierenrinde werden sie vermutlich aus Androgenen

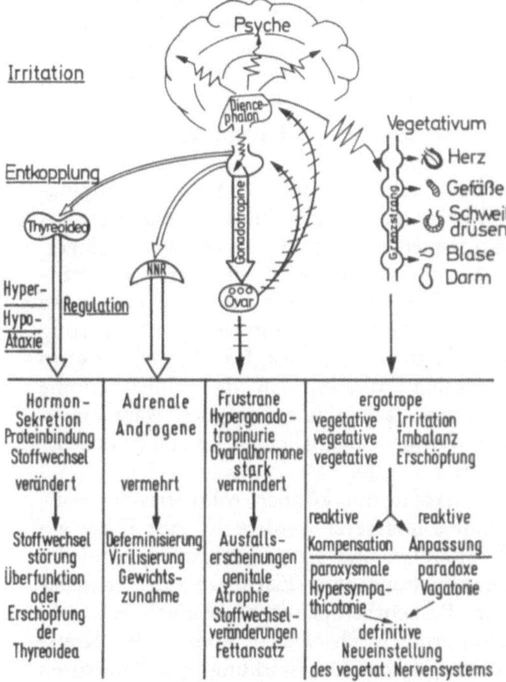

Abb. 9. Die bei Östrogenmangel im Klimakterium vom Zwischenhirn-Hypophysen-System ausgehenden vegetativ-hormonalen Folgeerscheinungen. (Aus Lauritzen, Ch., s. Lit.-Verz. [8]).

metabolisiert. Das alternde Ovar kann jedoch Adrogene bilden. Diese werden in den Plasmapool abgegeben und können der Nebenniere als Ausgangsmaterial für die Umwandlung in Östrogene dienen [10]. Da der Regelkreis zwischen Ovar und Hypophysenvorderlappensystem gestört ist, versucht der Organismus, die Ovarproduktion durch zunehmende Ausschüttung von Gonadotropinen anzureizen (s. Abb. 9). Daraus erklärt sich die hohe Gondotropinsekretion in der Prä- und Postmenopause, die vorwiegend aus follikelstimulierendem Hormon (FSH) besteht. Das hypothalamisch-hypophysäre System bleibt ungefähr bis zum 65. Lebensjahr erhalten. Im Senium läßt die C_{19}-Steroidproduktion in der Nebennierenrinde nach, und die Gonadotropinwerte sinken bis zu Werten der Norm [8].

Die Follikelreifung nimmt in allen Stadien ab. Follikel sind schließlich im Senium nicht mehr vorhanden. Dafür treten im Hilus sog. Hilus-Zellen auf, deren Hormonproduktion noch nicht geklärt ist. Corpora lutea fehlen. Das Keimparenchym wird im Senium durch Bindegewebe ersetzt.

4. Der klimakterische Symptomenkomplex

Entsprechend unserer Auffassung sollte der sog. klimakterische Symptomenkomplex nicht in den geriatrischen Formenkreis eingeordnet werden. Diese Symptomatik ist einer endokrinen Behandlung zugänglich und im eigentlichen Sinne ein gynäkologisches, endokrinologisches und zunächst noch kein geriatrisches Problem. Da sich über Begriffe streiten läßt, soll dieses Problem kurz angeschnitten werden; im übrigen wird auf entsprechende Übersichten verwiesen [4, 5, 8, 15]. Folgende Symptome werden in diesen Komplex eingeordnet:

1. Hitzewallungen, Schweißausbrüche, Schwindelanfälle.
2. Parästhesien, Schlafstörungen und Kopfschmerzen.
3. Depressionen, Herzklopfen, Gedächtnisschwäche.

Als Ursache des klimakterischen Syndroms wird vielfach der verschwommene Begriff der vegetativen Dystonie verwandt. Nach heutiger Vorstellung überwiegen die ergotropsympathischen Anteile, da die Stabilisationseigenschaft der Östrogene auf das vegetative Nervensystem mit parasympathicotoner Wirkung wegfällt. Wenner und Hauser [18] sprechen von einer diencephal-neurovegetativen Begleitsymptomatik.

Es besteht eine gewisse Korrelation zwischen Blutdruckanstieg und Hitzewallungen [17, 18].

Dagegen fehlt eine Beziehung zwischen Östrogenkonzentration und klimakterischen Beschwerden.

Wie häufig der klimakterische Symptomenkomplex in einer bestimmten Altersgruppe auftritt, hängt einerseits von der Einzelpersönlichkeit, zum anderen aber von der Umgebung ab.

Therapie

Die erste Symptomengruppe ist durch Östrogene gut zu behandeln, die zweite nur bedingt.

Gelegentlich kann es notwendig werden, in der Prämenopause Frauen cyclisch mit einem Östrogen-Gestagen-Gemisch zu behandeln, wenn eine cyclusgerechte Blutung erwünscht ist. Für eine solche Behandlung bieten sich die oralen Contraceptiva an, entweder in Form der Kombinationspille oder insbesondere der Sequenztherapie.

In der Postmenopause sind die Östrogene das Mittel der Wahl. Bevorzugt werden Präparate, die eine geringe Wirkung auf das Endometrium und das Myometrium aufweisen. Dies ist bei den sog. konjugierten Östrogenen (0,3–1,2 mg pro Tag), dem Östradiolvalerianat (1–2 mg pro Tag), dem Östriol (0,5 – 2 mg pro Tag) und dem 3-Cyclopentyl-oxy-Aα-äthinylöstradiol (0,025 mg pro Tag) der Fall. Stilbene (0,1 mg pro Tag), Mestranol (0,3 mg pro Tag) und das Athinylöstradiol (0,02 mg pro Tag) werden verwandt, wenn ein Effekt auf die östrogenabhängigen Organe erwünscht ist.

Für die konjugierten Östrogene, die gut verträglich sind, bevorzugen wir eine Dauertherapie mit der geringstmöglichen Dosis, die für die einzelne Patientin austitriert werden muß. Damit wird ein gleichmäßiger, kontinuierlicher Östrogenspiegel erreicht. Für überflüssig halten wir auf- oder absteigende Dosen. Auch für die Unterbrechung der Therapie nach 3 Wochen gibt es keine sicher begründeten Argumente. Diesen beiden Dosierungsformen liegt eine biologische Vorstellung von einer Cyclussimulierung zu Grunde, die wir nicht teilen.

Injektionen von Östrogenpräparaten werden vielfach verwandt. Nach der Injektion kommt es zu einem hohen Resorptionsgipfelwert, der dann resorptionsbedingt und zeitabhängig abnimmt. Diese Abnahme ist jedoch durch viele Faktoren bewirkt, die weder vorhersehbar noch beeinflußbar sind. Diesem Nachteil steht die vereinfachte Applikationsart entgegen.

Die Kombination von Östrogen-Androgen-Gemischen verliert zunehmend Anhänger. Ursprünglich war diese Therapie bevorzugt worden, weil durch die Androgene Östrogene eingespart werden können [9]. Mit der Entwicklung von organspezifischen Östrogenpräparaten, die relativ wenig endometriumwirksam sind, kann auf diesen einsparenden Effekt der Androgene verzichtet werden. Damit entfallen Nebenerscheinungen, wie Virilismus, gesteigerte Libido, Vermännlichung der Stimme, die zum Teil irreversibel sind. Wenn die Verabreichung eines Androgens aus besonderen Gründen erwünscht ist, dann sollte dies in gewählter Dosis gesondert von dem Östrogenpräparat erfolgen und nicht in Form eines Mischpräparates.

Der gleiche Einwand wie für die Kombinationspräparate gilt auch für Mischpräparate aus Östrogenen und Sedativa. Es ist zweckmäßiger, die Patientin hinsichtlich der einen wie der anderen Komponente auszutarieren und diese Präparate dann in der notwendigen Dosierung getrennt zu verabreichen. Im allgemeinen kann festgestellt werden, daß der klimakterische Symptomenkomplex sedierenden Maßnahmen weit weniger zugänglich ist, als dies zunächst erwartet wurde.

Unterstützend können roborierende Maßnahmen eingesetzt werden. Es gibt Fälle, wo Herzklopfen und Herzschmerzen gut auf die Verabreichung von Eisenpräparaten ansprechen. Balneotherapeutische Maßnahmen, z.B. kalt-warme Wechselbäder, können den Kreislauf tonisieren. Die Wirkung von Badekuren dürfte zusätzlich auf eine psychosomatische Wirkung zurückzuführen sein.

5. Altersvorgänge in den hormonalen Zielorganen

Als Folge der abnehmenden Östrogenproduktion bildet sich eine Atrophie in den Zielorganen der Östrogene aus. Diese sind vorwiegend das *Myometrium*, das *Endometrium*, die *Cervicaldrüsen* und schließlich die *Scheidenhaut.*

Das Endometrium im Senium ist atrophisch. Die Drüsenschläuche sind eng gestellt. Es findet sich kubisches Epithel ohne Flimmerbesatz. Dabei können einzelne Drüsen im Sinne einer „cystischen Atrophie" erweitert sein, die nicht mit einer glandulär-cystischen Hyperplasie verwechselt werden sollte.

Als Folge der zunächst noch vorhandenen Wirkung der Östrogene auf die cervicalen Drüsen findet sich in der Prämenopause häufig eine starke Mucusproduktion der Cervicaldrüsen mit den charakteristischen Zeichen der hohen Spinnbarkeit, der Dünnflüssigkeit und des Fehlens von Zellen. Die cervicalen Drüsen folgen den atrophischen Veränderungen im Endometrium, verzögert mit einer Latenzphase von mehreren Jahren. Auch in diesem Alter sprechen die Drüsen auf exogene Östrogenverabreichung mit einer Mucusproduktion an.

Schrumpfungsvorgänge der Uterusmuskulatur beziehen sich auch auf Myome, die im Alter atrophieren. Der Uterus wird klein und hart. Die Cervix bzw. Portio flacht in der Postmenopause bzw. im Senium ab, sie wird konisch und klein. Wie Ober *et. al.* [11] gezeigt haben, retrahiert sich die Grenzzone zwischen Cervix-Epithel und Plattenepithel in den inneren Cervicalkanal. Das klassische Bild der Matronenportio ist daher eine originäre Schleimhaut ohne erosionsartige Oberflächen. Hierauf wird bei der Besprechung des Alterscarcinoms noch zurückzukommen sein.

Die Atrophie der Muskulatur betrifft auch die Eileiter. Die Schrumpfung kann den Verlust des Lumens zur Folge haben. Die Tuben werden starr, die Schlängelung verschwindet.

Die Veränderungen der Scheide beziehen sich vorwiegend auf eine Glättung der Falten durch eine Abnahme von elastischen Fasern in der Subcutis und Cutis. Die hohe Gefäßschicht im Paracolpium bildet sich zurück, die Scheide wird kürzer, das hintere Scheidengewölbe abgeflacht. Das Glykogen in den Plattenepithelzellen nimmt ab und verschwindet schließlich im Senium gänzlich. Das Fehlen des Glykogens und die damit verbundene Verminderung des Selbstreinigungsmechanismus der Scheide kann zu Kolpitiden führen.

Die Abnahme von elastischen Fasern in der Subcutis bezieht sich auch auf die Cutis am Introitus. Die kleinen und später die großen Labien verstreichen, die Klitoris bildet sich im Senium zurück.

a) Mammae

Sekundäre Zielorgane der Östrogene sind die Mammae. In der Prä- und Postmenopause finden sich vermehrt im Drüsenkörper eine Mastopathie und Mastodynie. Als Folge der Östrogenproduktion kann der Umfang der Brust zunächst in der Prämenopause zunehmen. Im Senium nimmt dann der Umfang der Mammae ab, was im wesentlichen durch eine Abnahme des Fettgewebes bedingt ist. Die Veränderungen im Drüsenkörper bilden sich zurück.

b) Involutionserkrankungen östrogenabhängiger Organe

α) Blutungen

Infolge des Fehlens der Progesteronbildung können in der Prämenopause Meno-Metrorrhagien entstehen. In 27% finden sich bei Patienten in der Prämenopause eine Änderung der Blutungsstärke und in 45% Cyclusverschiebungen. Histologisch handelt es sich um eine Hyperproliferation des Endometriums, die bis zur glandulär-cystischen Hyperplasie reichen kann. Endometriumpolypen werden in diesem Altersabschnitt gehäuft beobachtet. Da schon in der Prämenopause in etwa 25% der Fälle die unregelmäßige Blutung durch ein Adenocarcinom des Corpus uteri verursacht ist, sollte auf medikamentöse Curettage unbedingt verzichtet werden. Die Zahl an Carcinomen, die durch eine Blutung kenntlich werden, steigt auf 50–90% bei Blutungen in der Postmenopause bzw. im Senium. Der Versuch der Umwandlung der hyperproliferierten Schleimhaut durch hohe Dosen von Gestagenen sollte erst in Erwägung gezogen werden, wenn durch eine Abrasio ein Uteruscarcinom ausgeschlossen worden ist.

In etwa 50% der Fälle normalisiert sich der Cyclus nach einer erfolgten Curettage bis zur Menopause. Treten die Meno-Metrorrhagien rezidivierend auf, kann dies eine Indikation zur Uterusexstirpation bedeuten. Das gleichzeitige Vorhandensein einer Senkung des Uterus oder der Scheide (Prolaps, Descensus vaginalis) wird diese Entscheidung erleichtern.

β) Alterskolpitis

Die Atrophie der Scheide sowie des Introitus ist einer lokalen Östrogenbehandlung gut zugänglich. Diese Therapie wird notwendig, wenn eine Colpitis senilis haemorrhagica entstanden ist, die durch kleine Blutaustritte aus Epitheldefekten und Petechien in der Schleimhaut erkennbar wird. Seltener sieht man Adhäsionen der Vaginalwände. Für eine perorale Therapie bietet sich das Östriol an, das spezifisch scheidenwirksam ist.

γ) Descensus und Prolaps

Infolge atrophischer Vorgänge am Beckenboden sowie des Halteapparates des Uterus kann sich ein Descensus des Uterus und der Vagina in der Postmenopause bzw. im Senium manifestieren. Der kleine atrophische Uterus verliert seine Anteflexio-Anteversio-Lage. Er befindet sich in Streckstellung. Der intraabdominale Druck kann den Uterus durch den erweiterten Hiatus leicht nach unten pressen [6].

Die Beschwerden reichen vom Senkungsgefühl, Kreuzschmerzen, ziehenden Schmerzen in der Leistengegend bis zur partiellen Harninkontinenz (Streßinkontinenz) und Pollakisurie. Bei Mitbeteiligung der Blase ist besonders auf begleitende Harnwegsinfekte zu achten. Die Senkung des Uterus kann bis zum Prolaps, d. h. dem Vorfall des Uterus vor den Introitus vaginae, reichen. Besteht der Zustand längere Zeit, kann ein Berstungsulcus an der meist verlängerten (elongierten) Cervix entstehen.

Therapie

Vor einer operativen Behandlung sollte auf jeden Fall das Berstungsulcus zum Abheilen gebracht werden, was im allgemeinen mit östrogenhaltigen Salben gelingt. Eine Vorbehandlung mit Östrogenen kann durch eine verbesserte Durchblutung der Scheide bei leichteren Descensusbeschwerden günstig wirken und die Schichtpräparation bei der Operation erleichtern.

Für die operative Beseitigung des Descensus der Vagina und des Prolaps des Uterus bei alten Frauen sind unzählige Operationsverfahren angegeben worden. Die meisten dieser Techniken sind darauf abgestellt, eine Kolpokleisis, d. h. einen Scheidenverschluß, herzustellen, um damit den Prolaps mechanisch zurückzuhalten. Die Kolpokleisis-Verfahren erfordern zusätzlich eine vordere Scheidenplastik, um die Blase in ihre natürlich anatomische Position zu lagern. Wird auf diese Zusatzoperation verzichtet, kann eine bestehende Streßinkontinenz verschlimmert werden. Dies betrifft insbesondere die paradoxe Kontinenz. Dabei ist der untere Blasenpol so weit herabgezogen, daß sich ein rechter Winkel zwischen hinterem Urethraabschnitt und der Blase entwickelt hat. Wird die Scheidenwand präpariert, flacht der Winkel ab, und es entsteht eine Streßinkontinenz [6]. Als Folge moderner Anästhesieverfahren, der verbesserten postoperativen Nachbehandlung und der Thromboembolie-Prophylaxe können größere operative Eingriffe auch an alten Frauen vorgenommen werden. Es bietet sich die vaginale Hysterektomie mit vorderer und hinterer Scheidenplastik an. Die hintere Plastik kann durch eine entsprechende Schnittführung zur Verengung des Introitus verwandt werden. Kolpokleisis-Operationen werden von uns daher heute nur in Ausnahmefällen durchgeführt.

Pessar-Behandlung

Vaginalpessare sollten heute nur noch verwandt werden, wenn ein chirurgisches Risiko besteht oder die Patientin aus anderen Gründen inoperabel ist. Den älteren Schalen- und Ringpessaren sind in den letzten Jahren Pessare an die Seite gestellt worden, die durch kleine Saugknöpfe an den Seiten besser halten, oder mittels einer kleinen Luftpumpe in den entsprechenden Zustand aufgeblasen werden können. Die Einlage der Pessare erfordert eine vierwöchige Kontrolle, da Reizzustände frühzeitig erkannt werden müssen und eine Infektion der wenig abwehrbereiten Vaginalwand beseitigt werden muß.

c) Nicht östrogenbedingte genitale geriatrische Erkrankungen der Frau

Der Einfluß von Östrogenen bei der alternden Frau wird vielfach überschätzt. Eine eingehende kritische Analyse, basierend auf pathophysiologischen und endokrinologischen Befunden, liegt von Plotz vor [12, 13, 14].

α) *Craurosis vulvae*

Während die Cutis des Introitus, also der großen und der kleinen Labien, sowie der Klitoris als weitgehend östrogenabhängig zu betrachten ist, trifft das für die den Introitus umgebenden Hautabschnitte weniger zu. Die Cutis in dieser Region verhält sich ähnlich wie die Haut des Stammes. Zwar ist bekannt, daß Östrogene zur aktiven und passiven Hyperämisierung beitragen, aber dies geschieht doch offensichtlich nur im Rahmen der Gesamtcutis und nicht vermehrt im Introitusgebiet. Diese Veränderungen werden im dermatologischen Kapitel (s. S. 212) beschrieben.

Eine blaurote, atrophische Veränderung der den Introitus umgebenden Hautabschnitte wird vielfach als Craurosis vulvae bezeichnet. Es ist auffällig, daß die Craurosis heute seltener beobachtet wird, als das noch vor 15–20 Jahren der Fall war. Die Haut ist trocken und rissig. Es muß jedoch besonders betont werden, daß die Craurosis lediglich eine klinische Beschreibung darstellt, die diagnostisch wenig aussagt. Unter dem klinischen Bild der Craurosis können sich ebenso gutartige Veränderungen wie auch krebsartige Entartungen verbergen. Es sei daran erinnert, daß das Vulvacarcinom als ein Alterscarcinom anzusehen ist. Daher sind fakultative und obligate präcanceröse Veränderungen bis zum Vulvacarcinom in diesem Altersabschnitt besonders zu beachten. Aus therapeutischen Gründen sollte man mit Probeexcisionen aus diesem Gebiet nicht zurückhaltend sein.

Histologisch steht bei den gutartigen Veränderungen ein Lichen craurosis et atrophicus im Vordergrund. Es handelt sich dabei um ein progredientes Leiden, das nach und nach die großen und die kleinen Labien, die Klitoris, den Introitus und das Perineum ergreift. Bei Degeneration und Schwund des kollagenen Bindegewebes und der elastischen Fasern des Coriums folgt eine Zerstörung der peripheren Nervenverzweigungen und der Nervenendigungen. Der dadurch entstehende Pruritus kann zu Kratzeffekten führen und zu Sekundärinfektionen. Die Epidermis wird in den Prozeß mit einbezogen und weist eine geringe bis mitunter starke Hyperkeratose auf. Elastizitätsverlust und Schrumpfung des äußeren Genitale sind die Folge.

Die histologische Feststellung von dysplastischen Bezirken, die klinisch häufig als Leukoplakie bezeichnet werden, bedeutet, daß eine fakultative Präcancerose eingetreten ist.

Wenn der Lichen craurosis et atrophicus sich auch besonders häufig in Craurosis-vulvae-Bezirken verbirgt, so ist er dennoch keine spezifische Alterserkrankung. Er kommt in allen Lebensphasen vor und ist etwa fünfmal seltener bei Männern als bei Frauen.

Therapie

Diese Veränderungen sprechen nicht auf Östrogene und nur geringfügig auf corticosteroidhaltige Salben an. Fetthaltige Salben, welche die keratotische Haut etwas auflockern, können den Frauen Erleichterung bringen.

β) *Vulvitis*

Die Vulvitis entsteht häufig auf der Basis von Scheidenentzündungen (Colpitis senilis), wobei zunehmend sekundäre Pilzinfektionen beobachtet werden können. Selbstverständlich ist ein Diabetes mellitus auszuschließen. Der häufig gefundene Begleitpruritus läßt sich durch lokale antimykotische Therapie mit Corticosteroiden gut behandeln, wobei die Mykotica intensiv in die Haut eingerieben werden müssen.

Der Pruritus bei alten Frauen ist ähnlich wie die Craurosis vulvae in den letzten Jahrzehnten seltener geworden. Die früher viel verwandten Unterspritzungen der Subcutis mit hochprozentigem Alkohol sowie die Denervationsoperationen sind daher selten indiziert.

γ) *Genitalcarcinome*

Der Häufigkeitsgipfel für das Corpuscarcinom liegt etwa 10 Jahre später als der des Collumcarcinoms. Statistisch finden sich in 50% Corpuscarcinome, in 25% Collumcarcinome. Die Häufigkeit des Ovarialcarcinoms beträgt etwa 10%, die des Vulva- und Vaginacarcinoms 5%. Es liegt bisher kein Anhalt vor, daß die Genitalcarcinome durch Östrogene ausgelöst oder verschlimmert werden. Eine Ausnahme bilden hier das Corpus- und Mammacarcinom.

Es mehren sich Hinweise, daß durch Stimulierung des Endometriums mit endometriumwirksamen Gestagenen eine Hyperproliferation über die glandulär-cystische Hyperplasie in eine adenomatöse Hyperplasie übergehen kann, die eine fakultative Präcancerose darstellt (Abb. 10). Diese Beziehungen haben eine gewisse Bedeutung für die Dauerverabreichung von Östrogenen, auf die wir später zurückkommen werden.

Jenseits des fünften Lebensjahrzehntes wird eine 20fache Zunahme der Coronarsklerose bei Frauen beobachtet. Der Plasmacholesterinspiegel steigt in einem späteren Lebensalter an als beim Mann und kann durch Östrogene gesenkt werden. Die Serumlipide und Lipoproteine nehmen jedoch teilweise zu und teilweise ab. In Anbetracht der unklaren Verhältnisse der Arterioskleroseentstehung müssen Schlüsse als

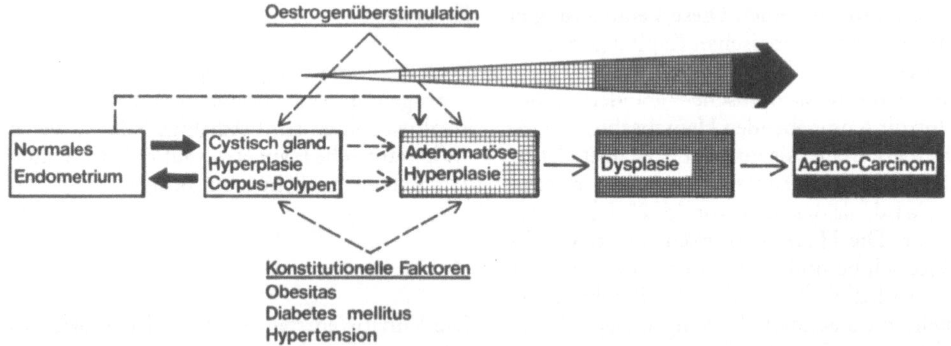

Abb. 10. Schema zur kausalen Genese des Corpuscarcinoms. Prädisponierende hormonale und konstitutionell-endogene Faktoren. Fakultativ und obligat präcanceröse Stadien. (Aus Knörr, K. *et al.*, Lit.-Verz. [6])

Ungeklärt sind die Verhältnisse beim Mammacarcinom. In der Postmenopause wurde eine Östrogenwirkung diskutiert, auf der die heute weitgehendst aufgegebene prophylaktische Ovarektomie beruht. Im Senium ist jedoch beobachtet worden, daß Mammacarcinome unter hohen Östrogendosen entweder stationär bleiben oder sich sogar zurückbilden können.

Die Behandlung der Genitalcarcinome soll in diesem Zusammenhang nicht weiter besprochen werden. Jedoch sei darauf hingewiesen, daß in Anbetracht der verbesserten intra- und postoperativen Behandlung auch ältere Frauen radikalen Operationen unterzogen werden können.

6. Kardiovasculäre Erkrankungen

Es ist in der letzten Zeit viel diskutiert worden, daß Östrogene möglicherweise vor dem Auftreten der Arteriosklerose schützen können.

voreilig eingestuft werden, welche den Östrogenen eine Schutzfunktion zuschreiben. Neue statistische Untersuchungen haben ergeben, daß der Anstieg an Coronarsklerose und Coronarinfarkten bei der Frau eine Expotentialfunktion in Beziehung zum Alter darstellt. Beim Manne ergibt sich eine unterschiedliche Kurve, die bis zum 50. bis 60. Lebensjahr steiler ansteigt als bei der Frau und dann abflacht. Es besteht zumindest die Möglichkeit, daß die unterschiedlichen Häufigkeitszahlen weniger durch eine endokrinbestimmte Umstellung bei der Frau verursacht werden als durch Risikofaktoren beim Manne. Auf jeden Fall scheint es gegenwärtig nicht gerechtfertigt, den Östrogenen eine Schutzfunktion gegen die Arteriosklerose zuzusprechen. Versuche, durch Östrogenverabreichung beim Manne die Arteriosklerose oder Coronarinfarkte zu verhindern, haben außer den Nebenerscheinungen zu einer höheren Sterblichkeit in der Östrogengruppe im Vergleich zur Kontrollgruppe geführt.

Ob Östrogene die Digitaliswirkung verstärken, muß weiteren Untersuchungen vorbehalten bleiben.

Ähnliche Beziehungen ergeben sich bei der Hypertonie. $^{2}/_{3}$ aller Kranken mit essentieller Hypertonie sind Frauen. In einigen Untersuchungen wird angegeben, daß sich der mittlere Blutdruck nach dem 45. Lebensjahr erhöht. Dennoch fehlt eine eindeutige Beziehung zwischen Östrogenen und Blutdruckanstieg. Die Hypertonie kann daher vorläufig nicht als Östrogenmangelsyndrom angesehen werden. Von einigen Ärzten wird eine gute Wirkung von Östrogenen beschrieben. Es soll jedoch nicht vergessen werden, daß die Steroid-Contraceptiva bei der Hypertonie oder beim Auftreten eines erhöhten Blutdrucks nach der Pille kontraindiziert sind.

7. Ovarektomie

Routine

In diesem Zusammenhang ist das Problem der prophylaktischen Ovarektomie bei Uterusexstirpationen zu sehen. Viele Gynäkologen sind der Auffassung, daß ab der Postmenopause die Eierstöcke überflüssig sind und mit entfernt werden sollten, um ein eventuell später auftretendes Ovarialcarcinom zu verhindern. Der Nutzen ist jedoch fraglich. Ovarialcarcinome sind mit 1:1000 nicht häufiger nach Hysterektomien als in einem unausgewählten, gleichaltrigen Patientengut. Darüber gibt es Zahlen, die in diesem Zusammenhang zu denken geben. Nach Randall *et. al.* [16] sind cerebrovasculäre Blutungen dreimal häufiger bei kastrierten Frauen als bei gleichaltrigen hysterektomierten Patientinnen. Es wurde bereits darauf hingewiesen, daß das alternde Ovar zumindest Androgene bildet, aus denen die Nebennierenrinde Östrogene synthetisieren kann. Bei einem Teil der Frauen bilden aber auch die Ovarien Östrogene. Wir halten es daher nicht für richtig, die Ovarien routinemäßig vor dem 50. Lebensjahr zu entfernen, und dann auch nur vom jeweiligen Fall abhängig. Entfernt werden sollten die Eierstöcke dann, wenn die Androgenproduktion so stark überwiegt, daß starke Virilismen bestehen.

8. Adipositas

In der Prä- und Postmenopause ist bei etwa 50% der Frauen eine Gewichtszunahme zu beobachten. Es scheint jedoch nach allgemeiner Ansicht nicht gerechtfertigt, diese Zunahme des Fettpolsters (Matronenspeck) einem Östrogenmangelsyndrom zuzuordnen. Konstitutionelle sowie diätetische Faktoren und eine Abnahme von körperlicher Akitivität spielen eine wesentlich bedeutsamere Rolle. Das gleiche gilt für die seltener zu beobachtende Magersucht.

9. Diabetes mellitus

Im Alter wird der Diabetes mellitus bei Frauen häufiger beobachtet, und es wird die Frage diskutiert, ob es sich hier um einen Gegenregulations-Diabetes durch Fortfall der Sexualhormone handelt. Geklärt ist diese Frage ebensowenig wie eine mögliche Zunahme der Hyperthyreose im Postklimakterium (s. Abb. 9, S. 175).

10. Knochenveränderungen

Degenerative Knorpelveränderungen treten bei Frauen zwischen dem 40. und 50. Lebensjahr gehäuft auf, während sie beim Manne im 65. und 70. Lebensjahr den Häufigkeitsgipfel aufweisen. Diese Veränderungen können gelegentlich durch Östrogen gebessert werden. Bevorzugt wird das Östradiol, eine höhere Frequenz an uterinen Blutungen muß in Kauf genommen werden.

Ein besonderes Problem bildet die Osteoporose. Es handelt sich dabei um eine Beschleunigung der Knochenresorption. Bevorzugt sind der Stamm, die Lenden und die unteren Brustwirbelkörper sowie das Kreuzbein. Röntgenologisch läßt sich erst nach vielen Jahren ein eindeutiger Befund erheben. Es fällt dann der Schwund von Spongiosabälkchen auf und eine Verschmälerung der kompakten Diaphysen, es besteht ein endostaler Abbau. Die Calciumausscheidung durch den Darm ist erhöht, die tubuläre Rückresorption in der Niere gehemmt.

Östrogene bewirken eine Erhöhung der Calciumabsorption im Darm, eine Verbesserung der Proteinbindung des Calciums beim Transport, eine Förderung von Aufnahme und Verwertung von Calcium im Knochen und eine Reduktion von Calcium- und Phosphorausscheidung im Harn und im Stuhl [8].

Einige Untersuchungen lassen den Schluß zu, daß die Entstehung der Osteoporose durch Östrogene hinausgeschoben werden kann. Diese Befunde werden als stärkstes Argument für eine langfristige Östrogenbehandlung angeführt. Dabei ist jedoch zu berücksichtigen, daß Stilbene diesen Einfluß nicht haben. Eine kritische Analyse der Östrogen-befürwortenden Arbeiten läßt Zweifel an der Wirksamkeit offen. Dies betrifft insbesondere die Tatsache, daß die Osteoporoseentstehung bis zum heutigen Tage nicht geklärt ist. Außer Östrogen lassen sich auch andere Therapieformen anwenden (s. Kapitel S. 239ff.).

11. Psyche

Ebenso unklar wie die bisher aufgezeigten Veränderungen ist das sog. dysphorische Syndrom, das von vielen Autoren als Östrogenmangelsyndrom gedeutet wird. Es handelt sich um eine depressive Verstimmung mit Effektlabilität. Es erscheint jedoch fraglich, ob der Begriff der klimakterischen Psychose zu Recht besteht. Endogene Depressionen können im Klimakterium erstmals auftreten. Dennoch sind die morgendliche Verstimmtheit, die Schlaflosigkeit mit dem Begriff des „zerhackten Schlafes", die vitale Trauer, das Gefühl der Leere, wohl mehr auf psychosomatische Veränderungen zurückzuführen. Hierüber ist viel geschrieben worden, und es wird auf die einschlägige Literatur verwiesen (s. Kapitel, Psychiatrie S. 157).

In der Postmenopause ändern sich die sozialen Bindungen. Kinder verlassen die Familie, es tritt eine gewisse Leere auf. Dies sind Komponenten, die zu einer Änderung der psychischen Ausgangslage führen können. In manchen Fällen mag es zu einer Überkompensation gegen die verminderte Leistungsanforderung kommen. Gelegentlich können hier kleine Östrogendosen nutzen. Immerhin erscheint es notwendig, auch hier auf den Zusammenhang mit den oralen Contraceptiva hinzuweisen, bei denen in einem gewissen Prozentsatz, der in der Literatur schwankt, nach östrogenhaltigen Pillen Depressionen auftreten können.

12. Kontinuierliche Östrogenbehandlung (estrogens forever)

Vor einigen Jahren hat das Buch von Wilson and Wilson [19] Schlagzeilen in der Presse gemacht, nach dem die meisten Alterserscheinungen, die bei der Frau auftreten, durch Östrogene verhindert werden sollen. Auf die Fraglichkeit von Östrogenmangelsyndromen ist bereits im vorhergehenden Abschnitt bei den einzelnen Erkrankungen hingewiesen worden. In Kapitel Sexualprobleme wird beschrieben, daß die Sexualität von Östrogenen völlig unabhängig ist. Eine gewisse kosmetische Wirkung mag im Anfang durch Einlagerung von Wasser in die Haut vorhanden sein. Dieser Effekt ist jedoch sehr kurzlebig.

Insgesamt läßt sich feststellen, daß die Befürworter der langdauernden Östrogentherapie immer geringer werden. Es wächst diejenige Gruppe, welche die Östrogene für eindeutig nachgewiesene Östrogenmangelsyndrome anwendet, z.B. den klimakterischen Symptomenkomplex. Ein Großteil der Frauen hat dieses Problem für sich selbst gelöst. Diese Frauen sind nicht gewillt, über Jahre und Jahrzehnte Östrogene zu nehmen, weil es ihnen lästig erscheint. Es besteht medizinisch kein überzeugender Hinweis, sie dazu anzuhalten.

Literatur

1. Beller, F. K., Nachtigall, L., Rosenberg, M.: Coagulation studies of menopausal women taking estrogen replacement. Obstet. Gynec. **39**, 775 (1972).
2. Goecke, H.: Die Frau im Klimakterium. Tbl. Gynäk. **81**, 389 (1959).
3. Goecke, H.: Die Klinik des Klimakteriums. Arch. Gynäk. **193**, 33 (1959).
4. Hauser, G. A.: Rückbildung der Fortpflanzungsfunktionen im Klimakterium und in der Menopause. In: Gynäkologie und Geburtshilfe: Käser, O., Friedberg, V. Ober, K.G. Thomsen, Zander, J., Hrsg.), Bd. I, S. 784. Stuttgart: Thieme 1969.
5. Kaiser, R., Daume, E.: Über eine einheitliche Nomenklatur für das Klimakterium und seine Be-

gleitsymptome. Geburtsh. u. Frauenheilk. **25**, 974 (1965).
6. Knörr, K., Beller, F. K., Lauritzen, Ch.: Lehrbuch der Gynäkologie. Berlin–Heidelberg–New York: Springer 1972.
7. Korte, W.: Die Morphologie des alternden Ovars. Gynäkologe **3**, 107 (1970).
8. Lauritzen, Ch.: Das weibliche Klimakterium unter besonderer Berücksichtigung der diencephal-hypophysären Regulationsstörungen. J. Neurovisceral Relat. Suppl. **1**, 644 (1971).
9. Masters, W. H.: Steroid influence of the aging process. Amer. J. Obstet. Gynec. **74**, 734 (1957).
10. Mattingly, R., Huang Wei, Y.: Steroidogenesis of the menopausal and postmenopausal ovary. Amer. J. Obstet. Gynec. **103**, 679 (1969).
11. Ober, K. G., Schneppenheim, P., Hamperl, H., Kaufmann, C.: Die Epithelgrenzen im Bereich des Isthmus uteri. Arch. Gynäk. **190**, 346 (1958).
12. Plotz, E. U.: The climateric and the postmenopause. Clin. Obstet. Gynec. **7**, 429 (1964).
13. Plotz, E. U., Wiener, A., Stein, A., Hahn, B. D.: Encymatic activities related to steroidogenesis in postmenopausal ovaries of patients with and without endometrial carcinoma. Amer. J. Obstet. Gynec. **99**, 182 (1967).
14. Plotz, E. U.: Östrogene im Klimakterium und in der Postmenopause. Östrogene Hypophysentumoren. S. 104. Berlin–Heidelberg–New York: Springer 1969.
15. Prill, H. J., Lauritzen, Ch.: Das Klimakterium. Klinik der Frauenheilkunde (Doederlein, G. und Schwalm, H., Hrsg.), Bd. VIII. München–Berlin–Wien: Urban und Schwarzenberg 1969.
16. Randall, Cl., Birtyh, P. K., Harkius, J. L.: Ovarian function of the postmenopause. Amer. J. Obstet. Gynec. **74**, 719 (1957).
17. Wagner, H.: Das Klimakterium der Frau. Beitr. Geburtshilfe 142. Stuttgart: Enke 1955.
18. Wenner, R., Hauser, G. A.: Neurovegetative Untersuchungen und Therapieergebnisse bei klimakterischen Frauen. Arch. Gynäk. **193**, 58 (1959).
19. Wilson, R. A., Wilson Th. A.: The fate of the nontreated postmenopausal women: A plea for the maintenance of adequate estrogen form puberty to the grave. J. Amer. Geriat. Soc. **11**, 347 (1963).

Sexualprobleme

F.K. Beller

1. Einleitung

Über das sexualbiologische Verhalten von Menschen ist in den letzten Jahrzehnten eine Fülle von entsprechenden Studien angestellt worden. Es fehlen jedoch Informationen über das Sexualverhalten *alter* Menschen. Die entsprechenden Zahlen sind in umfangreichen Umfragen, z.B. dem Kinsey-Report, so klein, daß sie nicht mehr als repräsentativ angesehen werden können. Maximalzahlen in der Literatur übersteigen 100 Befragte nicht.

Unsere Gesellschaft macht es sich einfach, indem sie das sexuelle Interesse alternder Menschen kaum oder nicht zur Kenntnis nimmt. Dies erscheint erstaunlich in Anbetracht der Zunahme an alten Menschen bei steigender Lebenserwartung. Während die Jugend für sich das Recht der sexuellen Freiheit fordert, lebt die ältere Generation noch in traditionell gewachsener Vorstellung und Gebundenheit. Zu einem gewissen Teil beruht diese Einstellung auf der unberechtigten Annahme, daß Sexualfunktion und Libido mit dem Altern bzw. mit dem Ende der Geschlechtsreife erlöschen.

2. Physiologische Vorbedingungen bei der Frau

Masters und Johnson haben das physiologische Verhalten des sexuellen Aktes in 4 Phasen eingeteilt: Die Erregungsphase, die Plateauphase, die Orgasmusphase und die Abklingphase. Jeder dieser Phasen wurden organpyhsiologische Veränderungen zugeordnet, die bei der Frau im geschlechtsreifen Alter charakteristisch ablaufen [5].

a) Brust

Nach sexueller Reizung kommt es zu einer Erektion der Brustwarzen und einer Schwellung der Areola, Veränderungen, die bei Frauen auch nach dem 50. Lebensjahr bis ins hohe Alter zu beobachten sind, bei ihnen jedoch langsamer zur Norm zurückkehren als bei jüngeren Frauen. Dagegen ist der sog. „Sexflush“, ein maculopapullöses Exanthem kurz vor dem Orgasmus, im Alter selten zu beobachten.

Die Brust kann auch bei älteren Frauen während der Erregungsphase anschwellen.

b) Blase

Nach sexueller Reizung ist bei älteren Frauen ein einige Stunden anhaltendes Brennen nach dem Wasserlassen nicht selten. Möglicherweise besteht hier eine Analogie zur „Honeymoon-cystitis“ bei jüngeren Frauen, nur erfolgt die mechanische Irritation nach wesentlich kürzerer Zeit. Dies ist verständlich in Anbetracht der Atrophie der Scheide bei Frauen jenseits der Menopause. Bei Frauen mit Descensus vaginae anterior überträgt die atrophische Scheide die mechanische Belastung an Urethra und Blase und übt umso stärkere Reizwirkung aus.

c) Äußere Genitalien

Obwohl die Schwellung der kleinen und großen Labien älterer Frauen während einer sexuellen Reizung kaum noch ausgeprägt ist, kann doch die Retraktion der Klitoris beobachtet werden, die sich vor dem Orgasmus zwischen die kleinen Labien zurückzieht.

Die Veränderungen der Scheidenhaut während der Plateau- und Orgasmusphase, so charakteristisch für Frauen im geschlechtsreifen Alter, fehlen. Die Scheidenhaut der Frau im Senium wird dünn ausgezogen. Die Farbe verändert sich von weiß zu rosa.

Als Folge der Involutionsvorgänge vermag sich die Scheide nicht mehr in Länge und Breite auszudehen. Es scheint sich hierbei um organspezifische Alterungsvorgänge zu handeln, da Masters und Johnson beobachtet haben, daß die spezifischen Scheidenveränderungen während der Plateau- und Orgasmusphase bei jüngeren Frauen auch dann auftreten, wenn beide Ovarien entfernt worden waren und sogar nach Bildung einer künstlichen Scheide beobachtet wurden.

Die obengenannten Autoren haben auch das „sweeting phenomen" zum ersten Male beschrieben. Es handelt sich dabei um eine Transsudation durch die Vaginalhaut. Diese Transsudation ist nicht nur für die Gleitfähigkeit der Scheide von Bedeutung, sondern wird als erstes Symptom der sexuellen Reizung bei der Frau angesehen und ist in ihrer Bedeutung der Erektion des Penis beim Mann gleichzusetzen. Dieses Transsudationsphänomen war bei Frauen jenseits des 60. Lebensjahres nur dann zu beobachten, wenn diese Frauen regelmäßig 1–2mal in der Woche kohabitiert hatten. Wurde dagegen nur gelegentlich Verkehr ausgeübt oder für mehrere Jahre unterbrochen, dann fehlte das Phänomen. Diese Beobachtung scheint aus physiologischen Gründen wichtig. Frauen mit regelmäßiger sexueller Betätigung bis ins hohe Alter dürften nicht die Regel, sondern die Ausnahme bilden. Älteren Frauen, die nach längerer Unterbrechung den Sexualverkehr aufnehmen, sollten daher nicht nur östrogenhaltige Salben verschrieben werden, sondern sie benötigen zusätzlich reine Gleitmittel, welche die Scheidenhaut nicht schädigen. Wir empfehlen in diesen Fällen Katheterpurin.

Eine weitere charakteristische Veränderung der Scheide in der Plateau- und Orgasmusphase bei der geschlechtsreifen Frau ist die ödematös-hyperämische Verdickung der Scheidenhaut am Introitus, die „orgastische Manschette". Diese ist auch bei Frauen im Senium zu beobachten, allerdings in abgeschwächter Form.

d) Innere Genitalien

Bei der jüngeren Frau vergrößert sich während der Orgasmusphase der Uterus, und es treten rhythmische Kontraktionen auf. Die Vergrößerung des Uterus wurde bei älteren Frauen nicht regelmäßig beobachtet. Kontraktionen treten jedoch auf und können für Stunden sehr schmerzhaft sein. Die Schmerzen werden durch die Verabreichung von einer Kombination von Östrogen und Progesteron, jedoch nicht von einem dieser beiden Hormone allein, behoben [5].

Zusammenfassend kann gesagt werden, daß die physiosexuellen Reaktionen, charakteristisch für die Frau im geschlechtsreifen Alter, bei der alternden Frau in abgeschwächter und verzögerter Form ablaufen. Zweifellos ist die Frau bis in das hohe Alter hinein fähig, koitale Beziehungen zu haben und diese auch genießen zu können. Wenn psychosexuelle Probleme fehlen, dann sollte es Aufgabe des Arztes sein, diese Motivation durch Linderung von Involutionsvorgängen an der Scheide und am Introitus zu unterstützen. Hierfür sind östrogenhaltige Salben und Creme ausreichend, und nur selten ist eine orale oder Injektionsbehandlung mit Östrogenen notwendig. In diesen Fällen wird man das vaginalspezifische Östriol und die konjugierten Östrogene vorziehen.

3. Psychosexuelle Probleme der alternden Frau

Vor einigen Jahren wurde in der Laienpresse das Problem aufgeworfen, Östrogene routinemäßig an Frauen jenseits der Menopause zu verabreichen (s. S. 182). Obwohl die wissenschaftlichen Unterlagen über die Sexualität alter Menschen erst noch erarbeitet werden müssen, kann schon jetzt festgestellt werden, daß Östrogene keinen Einfluß auf die Libido oder irgendeine andere psychosexuelle Funktion der Frau haben. Der Einfluß von Androgenen ist wenig erforscht. Von der gelegentlichen Hormonverabreichung zur Behandlung des Mammacarcinoms ist bekannt, daß recht erhebliche Libidosteigerungen auftreten. Diese können zur Qual werden, da sie von den Patientinnen als nicht der eigenen Psyche zugehörig empfunden werden. Es fehlen ausreichende Beobachtungen, ob Androgene in kleinen Dosen zur Sexualstimulierung bei der Frau verwandt werden können.

Frauen, die durch eine glückliche Partnerbeziehung regelmäßig Verkehr bis ins hohe Alter haben, ändern sich in ihren Empfindungen nur geringfügig. Die bisher vorliegenden Befunde deuten darauf hin, daß hinsichtlich der Organveränderungen und psychosexuellen Stimulierung keine Methode sinnvoller ist als der regelmäßige Verkehr. Altersbedingte Involutionsvorgänge und dadurch bedingte Schwierigkeiten können durch lokale Östrogenbehandlung leicht beseitigt werden.

Es sollte jedoch nicht übersehen werden, daß im Alter psychisch voll ausgeglichene Frauen nicht die Regel sind. In den Jahren der Prä- und Postmenopause können die Symptome des Menopause-Syndroms (S. 175ff.) zu psychischen und organischen Beschwerden führen, die einen Abbau sexuellen Interesses mit sich bringen. Bei diesen Patienten ist die Östrogensubstitution in der Lage, indirekt – durch die Eliminierung der Beschwerden und die dadurch erreichte Symptomfreiheit – sexuelles Interesse erneut zu stimulieren.

Es liegt ein großes Material über die psychosomatischen Reaktionen bei Frauen im Klimakterium vor [1, 9, 10, 11 u. a.]. In den Jahren des Klimakteriums entstehen bei vielen Frauen umweltbedingte Veränderungen. Die Kinder sind erwachsen und verlassen das Haus. Der Ehemann kann durch seine Altersveränderungen das Interesse an der Partnerbeziehung verlieren. Dies kann zu dem Gefühl des Verlassenseins, der Unausgefülltheit, führen. Die unbalancierte Frau glaubt sich unverstanden, da sie nicht mehr gebraucht wird. Gelegentlich mag der Alternsvorgang sich positiv auswirken, z. B. indem sich die Angst vor unerwünschter Schwangerschaft verliert. Bei intakter Partnerbeziehung kann es durch die Befreiung von der Kinderbetreuung in den 50er Jahren zu einem zweiten „Honeymoon" kommen. Diese Entwicklung ist jedoch wohl seltener, als man nach den vielen Beschreibungen annehmen könnte, und wird weiter an Bedeutung verlieren, da ja heute schon der geschlechtsreifen Frau die Angst vor der Schwangerschaft durch eine entsprechende kontrazeptionelle Beratung genommen werden kann.

Die Addition der beiden Komplexe „fehlende Angst vor Gravidität" und „Torschlußpanik" mag eine Steigerung der Sexualität bei Frauen in den 50er Jahren erklären, einschließlich der Hinwendung zu jüngeren Partnern. In diesem Zusammenhang ist von Bedeutung, daß sich heute Frauen in der Zeit der Menopause in Aussehen und „Jugendlichkeit" im Durchschnitt erheblich von ihren Altersgenossinnen vor 10, 20 oder 30 Jahren unterscheiden. Die Menopause ist zeitlich in ein höheres Alter verschoben (S. 174ff.). Diese biologischen Tatsachen machen eine Sexualberatung bei Frauen in diesem Altersabschnitt wünschenswert.

Aus dem Kinsey-Report geht hervor, daß das sexuelle Interesse der alternden Frau dem, welches sie im geschlechtsreifen Alter hatte, ähnlich ist. Daraus ergibt sich die Folgerung, daß eine sexuell adjustierte Frau durch die prä- und postmenstruellen Jahre hindurch ihre sexuellen Interessen aufrechterhalten wird. Bestanden während der Geschlechtsreife sexuelle Probleme, ist wahrscheinlich, daß diese in späteren Jahren nicht schwinden, sondern eher zur Asexualität führen.

Die Vorstellung, daß sexuelle Aktivität normalerweise mit der Menopause erlösche, ist unrichtig. Es ist in unserem Kulturbereich leider häufig, daß sich alternde Menschen ihrer durchaus normalen Sexualbeziehungen schämen und dies gelegentlich in erschütternder Form zum Ausdruck bringen.

In späteren Lebensabschnitten wird die Sexualität häufig durch den Partner beeinflußt. Verständlicherweise kann der Verlust des lebenslangen Partners im Senium meist nicht ersetzt werden. Sofern der Partner einige Jahre älter ist, kann ihm physisch und psychisch die sexuelle Potenz fehlen. Heterosexuelle Partnerschaften kommen in diesem Lebensabschnitt ebenso selten vor wie etwa extramatrimonielle Beziehungen [8]. Die Masturbation spielt in diesem Lebensabschnitt nur eine untergeordnete Rolle.

Es erscheint gegenwärtig unmöglich, die organischen und psychosexuellen Störungen bei der alternden Frau differentialdiagnostisch klar zu erfassen. Eine Abnahme der Häufigkeit an sexuellen Beziehungen scheint die Regel zu sein, bedeutet aber nicht notwendigerweise eine Abwendung von der Sexualität. Es erscheint zweckmäßig, altersmäßige Einteilungen zu treffen in eine Gruppe von 45 bis 60 Jahren und eine von 60 Jahren und darüber. In der Gruppe der 45- bis 60jährigen ist eine Sexualberatung sinnvoll, während sie im Senium nur noch die Ausnahme darstellen wird, da die in diesem Lebensabschnitt schwierige Adaptation an die

Umwelt und das Auftreten von körperlichen Gebrechen das sexuelle Interesse in den Hintergrund treten lassen.

4. Physiologische Veränderungen beim alternden Mann

Extragenitale Reaktionen spielen beim Mann in der Geschlechtsreife eine geringere Rolle als bei der Frau. Brustwarzenerektion, „Sexflush" und andere extragenitale Zeichen sind nur zu einem geringen Prozentsatz bei jüngeren Männern nachweisbar und in der Altersgruppe nach dem 60. Lebensjahr kaum noch zu beobachten [5].

Wenn auch einiges dafür spricht, daß beim Mann nach dem 60. Lebensjahr beachtenswerte Veränderungen auftreten, so ist doch auch beim Mann die Zahl der vorliegenden Beobachtungen zu klein, um allgemeinverbindliche Aussagen zuzulassen. Masters und Johnson [5] haben den über 60jährigen eine Altersgruppe von 45- bis 60jährigen gegenübergestellt und sie als Vergleichsgruppen den klimakterischen Frauen gegenüber ausgewertet. Jedoch haben sich beim Manne über 60 Jahren keine grundsätzlichen Unterschiede zu den um eine Dekade jüngeren Männern herausfinden lassen. Die Frage eines Klimacterium virile wird in letzter Zeit viel diskutiert, jedoch fehlen ausreichende Untersuchungen hinsichtlich sexualphysiologischer Beziehungen. Beim alternden Manne laufen die sexuellen Phasen, frühe Erektion und Festwerden des Gliedes und schnelle Ejaculation, wie sie beim jüngeren Mann festgelegt sind, verzögert ab. Hinzu kommt eine starke Verlängerung der refraktären Phase. Während bei der geschlechtsreifen Frau die Abklingquote ohne Verzögerung in eine neue Orgasmusphase übergehen kann, entsteht beim jungen Manne eine refraktäre Phase bis zur nächsten Erektion, die von wenigen Minuten bis zu 15–30 Minuten dauern kann. Beim alternden Mann über 60 Jahre kann sich diese refraktäre Phase bis zu 24 Stunden hinziehen. Bei manchen Individuen kehrt die Erektionsfähigkeit schneller zurück, sie sind dann jedoch nicht in der Lage, eine Ejaculation auszulösen.

Die vorliegenden Beobachtungen deuten darauf hin, daß die volle Peniserektion mit dem Lebensalter in direkter Beziehung steht. Je älter der Mann, umso länger dauert die Erektionsphase. Nach voller Erektion dauert es erheblich länger, bis es zur Ejaculation kommt, unabhängig von der sexuellen Stimulation. Masters und Johnson weisen darauf hin, daß bis jetzt noch nicht mit Bestimmtheit zu entscheiden ist, ob hierbei nur eine längere koitale Erfahrung eine Rolle spielt oder ob es sich um einen echten Altersprozeß handelt. Es ist zu vermuten, daß beide Faktoren eine Rolle spielen.

Ein weiteres Problem ergibt sich daraus, daß bei Männern über 60 Jahren die volle Erektion erst kurz vor der Ejaculation erreicht wird. Gelegentlich geht die Erektion ohne Ejaculation verloren, und zwar wiederum unabhängig von der weiteren sexuellen Stimulation. Es dauert dann einige Zeit, bis eine neue Erektion erreicht werden kann. Masters und Johnson haben dies als eine sekundäre refraktäre Periode bezeichnet. Ein solches Phänomen ist bei potenten Männern unter 50 Jahren praktisch unbekannt.

Eine typische Reaktion des jüngeren Mannes nach der Erektion ist die dunkelrote Verfärbung und Turgeszenz der Glans. Diese ist bei Männern nach dem 60. Lebensjahr nicht beobachtet worden.

Während der Orgasmusphase kommt es bei dem jüngeren Manne durch plötzliche Innervationen des Sphincter urethrae, des M. bulbospongiosus, des M. ischiocavernosus und der transversalen perinealen Muskeln zu Kontraktionen, die das Sperma durch die Urethra nach außen stoßen, wobei der Strahl bis zu 50 cm Länge haben kann. Die Innervationsvorgänge sind beim alternden Manne offensichtlich die gleichen, jedoch fehlt die Ausstoßungskraft, insbesondere durch mangelnde Kontraktion der Prostata und der Samenblasen. Nach längerer Erektion kann die Ejaculationskraft völlig verlorengehen und weicht einem Ausfließen des Samens. Die in Abständen von 8 Sekunden auftretenden 6–8 Erektionsstöße des jüngeren Mannes weichen 1–2 Eruptionen beim Manne über 60 Jahre. Folge dieser Veränderungen ist das Fehlen oder doch eine starke Reduktion des Gefühls des Ausstoßens des Samens, die der Mann im geschlechtsreifen Alter als besondere Sensation fühlt. Das Sperma kann aus der Urethra herauslaufen ohne das Gefühl der Ejaculation. Dadurch kann das Wollustgefühl beim alternden Mann bei der Ejaculation wesentlich herabgesetzt sein.

Die Abklingphase tritt nach der Ejaculation beim alternden Manne sehr rasch ein, das heißt, der Penis geht in Sekunden in ein flaccides Stadium über.

Es scheint keine Frage mehr zu sein, daß die sexuelle Aktivität mit dem Alter beim Manne abnimmt. Dies betrifft auch die Frequenz von Masturbation und nächtlichen Emissionen. Im Falle einer Diskrepanz zwischen erhaltener und gesteigerter Libido und abgeschwächter Potenz werden von den Patienten nicht selten ein Aphrodisiakum oder Hormone gewünscht. Aphrodisiaka sind wirkungslos, und Androgene unterdrücken die eigene Hormonproduktion. Außerdem ist die Frage zwischen Androgenen und der Stimulierung eines Prostata-Carcinoms noch nicht eindeutig geklärt. Androgene sollten daher mit äußerster Zurückhaltung verordnet werden.

Masters und Johnson bestätigen die Ergebnisse des Kinsey-Reports, daß der wichtigste Faktor für die Aufrechterhaltung der Sexualität beim Manne wie bei der Frau die Aufrechterhaltung der aktiven sexuellen Expressionen darstellt (s.S. 186). Die Häufigkeit von Potenzstörungen beim Manne nimmt nach dem 50. Lebensjahr zu, und die Zahl vergrößert sich mit jeder Lebensdekade. Nach diesen Autoren haben die sekundären, altersbedingten Potenzstörungen jedoch eine besonders gute Behandlungsprognose, sofern Interesse des Patienten an einer regelmäßigen sexuellen Aktivität besteht und eine Partnerin vorhanden ist, die ihn darin unterstützt. Es waren wiederum Masters und Johnson, die aufgrund ihrer langjährigen therapeutischen Bemühungen wesentliche Ursachen für die männliche Involution herausgestellt haben [5]:

1. Die Monotonie sexueller Beziehungen. Sexuelles Desinteresse kann nach vielen Jahren des Zusammenlebens durch Monotonie entstehen, insbesondere, wenn die sexuelle Partnerschaft schon während der Geschlechtsreife gestört war oder der Partner sich anderen Interessen zugewandt hat. Nicht selten spielt auch beim alternden Manne eine gewisse Torschlußpanik eine Rolle in Zusammenhang mit dem Gefühl, in einer monogamischen Beziehung im Leben etwas versäumt zu haben.

2. Der Wunsch nach höherem Lebensstandard. Männer in der Gruppe der 40- bis 60jährigen erreichen im allgemeinen den Gipfel ihres wirtschaftlichen und beruflichen Erfolges. In diesem Lebensabschnitt benötigt die Familie den wesentlichen Teil des Unterhaltes zur Ausbildung der Kinder. Der Zwang zur Durchsetzung in der kompetitiven Erwerbssituation kann dazu führen, daß sich der Mann seiner Familie entfremdet. Dies geht dann auf Kosten des sexuellen Interesses im allgemeinen oder zur Hinwendung extramatrimonieller Beziehungen, die unter diesen Umständen zum Versagen des Mannes führen können (s. später).

3. Physische und/oder organische Abnahme der Leistungsfähigkeit. Diese ist gekoppelt mit dem Alterungsprozeß und vielleicht die bedeutsamste Ursache der Abnahme sexueller Leistungsfähigkeit beim alternden Manne. Hinzu kommen berufliche, finanzielle, persönliche und familiäre Schwierigkeiten, die die Leistungsfähigkeit beeinträchtigen und zu langdauernden Phasen sexuellen Desinteresses führen können. Im Gegensatz dazu versucht der jüngere Mann, sich durch sexuelle Aktivität über solche Fehlschläge hinwegzusetzen.

4. Gewichtszunahme und Alkoholkonsum. Starke Überernährung kann beim alternden Manne zu einer Abnahme sexueller Interessen führen. Der Einfluß von Alkohol in diesem Zusammenhang ist bekannt. Bei jüngeren Individuen mit Neigung zu Ejaculatio praecox kann die Ejaculation unter Alkoholeinfluß verzögert sein, andererseits ist das sexuelle Versagen unter Alkoholeinfluß häufig. Gelegentlich wendet sich der Ehemann bei derartigen Versagenszuständen anderen Frauen zu, bei denen die sexuelle Beziehung zunächst erfolgreich sein mag.

5. Organische und psychiatrische Erkrankungen. Verständlicherweise reduzieren ernstliche Erkrankungen die sexuelle Leistungsfähigkeit und das sexuelle Interesse. In diesen Fällen handelt es sich nicht um reine Alterns-, sondern um echte geriatrische Probleme. Diabetes mellitus, der bekanntlich mit Gefäßerkrankung einherzugehen pflegt, führt häufig zu mangelhafter Erektion. Bei diesen Männern ist das sexuelle Interesse oft voll vorhanden und führt zu einer quälenden Diskrepanz zwischen sexueller Reizung und mangelnder Potenz. Inwieweit Androgene eine Verbesserung der Situation bringen, ist bis jetzt ungeklärt.

6. Angst vor sexuellem Versagen. Sobald der alternde Mann in irgendeiner Situation sexuell

versagt hat, besteht die Tendenz, sich ähnlichen Gefahren zu entziehen und jede Gelegenheit zum Coitus zu vermeiden. Nicht selten wird die Unfähigkeit dann dem ebenfalls alternden weiblichen Partner zugeschoben, und der Versagende wendet sich jüngeren Partnerinnen zu. Dies mag auch zunächst gutgehen, das Versagen nimmt jedoch zu, wenn die sexuellen Ansprüche des jüngeren weiblichen Partners nicht mehr erfüllt werden können.

5. Positionen beim Coitus

Bei der sexuellen Beratung älterer Patienten mag es zweckmäßig sein, darauf hinzuweisen, daß bestimmte Stellungen hilfreich sein können. Bei Vorliegen von Erkrankungen eines Partners sollte darauf geachtet werden, daß der gesunde Partner der Aktive ist. Bei der Position, bei der die Frau auf dem Rücken liegt, ist dies der Mann, und umgekehrt, bei der Position, bei der der Partner auf dem Rücken liegt und die Partnerin ihm sitzend oder liegend zugewandt ist, die Frau. Die letztere Stellung wird vorzuziehen sein bei Partnern, die eine Herzerkrankung überstanden haben. Sie hat auch Vorteile bei starker Adipiostas eines oder beider Partner.

Es ist häufig diskutiert worden, ob und wann der nach einem Herzinfarkt rehabilitierte Partner kohabitale Beziehungen wieder aufnehmen kann. Die Frage kann generell dahingehend beantwortet werden, daß Kohabitationen wieder aufgenommen werden können, wenn mit einer Bewegungstherapie begonnen wurde. Während der Orgasmus-/Ejaculationsphase kann es zu einer leichten Erhöhung der Pulsfrequenz kommen sowie zu einem Anstieg des systolischen Blutdruckes um 10–20 mm Hg. Beide Veränderungen sind so wenig ausgeprägt, daß ihnen eine Gefahr für die Herz-Kreislauf-Situation nicht beigemessen wird.

Die Stellung der Partnerin in Knie-Ellenbogenlage hat Vorteile nach vaginalen Operationen (vaginale Uterusexstirpation, Scheidenplastiken), wenn der Damm bzw. der Hiatus vaginalis verengt wurde oder initiale Beschwerden beim Verkehr nach der Operation bestehen.

Bei neurologischen und orthopädischen Erkrankungen kann die Erläuterung von einigen der üblichen Stellungen für die Partner hilfreich sein.

6. Zusammenfassende Betrachtungen

Bei verträglichen und kompatiblen Patienten mit nicht zu großem Altersunterschied, die im Zusammenleben Erfüllung gefunden haben, ist zu erwarten, daß die Partnerschaft bis in das hohe Alter sexuell fortgeführt wird. Die durch das Alter bedingten Involutionsprozesse der Genitalorgane spielen dann nur eine untergeordnete, therapeutisch leicht behebbare Rolle. In einer solchen Beziehung werden sich die Partner ohne Schwierigkeiten gegenseitig ausgleichen, und vorübergehende Erkrankungen werden keine wesentliche Bedeutung haben. Grundsätzlich sind sexuelle Beziehungen bis in das hohe Alter also physiologisch und normal; ein diesbezügliches Tabu ist unangebracht und muß abgebaut werden. Der Arzt, der seinen Patienten in dieser Problematik berät, wird durch ein dankbares Klientel für seine Mühe entschädigt werden. Dabei ist jedoch nicht zu übersehen, daß eine Sexualberatung alternder Menschen schwieriger ist und mehr Einfühlungsvermögen voraussetzt als die schon an sich schwierige Beratung bei jüngeren Menschen. Auch ist nicht zuletzt die wissenschaftliche Information noch unzureichend. In jedem Falle ist die Partnerschaft zu berücksichtigen, da es nicht sinnvoll erscheint, einen Partner sexuell „aufzubauen", wenn der andere Partner nicht in der Lage ist mitzukommen. Probleme, welche das sexuelle Desinteresse fördern oder lange bestehende Partnerschaften unterbrechen mit dem Versuch, durch Hinwendung zu jüngeren Partnern eine Rejuvenation zu finden, häufen sich mit zunehmendem Alter. Es scheint jedoch, daß die alternde Frau sexuell leichter adjustierbar ist als der alternde Mann. Diese Auffassung steht im Gegensatz zur herrschenden Sozialauffassung, die wahrscheinlich durch unkontrollierbare Sexprotzereien alternder Männer entstanden ist. Die alternde Frau hält sich in diesem Zusammenhang zurück, schon deshalb, weil ihr konventionell die Hinwendung zum jüngeren Partner noch mehr verübelt wird als dem Manne. Das Problem der leichteren Adjustierbarkeit ergibt sich nicht zuletzt aus dem Zwang des Mannes, sexuelle Potenz beweisen zu müssen, während die Frau in dieser Beziehung sich auf Passivität zurückziehen kann. Beim alternden Manne findet sich eine Verzögerung aller sexuellen Reaktionen nach einer sexuellen Stimulierung. Dadurch ist die Möglichkeit des sexuellen Versagens vorgebahnt. Sie kann durch eine Reihe von psychischen und physischen Situationen manifest werden. Hierzu gehören nicht nur körperliche Gebrechen, sondern fast noch mehr psychosexuelle Störungen. Sexuelles Versagen und Desinteresse nehmen nach dem 50. Lebensjahr steigend zu. Viele dieser Störungen sind jedoch einer fachmännischen Behandlung zugänglich, sofern das Interesse des Patienten sich mit dem einer Partnerin paart. Untersuchungen über die Sexualität des alternden Menschen sind bisher sehr unvollkommen. In Anbetracht der steigenden Zahl alter Menschen ist eine Erweiterung unserer Kenntnisse erforderlich, um diesen Menschen, die in großer Zahl viel jugendlicher sind als ihre Geschlechtsgenossen der letzten Dekaden, auch in dieser Hinsicht zu einem erfüllten Lebensabend zu verhelfen.

Literatur

1. Deutsch, H.: The Psychology of Women. Vols. 1 and 2. New York: Grune and Stratton 1945.
2. Goldan, P., Kogan, A.: A sentence completion procedure for assessing attitudes toward old people. J. Gerontol. **14**, 335 (1959).
3. Kinsey, A.C., Pomeroy, W.B., Martin, C.E., Gebhard, P.H.: Das sexuelle Verhalten der Frau. Berlin–Frankfurt: G.B. Fischer 1954.
4. Knörr, K., Beller, F.K., Lauritzen, Ch.: Lehrbuch der Gynäkologie. Berlin–Heidelberg–New York: Springer 1972.
5. Masters, W.H., Johnson, V.E.: Human Sexual Response. Boston: Little, Brown Co. 1966.
6. Masters, W.H., Johnson, V.E.: Human Sexual Inadequacy. Boston: Little, Brown Co. 1970.
7. Millet, J.A.: Sexuality after 60: Unmasking the myths. Med. Insight **4**, 25 (1972).
8. Newman, G., Nichols, C.R.: Sexual activities and attitudes in older persons. J. am. med. Assoc. **173**, 33 (1960).
9. Prill, H.J., Lauritzen, Ch.: Das Klimakterium. In: (Döderlein, G. und Schwalm, H., Hrsg.). Klinik der Frauenheilkunde Band VIII München–Berlin–Wien: Urban und Schwarzenberg 1970.
10. Roemer, H.: Das Sexualleben und seine Störungen. In: Gynäkologie und Geburtshilfe (Käser *et. al.*), Bd. I. Stuttgart: Thieme 1969.
11. Shorre: Problems of mental adjustment at the climacteric. Zit. nach Master and Johnson.

HNO-Heilkunde

K. Mündnich und W. Kumpf

Das Alter macht sich auf dem Gebiete der HNO-Heilkunde nicht durch eigentliche Alterskrankheiten bemerkbar, sondern mit Erkrankungen, welche, durch die physiologische Gewebsalterung begünstigt, in diesem Lebensabschnitt besonders häufig auftreten.

Das Aussehen eines alten Menschen oder eines Greises ist nicht nur vom Elastizitätsverlust der Haut des Gesichtes und des Halses geprägt, sondern auch durch das bis ins hohe Alter anhaltende Wachstum der Nase zur Hängenase und die zunehmende Größe der Ohrmuscheln. Die „Knollennase", das Rhinophym, benötigt viele Jahre zum Wachstum und erfordert daher meistens erst im Alter eine chirurgische Formkorrektur. Nicht zuletzt fallen die exzessiv wachsenden Vibrissae der Naseneingänge und die Haare an Ohrmuscheln und Gehörgang auf.

1. Nase und Nasennebenhöhlen

Obwohl im Alter die fünffache Konzentration von Geruchsstoffen erforderlich ist [24], um eine Riechschwelle zu erreichen, klagen ältere Personen selten über Hyposmie. Die Receptorzellen der Regio olfactoria schwinden, und mit steigendem Alter tritt eine Rückbildung der Capillaren des olfaktorischen Epithels auf. Parallel zum Neuronenverlust des Zentralnervensystems treten auch im Tractus und Bulbus olfactorius Degenerationen auf. Die Unreinlichkeit mancher Menschen scheint durch Hyposmie oder Anosmie zumindest mitbedingt zu sein. Andererseits kann man aber auch bei alten Menschen eine verfeinerte Geruchs- und Geschmacksempfindung erleben, z.B. bei Weintrinkern und Feinschmeckern [16].

Besonders hochgradige Blutverluste durch arterielles Nasenbluten treten bei alten Menschen auf. Oft findet sich ein Bluthochdruck. In der Regel fehlen eine Gerinnungsstörung oder andere Blutungsursachen. Dennoch kann die Blutung rezidivieren. Nicht selten werden Infusionen von Blutersatz oder Blut erforderlich. Die Blutstillung erfolgt durch beidseitige, etwa 5 Tage zu belassende Nasentamponade (mit Aureomycinsalbe beschickte Gazestreifen), die bis in die Choanen reicht. Zur Vermeidung von Komplikationen werden Antibiotica verabreicht. Die sog. „vordere Nasentamponade" genügt, ebenso wie Verätzung oder Koagulation oder das Zusammendrücken der Nasenflügel, nur bei den harmloseren venösen Blutungen aus dem Locus Kiesselbachii der Nasenscheidewand. Nach Entfernung der Nasentamponade deckt das Röntgenbild der Nebenhöhlen häufig Blutansammlungen oder Eiterungen – besonders in den Kieferhöhlen – auf. Die Frage, ob der „physiologische Aderlaß" des Nasenblutens sozusagen kompensatorisch für eine intrakranielle Blutung einspringt und damit einen Apoplex vermeiden hilft, läßt sich nur intuitiv beantworten. Häufig finden sich bei alten Menschen Eiterungen einer oder beider Kieferhöhlen ohne lokale Beschwerden. Entzündungen des Siebbeins mit Polypenbildung in der Nase werden ebenfalls in vielen Fällen klaglos ertragen. Mit der Sanierung der Nebenhöhlenentzündungen bessern sich schlagartig vermeintlich therapieresistente, sog. „Altersbronchitiden". Einseitige Eiterungen können ein Carcinom anzeigen. Das „Tröpfchen" an der Nasenspitze alter Menschen ist ätiologisch ungeklärt. In Fällen besonderer Belästigung helfen Antihistaminica, z.B. Synpen [3], und eine vorsichtige Elektrokaustik der unteren Nasenmuscheln.

2. Mund, Rachen und Speiseröhre

Der Zustand der Mundhöhle pflegt nicht nur im Alter dem Zivilisationsniveau zu entsprechen. Ein desolates Gebiß mit dem Bakterienpfuhl am Zahnfleischrand begünstigt – besonders beim marantischen Greis mit stoffwechselbedingtem Mangel an Speichel – retrograde Infektionen der Speicheldrüsen. Der lebensbedrohende Absceß der Parotisloge macht chirurgisches Eingreifen erforderlich. Nicht zuletzt bereitet ein vernachlässigtes Gebiß den Boden für Infektionen und für den Krebs der Mundhöhle. Die Genese des „Zungenbrennens" älterer Frauen bleibt ungeklärt, wenn Varicose der Zungenvenen, Glossitis, Diabetes, Sjögren-Syndrom, hypacide Gastritis, Vitamin-B-Mangel, herabgesetzter Eisenspiegel (vgl. Plummer-Vinson-Syndrom) und hormonelle Störungen ausscheiden.

Das lymphatische Gewebe der Tonsillen unterliegt einer früh beginnenden altersmäßigen Atrophie, während der Anteil des Bindegewebes nicht nur relativ zunimmt. Mangelhafte Entleerung der Kryptengänge dürfte auf diese Weise die Voraussetzung schaffen, daß im Alter neben dem Tonsillentumor auch entzündliche Erkrankungen des Waldeyerschen Rachenringes beobachtet werden.

Ösophagusfremdkörper zeigen Häufigkeitsgipfel in der Kindheit und im Alter. Besonders ältere Zahnprothesenträger sind betroffen, die die Anwesenheit von Knochen oder Fischgräten zwischen Gaumen und Zunge zu spät bemerken. Beim Fehlen von Ösophagusstenosen finden sich, fast ausschließlich im Alter, Fleischbrocken ohne Knochen als Fremdkörper in der 1. Speiseröhrenenge, wofür Motilitätsstörungen und vertebragene Einengungen verantwortlich sind. Jeder akute Schluckstop indiziert die sofortige Ösophagoskopie. Der Fremdkörper kann auch eine Stenose verlegen. Die durch Nahrungsreste erzeugten Kontrastmittelkonturen werden häufig als zerfallendes Carcinom fehlgedeutet.

Das Zenkersche Divertikel des Speiseröhrenmundes tritt meist erst im Alter auf. Beschwerden sind Mißempfindungen im Rachen, Regurgitieren und erst bei großen Divertikeln Schluckbehinderung. Schnelle Kompression des Divertikels durch Druck auf den Hals erzeugt häufig ein gurrendes Geräusch. Die Diagnose wird röntgenologisch – durch Konstrastmitteluntersuchungen – gestellt. Bei kleinsten Divertikeln genügt die Myotomie des M. constrictor pharyngis inferior. Größere Divertikel verlangen zusätzlich die Resektion. Die endoskopische Durchtrennung der Divertikelschwelle belastet den Patienten zunächst wenig, ist jedoch gefährlich (Mediastinitis, Verbluten). Größte Divertikel können Kompression der Trachea und Luftnot hervorrufen. Die Operation ist auch in hohem Alter möglich.

3. Kehlkopf

Der Kehlkopf tritt im Laufe des Lebens tiefer (Descensus laryngis), und sein Knorpelgerüst verknöchert. Der Descensus bringt bei der Tracheotomie und anderen Eingriffen am Halsteil der Trachea operationstechnische Besonderheiten mit sich, wenn der Ringknorpel bereits die Höhe der oberen Thoraxapertur erreicht hat. Die Gefahr, das Tracheostoma zu hoch anzulegen (Ringknorpelverletzung, Perichondritis, Stenose), steigt dann beim weniger Erfahrenen. Die Stenose des Luftweges infolge beidseitiger Stimmbandlähmung wird in jüngeren Jahren oft verblüffend gut durch Verlängerung des Atemcyclus und Mehrbelastung des Herz-Kreislauf-Systems kompensiert. Das Gefühl der Dyspnoe und der Wunsch nach operativer Abhilfe stellen sich oft erst nach Jahrzehnten ein, wenn die Kompensationsmechanismen insuffizient werden. Dieser Zustand erfordert über kurz oder lang die chirurgische Eröffnung des Atemweges durch Tracheotomie. Später kann die Stimmritze durch Lateralfixation eines Stimmbandes genügend weit gestellt werden, um das Décanulement in den meisten Fällen zu erreichen [13]. Die maximale Abduktion des lateralfixierten Stimmbandes führt jedoch häufig zur Schwächung der Stimme, selten zur Aphonie. Muß die Stimme – z.B. aus beruflichen Gründen – unter allen Umständen erhalten bleiben, so empfiehlt sich unter Verzicht auf die Lateralfixation das Tragen einer Sprechkanüle. Weitere Kontraindikationen gegen das Décanulement sind kardiale Dekompensation und hochgradiges Lungenemphysem.

Auch die Stimmbandlähmung in Abduktionsstellung kann wegen des zu hohen Luftverbrauches beim Sprechen (phonatorische Dyspnoe) den Emphysematiker, besonders aber den alten Menschen, bis zur Erschöpfung belästigen. Besonders erschwerend wirkt sich dieser Zustand bei phonatorischem Luftverlust und gleichzeitiger Behinderung der Inspiration durch Ansaugen des durchhängenden Stimmbandes aus. Bei phonatorischer Dyspnoe bewährt sich in jedem, auch im fortgeschrittenen Alter die Spannung des gelähmten Stimmbandes durch eine Umfassungsnaht mit Fixation am Unterhorn des Schildknorpels, ohne daß die Gelenkkapsel des Arygelenkes und das Ligamentum cricoarytaenoideum durchtrennt werden. Sofort nach dem Eingriff wird die tonlose Stimme stimmhaft, und die phonatorische Dyspnoe bessert sich. In Fällen mit Ansaugen des durchhängenden Stimmbandes wird nach seiner Spannung auch die Inspiration erleichtert [14].

Die Altersveränderungen der Stimme beruhen — wenn sie überhaupt auftreten — nicht nur auf der laryngealen Gewebsinvolution (Muskelatrophie, Degeneration elastischer und kollagener Fasern), sondern zusätzlich auf Veränderungen der Resonanzräume (Erschlaffung des Rachens), der Innervation und Koordination sowie der verminderten Vitalkapazität [24]. Die Stimme wird leise, matt, brüchig, zittrig oder scheppernd. Bruststimme, Klangfülle und Ausdauer gehen verloren. Der Stimmumfang nimmt ab. Unbewußte Kompensationsversuche führen u. a. zu Räusperzwang. Besonders auffallend sind Tremolieren und Greisendiskant. Stimme und Sprechweise wirken monoton. Im Gegensatz zur männlichen Stimme neigt die weibliche zum Tieferwerden. Der endokrinen Umstellung wird hier ätiologische Bedeutung zugesprochen. In diesem Zusammenhang sei vor dem Einsatz von Präparaten mit männlichen Sexualhormonen und anabolen Medikamenten mit androgenem Effekt ohne strenge Indikation und Aufklärung der Patienten gewarnt, denn es droht eine irreparable Vermännlichung der Frauenstimme.

Selbstbeobachtung, Stimmpflege, systematische Atemgymnastik, Beibehaltung einer aktiven Lebensführung und Behandlung entzündlicher Begleitkrankheiten (Sinusitis, Bronchitis) können der Involution der Stimme entgegenwirken. Heiserkeit ist auch im Alter ein Krankheitszeichen (Carcinom, s. Tumoren).

4. Ohr (Gehör) und Gleichgewicht

Im Laufe des Lebens ist das Gehör vielfältigen Schädigungsmöglichkeiten ausgesetzt. Abgesehen von konnatalen Schwerhörigkeiten, sind Hörstörungen Folgen von Mittelohrerkrankungen, Meningitis und anderen Infektionskrankheiten, Lärm, Schädeltraumen, Stoffwechselstörungen, Intoxikationen, Hirntumoren und anderen Erkrankungen des Zentralnervensystems und eigenständigen — ätiologisch nicht geklärten — Erkrankungen des Innenohres (z.B. Hörsturz, Menièresche Krankheit). Dominant erbliche Innenohr-Schwerhörigkeiten [1] werden meist erst im 2.–4. Jahrzehnt manifest, schreiten fort und erreichen im Alter hohe Grade, ohne daß sie in der Regel zu völliger Taubheit führen. Auch vasculäre Insuffizienz und Fehlernährung, wie erhöhter Cholesterinspiegel, werden als ätiologische Faktoren von Schwerhörigkeit genannt.

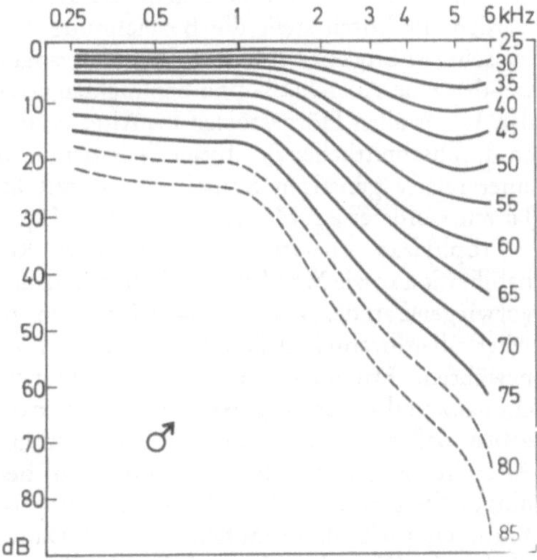

Abb. 11. Durchschnittliche Hörverluste in verschiedenen Lebensaltern. (Nach Spoor u. von Laar)

Scheidet man alle Personen aus, die Anhaltspunkte für eine der genannten Ätiologien bieten, so findet man bei dem verbleibenden Rest mit der Zahl der Lebensjahre zunehmende Verschlechterung des Gehörs. Beide Ohren sind gleichmäßig betroffen. Die durchschnittlichen

Hörverluste dieser „Ohrgesunden" sind bei hohen Frequenzen am größten und bei mittleren und tiefen Frequenzen relativ gering (Abb. 11). Da dieser durchschnittliche Schwund der Hörschärfe mit keiner anderen bekannten Einwirkung als der Zahl der Lebensjahre korreliert werden kann, bezeichnet man das statistische Verhalten der Gehörabnahme als Altersschwerhörigkeit (Presbyacusis). Morphologische Substrate, deren verstärkte Ausprägung am deutlichsten vom Alter abhängt, sind Zelldegenerationen des Ganglion spirale [4, 5] und Obliterationen von Knochenkanälchen, durch die der Hörnerv in den inneren Gehörgang eintritt [21]. Doch sind – in verschiedener Ausprägung – auch alle übrigen Abschnitte vom Sinnesepithel bis zur Hörrinde beteiligt. Leider ist es jedoch im Einzelfall weder möglich, den Zelluntergang im Ganglion spirale noch das sichere Fehlen altersunabhängiger Kausalfaktoren zu beweisen. Da auch das Altern von genetisch determinierten Faktoren mitbestimmt wird, müssen fließende Übergänge zwischen erblichen Hörstörungen mit hohem Manifestationsalter und Presbyacusis sui generis vermutet werden. Praktisch stellt die Bezeichnung Altersschwerhörigkeit, auf den Einzelfall angewendet, eine Ausschluß- und Sammeldiagnose dar. Unter allen Hörgestörten im Alter ist der an durchschnittlicher Presbyacusis leidende in einer relativ günstigen Situation: erst mit 85 Jahren würde er ein Hörgerät benötigen [2].

Prophylaxe, operative und apparative Rehabilitation sowie Medikamente haben sich also vorwiegend an den aus beliebigen Gründen im Alter überdurchschnittlich Schwerhörigen zu bewähren. Ethnologische Vergleichsuntersuchungen und Ernährungsexperimente haben ergeben, daß im Mittel geringere Hörverluste im Alter konstatiert werden, wo alimentär bedingte Steigerungen des Cholesterinspiegels, Bluthochdruck und Lärm fehlen [s. 11]. Damit dürfte ein Hinweis auf mögliche Prophylaxe gegeben sein. Daß Krankheiten, die sich ungünstig auf die periphere oder zentrale Hörfunktion auswirken können (Mittelohrentzündung, Belüftungsstörungen der Ohrtrompete, kardiale und vasculäre Insuffizienz – bes. in Verbindung mit Anämie, Hypothyreose u. v. a. –) entsprechend behandelt werden, versteht sich von selbst. Ototoxische Medikamente werden – soweit vertretbar – vermieden. Bei mehr als geringgradiger Innenohrschwerhörigkeit oder operativ nicht zu behebender Mittelohrschwerhörigkeit ist auch im Alter die Hörgerätversorgung anzustreben. Wegen zusätzlicher Störung des Sprachverständnisses, Unerträglichkeit des lauten, oft blechern empfundenen Klanges und überproportionaler Beeinträchtigung des Verstehens durch Störgeräusche ist die gebräuchliche einseitige Benutzung eines hinter dem Ohr zu tragenden Hörgerätes nicht immer optimal. Beidohrige Anwendung von 2 Hinterohrgeräten (Stereophonie) oder ein besonders breitbandig verstärkendes Taschengerät ermöglichen mitunter größeren Verständlichkeitsgewinn und bessere Verträglichkeit. Häufig ist ein Schutz vor Überschreiten der Unbehaglichkeitsschwelle (Ausgangsbegrenzung des Hörgerätes) nötig. Die Hörgerätverordnung erfolgt nach Feststellung der Indikation und Erprobung durch audiologische Verfahren und im Alltag.

Leider können Mängel der cerebralen Hörleistung, wie sie als Störung des Richtungshörens oder Versagen des Sprachverständnisses unter erschwerenden akustischen Bedingungen im Alter häufig nachweisbar sind, nicht durch ein Hörgerät ausgeglichen werden. In schweren Fällen bleibt das Hörgerät nutzlos. Nicht zu unterschätzende Faktoren erfolgloser Hörgerätverordnung sind Ablehnung des Gerätes aus psychologischen Gründen (Unfähigkeit, sich an jahrelang nicht mehr gehörte Störgeräusche zu gewöhnen, Hörgerät als „Abzeichen des Älterwerdens" und Hilflosigkeit bei der Bedienung, Anbringen am Ohr, Ein- und Ausschalten, Batterienwechsel u.a.). Nach Möglichkeit sollten daher Angehörige in der Überwachung der Hörgerätbenutzung mit unterwiesen werden.

Eindeutige und nach Absetzen anhaltende Erfolge medikamentöser Therapie sind bei „Altersschwerhörigkeit" nicht zu erwarten. Dennoch empfinden viele Patienten Besserungen, die sich nicht immer audiometrisch darstellen lassen. An erster Stelle stehen Maßnahmen, die die Blutversorgung des Gehirns verbessern. Außerdem werden Hormon- und Vitaminpräparate verordnet.

Hörverbessernde operative Eingriffe bei Otosklerose sind auch im Alter möglich und erfolgreich. Das Cholesteatom muß in jedem Alter operiert werden. Da nach tympanoplastischen Gesichtspunkten vorgegangen wird, ergibt sich auch hier häufig ein Hörgewinn. Sind jedoch bei harmlosen Ohrerkrankungen voraussichtlich wiederholte Eingriffe zum Aufbau der schallzuführenden Strukturen des Mittelohres erforderlich, so wird bei über 60jährigen das Hörgerät meist vorzuziehen sein.

Von der Altersschwerhörigkeit ist die Greisenschwerhörigkeit der 90- bis 100jährigen abzugrenzen, wobei 3 Erscheinungen bemerkenswert sind: Vorhandene Silben und Worte werden vergessen, bevor der vorgesprochene Satz beendet ist, dessen Sinn nun nicht mehr erfaßt werden kann [6, 10]. In Perioden von 10–20 Minuten entsteht der Eindruck völliger Taubheit, da der Greis dann auch auf lautes Ansprechen nicht reagiert. Schließlich wurden bei 2 über 100jährigen neben den Hörverlusten für hohe Töne auch hochgradige Perzeptionseinschränkung für tiefste Frequenzen vorgefunden, während das Gehör im mittleren Frequenzbereich noch am besten erhalten war [17].

Schließlich erhebt sich die aktuelle Frage nach der Fahrerlaubnis des schwerhörigen alten Menschen. Da das von den Kraftfahrvereinen geforderte Autoradio Fahrgeräusche von 80 und mehr dB zu übertönen hat, wenn die Mitteilungen an den Fahrer verstanden werden sollen, ist es unvermeidlich, daß Fahr- und Radiolärm auch den normalhörigen Fahrzeugführer erheblich vertäuben. Er kann also Schallsignale von außen so schlecht wahrnehmen, als ob er hochgradig oder an Taubheit grenzend schwerhörig wäre. Wenn die Vertäubung des normalhörigen Kraftfahrzeugführers sogar empfohlen wird, so kann es keinen Grund geben, ausschließlich wegen Schwerhörigkeit die Fahrerlaubnis vorzuenthalten, ausgenommen gewerbliche Personenbeförderung. Wer wegen Schwerhörigkeit die zum Bestehen der Fahrprüfung notwendigen Kenntnisse nicht erwerben kann, wird allerdings die Prüfung nicht bestehen. Schwerhörige Kraftfahrer verursachen nicht mehr Unfälle als normalhörende [3]. Kommen zur Schwerhörigkeit weitere Behinderungen hinzu (etwa Vestibularisstörungen), so verbietet sich das Führen von Kraftfahrzeugen. Bei beruflich ausgeübter Personenbeförderung ist höchstens geringgradige Einschränkung der Hörweite zulässig.

Ohrgeräusche (Ohrklingen, Tinnitus) sind im Alter häufig. Sie beruhen nicht auf der Wahrnehmung von Schallwellen, sondern sind Parästhesien vergleichbar. Ursächlich werden Beziehungen zu Gefäßveränderungen und Altersatrophie von Ganglien- und Sinneszellen angenommen [12]. Auch im Alter kann Tinnitus das Symptom eines gravierenden Grundleidens (Kleinhirnbrückenwinkel- oder anderer Hirntumor, Intoxikation, Otosklerose, Morbus Menière, Hörsturz u. a.) sein. Eine gründliche HNO-ärztliche, internistische und neurologische Untersuchung sind daher angezeigt. In harmlosen Fällen gleichen die Therapieversuche denen der meist simultan bestehenden Innenohrschwerhörigkeit. Selten klagen Patienten über Verstärkung der Ohrgeräusche unter der Einwirkung vasoaktiver Medikamente. Vermeidung von Alkohol, Coffein und Nikotin wird empfohlen [3]. Gelegentlich beobachteten wir eine günstige Wirkung bei einer Langzeitbehandlung mit Vitamin B (Benerva) in hoher Dosierung von 3 × tägl. 300 mg.

Auf objektiven und halluzinatorischen Tinnitus ist hier nicht einzugehen.

Zu den häufigsten Klagen im höheren Alter gehören Gleichgewichts- und Schwindelbeschwerden [23]. Schwindel im Alter ist nicht naturgegeben hinzunehmen, sondern erfordert die gleichen diagnostischen Überlegungen wie in jungen Jahren. Selbstverständlich sind vasculäre und degenerative Ursachen häufiger. Die Abnahme der thermischen und rotatorischen Nystagmusreaktion sowie der Drehempfindung [7, 19] ruft für sich allein keine Beschwerden hervor, doch ist denkbar, daß mancher Sturz mit seinen Folgen, der sich bei extremen Anforderungen an den Gleichgewichtsapparat ereignet, bei jugendlicher Reaktionsfähigkeit vermeidbar gewesen wäre.

Am deutlichsten wird die Alterung der Gleichgewichtsfunktion beim einseitigen Ausfall des peripheren Receptors (Labyrinthausfall bei Schädeltrauma, Gefäßverschluß, Labyrinthitis, Virusinfekt, Hirntumor u. a.). Während bei Jugendlichen die Hauptsymptome des Ausfalles – Drehschwindel, Spontannystagmus zur Gegenseite, Fallneigung zur gleichen Seite – durch zentralen Ausgleich in wenigen Tagen sistieren, ist das Gehirn alter Menschen zu dieser automatischen Reflexregelung nur mit langer Latenz und nicht ausreichend fähig. Beschwerden und Symptome des Ausfalls bleiben über Monate oder Jahre bestehen [20, 22].

Auch bei sorgfältiger anamnestischer Schwindelanalyse, Feststellung des Nystagmustyps (spontan, abhängig vom Kopfschütteln, von der Lage, von Lageänderungen; dauernd, transitorisch, anfallsartig ohne oder mit zeitlichem Zusammenhang mit äußeren Einflüssen) und Quantifizierung der experimentellen Erregbarkeit ist die Differentialdiagnose des Schwindels meist schwierig. Ätiologie und Diagnose können häufig nur im Zusammenwirken von HNO-Arzt, Internisten, Neurologen und Ophthalmologen, mitunter auch Orthopäden (HWS), ermittelt werden. Die Untersuchung sollte, wenn möglich, nach zweitägiger Medikamentenkarenz erfolgen, da anders ein Intoxikationssyndrom oder dessen Reste (Eliminationsphase bei Schlafmitteln, Sedativa, Alkohol) nicht immer mit Sicherheit auszuschließen sind [22]. Der Nystagmusbefund allein kann zwischen vertebrobasilärer Insuffizienz, kardiovasculärer Insuffizienz, Hirntumoren und degenerativen Leiden des Zentralnervensystems allenfalls in wenigen charakteristischen Fällen, doch nicht bei der Mehrzahl der Schwindelkranken, unterscheiden.

5. Tumoren

Die bösartigen Geschwülste treten an Kopf und Hals im Alter – wie überall am Körper – gehäuft auf.

An der Ohrmuschel muß das Basaliom von dem ungefährlichen, aber schmerzhaften Knötchen am oberen Ohrmuschelrand (Chondrodermatitis nodularis helicis) unterschieden werden. Beide Affektionen werden excidiert. Sehr gefährlich ist das Carcinom der Ohrmuschel und des Gehörganges, das vorwiegend im Alter beobachtet wird und eine radikale Großoperation, oft verbunden mit „neck dissection", erfordert. Vor alleiniger Strahlenbehandlung sei gewarnt.

Tumoren der Speicheldrüsen kommen bei älteren Personen wesentlich häufiger vor. Leicht ziehender Schmerz im Tumor deutet maligne Entartung an. Lähmung einzelner Facialisäste oder rasche Größenzunahme sind gleichartige Alarmsignale. Das Cystadenolymphom am unteren Parotispol, das vorwiegend bei älteren Männern vorkommt, wird nur selten bösartig.

Es erübrigt sich, auf die Carcinome der Mundhöhle und des Rachens einzugehen; alle diese Tumoren kommen ab 50. Lebensjahr gehäuft vor. Einseitige Schalleitungsschwerhörigkeit erfordert den Ausschluß eines Krebses im Nasenrachen. Es sei besonders auf den einseitigen Schluckschmerz hingewiesen, der an ein Hypopharynx-Carcinom bei alten Menschen denken läßt. Dysphagie und Speichelsee im Sinus piriformis lassen stets an diese Diagnose denken. Ein weiteres Mal sei in diesem Zusammenhang auf das Plummer-Vinson-Syndrom verwiesen, bei dem auch an das Postcricoid-Carcinom (Krebs der Kehlkopfhinterwand im Ösophagusmund) alter Frauen gedacht werden muß.

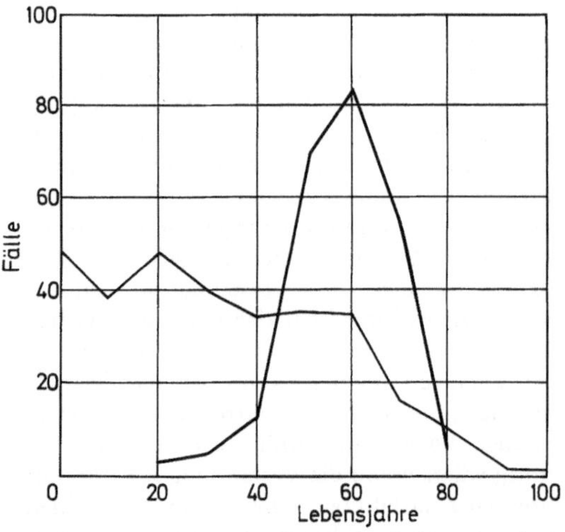

Abb. 12. Altersverteilung der Larynxtumoren und Altersverteilung der bundesdeutschen Bevölkerung im Jahre 1961 nach einer eigenen Auswertung von 220 Larynxtumorfällen der Jahre 1954–1960

Die Abb. 12 demonstriert die Altersverteilung des Kehlkopfkrebses mit deutlicher Bevorzugung des mittleren und besonders des höheren Alters. Der Larynxkrebs des alten Menschen zeigt zwar im allgemeinen ein etwas langsameres Wachstum, doch unterscheidet es sich nicht grundsätzlich von dem jüngerer Personen.

Die primitive Sphincterfunktion des Kehlkopfes stellt bei der Behandlung des Kehlkopfkrebses alter Menschen das Hauptproblem. Bestimmte stimmerhaltende Teilresektionen (horizontale und vertikale Kehlkopfteilresektion) sind kontraindiziert, wenn etwa ab 60–65 Jahren eine Anpassung an den postoperativ erschwerten Schluckakt nicht mehr erwartet werden kann [15]. Atrophie der Schlundmuskulatur und nachlassende Schleimhautsensibilität fördern zusammen mit einem abgeschwächten Hustenreflex die drohende Aspiration.

Stimmbandentfernung oder die totale Kehlkopfexstirpation (auch mit „neck dissection") sind jedoch bis ins hohe Alter durchführbar. Aspirationsgefahr besteht nach diesen Eingriffen nicht. Nach der Kehlkopfexstirpation muß der Patient lernen, sein Bronchialsekret regelmäßig abzusaugen (Wasserstrahl- oder elektrisch betriebene Pumpe), und er soll eine Ersatzstimme erwerben (Ösophagusersatzstimme, batteriebetriebener Summer).

Es steht fest, daß große operative Eingriffe auch bei alten Menschen ohne allzu große Gefährdung ausführbar sind. Der Internist vermag ohne exakte Kenntnis des Operationsganges und der Belastungsfaktoren das Operationsrisiko allein nicht abzuschätzen. Man sollte daher den Internisten nicht nach dem Operationsrisiko fragen, sondern seinen internen Befund erbitten und diesen mit ihm, vor allem aber mit dem Anästhesisten, diskutieren. Mit diesem Vorgehen wird gerade beim alten Menschen der verhängnisvolle Entschluß vermieden, auf die Operation zu verzichten und eventuell nur zu bestrahlen.

Ein Beispiel möge eine solche Situation verdeutlichen: Ein 69jähriger Patient wurde mit einem zerfallenden Larynxcarcinom in bedrohlichem Zustand cyanotisch mit dekompensiertem kleinen Kreislauf eingewiesen. Der Internist lehnte die Operation ab. Wir aber waren gezwungen, das Risiko einzugehen. Die Totalexstirpation des Kehlkopfes beseitigte die jauchige Aspiration und damit schlagartig die bereits lebensbedrohliche Belastung des kleinen Kreislaufes.

Alte Menschen vertragen im allgemeinen eine Operation weit besser als die Strahlentherapie. Die strahlenbedingte Austrockung der oberen Luft- und Speisewege wirkt sich negativ auf das kardiorespiratorische System aus, wozu als Strahlenfolge noch der Kräfteverfall und die Ernährungsschäden hinzutreten. Für die Strahlentherapie des Kehlkopfes gibt es eindeutige Indikationen. Keinesfalls aber ist sie die Therapie der Wahl beim Kehlkopfkrebs des alten Menschen.

Die Indikation zur Totalexstirpation des Kehlkopfes und zur „neck dissection" unterscheiden sich bei alt und jung nicht grundsätzlich. Sie werden jedoch durch die Altersgrenzen für die erwähnten Teilresektionen erweitert. Die Totalexstirpation des Kehlkopfes wird selbst von über 80jährigen Patienten erstaunlich gut vertragen. Bei alten Menschen geht es aber nicht allein um das gute Überstehen der Operation, sondern darum, ob der Operierte nach der Entlassung aus der Klinik entsprechend versorgt werden kann oder ob er sich selbst überlassen bleibt, wie es heute oft der Fall ist. Man vergesse nicht, daß alte Menschen sich ohne fremde Hilfe in der neuen Situation nicht ohne weiteres zurechtfinden, zumal sie die Ösophagusstimme schwerer erlernen und mit dem Sauger nicht umzugehen verstehen. Es ist daher auch Aufgabe des Operateurs, vor dem Eingriff seinen Teil dazu beizutragen, daß das Leben der oft recht hilflosen Alten nach der Operation behütet bleibt.

Literatur

1. Albrecht, W.: Über die Vererbung der konstitutionell sporadischen Taubstummheit, der hereditären Labyrinthschwerhörigkeit und der Otosklerose. Arch. Ohrenheilk. **110**, 15 (1923).
2. v. Arentsschild, O.: Das alternde Ohr: Funktionelle Aspekte. HNO **20**, 108 (1972).
3. Boenninghaus, H.-G.: Hals-Nasen-Ohren-Krankheiten. In: Alterskrankheiten (G. Schettler, Hrsg.). Stuttgart: Thieme 1966.
4. Fleischer, K.: Histologische und audiometrische Studie über den altersbedingten Struktur- und Funktionswandel des Innenohres. Arch. Ohr.-, Nas.- u. Kehlk.-Heilk. **170**, 142 (1956).
5. Fleischer, K.: Das alternde Ohr: Morphologische Aspekte. HNO **20**, 103 (1972).
6. Gruber-Blumenfeld, V., Bergmann, M., Millner, E.: Speech Discrimination in an Aging Population. J. Speech. Hear. Res. **12**, 210 (1969).
7. Haas, E.: Zur Frage der Altersabhängigkeit der Drehreizschwellen. Z. Laryng. Rhinol. **43**, 238 (1964).
8. Hallermann, W., Plath, P.: Der Einfluß des Alters auf die Diskriminationsfähigkeit des Hörorgans. HNO **19**, 26–32 (1971).
9. Jatho, K., Heck, K.-H.: Schwellenaudiometrische Untersuchungen über die Progredienz der Altersschwerhörigkeit in den verschiedenen Lebensaltern (zugleich ein Beitrag zur Pathogenese der Presbyacusis). Z. Laryng. Rhinol. **38**, 72 (1959).
10. Kumpf, W.: Die Altersschwerhörigkeit. Münch. med. Wschr. **108**, 1157 (1966).

11. Kumpf, W.: Aspekte der Altersschwerhörigkeit Z. Allgemeinmedizin **46**, 821 (1970).
12. Meyer zum Gottesberge, A.: Über Ohrgeräusche. Arch. Ohr.-, Nas.- u. Kehlk.-Heilk. **196**, 307 (1956).
13. Mündnich, K.: Eine einfache und verläßliche Operationsmethode zur Lateralfixation des Stimmbandes. Z. Laryng. Rhinol. **37**, 245 (1958).
14. Mündnich, K.: Eine einfache und verläßliche Methode zur Spannung und Verlagerung des Stimmbandes medianwärts bei Dys- und Aphonie mit phonatorischer Dyspnoe. Arch. klin. exp. Ohr.-, Nas.- u. Kehlk.-Heilk. **196**,324 (1970).
15. Mündnich, K.: Der alternde Larynx: Chirurgische Aspekte. HNO **20**, 112 (1972).
16. Mündnich, K.: Geriatrische Probleme in der Hals-Nasen-Ohrenheilkunde. Diagnostik **6**, 24 (1973).
17. Nelsen, M.: Centenarian audiograms: Pure Tone. J. Speech Hear. Dis. **30**, 284 (1965).
18. Plester, D.: Das alternde Ohr: Chirurgische Aspekte. HNO **20**, 216 (1972).
19. Rossberg, G.: Die Altersabhängigkeit der vestibulären Leistungsfähigkeit. Arch. Ohr.-Nas.- u. Kehlk.-Heilk. **181**, 475 (1964).
20. Ruttin, E.: Funktionsprüfung des Vestibularapparates. In: Handbuch der Hals-Nasen-Ohrenheilkunde (A. Denker, O. Kahler, Hrsg.), Bd. 6. Berlin: Springer 1926.
21. Sercer, A., Krmpotic, J.: Über die Ursache der progressiven Altersschwerhörigkeit (Presbyacusis). Acta Oto-laryng., Suppl. **143**,1 (1958).
22. Stenger, H. H.: Schwindelanalyse, Untersuchung auf Spontan- und Provokationsnystagmus. In: Hals-Nasen-Ohrenheilkunde (J. Berendes, R. Link, F. Zöllner, Hrsg.), Bd. III/1, S. 540–580. Stuttgart: Thieme 1965.
23. Tiedemann, R.: Vergleichende Statistik der über 70jährigen in 3 Hals-Nasen-Ohrenkliniken. HNO **20**, 307 (1972).
24. Zilstorff, K.: Über Altersveränderungen des Geruchssinnes. HNO **20**, 124 (1972).

Ophthalmologie

F. Hollwich, A. Boateng, G. Moliva und B. Kolck

1. Einleitung

Altern ist nach M. Bürger, dem Begründer der modernen Gerontologie, kein einfach kalendarisches, sondern ein biologisches Faktum. Diese Tatsache läßt sich besonders gut am Auge verfolgen, da hier mit optischen Methoden die spezifischen Altersvorgänge gewissermaßen in vivo zu beobachten sind.

Hinzu kommt, daß das Auge aus optischen Gründen sowohl bradytrophe Gewebe wie Hornhaut, Linse, Lederhaut und Glaskörper enthält, aber auch tachytrophe, d.h. höchstdifferenzierte, wie die Netzhaut, durch die das Auge über den Nervus opticus (Fasciculus opticus) an die Sehbahn und damit an das Zentralnervensystem angeschlossen ist. Darüber hinaus lassen sich mit dem Augenspiegel nicht nur das Netzhautgewebe, sondern auch die Netzhautgefäße und der Sehnerv in ihrem Verhalten beobachten.

Mit den übrigen Geweben des Organismus haben jene des Auges ein gemeinsames Schicksal: Sie verarmen zunehmend an Wasser und unterliegen aus diesem Grunde einem Verdichtungsprozeß. Dieser Vorgang erschwert – wie Bürger [1] gezeigt hat – mit fortschreitendem Alter den Stoffaustausch und begünstigt die Einlagerung von Schlackenstoffen.

Im einzelnen lassen sich zahlreiche Veränderungen feststellen, die im Rahmen des Alternsprozesses am Auge und seinen Hilfsorganen auftreten. Im Hinblick auf die Folgen ist es vielleicht zweckmäßig, Veränderungen, die vorwiegend statischen Charakter tragen, also harmloser Natur sind, von solchen zu unterscheiden, die funktionelle Auswirkungen haben, d.h. zu Augenkrankheiten überleiten, mit ausgesprochenem Altersgipfel und Bedrohung des Sehvermögens.

2. Veränderungen ohne visuellen Funktionsverlust

a) Lider

An den Lidern beobachten wir infolge des Elastizitätsverlustes der Haut und der Lidbändchen Faltenbildungen und Stellungsanomalien. Am auffallendsten sind die feinen Fältchen, die schon gegen Ende des 3. Lebensjahrzehntes im Bereich des äußeren Lidwinkels als „Krähenfüße" auftreten. Etwa um die gleiche Zeit beobachtet man eine sich allmählich entwickelnde Veränderung der Oberliddeckfalte. Es kommt zur sog. *Blepharochalase*, d.h. die dünne Lidhaut mit ihrem fettlosen Unterhautzellgewebe erschlafft, hängt über und verdeckt je nach Ausprägung den tarsushaltigen Anteil des Oberlides (Abb. 13). In einigen Fällen erschlaffen gleichzeitig die elastischen Fasern der Tarsoorbitalfascie, es kommt zu Fetthernien (Orbitalfett) im Bereich des Oberlides oder des Unterlides; wodurch die Säckchenbildung – am Unterlid oft fälschlich als „*Tränensäcke*" (Abb. 14) bezeichnet – entsteht.

Therapie: Bei der einfachen Blepharochalase genügt zumeist die Ausschneidung der überstehenden Hautfalte. Bei Fetthernien, sowohl am Ober- als auch am Unterlid („Tränensäcke"), schneidet man die erschlaffte Orbitalfascie (Septum orbitale) lidrandparallel ein und strafft sie durch Raffung der beiden Blätter.

Erschlaffung der Lidhaut, Insuffizienz und Atrophie der Faserzüge des Musculus orbicularis können stationär bleiben, aber auch die Eversion des unteren Tränenpünktchens begünstigen. Das Tränenträufeln führt über das Stadium des Wischektropiums zum ausgeprägten *Ectropium senile* mit Abstumpfung der Lidkante, Rötung, Verdickung und Aufrauhung der Bindehaut des Unterlides, die dadurch ihren Schleimhautcharakter verliert (Abb. 15).

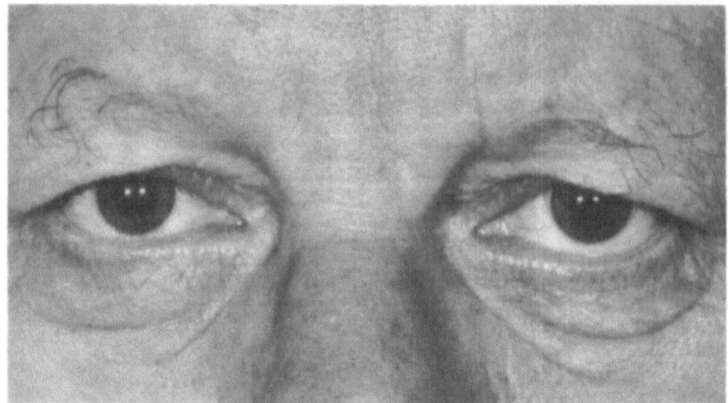

Abb. 13. Präsenile Blepharochalase. Die erschlaffte Deckfalte des Oberlides hängt schildförmig über den Oberlidrand herab und bedeckt am linken Auge bereits 1/3 der Pupille (56 J. ♂)

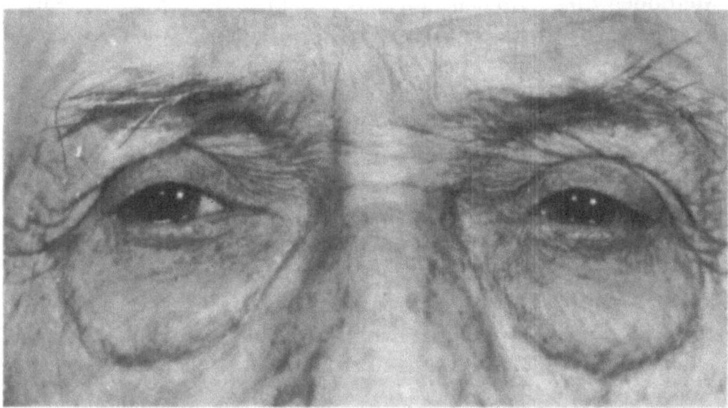

Abb. 14. „Tränensäcke": sackartige Vorwölbung der Unterlidhaut, hervorgerufen durch eine Dehiscenz der Orbitalfascie (Fascia orbitalis). Das nicht mehr zurückgehaltene orbitale Fett drängt bds. (hernienartig) bis unter die Lidhaut vor (70 J. ♂)

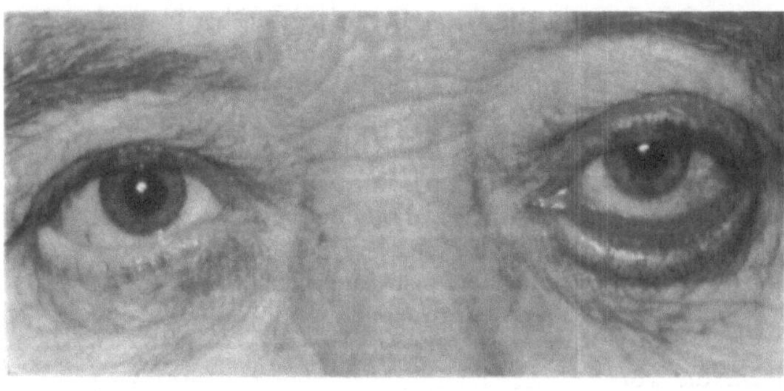

Abb. 15. Ectropium senile. Das linke Unterlid ist schlaff ektropioniert, die Unterlidkante abgestumpft, die freiliegende Conjunctiva tarsi verdickt und chronisch entzündet. Das untere Tränenpünktchen steht ab. Epiphora (73 J. ♀)

Therapie. Keilförmige Ausschneidung aus dem ganzen Unterlid, Deckung des Defektes durch plastische Verschiebung.

Altersbedingte Verschiebung des Tonusgleichgewichtes der Fasern des Musculus orbicularis, die sich beim Öffnen des Lides nicht mehr aktiv zu entspannen vermögen, führen nicht selten zum *Entropium spasticum* oder *senile* (Abb. 16). In der Regel morgens beim Aufwachen, oft auch nach Augenverbänden, verharrt der Orbicularisanteil des Unterlides in Dauerkontraktion: Er tritt wulstartig hervor. Die Lidkante ist bulbuswärts gekippt, wodurch die Wimpern in Berührung mit der Hornhaut kommen, was zu Reizzustand und Entzündung Anlaß gibt. Durch Abstreifen mit dem Zeige-

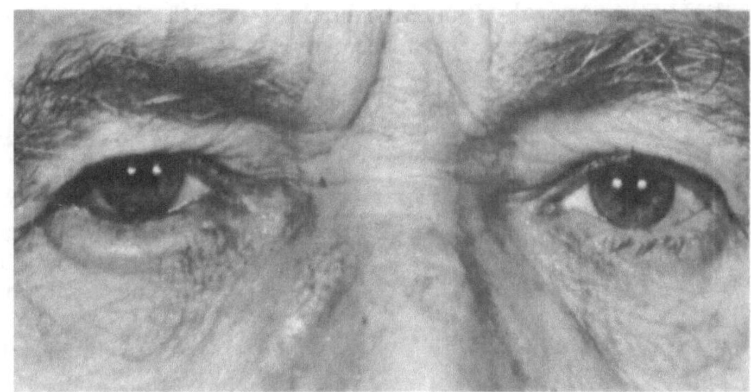

Abb. 16. Entropium spasticum senile rechts. Wulstartige Kontraktur des M. orbicularis inferior. Unterlidrand nach innen gedreht. Wimpern scheuern auf Binde- und Hornhaut (chronische Conjunctivitis, Erosio und Ulcus corneae). Nebenbefund: senile Blepharochalase rechts mehr als links (62 J. ♂)

finger entspannt er sich. Beim nächsten längeren Lidschluß wiederholt sich das gleiche Bild.

Therapie. Durch Zug mit einem Heftpflasterstreifen läßt sich vorübergehend Abhilfe schaffen. In der Regel ist eine Entropium-Operation erforderlich mit Ausschneiden einer ovalären Hautfalte und von Faserbündeln des M. orbicularis.

Nicht selten findet man auch *Xanthelasmen*, d.h. gelbliche Cholesterineinlagerungen in die Adventititazellen der Haut, vorwiegend im nasalen Lidbereich, die auch ohne Diabetes und Fettstoffwechselstörung im Alter beobachtet werden.

Zu beachten ist weiter die Tendenz der Lidkante und des Lidbereiches zu Neubildungen. Hinter anfänglich einfacher Krusten- und Borkenbildung kann sich ein *Basaliom*, seltener das metastasierende Spinaliom, verbergen. 60% der Lidtumoren haben ihren Sitz am Unterlid, 30% in den Lidwinkeln und nur etwa 10% am Oberlid.

Therapie. Excision ausreichend im Gesunden, Deckung des Defektes durch plastische Verschiebung. In Grenzfällen Nachbestrahlung.

b) Bindehaut

Die Veränderungen der Conjunctiva gleichen morphologisch jenen Veränderungen, die sich im Alter in jedem Epithelgewebe abspielen. Die erhöhte Capillarbrüchigkeit disponiert zum *Hyposphagma:* Die Blutungen in die Bindehaut treten oft nach Anstrengung mit Blutandrang im Kopf auf, z.B. bei Stuhlgang oder aus anderen Anlässen.

Therapie. Borsalbenverband für 1 Woche.

Besondere Beachtung verdient die *Conjunctivitis sicca.* Es handelt sich hier nicht um die Keratoconjunctivitis sicca beim Sjögren-Syndrom, sondern um die einfache senil-chronische Entzündung der Bindehaut, deren Ursache vielfach verkannt wird. Zugrunde liegt eine altersbedingte Abnahme der Sekretion der Tränendrüse: Quantitativ verringert sich die Sekretion vom 20. bis zum 70. Lebensjahr um durchschnittlich $^2/_3$ der Norm. Qualitativ nehmen die Globuline zu, während das bakterizid wirkende Enzym der Tränenflüssigkeit, das Lysozym, abnimmt. Hinzu kommt die Altersatrophie der Schleimhaut des Bindehautsackes einschließlich der Tränenröhrchen und des Tränensackes. Zur verminderten biologischen Irrigation des Bindehautsackes kommen die Abnahme des Lysozyms und die Zunahme von Stenosen im Tränenröhrchen und im Tränensack hinzu, was das Aufsteigen von Keimen aus der Nasen-Rachen-Schleimhaut zur Bindehaut fördert.

In Verkennung dieser Tatsachen werden auch heute noch vielfach senil-chronische Bindehautentzündungen überwiegend mit Adstringentien behandelt, was das Übel vermehrt statt lindert. Die Feststellung der Herabsetzung der Sekretion durch die Schirmer-Probe, d.h. das Einführen eines Fließpapierstreifens in den Bindehautsack (5 cm lang, 0,5 cm breit) und die Messung der Tränenflüssigkeit (1,5 cm = normale Befeuchtung in 5 Minuten) hilft therapeutische Irrtümer vermeiden. Die bakteriologische Untersuchung der Bindehaut durch Abstrich erbringt zumeist keinen Erregernachweis.

Therapie. Das Einträufeln körperwarmer Kochsalzlösung lindert den durch die Trockenheit der Bindehaut hervorgerufenen Fremdkörperreiz. Gleichen Effekt zeigen Ersatzpräparate für Tränenflüssigkeit, z.B. Protagent- oder Vidisept-Augentropfen. Abends empfiehlt sich versuchsweise das Einstreichen von Actihaemyl-Augengel.

c) Hornhaut

Die Hornhaut ist ebenso wie Linse und Glaskörper gefäßlos und gehört zum bradytrophen Gewebe [1].

Neben der Herabsetzung der Sensibilität [8] mindert vor allem die Anhäufung von Schlackenstoffen (Lipoide und Calciumverbindungen) die Widerstandsfähigkeit der Hornhaut. Geschwüre der Hornhaut zeigen deshalb eine deutliche Altersabhängigkeit. Am häufigsten kommt im Alter von 60 bis 70 Jahren, nach geringfügigen Epithelverletzungen, das *Ulcus serpens* (zentraler infizierter und infiltrierter Substanzverlust, progressiver Rand, Hypopyon) vor. Jede sich einstellende, zentrale, auffallend grau verfärbte scheibenförmige Trübung der Hornhaut ist bereits verdächtig und bedarf der sofortigen augenärztlichen Untersuchung.

Therapie. Bei bestätigter Diagnose: Kauterisation, subconjunctivale Penicillin-Injektionen, Behandlung des Tränensackes als Erregerquelle.

Abschließend soll noch etwas ausführlicher auf den *Arcus senilis* hingewiesen sein. Es handelt sich um eine Altersveränderung, die – keimplasmatisch bedingt – in Einzelfällen schon bei 30jährigen beobachtet werden kann. Das rein lokale Alterungsmerkmal ist ebenso individuell wie das Ergrauen oder der Ausfall der Haare. Sein Vorkommen erlaubt daher nur einen bedingten Rückschluß auf vorzeitige allgemeine Alterung der Organe oder der Gefäße des Organismus. Der Arcus beginnt als Halbring entweder oben oder unten. Im Vollbild schließt er sich zu einem weiß-grauen Ring, der stets durch ein schmales lucides Intervall vom Hornhautrand getrennt ist (Abb. 17). Das Auftreten dieser lokalen Lipoideinlagerungen ist an das hier benachbart liegende Randschlingennetz gebunden. Die Ablagerung von Schlakkenstoffen ist der Ausdruck einer Permeabilitätsstörung an der Gefäß-Gewebeschranke des Randschlingennetzes, das die Hornhaut mit Nährstoffen versorgt und Abbauprodukte aufnimmt.

Zwischen dem Arcus senilis und dem Grad der Verkalkung der Aorta finden sich keine Korrelationen [17], desgleichen nicht zum Herzinfarkt und zur Coronarsklerose [5]. 30% der Fälle mit deutlichem Greisenbogen weisen sogar keinerlei nennenswerte Zeichen einer Arteriosklerose irgendeines Lokalisationstypes auf. Selbst bei schwerer Arteriosklerose zeigen sich makroskopisch bei einem Drittel der Sektionsfälle keinerlei Anzeichen eines Arcus senilis. Aus diesem Grunde möchte Rintelen den Arcus lipoides nicht als sicheres Zeichen des Alterns gewertet wissen [16].

Bekanntlich hatte Goethe einen auffallend gleichmäßigen Arcus lipoides, der im Verein mit der myopiebedingten leichten Protrusio seinen Augen ein auffallendes Gepräge gab, das von vielen Besuchern beschrieben wurde.

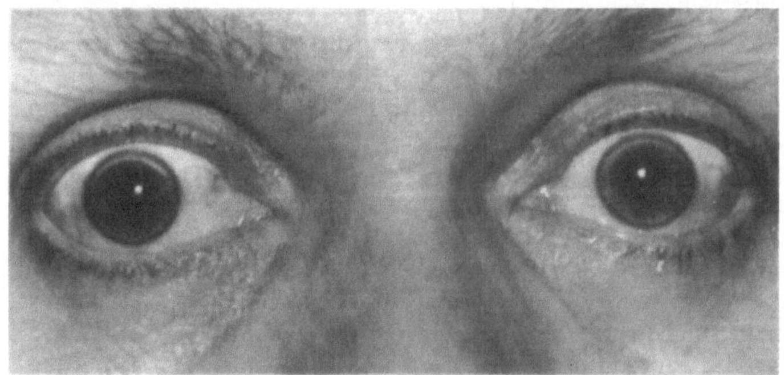

Abb. 17. Arcus senilis. Ringförmige schmale Trübung der Hornhaut, vom Limbus durch eine klare Zone getrennt (66 J. ♂)

d) Uvea (Aderhaut)

Die Uvea ist ein tachytrophes Gewebe, im Gegensatz zu Cornea und Linse. Ihr Sauerstoffbedarf ist sehr groß. Die Altersveränderungen, die vorwiegend durch das Altern ihrer Gefäße bestimmt sind, vollziehen sich relativ unabhängig von den Altersveränderungen im übrigen Körper [19].

α) Iris

Im Alter blaßt die Irisfarbe durch Pigmentatrophie im Pigmentepithel ab. Die Iris wird mit zunehmendem Alter insgesamt dünner und atrophischer. Nur die Iriswurzel wird durch Gewebssklerose breiter, der Kammerwinkel dadurch flacher [25].

Die Gefäßwände weisen die üblichen sklerotischen Altersveränderungen auf; nur Fett und Kalk kommen in den Gefäßwänden der Iris relativ selten vor [19]. Besonders kennzeichnend ist die senile Miosis (Abb. 18), die noch verstärkt wird durch Gewebsverdickung und Hyalinisierung des Musculus dilatator und Sphincter pupillae [26].

	Tags		Nachts	
20 Jahre	4.7 mm	●	8 mm	●
40 Jahre	3.9 mm	●	6 mm	●
60 Jahre	3.1 mm	●	4.1 mm	●
80 Jahre	2.3 mm	●	2.5 mm	●

Abb. 18. Rückgang der durchschnittlichen Pupillenweite mit zunehmendem Alter (nach Trendelenburg)

β) Corpus ciliare (Ciliarkörper)

Auch im Ciliarbereich kommt es altersmäßig zu einem bindegewebigen, volumenvermehrenden Umbau des Muskelgewebes, worauf besonders der Anatom Stieve [23] hingewiesen hat. Dies kann einer der Faktoren sein, die zum akuten Primärglaukom disponieren.

γ) Chorioidea (Aderhaut)

Zu den degenerativen Erkrankungen der Aderhaut zählen die Aderhautsklerose und die Drusen der Glaslamelle. Die Aderhautsklerose ist im Augenspiegelbild gekennzeichnet durch den sog. senilen „Fundus tabulatus", d.h. durch Pigmentanhäufung in den intervasculären Räumen, während das darüberliegende Pigmentepithel sich so verdünnt, daß die Aderhautgefäße durchgesehen werden können. Die „Altersdrusen" der Bruchschen Membran entstehen auf dem Boden degenerativ-destruierender Prozesse im Pigmentepithel. Es handelt sich dabei um kugelige Vortreibungen der verdickten Glashaut, die im ophthalmoskopischen Bild als rundliche, helle, gelbliche Herdchen sichtbar werden. Mitunter sind sie Vorläufer der senilen Maculadegeneration.

3. Altersabhängige Erkrankungen

Es handelt sich um Gewebsveränderungen, die sich bevorzugt bei solchen Augenerkrankungen finden, die einen ausgeprägten Altersgipfel zeigen. Im einzelnen sollen folgende Merkmale besprochen werden:

1. Altersveränderungen der Linse, die zum grauen Star führen.
2. Altersveränderungen des vorderen Augenabschnittes, die zum Glaukom disponieren.
3. Altersveränderungen der Netzhautgefäße, die zu Gefäßverschlüssen disponieren.
4. Altersveränderungen der Netzhaut und Aderhautgefäße, die zur senilen Maculadegeneration und zur Arteriitis temporalis disponieren.
5. Altersveränderungen des Glaskörpers und der Netzhaut, die zu Netzhautablösung disponieren.

a) Grauer Star

Als epitheliales Organ zeigt die Linse, wie Haut, Haare und Nägel, eine dauernde Zellneubildung. Das Wachstum der Linsenfasern erfolgt von dem sog. Beckerschen Kernbogen aus, der am Äquator dicht unter der Kapsel gelegen ist. Dieser besteht aus einschichtigem Linsenepithel. Da die Linse in einer geschlossenen Kapsel liegt und keine Zellen abzustoßen vermag, kommt es zu ständigen Gewichtserhöhungen. Auch nach Abschluß der embryonalen Entwicklung nimmt die Linse daher noch um 50% an Gewicht zu. Da die bikonvexe Gestalt und das Volumen der Linse im wesentlichen beibehalten werden, muß das Wachstum zwangsläufig zu einer Umbildung des Linseninneren führen. Für die durch Apposition immer neu hinzukommenden Linsenfasern wird auf zweifache Weise Platz geschaffen:

1. Die vorhandenen Linsenfasern verdichten sich unter Wahrung der optischen Homogenität etwa vom 3. Lebensjahrzehnt ab im Zentrum zum sog. Alterskern, der von weicher Rinde umgeben ist.

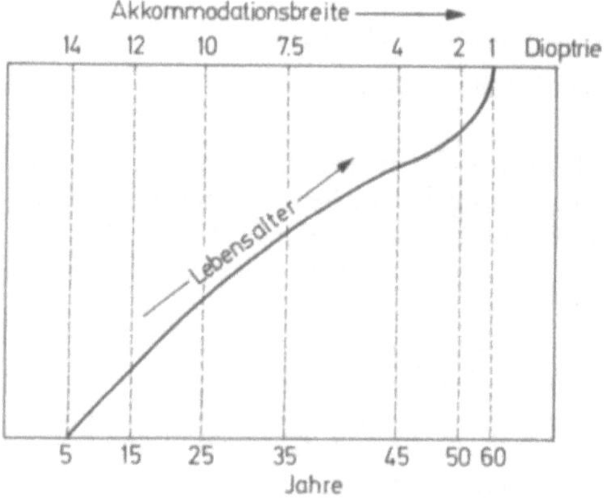

Abb. 19. Akkommodationsbreite und Lebensalter: Entsprechend dem Anstieg des Lebensalters sind die Akkommodationsbreite ab

2. Die Umbildung wird ermöglicht durch dauernde Wasserabgabe: die Linse erhöht ihr spezifisches Gewicht von 1030 auf 1070 und ihr absolutes Gewicht um $^1/_3$.

Beides bezeichnet man als Sklerosierung. Dieser Vorgang geht somit folgendermaßen vor sich: Mit zunehmendem Alter verdichten sich Linsenkern und -rinde. Die akkommodativ verformbare weiche Rindensubstanz nimmt dadurch laufend ab, so daß bereits mit dem 40. Lebensjahr die Presbyopie, d.h. die sog. Alterssichtigkeit, einsetzt (Abb. 19). Darüber hinaus erschwert die zunehmende Verdichtung die Aufnahme der Nährstoffe und die Abgabe von Stoffwechselschlacken. Dieser Vorgang führt in der Linse schließlich zur Bildung des Altersstares (Abb. 20), der in seinen ersten Anfängen zwei Grundformen erkennen läßt: die periphere Speichenkatarakt oder den zentralen Kernstar.

Trüben sich beide Linsen in zeitlich unterschiedlichen Intervallen und überläßt man den Patienten seinem Schicksal, so entbehrt er nicht nur des Sehvermögens, sondern erleidet individuell verschieden ausgeprägte Störungen seines Stoffwechselverhaltens.

Therapie. 1. Konservativ: Durch Fortschritte in der Erforschung des Linsenstoffwechsels konnte festgestellt werden, daß der Ribonucleinsäuregehalt als Gradmesser der Proteinsyntheseleistung der Linse im Alter erheblich abnimmt [3], während das unlösliche Eiweiß, das sog. Albuminoid, im Alterskern erheblich zunimmt. Substitutionsversuche, das „energetische Niveau" der Linse zu verbessern, sind im Gange (Trinkampullen „Phakan"; Augentropfen „Vitaphakol"). 2. Operativ: Intracap-

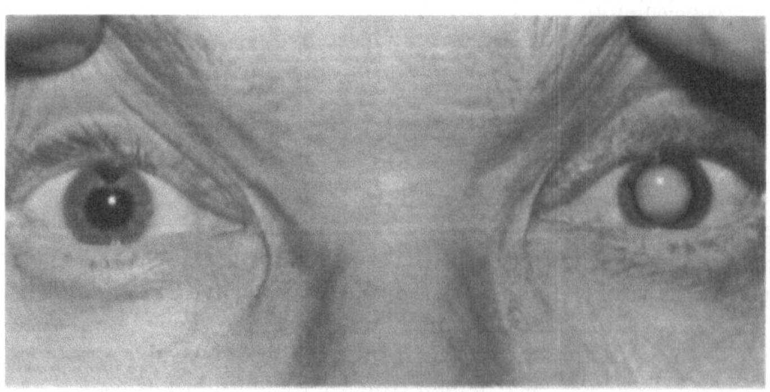

Abb. 20. Cataracta senilis. Links: Mature Katarakt, dichte grauweiße Trübung aller Schichten. Rechts: Aphakie mit peripherer Iridektomie (63 J. ♂)

suläre Extraktion der getrübten Linse mit Pinzette, Erysiphak oder zumeist mit Cryostab.

Nach geglückter Staroperation gewinnt der Patient mit Starbrille oder Haftschale sein Sehen wieder. Darüber hinaus tritt eine vitalisierende Wirkung ein. Wir wissen heute, daß dieselbe durch Lichtimpulse über den „energetischen Anteil" der Sehbahn erfolgt (Abb. 21) [12].

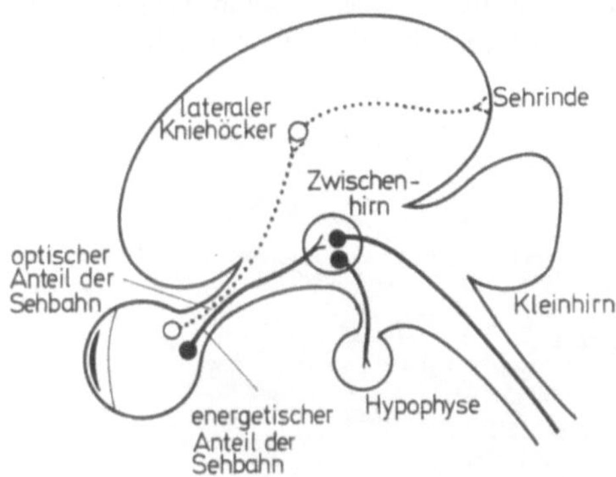

Abb. 21. „Energetischer Anteil" der Sehbahn (schematisch) nach Hollwich

b) Glaukom

Das Glaucoma simplex oder Weitwinkelglaukom zeigt einen erschwerten Abfluß des Kammerwassers durch das Filterwerk des Trabekelsystems hindurch in den Schlemmschen Kanal. Dementsprechend ist der mit Hilfe der Tonographie meßbare Abflußwiderstand erhöht. Da das Glaukom vorwiegend eine Alterserkrankung ist (Abb. 22), liegt möglicherweise eine der Ursachen des chronischen Weitwinkel-Glaukoms in der abflußbehindernden Sklerose des Trabekelsystems [18].

Das Glaucoma acutum oder Engwinkelglaukom, durch akute Druckanstiege gekennzeichnet, zeigt darüber hinaus zusätzliche Altersveränderungen. Bevorzugt sind Augen betroffen, die von vornherein hyperop sind, d.h. einen kleinen Hornhautdurchmesser besitzen. Bei diesen flacht sich die ohnehin schon untermittelweite Vorderkammer während des Alters noch mehr ab, darüber hinaus verdickt sich – wie der Anatom Stieve nachgewiesen hat – der Ciliarkörper durch senil-bindegewebigen Umbau in Form einer Pseudohypertrophie. Dadurch wird der Kammerwinkel durch die vorgedrängte Iriswurzel eingeengt. Hinzu kommt, daß bei der beschriebenen Enge des vorderen Abschnittes die sklerosierte Linse relativ zu groß ist. Als Ergebnis der vorstehend genannten Veränderungen wird der Kammerwinkel eng (Abb. 23). Eine gewisse Kompensation stellt die Altersmiosis (vgl. Abb. 18) dar. Wird jedoch bei vorhandener Disposition z.B. die Pupille medikamentös oder durch psychische Erregung erweitert, so besteht die Gefahr, daß die Iriswurzel den Abfluß in den Schlemmschen Kanal

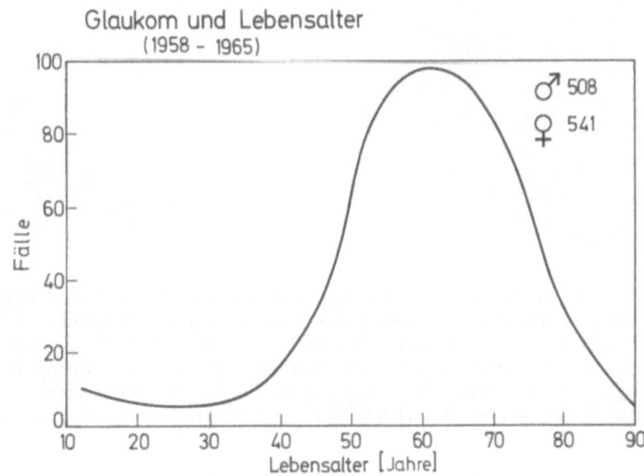

Abb. 22. Glaukom und Lebensalter (1958–65)

verlegt. Tritt dieser Fall ein, dann kommt es über die „Kammerwinkelsperre“ zum akuten Glaukomanfall.

Prophylaxe: Bei Bestimmung der Presbyopenbrille (ab 45. Lebensjahr, alle 5 Jahre), Messung des intraocularen Druckes. Bei Verdacht: Pilocarpinprobe [10], d.h. Einträufeln von 1%igem Pilocarpin, das nur beim glaukomdisponierten Auge eine differentialdiagnostisch verwertbare Drucksenkung von über 4 mm Hg bewirkt.

c) Netzhautgefäßverschlüsse

Die Altersveränderungen der Netzhautgefäße beruhen in der Regel auf einem Schwund der Capillaren und einer Atrophie der Arteriolen. Der Gefäßbaum am Fundus wird nach Scheerer [21] „kahler“, die Arteriolen dünner und weniger durchsichtig. Gleichzeitig verlaufen sie gestreckter, was auf der Verdickung der Gefäßwand, die nur in der Jugend vollkommen durchsichtig ist, beruht. Diese Verdickung ist

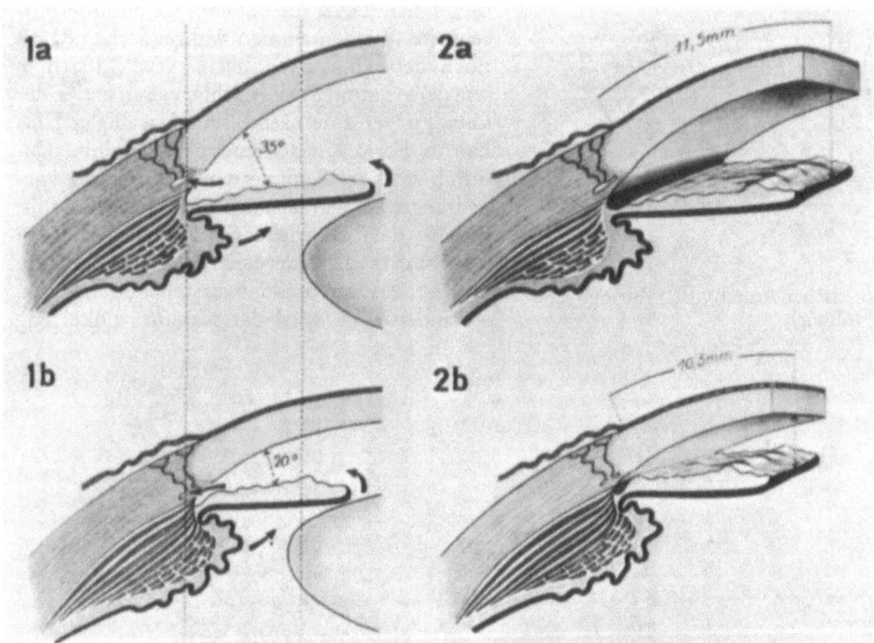

Abb. 23. Glaukomdisposition, enger Kammerwinkel. 1a) Abflußweg des Kammerwassers (Pfeil) beim emmetropen Augen mit normal weitem Kammerwinkel (35 Grad). 1b) Abflußweg des Kammerwassers (Pfeil) beim hyperopen Kurzbau mit engem Kammerwinkel (20 Grad). 2a) Weiter Kammerwinkel beim emmetropen Auge mit normalem Hornhautdurchmesser (11,5 mm). Zugang zum Schlemmschen Kanal weit offen. 2b) Enger Kammerwinkel beim hyperopen Augen mit verkürztem Hornhautdurchmesser (10,5 mm). Zugang zum Schlemmschen Kanal spaltförmig verengt. Verschlußgefahr bei maximaler Pupillenerweiterung

Therapie: Einstellung mit Miotica, Glaucostat oder Isoglaucon. Bei Unverträglichkeit oder ungenügender Drucksenkung: fistulierender Eingriff (Goniotrepanation mit Skleradeckel). — Beim akuten Glaukom: Drucksenkung durch Pilocarpin 1–3%ig, hypertonische Lösungen und Diamox. Nach eingetretenem Druckabfall: periphere bzw. totale Iridektomie.

abschnittsweise unterschiedlich, wodurch die ausgeprägten Kaliberschwankungen entstehen. Wir sprechen von einer senilen Angiofibrose. Da auch das Pigmentepithel der Aderhaut dünner wird, stellenweise rarifiziert ist, werden die ebenfalls wandverdickten sklerotischen Aderhautgefäße mit ihrer dünnen Blutsäule in der Mitte sichtbar. Es entsteht der Fundus „pseudotabulatus“. Der Wasserverlust und der Gewebsschwund führen gleichzeitig an der Papille zur sog. senilen Excavation. Durch den Durchsichtigkeitsverlust der Netzhautarterienwand und die unregelmäßige Wandverdickung werden die Reflexstreifen der Netzhautgefäße unregelmäßig. An den wandverdickten Stellen ist die Blutsäule im Extremfall mitunter auf Fadendünne eingeengt. Die vorgenannten Altersveränderungen der Netzhautgefäße begünstigen sowohl arterielle Gefäßverschlüsse in Form der Embolie als auch venöse in Form der Thrombose. Dementsprechend finden wir einen ausgesprochenen Altersgipfel der Gefäßverschlüsse (Abb. 24).

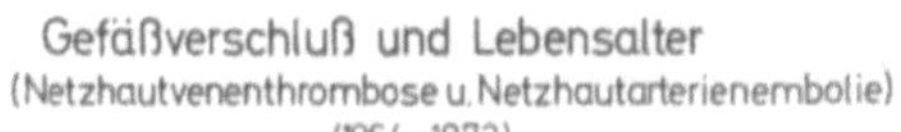

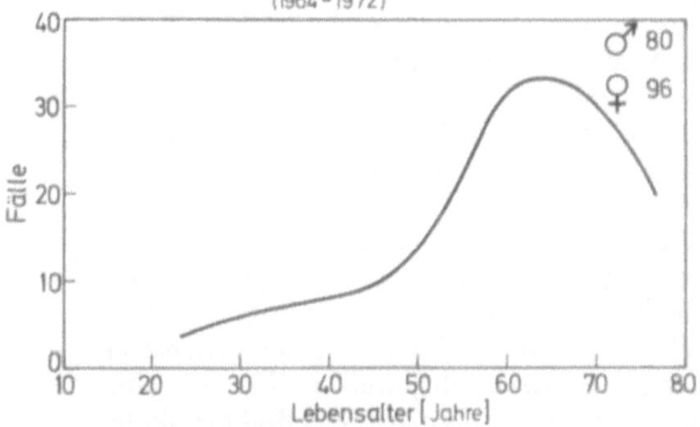

Abb. 24. Gefäßverschluß und Lebensalter

d) Netzhautvenenthrombose:

Im venösen Abschnitt sind die Kreuzungsstellen (Gunnsche Kreuzungszeichen) sowie die Durchtrittsstelle durch die Siebplatte des Sehnerven Prädilektionsstellen. Hier hämmert, begünstigt durch die gemeinsame Adventiaverbindung, die sklerotische Arterie auf die darunterliegende, ebenfalls gewebsstarre Venenwand. Es kommt zu einer Stauung der peripheren Einflußabschnitte der Vene. Die Franzosen sprechen wegen des häufigen Auftretens von Astvenenthrombose an den Kreuzungsstellen von einem „lieu de préthrombose“. Neben der Astvenenthrombose (Abb. 25) kann aber auch der Stamm der Zentralvene betroffen werden.

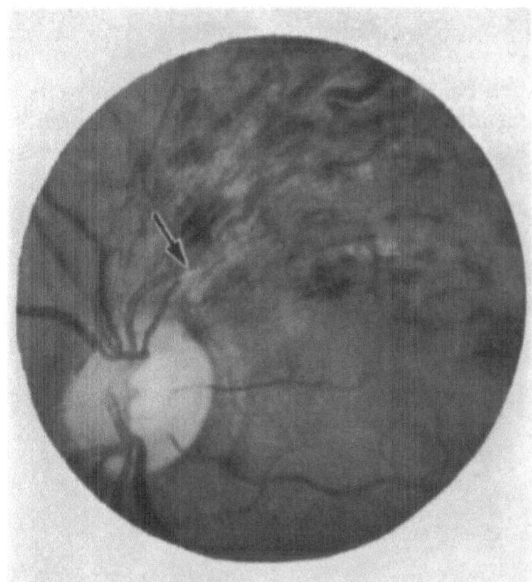

Abb. 25. Astvenenthrombose. Keilförmige, flammenzungenartige Blutung, ausgehend von der Kreuzungsstelle (Pfeil) der oberen Temporalarterie mit der peripher gestauten und geschlängelten, papillenwärts kollabierten Vene. RR 180/90 (72 J. ♀)

e) Netzhautarterienembolie:

Im arteriellen Abschnitt des Netzhautgefäßsystems beobachten wir Ast- und Zentralarterienembolien, die weit häufiger spastische Verschlüsse eines wandverdickten Abschnittes des Arterienrohres als echte Embolien darstellen. Der Netzhautstoffwechsel kommt zum Erliegen. Es bildet sich im ausgefallenen Versorgungsbereich das bekannte flächenhafte grauweiße Netzhautödem aus. Während man bei der Thrombose der Zentralvene auch von einer „Apoplexia retinae“ spricht, bieten die Arterienverschlüsse das typische Bild von Infarkten.

Therapie: Bei frischer Embolie: Sofortbehandlung durch den praktischen Arzt mit Eupaverin forte oder Euphyllin forte i.v. In der Klinik wird sowohl für die *Embolie* als auch für die *Thrombose* eine kombinierte Infusionsbehandlung mit Rheomacrodex, Panthesin-Hydergin und Solu-Decortin durchgeführt.

f) Senile Maculadegeneration

Auch Durchblutungsstörungen, die zum weitgehenden Verlust des Sehvermögens führen, häufen sich im Alter. Die senile Maculadegeneration tritt in trockener oder feuchter Form auf.

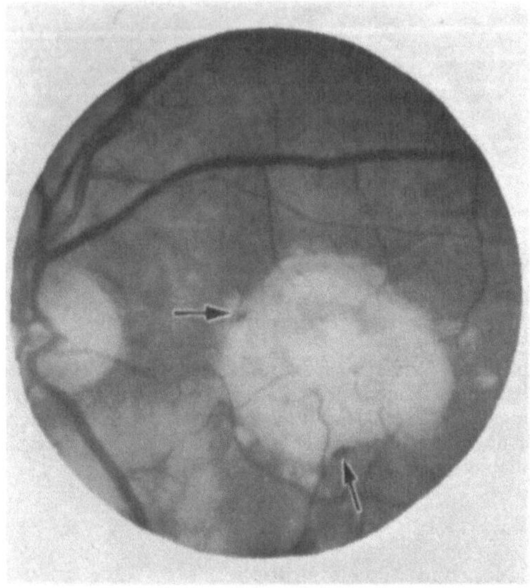

Abb. 26. Scheibenförmige Entartung der Netzhautmitte (Kuhnt-Junius). Hellweiße, bindegewebige, leicht prominente Scheibe (Pseudotumor). Hochkletternde Gefäße. Zwei kleine Randblutungen (Pfeile). Visus: 1/35. RR 210/130 (67 J. ♂)

Bei der trockenen Form ist offenbar die Choriocapillaris so weitgehend sklerosiert, daß die von der Aderhaut aus erfolgende Ernährung der Sinnesepithelschicht der Netzhaut leidet, Pigmentverschiebungen und Degenerationsherdchen sind die Folge. Bei der stürmischer verlaufenden und die Funktion am stärksten beeinträchtigenden feuchten Form stehen die Altersveränderungen der Netzhautgefäße im Vordergrund. Es treten Ödeme, Blutungen und Fibrinausschwitzungen unter dem Bilde der scheibenförmigen Kuhnt-Juniusschen senilen Maculadegeneration auf (Abb. 26).

Therapie: Kombinierte Gefäß- und Vitamintherapie (Vitamin A und E); Depotpadutin (2 × wöchentlich 40 biol. E.); allgemeine Digitalisierung [7, 20], lokale: Augentonicum Stulln [4, 11, 13], zusätzlich Difrarel [24].

g) Arteriitis temporalis

Eine weitere Form funktionell schwerwiegender Durchblutungsstörungen stellt die Arteriitis temporalis bei sehr alten Patienten dar (Abb. 27 u. 28). Es handelt sich um die akute Unterbrechung der Blutzirkulation in den nutritiven Gefäßen des Sehnerven, sei es infolge einer fortgeleiteten Arteriosklerose oder als Teilerscheinung der Riesenzellenarteriitis (Morbus Horton) [4, 11, 13]. Es entsteht das Bild der akuten

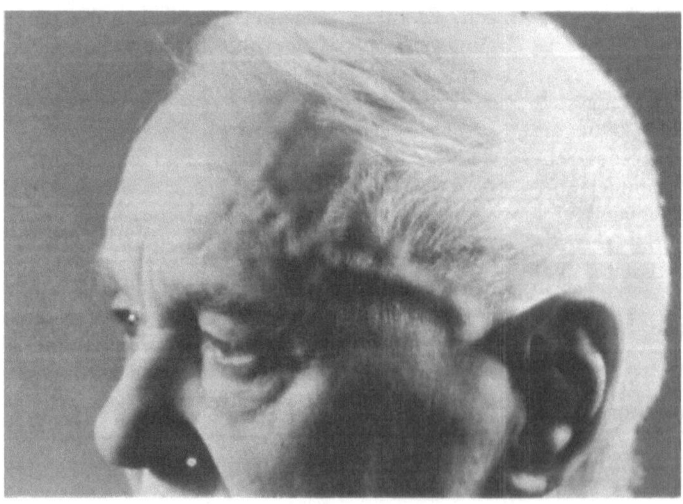

Abb. 27. Arteriitis temporalis. Linke Schläfenarterie mit ihren zur Stirn aufsteigenden 3 Ästen, geschlängelt, tastbar verhärtet, pulslos und druckschmerzhaft. Histologischer Befund: Riesenzellarteriitis. RR 180/105, BSG 90/133 (79 J. ♂).

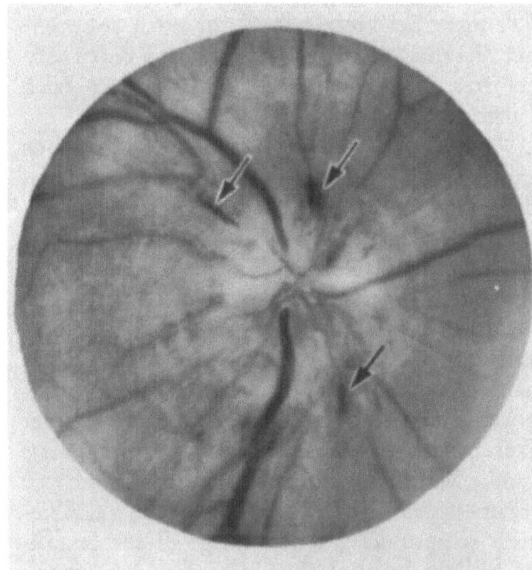

Abb. 28. Fundus zu Abb. 27. Ischämisches Papillenödem als Folge der arteriellen Mangeldurchblutung, streifige Randblutungen. Arterien hochgradig wandverdickt, streckenweise bis zur Fadendünne verengt. Über Nacht erblindet (67 J. ♂)

Ischämie des Sehnerven [22], von Kreibig [14] als Opticomalacie bezeichnet.

Therapie: 1. Teilexcision der A. temporalis zur Durchbrechung des circulus vitiosus. 2. Hochdosierte Corticosteroidbehandlung (z.B. zu Beginn Decortin 100 mg täglich). 3. Strophanthin-Injektionskur (2× tägl. $^1/_8$ mg + Lävulose) anschließend allgemeine Digitalisierung.

h) Netzhautablösung

Altersvorgänge in der Netzhaut und im Glaskörper führen zu Veränderungen, die zur Ablatio disponieren. Diese Feststellung findet ihre Bestätigung in der Altersverteilung der Netzhautablösungen, die einen ausgesprochenen Altersgipfel aufweisen (Abb. 29). Was den Glaskörper betrifft, so unterliegt er als kolloidales System dem Altersprozeß. Im Glaskörpergel nimmt der Hyaluronsäuregehalt ab, worauf sein Wasserbindungsvermögen nachläßt. Das hat zur Folge, daß das Gerüst des Glaskörpers in zunehmenden Maße zerfällt. Es bilden sich zuerst Höhlen, in die sich Glaskörperflüssigkeit ergießt [6]. Schließlich reißt das Gerüst von seiner hinteren Anheftung am Papillenrand ab. Der Glaskörper kollabiert, und der freigewordene Raum füllt sich mit Glaskörperflüssigkeit. Dadurch verliert der Glaskörper seine gelartige Beschaffenheit und Formkonstanz: Mit dem Verlust der Stabilität aber büßt er seine Funktion als Schutzorgan ein. Während er vordem die Netzhaut bei Schlag, Stoß oder raschen Blickbewegungen gleichmäßig an die Unterlage andrückte, schleudert er jetzt. Durch feine fädige Verbindungen zerrt der destruierte, schleudernde Glaskörper an der ebenfalls dem Altersprozeß unterworfenen Netzhaut. Die Altersdegenerationen der Netzhaut haben ihren bevorzugten Sitz am Äquator. Dem entspricht die klinische Beobachtung, daß hier die meisten Netzhauteinrisse entstehen. Bemerkenswert ist, daß über 50% der Risse schläfenwärts am

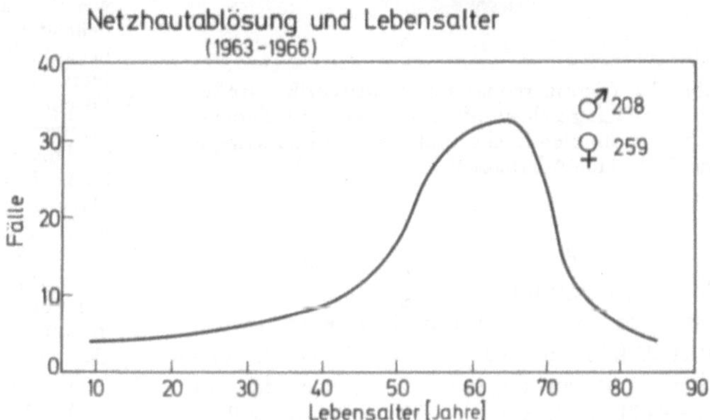

Abb. 29. Netzhautablösung und Lebensalter (1963–66). 467 Augen, davon 208 (44,6%) Männer und 259 (55,4%) Frauen

Äquator im Ansatzbereich der beiden schrägen Augenmuskeln liegen. Dies läßt darauf schließen, daß auch rasche Blickbewegungen, z.B. durch Erschrecken, zu einem heftigen Muskelzug an der Lederhaut und dadurch zu Schleuderbewegungen des Glaskörpers führen können. Hier, im Äquatorbereich, an der Grenzlinie zweier Gefäßbereiche [15], ist zudem die Netzhaut am schlechtesten durchblutet. Es entstehen durch sklerosierende Gefäßveränderungen die sog. äquatorialen Degenerationen. Reißt die Netzhaut ein, so tritt die Glaskörperflüssigkeit durch das Netzhautloch hindurch und trennt die Sinnesepithelschicht von ihrer ernährenden Unterlage, dem Pigmentepithel und der Aderhaut: Die Netzhaut löst sich von ihrer Unterlage ab (Abb. 30).

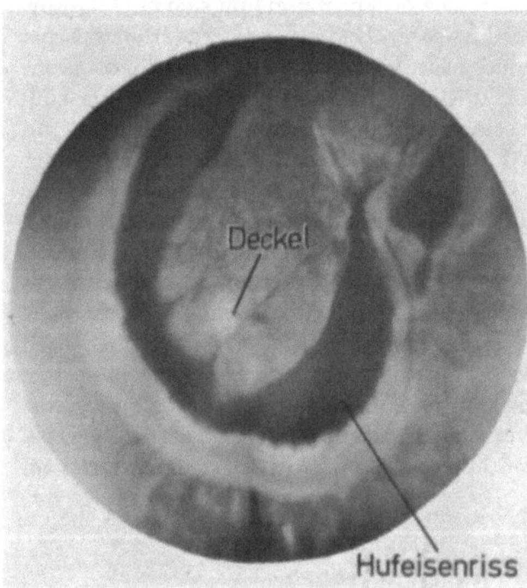

Abb. 30. Amotio retinae mit Hufeisenriß. Großes Foramen mit geschrumpftem Deckel, der sich deutlich vom dunklen Lochgrund der vom Pigmentepithel bedeckten Aderhaut abhebt (68 J. ♂)

Prophylaxe: Bei sorgfältiger Untersuchung des Augenhintergrundes findet man bei myopen Patienten über 45 Jahre und bei emmetropen über 60 Jahre in etwa 5% in der Netzhautperipherie gelegene degenerative Areale, die zur Lochbildung disponieren. Diese Areale sollten prophylaktisch mit Lichtkoagulation behandelt werden.

Therapie: Bei Netzhautriß mit noch anliegender Netzhaut: Lichtkoagulation; bei bereits abgelöster Netzhaut: Plombenoperation nach Custodis [2] u.a.m.

Abschließend ist zu sagen, daß sich neben zahlreichen statischen Altersveränderungen, die benigne und lediglich sichtbarer Ausdruck dieses Lebensabschnittes sind, auch Übergänge zu Krankheitsverläufen finden, die einen bevorzugten Altersgipfel aufweisen und funktionelle Störungen im Gefolge haben. An dem Beispiel der Cataract, des Glaukoms, der Netzhautablösung, der Gefäßverschlüsse (Thrombose, Embolie der Zentralgefäße) sowie der Durchblutungsstörungen der Netzhautmitte (senile Maculadegeneration) und des Sehnerven (akute Ischämie bzw. Opticomalacie) bei Arteriitis temporalis wurden einige dieser Krankheitsbilder in klinischer Hinsicht kurz umrissen.

Dieser nur skizzenhafte Überblick über einige der häufigsten Alterskrankheiten des Sehorgans zeigt die große Bedeutung einer regelmäßigen ophthalmologischen Kontrolle des Sinnesorganes Auge bei älteren Patienten. Darüber hinaus weist er auf die zunehmende Bedeutung der in vielen Fällen durchaus erfolgreichen Prophylaxe und Therapie hin.

Literatur

1. Bürger, M.: Das Altern des Auges. Klin. Mbl. Augenhk. **135**, 609 (1959).
2. Custodis, E.: Über die Entwicklung und Anwendbarkeit von bulbusverkürzenden und eindellenden Operationen, insbesondere der Plombenaufnähung. Bücherei des Augenarztes, 53. Heft, S. 1. Stuttgart: Enke 1970.
3. Dische, Z. u. Mitarb.: Influence of age and cataract formation on the ribonucleic acid of the lens. Invest. Ophthal. **1**, 101 (1962).
4. Fuchs, J.: Über die lokale Behandlung der senilen Maculadegeneration mit Augentonicum-Stulln. Klin. Mbl. Augenhk. **160**, 304 (1972).
5. Geßler, A.: Bestehen Beziehungen zwischen dem frühzeitigen Auftreten eines Arcus lipoides corneae und Zirkulationsstörungen des Herzens, insbesondere dem Herzinfarkt? Ophthalmologica (Basel) **138**, 118 (1959).
6. Goldmann, H.: Über Altersveränderungen der Linse und des Glaskörpers. Fortschr. Augenheilkunde **17**, 159 (1966).
7. Hager, H.: Zur Behandlung arterieller Durchblutungsstörungen der Netzhaut und des Sehner-

ven. 68. Ber. dtsch. ophthal. Ges., Heidelberg 1967, S. 382.

8. Heydenreich, A.: Z. Alternsforsch. **11**, 168 (1958), zit. nach Sachsenweger.
9. Hollwich, F.: Das alternde Auge. Aesth. Med. **16**, 237 (1967).
9a. Hollwich, F.: Augenheilkunde, 7. Aufl. Stuttgart: Thieme 1974.
10. Hollwich, F.: Die Pilocarpinprobe in der Frühdiagnose des Glaukoms. Klin. Mbl. Augenhk. **163**, 115 (1973).
11. Hollwich, F.: Erfahrungen über die lokale Digitalistherapie am Auge. Klin. Mbl. Augenhk. **130**, 395 (1957).
12. Hollwich, F., Dieckhues, B.: Endokrines System und Erblindung. Dtsch. med. Wschr. **96**, 363 (1971).
13. Hollwich, F., Güth, V., Dieckhues, B.: Die Wirkung von Digitalis auf den Ziliarmuskel. Klin. Mbl. Augenhk. **150** 540 (1967).
14. Kreibig, W.: Optimalazie, die Folge eines Gefäßverschlusses im retrobulbären Abschnitt des Sehnerven. Klin. Mbl. Augenhk. **122**, 719 (1953).
15. Pillat, A.: Ber. 62. Zuskft. DOG. Heidelberg Disk. Bemerkung S. 167/168 und S. 173 (1959).
16. Rintelen, F.: Einführung zum Symposium über Geronto- und Geriatroophthalmologie. Fortschr. Augenheilkunde **17**, 103 (1966).
17. Rodstein, M., Seemann, F.D.: Arcus senilis and arteriosclerosis in the aged. Am. J. M. Sc. **245**, 70 (1963).
18. Rohen, J., Lütjen, E.: Über die Altersveränderungen des Trabekelwerkes im menschlichen Auge. Albrecht v. Graefes Arch. klin. exp. Ophthalm. **176**, 309 (1968).
19. Sachsenweger, R.: Altern und Auge. (Monographie mit weiterführender Literatur.) Leipzig: Thieme 1971.
20. Sautter, H.: Die medizinische Behandlung von Makulaaffektionen. Deutsche Ophthalmologische Gesellschaft, Bd. 73 (1974), im Erscheinen.
21. Scheerer, R.: Über die konstitutionelle Bedingtheit gewisser Erkrankungen der Macula lutea des Auges. Klin. Mbl. Augenhk. **92**, 467 (1934).
22. Siegert, P.: Akute Ischaemie der Papille bei Arteriitis cranialis (temporalis). Klin. Mbl. Augenhk. **120**, 254 (1952).
23. Stieve, R.: Anat. Anz. **97**, 69 (1949), zit. nach R. Thiel, Bücherei des Augenarztes, 21. Heft, S. 35. Stuttgart: Enke 1952.
24. Thiel, R., Hollwich, F.: Therapie der Augenkrankheiten. Stuttgart: Thieme 1970.
25. Wessely, K.: Der Bulbus als Ganzes. Handbuch der speziellen pathologischen Anatomie und Histologie, Bd. 2, Teil 3. Berlin: Springer 1937.
26. Witmer, R.: Altersveränderungen von Iris und Ziliarkörper. Fortschr. Augenheilkunde **17**, 131 (1966).

Dermatologie

H. Fischer und W. Schneider

Die biologische Alterung des Menschen wird an seiner Haut am frühesten erkennbar. Kleine Fältchen im Gesicht (sog. „Krähenfüße“) können schon in der 4. Lebensdekade in Erscheinung treten. Mit allen Mitteln versuchen besonders die Frauen, sich durch planmäßige Hautpflege ihr jugendliches Aussehen zu bewahren. Erhaltung, Herstellung (oder Wiederherstellung) einer straffen, gut tonisierten und durchbluteten Haut und damit eines „jugendlichen“ und „gesunden“ Aussehens ist wohl in erster Linie Aufgabe der Kosmetik, jedoch spielt eine konservierende und regenerierende Hautpflege im Sinne von Schneider [10] beim alten Menschen zur Vermeidung bestimmter Hautkrankheiten und für die Nachsorge nach überstandenen Hautaffektionen eine wichtige Rolle.

Die „Alterung“ des Bindegewebes, das einen wesentlichen Bestandteil der Haut ausmacht, geht mit Veränderungen des Epithels einher und bedingt im Verein mit einer verminderten Durchblutung und Gefäßreaktion nicht nur die Alterserscheinungen an sich, sondern auch zusätzliche, nur der Altershaut eigentümliche Veränderungen, die geradezu als Altersstigmata bezeichnet werden können.

Die Veränderung des Terrains bedingt ferner einen gewissen Gestaltwandel bestimmter Krankheitserscheinungen, die nicht nur in der verzögerten Gefäßreaktion, in der Abnahme der allgemeinen und antigenspezifischen cellulären Abwehr (bei Vermehrung der humoralen Antikörper gegen körpereigene Substanzen ohne entsprechende Zunahme echter Autoimmunkrankheiten) oder der generell vermehrten Neigung zur Blasenbildung zum Ausdruck kommt, sondern auch ganz kennzeichnende, alterstypische Modifikationen des ursprünglichen Erscheinungsbildes bedingen kann. Darüber hinaus treten bestimmte Krankheiten nur im höheren Alter auf, ganz besonders auch die neoplastischen Hautveränderungen.

Als Spiegel der Vorgänge im Körperinneren besitzt die Haut im Alter aber insofern noch eine besondere Bedeutung, als entsprechende „paraneoplastische“ Veränderungen auf bösartige oder metabolische Organ- oder Allgemeinkrankheiten hinweisen. So dient die Dermatologie auch hier den anderen Disziplinen als wichtige „Hilfswissenschaft“ [4].

1. Senile Atrophie der Haut

Pathogenese: Gleichmäßige Dickenabnahme aller Hautschichten: Größenänderung der Stachelzellen, Verkürzung ihrer Lebensdauer. Verschmälerung des Epithelbandes mit Ausziehung der Reteleisten. Zunahme des Pigmentgehaltes (besonders an stärker pigmentierten Regionen der Areolen, an Anus und Genitale).

Numerische Abnahme der Bindegewebs- und Mastzellen in der Cutis. Es werden weniger Fasern gebildet, deren Kollagen weniger löslich, aber stärker konzentriert ist. Die Kollagenbündel ordnen sich parallel zur Oberfläche, das subcutane Fettgewebe rückt unter Verschmälerung der Septen nach oben.

Degeneration der elastischen Fasern.

Abnahme der Talgsekretion.

Verzögerte kalorische Schweißreaktion, verzögerte und abgeschwächte Vasomotorenreaktion (unabhängig von der gesteigerten Neigung zu erythrodermischen Reaktionen).

Epidemiologie: Genetische Bedingtheit (biologisches Altern), jedoch regional verschieden stark. Gefördert durch „Austrocknung“ (insbes. „Make ups“ und Puder), oft kombiniert mit degenerativer und entzündlicher Atrophie sowie weiteren Altersstigmata (s. u.).

Klinik: Vermehrte zigarettenpapierartige Fältelbarkeit und Durchsichtigkeit der Haut, Vertiefung der natürlichen Fältelung und Faltung (bis zu störender Runzel- und Lappenbildung an Oberlidern, Kinn oder im Gesicht). Nachlassen der Elastizität und der Reißfestigkeit, Abnahme der mechanischen Resistenz. Verzögerte Wundheilung mit besserem kosmetischen Ergebnis.

Austrocknung, Schuppung und Ekzematisation (i.S. eines Exsikkationsekzems oder eines Eczema craquelée durch Einrisse in der Hornschicht). Abnahme der Alkaliresistenz.

Prophylaxe: Vermeidung allzu starker Lichtexposition (z.B. auch forcierte Sonnenbäder) und Austrocknung der Haut (Puder, Fettlöser beim Abschminken). Regelmäßige Hautpflege.

Therapie: Hautreinigung mit Seifen (alkal. Seifen bewirken Hautquellung. Dadurch wird Wasser gebunden, bis Lipid und neues Wasserlösliches aus der Tiefe nachgeliefert werden. Syndets rufen kaum Quellung hervor; nach einer gewissen Extraktion der Haut resultiert so eine Art „Durststrecke"). Zumindest sind Syndets mit „Nachfettern" zu verweden (sog. Ölbäder, z.B. Cordes ohne und mit Ichthyol).

Nach jedem Bad und allgemein ist eine *regenerierende und konservierende Hautpflege* („fett/feucht") besonders wichtig („Waschen *und* Salben").

Mit *wasserhaltigen O/W-Emulsionen* vom Typ der Feuchthalte- bzw. Tages- oder Vanishingcremes (meist auf Basis von mit Triäthanolamin teilverseiften, alkalifreien Stearatcremes, Fettalkoholen oder Stearinsäureestern) werden Wasser und Lipid auf die Haut gebracht, Fettglanz vermieden, Wasserverdunstung wirkt kühlend und hinterläßt einen Lipidfilm.

Z.B. Lanette-Salben (Ungt. Lanette DAB), Ungt. emulsificans aquos. DAB, Rp.: Acid, stearinici 24,0; Triäthanolamini 1,2; Glycerini 13,5; Aqu.dest ad 100,0), Ungt. Cordes (bzw. Rp.: Adipl.lan.anhydr. 10,0; Glycerini 5,0; Aqu.dest. 20,0; Ungt. Cordes ad 100,0), R-V-Creme, Decoderm-Basis-Creme (Emulsion bleibt stabil bei Zusatz gleicher Mengen Wasser oder Lipid!).

Homogene Lipid-(W/O)-Emulsionen vom Typ der Nachtcremes wirken länger und dekken stärker ab, so daß die natürliche Perspiration aufgestaut und das Haut-Wasserdepot erhöht wird.

Z.B. Eucerin cum aqua (oder Rp.: Eucerin c. aqua 70,0; Ungt. cerei ad 100,0; Ol. lavand. gt. III), Ungt. alcohol.lan.DAB, Ungt. leniens („Coldcreme" bzw. Ungt. molle oder Ungt. leniens, Ungt. cereum aa, vor dem Auftragen in der Hohlhand mit Wasser verreiben!), Lanolinsalben oder -cremes (z.B. Rp.: Adip.lan.anhydr. 20,0; Bienenwachs 7,0; Walrat, echt 7,5; Ol. olivar. 20,0; Cetiol V 15,0; Rosenwasser, dreifach 30,0; Borwachs 0,2; Rosenöl 0,3), Fissansalbe, Linola-Fett-Salbe, Hametumsalbe.

Manche Salben enthalten Zusätze von Vitaminen, Pflanzenextrakten oder Hormonen (rezeptpflichtig!). Bei alten Männern bewirken Testosteronönanthol, bei Frauen Östrogene oder Pregnenolon für die Dauer der Anwenkung evtl. eine vorübergehende Epithelproliferation.

Kein Schwefel, keine Corticoide!

2. Altersveränderungen der Nägel

Pathogenese: Langsameres Wachstum, Retentionshyperkeratose.

Klinik: Verdickung und Verhärtung der Nagelplatte, vermehrte Krümmung; Onychogryphose – begünstigt Pilzinfektion!

Therapie: Mechanische Entfernung (Fräsen, Schneiden). Cave: kleine Verletzungen als Eintrittspforte für banale Eitererreger, insbes. bei arterieller Durchblutungsstörung.

3. Altersveränderungen der Haare

a) Ergrauen (Canities)

Pathogenese: Gestörte Melaninbildung des Einzelhaares („Pigmentdetritus").

Epidemiologie: Beginn an Schläfen schon Mitte der 30er Jahre möglich, genetisch bedingt.

Therapie: Einfärben.

b) Haarausfall (Calvities)

Pathogenese: Regressive Metamorphose (telogene Alopecie mit Rückkehr zur Bildung vellusartiger Haare).

Epidemiologie: Beginn u. U. schon nach Adoleszenz bis ins 4.–5. Lebensjahrzehnt. Bindung an Vererbung, Androgene und bestimmtes Lebensalter. Bevorzugt beim Mann, bei der Frau weniger stark (sog. androgene Alopecie).

Klinik: Beginn an Stirn und Haarwirbel, Verschonung des Schläfensaumes (C. hippocratica).

Therapie: Falls kombiniert mit Seborrhoe, Kopfwäsche mit Seifen oder milden Shampoons wie Phämosan, Praecutan, Satina, Ichtho-Cadmin, Sebopona flüssig, Selsun, Sulfopront). Cave: zu starke Austrocknung!

Hyperämisierende Haarwässer oder Tinkturen, evtl. mit pflanzlichen Zusätzen oder Glucocorticoiden bzw. Östrogenen, z. B. Alpicort F, Betnesol-V-crinale, Celestan-V-crinale, Criniton, Crinohermal fem; Solutio Cordes (Dexa), K_5-Tinktur, Loscon, Sulfopront-Haarwasser; Haarspiritus: Rp.: Resorcini 3,0; Liqu. carb. deterg. 5,0–10,0; Spir. isopropyl. 70% ad 100,0.

UV-Bestrahlungen mit der Kromeyer-Quarzlampe.

Bei Frauen evtl. innerlich Vitamin A und E oder Schwermetallmultivitaminpräparate (z. B. Edinol, Eunova, Martol, Mediovit, Supradyn).

4. Alterspathologie der Haut

a) Altersstigmata

α) Senile Elastose

Pathogenese: Degenerative und degenerativentzündliche Atrophie an frei getragenen, chronisch stark lichtexponierten Körperstellen (Gesicht, Nacken, Unterarme und Handrücken) mit Bildung eines abartigen Fasermaterials (sog. kollagene Degeneration).

Epidemiologie: „Freiberufe" (Land- und Seeleute, Straßen-, Bau- und Telegraphenarbeiter), auch nach übertriebener Freiluftkultur (Sonnenbäder) oder bei erhöhter Lichtempfindlichkeit (Xeroderma pigmentosum, Porphyria cutanea tarda). Schädigender Einfluß des Rauchens?

Klinik: Netzartige, feinstreifige oder flächenhaft chagrinierte, elfenbeinfarbene Unterpolsterungen der Haut („durchscheinende, gelbliche Körnigkeit"), oft in Verbindung mit tiefer Furchung (Cutis rhomboidalis nuchae) oder Runzelung bis zur Dermatochalasis.

Therapie: Prophylaktischer Witterungs- und Lichtschutz, konservierende Hautpflege (s. o.).
Sonderformen: 1. Knötchenförmige bis glasstecknadelkopfgroße, weißlich-gelbliche *Kolloidmilien*, (DD: Syringome).
Therapie: Schlitzen und exprimieren.
2. Kolloide Degeneration mit großen, cystischen Milien, Talgdrüsenhyperplasie und (Riesen)-Komedonen an Schläfen oder Nacken (Elastéidose cutanée avec cystes et comédones Favre-Racouchot).

Epidemiologie: Bei Mineralöl- und Teerarbeitern.

Therapie: Hautwaschungen mit Detergentien oder Umkehremulsionen (Stephalen, Sebohermal-Emulsion).

β) Pigmentierungen

Pathogenese: Fleck- und netzförmige Hyper- und Depigmentierungen mit Teleangiektasien oder gefäßarmen Fibrosierungen.

Epidemiologie: Vorwiegend an lichtexponierten Stellen, Beginn im 4. Lebensjahrzehnt, zuweilen Vorstadien einer Keratosis senilis, einer seborrhoischen Warze oder einer Melanosis circumscripta praeblastomatosa.

Klinik: Einzeln oder gruppiert stehende punktbis linsengroße, scharf begrenzte, milchkaffeefarbene Flecken (im Niveau der Haut, sog. Altersepheliden), zuweilen auch größer werdend (großflächiger Typ) bzw. unregelmäßig netzförmige, unscharf begrenzte Hyper- und Depigmentierungen (Leukomelanoderm), evtl. untermischt mit streifigen oder blitzfigurenartigen (spontanen) weißen Pseudonarben. Oft auch kombiniert mit Purpura senilis.

Therapie: Konservierende Hautpflege, Abdekkung (evtl. Cover-mark), Depigman. Cave: Glucocorticoidhaltige Salben.
Beachte: Bei Auftreten von Vitiligo jenseits des 40. Lebensjahres Tumorsuche!

b) Hypertrichosen

α) Hypertrichosen der Borstenhaare

Besonders Augenbrauen, Naseneingang, äußerer Gehörgang.

β) Hirsuties

Pathogenese: Umwandlung einzelner Woll- in Terminalhaare.

Epidemiologie: Bei Frauen vom 20./30. Lebensjahr an, besonders postklimakterisch.

Klinik: „Damenbart" (bei evtl. gleichzeitiger Reduktion der Scham- und Achselhaare). DD: Hirsutismus (mit Virilisierungserscheinungen) bei Ovarial- und Nebennierentumoren (Hormonanalysen, 17-Ketosteroide, DHEA, Gonadotropin); Diabetes mellitus (Morgagni-Syndrom).
Therapie: Kaltkaustische Epilation, Rasur, chemische Epilation (Pilca, Veet) oder vorsichtiges Abbimsen oder Abflammen kann evtl. zu stärkerem Nachwachsen reizen.

c) Blutgefäße

α) Purpura senilis

Pathogenese: Diapedese- und Rhexisblutung, spontan oder nach banalen, stumpfen Verletzungen.

Epidemiologie: In stark atrophischer Haut, meist Unterarme, Handrücken, evtl. Gesicht, Frauen > Männer?

Klinik: Unscharf begrenzte, gesättigt burgunderrote Flecken in unregelmäßiger Verteilung. DD: Teleangiektasien (z.B. habituell oder im Gesicht bei progressiver Sklerodermie), Steroidhaut, Stoffwechselstörungen (Diabetes mellitus, Urämie, Amyloidose, Morbus Waldenström), thrombocytäre oder leukämische Purpuraformen, toxische oder entzündliche Gefäßwandstörungen (Jod, Schlafmittel, insbes. Adalin, Vasculitis).

Therapie: Rutin- bzw. Aescin-Heparin(oid)-Salben und -Gele (z.B. Venoruton-Gel, Essaven, Exhirud, Hepathrombin, Hirudoid, Medigel, Opino, Thrombocid, Thromboenelbin, Thrombophob, Vasotonin, Venostasin).

β) Senile Angiome

Pathogenese: Harmlose, gutartige Gefäßwucherungen (sog. Naevi tardi).

Epidemiologie: Von der 3. Lebensdekade an in zunehmender Zahl auftretend, bevorzugt am Stamm; Männer > Frauen.

Klinik: Tief gesättigt burgunder- bis rubinrote, punkt- bis über glasstecknadelkopfgroße, kugelige, einzelstehende, schlaffe, ausdrückbare Knötchen.
DD: Granuloma teleangietaticum (Blutungsneigung!).

Therapie: Keine, nur bei kosmetischer Störung Excision oder Elektrolyse.

Besonderheiten: Senile Angiome des freien Lippenrandes werden bis kirschkerngroß.
Entstehung im 5.–6. Lebensjahrzehnt. Syntropie mit Lungenemphysem?
DD: Blauer Naevus (unscharf begrenzt).

γ) Teleangiektasien

Pathogenese: Erweiterung der Papillargefäße.

Epidemiologie: Gelegentlich Syntropie mit Lungenemphysem (Sahlischer Venenkranz an der Thoraxapertur!).

Klinik: Zwirnsfadendünne, tief, gesättigt blaurote Gefäßreiserchen, evtl. in Gruppen, und so Flecken vortäuschend.
DD: Purpura senilis, Naevus araneus (spinnenartige Ausläufer).

Therapie: Verödung (Aethoxysklerol, Phlebodestal 0,5%ig), intra- oder perivasal. Koagulation (Nadel).

d) Talgdrüsen

α) Senile Talgdrüsenhyperplasie

Pathogenese: Isolierte Hyperplasie des Talgdrüsenapparates.

Epidemiologie: Meist nach der 4. Dekade.
Sitz: Stirn, Nase, evtl. Wangen; Männer > Frauen.
Symptomatisch nach Vitamin-D_2-Zufuhr, Corticoiden und INH.

Klinik: Stecknadelkopf- bis hirsekorngroße, weißlich-gelbliche, halbkugelig protuberierende Knötchen mit zentraler Delle (Ausführungsgang).

DD: Riesenkomedonen, echte und falsche Atherome (insbesondere am Scrotum), Milien, Basaliom, Syringom, Molluscum contag., Hidrocystom. Mundschleimhaut: Ektopische Talgdrüsen.

Therapie: Evtl. Waschungen mit Syndets, Nachfetten mit Umschlagsemulsion (Seboher-mal-Emulsion).

β) Riesenkomedonen

Pathogenese: Hyperkeratose und Talgretention im Follikel.

Epidemiologie: Bei älteren Männern, oft auch bei Akne conglobata.

Klinik: Stecknadelkopf- bis erbsgroße, scharf begrenzte, in die Haut eingelassene, schwarze, teigig-weiche Massen, die sich auf stärkeren Druck entleeren (oft mit nachfolgenden, ranzig riechenden Talgmassen), evtl. in atrophischer Hauttasche sitzend.

γ) Seborrhoische (Alters-) Warzen

Pathogenese: Gutartige Papillome.

Epidemiologie: Auftreten vom 40. Lebensjahr an, zunehmend im vorgerückten Alter, Männer > Frauen.
Keine Syntropie mit visceralen Carcinomen.

Klinik: Scharf begrenzte, runde bis ovale (in der Spaltrichtung der Haut liegende), linsen- bis fingernagelgroße, zunächst leicht gelblich-braune, flache Erhabenheiten mit fettig-hyperkeratotischer Oberfläche, die sich dann aber erheben und pflasterstein- und warzenartig-cerebriform oder lappig, d.h. andeutungsweise gestielt, bis Fünfmarkstückgröße wuchern und sich mit einer dicken, fettig-weichen Hornschicht überziehen. Vorkommen an Rumpf, Armen, Gesicht und Hals in Einzahl oder multipel bis zu dichter, massiver Aussaat.

Kennzeichnend: Entstehung auf nicht-atrophischer Haut, leichte Abkratzbarkeit der fettig-lappigen, weichen Hyperkeratose (unter evtl. Auftreten einer geringfügigen Blutung). DD: Pigmentierte Naevuszellnaevi (glatte Oberfläche), pigmentiertes Basaliom (perlgrau schimmernde Knötchen und Säume), Melanom (keine Hyperkeratosen, Blutungsneigung), eisenspeicherndes Histiocytom (glatte Oberfläche, derbe Konsistenz: Dermatofibroma lenticulare). Keratosis senilis (harte Hyperkeratose auf atrophischer Haut).

Therapie: Ablösen mit 10%iger Salicylsalbe – Elektrokoagulation bzw. Stichelung und Abtragung mit dem scharfen Löffel – CO_2-Schnee, Fräsen – Excision.

Beim geringsten Verdacht auf Melanom Excision und histologische Untersuchung.

δ) Senile Keratosen

Pathogenese: Hyper- und Parakeratose auf lichtexponierter, *atrophischer* Haut (insbesondere Einwirkung diskontinuierlicher, höher konzentrierter Lichtnoxen, sog. „Freiberufe").

Epidemiologie: Nach 40. Lebensjahr, Männer > Frauen.

Klinik: Einzeln oder gruppiert stehende, linsen- bis fingernagelgroße, unscharf und unregelmäßig begrenzte, schmutzig-bräunliche, rauhe, evtl. krümelige, festhaftende, derbe bzw. harte, zackige Hornauflagerungen mit zartrotem Hof und (nach Ablösen) blutungsbereitem Grund.

Evtl. Übergang in Keratoma senile und Spinaliom (s. auch Teer- und Röntgenkeratosen).

DD: Seborrhoische Alterswarzen (auf nicht-atrophischer Haut ohne roten Hof); Arsenkeratosen (bevorzugt Handteller und Fußsohlen).

Therapie: Ablösen der Hyperkeratosen mit 10%iger Salicylsalbe, oberflächliche kaltkaustische Verschorfung und Nachkratzen mit dem scharfen Löffel (bzw. CO_2-Schnee, Chlorzinkpaste, Podophyllin 20%ig, Colcemid- oder 5-Fluorouracilsalbe), Fräsen (Dermabrasio).

ε) Cornu cutaneum

Pathogenese: Retentionshyperkeratose bei seniler Keratose (meist mit basaler Canzerisierung).

Klinik: Festhaftende, schmutzig gelb-braune, zapfen-, tierhorn- oder schraubenförmige Gebilde von nagel- oder tierhornartiger Konsistenz (auf atrophischer Haut).

DD: Hyperkeratosen auf straff-atrophischen Narben (z.B. Lupus vulgaris, Röntgenhaut, Erythematodes) – keratotischer Naevus bzw. keratotisches Fibrom (Bestandsdauer) – atypische vulgäre Warze (weiche, krümelige Hyperkeratose), Clavi, Teeracanthom (Lokalisation), Kerato-Acanthom (korbartiger Randwall, rasche Entwicklung).

Therapie: Abtragung (einschl. Grund!).

ξ) Senile („klimakterische") Palmo-Plantarkeratosen

Pathogenese: Retentionshyperkeratose.

Epidemiologie: Bei adipösen Frauen zur Zeit der Menopause.

Klinik: Gleichmäßige Verdickung der Hornschicht an Handtellern und Fußsohlen, evtl. mit tiefen schmerzhaften Einrissen an Fingerkuppen oder Hohlhand.

DD: Erbliche Palmo-Plantarkeratosen, Schwielen, vulgäres oder dyshidrotisches Ekzem (Bläschen, besonders interdigital), hyperkeratotisch-squamöse Epidermophytie (mit Bläschen und Schuppen, Pilzkultur), Psoriasis vulgaris (scharf begrenzter roter Saum, anderweitige Manifestationen), psoriasiforme Lues II.

Therapie: Keratolyse (Rp.: Acid. salicyl. 10,0, Empl. lithargyri 30,0, Adeps suillae ad 100,0), evtl. Östrogen- (und, falls erforderlich, Thyroidin-) Substitution.

η) Filiforme Wärzchen

Pathogenese: Tardive Bindegewebsnaevi.

Epidemiologie: Vom 3. Lebensjahrzehnt an zunehmend, Frauen > Männer.

Bevorzugter Sitz: Augenlider, Hals und Halsausschnitt, seitl. Bauch.

Klinik: Bräunliche, weiche, runzelige oder fadenförmige, zipfelige Gebilde (evtl. mit keratotischer Spitze).

DD: Weiches Fibrom, Naevuszellnaevus, filiforme Verruca vulgaris.

Therapie: Kaltkaustische Abtragung.

e) Alterskrankheiten der Haut und Hautkrankheiten im Alter

α) Pruritus senilis

Pathogenese: Austrocknungserscheinung bzw. illusionistische oder halluzinatorisch-taktile Sinnesempfindung als (lokales) Involutionsphänomen bzw. Ausdruck einer systematischen oder cerebralen Arteriosklerose, ins Wahnhafte gesteigert als Parasitophobie (Dermatozoenwahn).

Epidemiologie: Männer > Frauen. Postklimakterisch zunehmend (über 70 Jahre = 25%).

Klinik: Starke (ichthyosiforme) Trockenheit der Haut mit spontan, kontinuierlich, krisenartig oder anfallsweise, besonders auch bei Temperaturwechsel oder in der Nacht auftretenden, unstillbaren Jucksensationen ohne (Reibejukken) und mit Kratzexkoriationen bis zu flächenhaften Hautblutungen. Evtl. Vorweisung von „Hauttierchen".

Verstärkt durch lokale Austrocknung der Haut (Puder, Bäder mit synthetischen Detergentien, insbes. Schaumbäder, irritierende Externa [Fichtennadelbäder, Abreibungen mit Franzbranntwein]).

DD: Juckende „Minimaldermatosen" (Dermatitis herpetiformis, Lichen ruber, Mycosis fungoides, Ekzeme, Poikilodermatomyositis, Prurigo- oder Urticariaformen, insbes. thermische Urticaria, Epizootie, Milben aller Art, Scabies, Tierräuden, Nahrungsmittelmilben, Trombidien, Pediculi, Stechmücken oder Mykosen. Innere Krankheiten (Diabetes mellitus [Gehörgangsjucken!], Leber- und Nierenkrankheiten, Milch-Alkalisyndrom bei chronisch Magenkranken), Neoplasien im weitesten Sinne, insbes. Prostatahypertrophie oder -carcinom (rectale Untersuchung) oder sonstige bösartige Tumoren, Lymphogranulomatose, lymphat. Leukämie, Nahrungsmittel-, Arzneimittel- oder Pilzallergie (Bohnenkaffee, Weinbrand, Sekt; Barbiturate, Laxantien, Sulfonyl-Harnstoffderivate, Salicylate, Sulfonamide oder Penicillin), enterale Candidiasis, Interdigitalmykose, Tabes dorsalis oder Paralyse.

Therapie: Konservierende und regenerierende Hautpflege (s.o.). Cave: entfettende oder fettfreie oder austrocknende Externa!

Antipruriginosa: Abreibungen mit Essigwasser, Menthol-Thymol-Spiritus bzw. -Goldcream $^1/_2$%ig (Rp.: Thymol 1,0, Pheno, liquet. Menthol, Acid salicyl aa 3,0, Glycerin 5,0, Spiritus ad 100,0), Ungt. carbonis detergens (Rp.: Liqu. carbon. deterg. 20,0, Ungt. emulsif. 50,0, Aqua dest. ad 100,0), ferner Calmitol, Calmurid, Kolton-Gelee, Nupercainal, Pragman, Thesit. Antihistaminhaltige Salben und Gele (z.B. Soventol) – Plenosol s.c. – Rö-Ganzbestrahlung mit Weichstrahlen (z.B. Dermopan Stufe IV oder Müller, 100 KV-Stufe ohne Filter, Abstand 2 m je 40 R im Abstand von 1 Woche mit Augen- und Gonadenschutz).

Innerlich Antihistaminica (z.B. Avil, Atosil, Fenistil, Periactinol, Tanderil), sedierende Substanzen (Omca, Bellergal). Bei Dermatozoenwahn auch Tranquilizer (Aolan, Psyquil) oder Thymoleptica (Thymolept, Synquan).

β) Pruritus ani

Polyätiologisches Symptom bei

Oxyuriasis (Diagnose mittels Tesa-Klebestreifen!)

Candidiasis (meist mit Darmbefall, kombiniert mit

Analekzem und Faltenrhagaden, Ekcema marginatum, Papierallergie, Nahrungsmittel- oder Arzneiallergie bzw. -kontaktekzem [Abführmittel, insbes. Istizin, Antibiotica, Hämorrhoidalsalben oder -zäpfchen – Antipruriginosa! – , Hämorrhoiden, Marisken, Analfissuren, Analprolaps – „anale Exsudation" – ,Analfisteln, Proktitis]).

Therapie: Aftertoilette (abwaschen!) – Hämolindtüchlein. Spezifisch bzw. kausal (Ausschaltung der Ursachen), bei Candidiasis auch Darmsanierung (Moronal, Ampho-Moronal, Candio-Hermal, Mysteclin). Ekzem: Corticoidhaltige Hämorrhoidalsalben und -zäpfchen (falls keine Überempfindlichkeit), z.B. Alkosanal, Anusol + H, Fissanproct, Posterisan, Procto-Jellin, Procto-Kaban, Scheriproct, Sterosanal).

Farblösungen: Brillantgrün 1%ig, Gentianaviolett 1%ig, Chlorisept, Chinosol 1:1000, Sol. Castellani, Arg. nitric. (10%).

Vioform-Zinkschüttelmixtur (1%), Salicyl-Hebra-Salbe (Rp.: Acid salicyl 2,5, Empl. lithargyr. 12,5, Nipagini 0,1, Adip. Suill. ad 50,0), Steinkohlenteer, Röntgenekzembestrahlung.

In verzweifelten Fällen Alkoholinfiltration in Kurznarkose streng s.c. (unter intrarectaler Kontrolle der Nadelführung), insges. 1–2 ml/Seite in Einzelportionen von 0,1 ml von 2–4 Injektionsstellen aus alle 3–8 Tage, etwa 3–5mal.

Innerlich: Vitamin-B-Komplex (besonders bei antibiotischer Therapie!).

γ) Pruritus bzw. Craurosis penis et vulvae

Pathogenese: Genuine, postinflammatorische bzw. -operative straffe Atrophie (Balanitis xerotica obliterans) – identisch mit Lichen sclerosus et atrophicus?

Symptomatisch bei Candidiasis, Trichomonadeninfektion. Fluor vaginalis, Ekzemen (einschl. „Neurodermitis circumscripta"), Diabetes mellitus, chron. Nieren- und Leberleiden, Kontaktdermatitis auf Anästhetica, Desinfizientien oder Intimsprays, Antikonzipientien, Kondomgummi, Ungeziefer. Pudendus- oder Präsakralis-Neuralgie.

Epidemiologie: Vorwiegend im 5.–6. Lebensjahrzehnt auftretend.

Klinik: Verdickung, Schrumpfung und weißliche Verfärbung der Vorhaut mit Phimose, bei Übergreifen auf die Glans Meatusstenose (bis zur Anurie) bzw.

Schrumpfung, Sklerosierung und weißliche Verfärbung von Labien, Klitoris und Scheideneingang, evtl. fleckige Pigmentverschiebung, Fissuren und Rhagaden.

Bei starker Leukoplakie maligne Entartung möglich!

Beachte: Lichen-sclerosus- et atrophicus-Herde an Rücken, Hals oder Unterarmbeugen.

DD: Circumscripte Sklerodermie (Lilac-Ring), Lichen ruber atrophicans (Mundschleimhaut, Magen!).

Therapie: Antipruriginöse oder Heparin- bzw. Heparinoid-Salben, Farbstoffe, Teer, Tumesonum, Ichthocortin. Unterspritzungen mit Glucocorticoidkristallen (Volon A 10). Bei Rhagaden: Höllensteinstift.

Ferner Linoladiol-, Oestromon- bzw. Progynon- oder Placentansalbe, evtl. in Verbindung mit Ultraschall.

Innerlich Antihistaminica, Resochin, Vitamin E (Rovigon, Sklerobion) in hohen Dosen, Vitamine der B-Gruppe, Laevosan-Infusionen.

δ) *Induratio penis plastica*

Pathogenese: Spontane (?) umschriebene Fibromatose.

Epidemiologie: Meist im 5.–6. Lebensjahrzehnt auftretend.

Klinik: Äußerst derbe, strangförmige oder flächenhafte, gut abgrenzbare Verschwielung der Tunica albuginea am Penisrücken mit evtl. Übergreifen auf das Septum, die bei der Errektion zum Abknicken des Gliedes führt.

Evtl. Kombination mit Dupuytrenscher Kontraktur (10–15%), Fibrosis mammae virilis, Fingerknöchelpolstern und Keloidneigung (Polyfibromatosis).

Therapie: Innerlich Vitamin E (täglich 200–300 mg), Röntgennah- oder -weichbestrahlung (alle 4 Wochen 400–500 rad bis insges. 2000–3000 rad).

Anhang

Therapie von Decubitus bzw. Röntgenfolgezuständen

1. Klebefreie, weiche Lagerung bzw. Verband (z.B. abgesteptes Filmullin, Multex, Metalline-Tücher, Fucidine-Gaze, Branolind, Sofra-Tüll).
2. Austrocknung: Freiluftbehandlung, Föhnen, Zinkschüttelmixtur, Sprays und Puder (z.B. Andantol-Neomycin, Medicrurin, Nebacetin, Tyrosolvin oder Elawox-Puder).
3. Abdauung: Pankrazym-Leukomycinsalbe āā, Iruxol, Leukase, Varidase.
4. Granulationsfördernd: Digitalistupfer, Zinksalbe oder Schwarzsalbe bzw. Perubalsam (Cave: Allergie), Actihaemyl-Gel, evtl. Eisbeutelauflagen (10 Minuten zur Erzielung einer reaktiven Hyperämie).
5. Behandlung des Randes: Heydogen-Spray, Zinkpaste, Gentiana-Violettlösung, häufig Lagewechsel (Bauch- und Seitenlage, kein Gummiring oder -kissen), möglichst wenig Salben wegen der Macerationen.

f) Erythematöse und erythemato-squamöse Dermatosen

α) *Erythema palmare et plantare*

Polyätiologisches Syndrom bei chronischen Leberkrankheiten, bestimmten Carcinomen, Lupus erythematodes oder Dermatomyositis.

β) *Erythema gyratum repens*

Pathogenese: Paraneoplastische Reaktion

Klinik: Rasch aufschießende und wechselnde, oft figurierte, girlanden- oder schlangenförmige urticarielle Erytheme mit zarter, randständiger Schuppung.

γ) *Arzneimittelexanthem*

Im Alter eher seltener (widersprechende Angaben in der Literatur).

Bei Auftreten eines Arzneimittelexanthems um den 9. Therapietag vorsichtige Fortführung der Therapie.

Typisches Arzneimittelexanthem auf Adalin (Carbromalum, Carbamid): Purpura pigmentosa progressiva:

Ausgedehnte, netzförmig dicht gruppiert stehende („ekzemartige“) weinrote Punktblutungen an den unteren Extremitäten, die sich bräunlich-rostfarben umwandeln (Hämosiderin) und u. U. erst nach 1/4 bis 1/2 Jahr abklingen.

Therapie: Absetzen aller adalinhaltiger Medikamente.

δ) Alterserythrodermie

Pathogenese: Spontan oder auf dem Boden einer seborrhoischen Konstitution entstehend.

Epidemiologie: Meist Männer in der 5.–7. Lebensdekade.

Klinik: Kleieförmig bis groblamellös schuppendes, tief gesättigt braun-rotes Erythem „vom Scheitel bis zur Sohle" („Erythro-Melanodermie") mit Juckreiz, generalisierter Lymphknotenschwellung (sog. lipomelanotische, gutartige Reticulose, Lymphadenitis dermopathica), diffusem Haarausfall, dystrophischen Nagelveränderungen, subfebrilen Temperaturen, Gamma-Hyperglobulinämie und Hypalbuminämie und zunehmender Kachexie (und evtl. Tod).

DD: Symptomatische Erythrodermien bei Leukohämoblastosen (Leukämie, Mycosis fungoides, Lymphogranulomatose, Reticulose, Sezary-Syndrom). Pemphigus foliaceus (klebrig-feuchte, blätterteigartig schuppende Auflagerungen).

Therapie: Eiweißreiche Kost, evtl. Aminosäuregemische i.v., lokal möglichst indifferent (mild): Zinköl, Einfetten mit Lanette-Liniment, Cremes.

Vorsichtige Röntgenganzbestrahlung mit dem Weichstrahlgerät. Innerlich Corticoide (nicht als Erhaltungstherapie!), evtl. Cytostatica (Endoxan täglich 100–200 mg p. o., Methotrexat 25–50 mg/Woche, Imurek 100–200 mg/die).

g) Bläschen- und blasenbildende Krankheiten

α) Herpes zoster

Pathogenese: Zweitinfektion mit Varicellen-Zoster-Virus bei herabgesetzter (Teil-) Immunität.

Epidemiologie: Zunehmende Altersdisposition mit Gipfel im 7.–8. Dezennium. Beachte Wirbelaffektionen (bzw. -metastasen) und bei Generalisation allgemein-konsumierende Grundkrankheiten (Leukosen, Lymphogranulomatose, Dysproteinämien, Carcinosen), ferner cytostatische und immunsuppressive Therapie.

Klinik: Brennende und juckende, gruppiert stehende Bläschen auf rotem, ödematösem Grund in halbseitiger und gürtel- bzw. streifenförmiger Ausdehnung mit regionaler Lymphadenitis. Mit zunehmendem Alter Neigung zur hämorrhagischen Nekrose bzw. Gangrän, insbesondere im Bereich des 1. Trigeminusastes (20–40% der Fälle). Cave: Zoster ophthalmicus in 50–80%, Auftreten auch noch nach Abheilung der Hauterscheinungen möglich! Postzosterisch schwere Neuralgien und Neigung zur Generalisation (insbes. bei konsumierenden Allgemeinkrankheiten, s. o.).

Therapie: Im Beginn Versuch mit virostatischen Salben (Virunguent, Viro-Merz, cave: Glucocorticoide!), evtl. Gammaglobulin, Versuch mit Black-light-(Ultraviolett-)bestrahlung. Nach Aufblühen: Schüttelmixtur, später antibiotische Cremes (jetzt auch mit Glucocorticoiden, z. B. Millicorten-Vioform, Decoderm compos., Sulmycin-Celestan, Terracortril o. ä.).

Parenteral: Vitamin B 12 in hohen Dosen (1000 gamma Cytobion oder Medivitan), evtl. in Verbindung mit Antiphlogistica (Dexa-Monozon).

Bei Neuralgien Zugluft meiden, Antineuralgica, in schweren Fällen evtl. in Kombination mit Neurocil (200 mg) und Atosil (100 mg).

β) Pemphigus vulgaris

Pathogenese: Intraepidermidale akantholytische Blasenbildung unbekannter Genese infolge Störung der desmosomalen Verbindungen der Stachelzellen (Stoffwechselstörung? Virusinfektion? Autoimmunkrankheit? – Im Blute Antikörper gegen intercelluläre Substanzen der Epidermis).

Epidemiologie: Erkrankungshäufigkeit vom 50. Lebensjahr an zunehmend mit stetig sich verschlechternder Prognose.

Klinik: Unter erheblichem Krankheitsgefühl in Schüben auftretende, nicht juckende, prall gefüllte, tangential verschiebbare (= Nikolski-Phänomen), fragile „Blasen (aller Größen) auf intakter Haut“. Inhalt klar-serös bis weißlich-trüb mit eosinophilen Leukocyten und abgerundeten Stachelzellen mit stark basophilem Kern und perinucleärer Aufhellung (sog. Tzanck- bzw. Pemphiguszellen: Ausstrichpräparat, Pappenheim-Färbung). Nach Platzen entstehen flächenhafte, schmerzhafte Erosionen (Cave: Sekundärinfektion). Beginn sehr oft im Mund mit erheblicher Beeinträchtigung der Nahrungsaufnahme.

DD: Schleimhautpemphigoid mit besserer Prognose, befallen ferner Conjunctiven (Synechien!), Nasen-, Lippen-, Vaginal- und Analschleimhaut. Bluteosinophilie, sekundäre Hypalbuminämie und Elektrolytverschiebung.

Verlauf chronisch oder protrahiert. Tod im Schub, an bakteriellen Infektionen (Bronchopneumonie, Sepsis) oder Kachexie.

Varianten: P. foliaceus (blätterteigartig, klebrig-feucht, evtl. erythrodermisch!), Pemphigus erythematodes (Senear-Usher, im Gesicht Erythematosus-ähnlich, am Stamm seborrhoid), Pemphigus vegetans (bes. in Hautfalten und Achselhöhlen).

DD: Alterspemphigoid (bullöse Form des Erythema exsud. multiforme: neben kokardenartigen erythematöse Efflorescenzen, blasenbildende, toxische Exantheme (Anamnese), Porphyria cutanea tarda (Pigmentverschiebung, Porphyrinnachweis im Urin).

Therapie: Im Beginn Klinikeinweisung, ACTH oder Glucocorticoide in hoher Dosis (200–500 mg Prednisolon-Äquivalent), Elektrolytinfusion, evtl. Humanalbumin. Die Corticoiderhaltungsdosis muß langdauernd, evtl. über Monate oder Jahre, gegeben und individuell dosiert werden, so daß die Blasenbildung eben unterdrückt wird (u. U. müssen sogar Nebenwirkungen in Kauf genommen werden!). Evtl. Einsparung von Corticoiden durch Kombination mit Cytostatica (Methotrexat, Endoxan) oder Immunsuppressiva (Imurek).

Lokal Schutz der Erosionen durch Lagerung auf nicht klebenden Metalline-Folien, Lanette-Liniment, Heydogen-Spray (wie Verbrennung!), evtl. Einpinselung mit Farbstofflösungen.

γ) *Bullöses Pemphigoid (Alterspemphigus)*

Pathogenese: Subepidermidale Blasenbildung unbekannter Ursache (mit Antikörpern gegen Basalmembran im Serum) – bzw. bullöse Form der Dermatitis herpetiformis Duhring (s. u.) – Syntropie mit inneren Krebserkrankungen?

Epidemiologie: Hohes Alter (meist über 70 Jahre), überwiegend Frauen, Dauer Monate bis Jahre, geringe Mortalität.

Klinik: Prall gespannte, evtl. hämorrhagische Blasen auf (z. T. prämonitorischen) landkartenartigen Erythemen (vorwiegend Oberschenkelinnenseiten, Leisten- und Unterarmbeugen) bei relativ gutem Allgemeinbefinden: Mäßige Blutsenkungsbeschleunigung, Leukozytose und Eosinophilie, Hypalbuminämie. Abheilung mit Resterythemen und Milien.

Therapie: Versuch mit ACTH und Corticoiden sowie Cytostatica (Methotrexat, Azathioprin, Cyclophosphamid), vergl. Pemphigus vulgaris; auch Sulfone meist wirkungslos.

δ) *Dermatitis herpetiformis Duhring*

Pathogenese: Jod- oder multivalente allergische Hautreaktion (ohne Nachweis von Antikörpern!) mit subepidermalen Blasen.

Epidemiologie: Vorwiegend im 3.–5. Lebensjahrzehnt, Männer mehr als Frauen.

Klinik: Stecknadelkopf- bis über linsengroße, brennende oder stark juckende und aufgekratzte, gruppiert und einzeln stehende Bläschen oder Blasen auf urticariellem oder erythematösem Grund (polymorph!). Prädilektionsstellen: Hintere Achselfalten und Lenden mit Bluteosinophilie und positivem epicutanem Jodtest (10, 20, 30% – Cave: evtl. lebensgefährliche Provokation durch innerliche Jodgaben!)

Therapie: Elimination des Jodes aus der Nahrung (Verbot von jodiertem Kochsalz, Sonnen-, Meer- oder Reichenhaller-Salz, Seefischen, Erbsen, Linsen).

Diaminodiphenylsulfon (DADPS Bayer, 50–100 mg/die über Monate, evtl. Jahre – Cave: Methämoglobinbildung), Sulfonamide (Eubasin 3 × täglich 0,25 g = $^1/_2$ Tabl., Lederkyn, Madribon). Lokal: indifferent (Ichthyol-Schüttelmixtur, Zinköl), Tumesonum oder antihistaminhaltige Salben, Bäder mit desinfizierenden, adstringierenden oder antipruritüösen Zusätzen ($KMnO_4$, Salhumin, Tannolact; Balnacid, Plesiocid, Ichthobad; evtl. Heydogen-Spray zum Schutz der Erosionen).

ε) Pemphigus benignus familiaris chronicus Hailey-Hailey

Pathogenese: Unregelmäßig dominant vererbte Akantholyse.

Epidemiologie: Manifestation oft erst nach dem 30.–40. Lebensjahr, evtl. nur Krankheitsschübe in der warmen Jahreszeit.

Klinik: Kleinste einzeln und gruppiert stehende Bläschen an den seitlichen Halspartien, Achsel- und Leistenfalten, die zu ekzemähnlichen, flächenhaften, schwammig-grauroten, von feuchten Schuppenkrusten bedeckten und blitzfigurenartigen Einrissen durchsetzten Beeten konfluieren.

Therapie: Bäder, Tumesonum oder antibakterielle Cremes (z.B. Millicorten-Vioform, Sulmycin-Celestan, Decoderm compos.) oder Sprays.

ζ) Porphyria cutanea tarda

Pathogenese: Hepatische, aktinisch-traumatische, bullöse Porphyrindermatose.

Epidemiologie: In späteren Lebensabschnitten (ab 4.–5. Lebensjahrzehnt) auftretend, Männer > Frauen.

Klinik: Die freigetragenen Körperstellen (insbes. Stirn, Handrücken) sind Sitz von unterschiedlich großen, z.T. hämorrhagischen Blasen auf atrophischer, de- und hyperpigmentierter Haut. Abheilung mit Milienbildung. Conjunctivitis. Hypertrichose, meist Lebercirrhose.

Im Blut Hypersiderämie, Transferrinmangel.

Im Urin Uroporphyrin I und III stark vermehrt.

DD: Bleivergiftung.

Therapie: Lichtschutz, massive Aderlässe (mit Reinfusion der Ery).

h) Papulöse Hautkrankheiten

α) Lichen simplex chronicus Vidal (Neurodermitis circumscripta)

Pathogenese: Unbekannt. Intestinale Autointoxikation?

Epidemiologie: Meist ältere Kranke.

Klinik: Stark juckende Herde in Ein- oder geringer Mehrzahl an Nacken, Unterarmstreckseiten, Kreuzbein, Gesäß oder Oberschenkelinnenseiten, evtl. Scrotum und großen Labien mit typischem Dreizonenaufbau (periphere Pigmentierung, anschließend runde, hautfarbene, stecknadelkopfgroße Knötchen, zentrale Lichenifikation (im Alter evtl. großknotiger = Obtusus-Form). Gastritis?

Therapie: Corticoide, Unterspritzen, Okklusivverband mit Plastikfolien, Steinkohlenteer, evtl. Röntgenbestrahlung.

β) Lichen ruber

Pathogenese: Autotoxisch? Oft kombiniert mit Magenstörungen.

Epidemiologie: Im Alter evtl. in Form des Lichen ruber pemphigoides, des Lichen ruber atrophicans und des „Lichen ruber planus alter Leute" [4].

Klinik: Einzeln und gruppiert stehende, gesättigt weinrote, polygonale, oberflächlich abgeplattete, im seitlichen Licht spiegelnde, zentral gedellte, stark juckende Knötchen, die auch flächenhaft konfluieren und dann von einem feinen, grauweißen Netz durchzogen sind. An Zunge und Wangenschleimhaut feine, rauchgraue, farnkrautartige Auflagerungen (fast obligat, doch evtl. auch mit Blasenbildung einhergehend).

Verrucös-obtus (bis erbsgroße Knötchen) an den Unterschenkeln.

DD: Lichen simplex, Prurigo nodularis, Keratoakanthom.

Als „Lichen ruber alter Leute" mit flachen, nicht juckenden, mehr bräunlich-lupoiden

Köntchen in exanthematischer Aussaat an Rumpf (Gürtelgegend) und Kreuzbein. Cave: Übergang in Erythrodermie!

Therapie: INH innerlich (Neoteben, tägl. 0,2–0,3 g p. o., Gluronazid 0,2–0,5 g die – Cave: Kumulation bei „schlechten Ausscheidern".

Lokal: Steinkohlenteer, evtl. Corticoide.

γ) *Morbus Darier*

Pathogenese: Unregelmäßig dominant erbliche follikuläre Dyskeratose.

Epidemiologie: Im höheren Lebensalter evtl. obtus-vegetierend.

Klinik: Hirsekorngroße, von schmutzig-gelbgrauen bis graubraunen, festhaftenden, fettigen Hornmassen bedeckte Papeln an vorderer und hinterer Schweißrinne, Stamm, Kopf und Extremitäten, die flächenhaft konfluieren, an behaartem Kopf, Leistenbeugen und Mons pubis aber bis Erbsgröße erreichen, aber auch wuchern können unter Retention grauer, übelriechender bis eitriger Hornmassen, welche dann verkrusten.

Beachte: Unterbrechung der Fingerleistenmuster, Längseinrisse der Nägel, evtl. Beteiligung des harten Gaumens und des Oesophagus.

Therapie: Vitamin A innerlich (täglich 150000–300000 E, über 3–4 Wochen), lokal Vitamin A-Säuresalbe (0,5%), Keratolyse, evtl. Grenzstrahlen (3–5mal je 200–300 rad).

i) Cysten und gutartige Tumoren

α) *Milien*

Pathogenese: Primär nävoide Hamartome, sekundäre Kolloidmilien (s. o.) bzw. epitheliale Retentionscysten (in Verbrennungsnarben und abgeheilten blasigen Dermatosen).

Klinik: Bis stecknadelkopfgroße, weißliche, kugelige Einlagerungen in der Haut.

Therapie: Anritzen mit Starmesser und Expression.

β) *Syringome*

Pathogenese: Hamartien der Ausführungsgänge apokriner Schweißdrüsen.

Epidemiologie: Bei älteren Frauen insbes. an den Unterlidern auftretend.

Klinik: Einzeln oder gruppiert stehende, hirsebis reiskorngroße, hautfarbene oder weißlichgelbliche, flach erhabene Knötchen.

DD: Milien, Xanthelasmen.

Therapie: Wenn überhaupt, Excision.

γ) *Atherome*

Pathogenese: a) Echte, anlagemäßig bedingte (Epi-)Dermoidcysten bzw. b) falsche Follikel-(Retentions)-zysten.

Epidemiologie: Von der 2. Lebenshälfte an zunehmend (familiäres) Auftreten (a) .

Klinik: Prall elastische, halbkugelig vorgewölbte, auf der Unterlage gut verschiebliche, mit der normal gefärbten, gespannten Haut dagegen verbundene, langsam wachsende, eine weißlich-fettige, ranzig riechende Masse enthaltende, fluktuierende Cysten in Ein- oder Mehrzahl am behaarten Kopf, am Scrotum oder im Gesicht (a) bzw. in talgdrüsenreichen Bezirken (Nase, Stirn, Schläfe, Brust) mit manchmal noch erkennbarem Ausführungsgang (b).

Cave: Abszedierung und Fisteleiterungen, evtl. maligne Metaplasie.

DD: Steatome, Lipome, Spieglersche (Turban)-Tumoren.

Therapie: Chirurgische Enucleation (Lokalanästhesie). Bei Sekundärinfektion nur Eröffnung, operative Entfernung nach Abklingen der Infektion.

δ) *Steatome, Sebocystomatosis*

Pathogenese: Talg(drüsen)cysten.

Epidemiologie: Vorwiegend bei älteren Männern am Scrotum.

Klinik: Weiche, gelbliche, prall elastische Cysten.

Therapie: Excision.

ε) Xanthelasmen

Pathogenese: Histiocytäre Cholesterin- bzw. Lipidspeicherung (Schaumzellen).

Epidemiologie: Meist in höherem Alter, evtl. familiär, Frauen > Männer, als harmlose lokale Fehlbildung oder bei Hypercholesterinämie (RR, milchiges Serum, Atheromatose der Arterien).

Klinik: Graugelbe, ein- oder doppelseitige, knötchenförmige, beetartig konfluierende und erhabene, scharf begrenzte Einlagerungen in die Haut (mittlere und mediale Ober- und Unterlider).

Therapie: Schichtweise Abtragung, Excision.

ζ) Chondrodermatitis nodularis chronica helicis

Pathogenese: Traumiteratives Ulcusgranulom.

Epidemiologie: Meist ältere und alte Männer, rechts stärker als links (Herzkranke schlafen auf der rechten Seite).

Klinik: Äußerst druckschmerzhaftes, rundes, reiskorn- bis höchstens kirschkerngroßes, hautfarbenes, von einer dicken, fest haftenden Schuppenkruste bedecktes, mit dem Knorpel verbackenes, derbes Knötchen am oberen Rand des Ohrläppchens (bis etwa zur Mitte; ernstes Schlafhindernis!).

DD: Basaliom, Keratoakanthom, Keratoma senile bzw. verhornendes Plattenepithelcarcinom.

Therapie: Teilexcision (einschließlich Knorpel), in der Tiefe aseptische Knorpelnekrose.

k) Pseudocancerosen

α) Papillomatosis cutis carcinoides Gottron

Pathogenese: Wuchernde Sekundärerkrankung chronisch-ulcerierender Hautkrankheiten

Epidemiologie: Meist multipel (und evtl. symmetrisch) bei älteren Personen an den Unterschenkeln.

Klinik: Großflächige, fleischig-rote, blumenkohlartige, von einem schmierigen, übelriechenden Sekret bedeckte Wucherungen ohne irgendwelche Zerfallsneigung.

DD: Vegetierende Pyodermie.

Therapie: Abtragung und histologische Untersuchung.

β) Papillomatosis mucosae carcinoides bzw. floride orale Papillomatose

Klinik: Flächenhafte, beetartige, warzig-papillomatöse Proliferationen mit glasig-weißlicher Oberfläche an allen Schleimhäuten der Mundhöhle.

γ) Keratoakanthom

Pathogenese: Virusinduzierte (?) Wucherung der äußeren Haarwurzelscheide.

Epidemiologie: In kurzer Zeit (2–3 Wochen), meist solitär, selten multipel, an lichtexponierten Stellen (Gesicht, Hände) auftretend. Männer > Frauen, spontan abheilend.

Klinik: Rötlich-gelblicher, halbkugelig protuberierender Tumor von glatter Oberfläche mit zentraler molluskoider Eindellung, welche von einem dunklen Hornpfropf ausgefüllt wird.

DD: Spinaliom (auf jeden Fall Histologie).

Therapie: Excision.

δ) Präcancerosen

Im weiteren Sinne (Cancerisierung in weniger als 5%): Senile Atrophie bzw. Elastose, atrophische Narben (insbesondere nach Teerverbrennung), Röntgenhaut, Cheilosis, Craurosis, chron. granulierende Entzündungen (Ulcus, Lupus, Rö-Ca, Arsenkeratosen).

Pathogenese: Multilokuläre Epithelhyperplasie, herdförmige Atrophie und entzündliche Veränderungen der Cutis.

Im engeren Sinne (Cancerisierung in etwa 10–15%): Keratoma senile, Cornu cutaneum, Leukoplakie (s. u.).

Pathogenese: Herdförmige Proliferation mit beginnender Zell- und Epithelatypie, Dys- und Parakeratose, degenerative Bindegewebsveränderungen.

ε) Parakeratosis variegata (Parapsoriasis lichenoides)

Pathogenese: Reticulo-histiocytäre Hämatodermie

Epidemiologie: Sehr selten, oft erst nach jahre- bzw. jahrzehntelanger Bestandsdauer, Übergang in Mycosis fungoides möglich.

Klinik: Feinmaschiges, mosaikartiges Netzwerk aus stecknadelkopfgroßen, rundlichen, gelblich-rosaroten, leicht schuppenden und in Atrophie übergehenden Papeln, evtl. untermischt mit Punktblutungen.

DD: Pityriasis lichenoides chronica, Poikilodermie.

Therapie: Sorgfältige Nachbeobachtung!

ζ) Erythrodermie pityriasique en plaques disseminées (Morbus Brocq, Parapsoriasis en plaques)

Pathogenese: Unbekannt.

Epidemiologie: Entsteht im reiferen Alter, nach Jahren oder Jahrzehnten Übergang in Mycosis fungoides möglich.

Klinik: Unscharf begrenzte, runde bis ovale, münz- bis handtellergroße, wenig gesättigt bräunlich-rote Erytheme, in deren Bereich die Haut zigarettenpapierartig fältelbar ist (Pseudoatrophie), und die von einer ganz diskreten kleieförmigen Schuppung bedeckt sind („Leopardenhaut".) Kopf und Gesicht ausgespart.

DD: Seborrhoide (evtl. juckend, stärkere Akuität), Pityriasis rosea (bräunlicher, mehr netzförmig, Radiergummiphänomen), Urticaria pigmentosa (erektile Efflorescenzen).

Therapie: Hautpflege. Sorgfältige Nachbeobachtung!

Cave: Juckreiz und niveauartige Erhebung der Herde als Zeichen der Weiterentwicklung zu Mycosis fungoides.

η) Leukoplakie (im engeren Sinne)

Pathogenese: Morbus Bowen der Mund- bzw. der Genitalschleimhaut mit Verdickung der Hornschicht.

Epidemiologie: Ab 4. Lebensjahrzehnt auftretend, Männer > Frauen.

Klinik: Flächenhafte, mehr oder weniger scharf und unregelmäßig begrenzte, zunächst bläulich-weiße, schleierartige, dann zunehmend gelblich-weiß und rauher werdende Verfärbungen der Schleimhaut mit gefelderter bzw. gefurchter Oberfläche.

DD: Idiopathische Leukoplakie (als keratotischer Zustand): Lingua geographica (rote und weiße Areale), schwarze Haarzunge (dunkelgefärbte Zotten), Wangensaum (Interdentalleiste), keratotischer Naevus (Anamnese).

Symptomatische (evtl. reversible) Leukoplakie: a) traumatisch irritativ: Proptosis buccalis, Retroanguläre Leukoplakie, Raucherleukokeratose (Zungenrand, pflastersteinartige Leukokeratosis palati), durch Prothesendruck, cariöse Zähne, hyperplastische Gingivitis, Morsicatio buccarum hervorgerufen; b) als Symptom bei Lichen ruber (netz- oder farnkrautförmige, rauchgraue Beläge der Schleimhautkommisuren an Lippen und Wangentaschen, mehr rundlich an Zungenrücken und -rand, Körperherde), Glossitis interstitialis, Erythematodes, Psoriasis pustulosa (sehr selten!), Morbus Darier, Ichthyosis congenita, Epidermolysis bullosa hereditaria.

Therapie: Wenn möglich, Exstirpation, evtl. Vitamin A (3mal tägl. 50000 E), sorgfältige Nachbeobachtung! Bei basaler Infiltration oder beginnender Wucherung („Aufrauhung") Probeexcision (evtl. wiederholt!), sonst Beseitigung der Ursachen oder Behandlung der Grundkrankheit.

ϑ) Morbus Bowen

Pathogenese: Proliferation anaplastischer, zu Einzelzellverhornung neigender Stachelzellen (evtl. Arsen-induziert; „Carcinoma in situ"?)

Epidemiologie: Nach 5. Lebensjahrzehnt an allen Körperstellen auftretend, überdurchschnittliche Syntropie mit visceralen Carcinomen.

Klinik: Sehr langsam wachsender, runder oder großbogig begrenzter, kaum erhabener, gesättigt kupferbraunroter, nicht juckender exkzem- oder psoriasisartiger Herd, der von einer weißlich- bis gelblich-grauen Schuppung bedeckt ist, nach deren Abweichung ein roter, feuchter, gekörnelter Grund zum Vorschein kommt. Durch invasives und papillomatöses Wachstum Übergang in Bowen-Carcinom.

DD: Ekzem, (Ansprechen auf Corticoide), Psoriasis vulgaris (Auspitzsches Phänomen), Mykose (Bläschen, Kultur), Spätsyphilis (Seroreaktionen), Tuberkulose (rehbraunes Infiltrat mit Rezidiven im Herd), pagetoides Basaliom (stärker infiltriert).

Therapie: Chirurgie, Elektrokaustik, Röntgenbestrahlung.

ι) Erythroplasie

Pathogenese: Morbus Bowen der Halbschleimhäute bzw. -übergänge.

Epidemiologie: Stärkere Entartung und frühere Metastasenneigung als Morbus Bowen.

Klinik: Rundliche oder großbogige, aber immer scharf begrenzte, tief gesättigt hellrote, naßglänzende, samtartige Erytheme an Glans penis oder innerem Vorhautblatt, seltener an Vulva oder Anus.

DD: Balanoposthitis bzw. Vulvitis circumscripta plasmacellularis (mehr schokoladenbraune, glatte, nicht erodierte Herde, gelegentlich auch in Kombination mit Erythroplasie!), Balanitis erosiva circumscripta (unregelmäßige und kleinbogig begrenzte Erosionenen) bzw. circinata (mit Urethritis, Arthritis und Conjunctivitis), Psoriasis vulgaris der Glans penis (fehlende Erosion, weitere Herde, einschl. Anus).

Therapie: Röntgenbestrahlung — Untersuchung der regionalen Lymphknoten. Nachbeobachtung.

χ) Morbus Paget

Pathogenese: Intraepidermoidal sich ausbreitendes Carcinom der apokrinen und insbes. der Milchdrüsen und ihrer Ausführungsgänge.

Epidemiologie: Frauen jenseits des 4. Lebensjahrzehntes, Männer nur ausnahmsweise befallen. Sitz: Meistens Brust (einseitig!), ausnahmsweise genitoanal und axillär.

Klinik: Von der Mamille oder dem Warzenhof ausgehendes, langsam sich ausdehnendes, scharf begrenztes, bräunlich-rotes Erythem, welches unter zunehmender Induration allmählich schuppt, erodiert, näßt und verkrustet und so ein ausgesprochen ekzemartiges Aussehen gewinnt (häufigste Fehldiagnose!) und auf Corticoidsalben nicht anspricht. Evtl. Einziehung der Brustwarze.

DD: Brustekzem (doppelseitig, Ansprechen auf Corticoide), Mykose (Rand betont, Bläschen und Knötchen). Lymphangiosis carcinomatosa (nach Brustoperation, ödematöses Erythem ohne Veränderung der Oberfläche) mit flammenartigen Ausläufern.

Therapie: Ablatio mammae. Anal ebenfalls Operation (Kontrolle der Anal- und Rectumschleimhaut!). Evtl. Bestrahlung mit schnellen Elektronen (unter Plastikprothese).

λ) Melanosis circumscripta praeblastomatosa (Dubreuilh)

Pathogenese: Unbekannt.

Epidemiologie: Meist 2. Lebenshälfte, Frauen > Männer, bevorzugt Gesicht.

Klinik: Relativ scharf, aber unregelmäßig begrenzter und ungleichmäßig pigmentierter, manchmal sogar „gesprenkelter“, hell bis tief gesättigt dunkelbrauner Fleck im Niveau der Haut von etwa Münzgröße (oder größer).

Cave: Juckreiz, roter Hof, plötzliche Zunahme der Pigmentierung und der Größe, Satellitenherde in der Umgebung, papulöse Erhebungen, Blutungsneigung als Zeichen beginnender melanotischer Metaplasie. Prognose dieser Melanome etwas günstiger als die anderer Genese.

DD: Aktinische senile Keratose (in atrophischer Haut), Lentigo senilis und seborrhoische Warze (abkratzbare, fettige Hornauflagerung), Naevi spili (Mehrzahl linsenförmig und groß, rundlich, scharf begrenzt), pigmentierte Naevuszellnaevi, (gleichmäßig pigmentiert, mit Haarwuchs, knotig oder maulbeerförmig).

Therapie: Kontrolle der regionären Lymphknoten, Excision im Gesunden (mit histologischer Untersuchung!).

Abtragung mittels Chlorzinkätzung. Nachbeobachtung (und Aufklärung), Gewichtskontrolle, besonders in Umstellungsperioden (Gravidität, Klimakterium, ungewohnte körperliche Überanstrengung).

l) Bösartige Tumoren

α) *Basaliom*

Pathogenese: Hamartoide, semimaligne, nicht metastasierende, aggressive Wucherung des primären Haarkeimes.

Epidemiologie: Stetig zunehmende Häufigkeit mit fortschreitendem Lebensalter, meist an (chronisch, aber gleichmäßig) belichteten Stellen (insbes. obere $^2/_3$ des Gesichtes), nicht an unbehaarten Handtellern und Fußsohlen.

Klinik: „Primärefflorescenz" ist ein lachsrotes, bei seitlicher Beleuchtung perlenartig aufscheinendes, von feinen Teleangiektasien überzogenes Knötchen mit mehr oder weniger großer Zerfallsneigung und peripherem Fortschreiten, wodurch bei figurierten Formen die scharfe Begrenzung und der kennzeichnende, u.U. nur eben noch erkennbare, perlschnurartige Randwall zustandekommt. Je nach Sitz (oberflächlich bzw. cutan), Wuchsform und Ausbreitungsart werden unterschieden:

Oberflächliche, evtl. großlamellös schuppende „pagetoide" Basaliome (DD: Psoriasis vulgaris, Morbus Bowen, Morbus Paget, Lues II, Fibrom, Histiocytom). Als Rumpfhautbasaliome oft multipel und excessiv langsam wachsend.

DD: Ekzem (mehr exsudativ, kleieförmig schuppend), Psoriasis vulgaris.

Klein- und großknotiges Basaliom (auch pigmentiert oder cystisch.

DD: Granulome, Cysten, Melanom, Angiom, Syringom.

Zerfallendes Basaliom (schmerzloses, oft hämorrhagisch verkrustetes Ulcus rodens. DD: Banales Ulcus, chronische Pyodermie bzw. chron. Furunkel).

Destruierendes bzw. mutilierendes Basaliom (Ulcus terebrans). Tod durch Gefäßarrosion oder Durchwanderungsmeningitis.

Vernarbendes Basaliom (Epithelioma basocellulare planum et cicatricans) meist an der Schläfe mit großbogigen Rändern und zentralen Narben.

DD: Circumscripte Sklerodermie, Lues II, Tuberkulose.

Sklerodermiformes Basaliom: An Nase und Stirn, häufig in die knöcherne Unterlage penetrierend, sehr strahlenresistent, große Rezidivgefahr.

Therapie: Excision (evtl. radikal) oder Röntgenbestrahlung „weit im Gesunden" (da oft „unterminierend" wachsend), Chemochirurgie. Kaltkaustische Verschorfung oft nicht ausreichend.

β) *Basalzellnaevussyndrom (Gorlin-Goltz bzw. Ward)*

Pathogenese: Dominant erblich, 5. Phakomatose mit Kiefercysten, Anomalien der Rippen und der Wirbelsäule, Zahnmißbildungen, Atherom, palmoplantaren Hyperkeratosen, Katarakt, mesenterialen Lymphcysten und cerebralen Störungen.

γ) *Spinaliom*

Pathogenese: Plattenepithelcarcinom mit unterschiedlicher Differenzierung und Wachstumstendenz.

Epidemiologie: Entstehung stets auf atrophischer Haut oder Schleimhaut, besonders an den Übergängen (aktinische Keratose, straff atrophische Narben, Röntgenhaut, Lupus vulgaris, Teerverbrennung) im unteren Drittel des Gesichts (Unterlippe), an Handrücken, Zunge, Genitale oder auf chronischem Ulcus cruris, s.a. bei Präcancerosen. Haupterkrankungsalter 60–80 Jahre.

Klinik: Beginn als flache, linsengroße, fest aufsitzende, sehr derbe, grau- bis braungelbe Hyperkeratose, evtl. mit zartem, rotem Grund. Kennzeichnend sind Härte, Schmerzlosigkeit und Blutung beim Ablösungsversuch.

Wachstum je nach Ausdifferenzierung sehr verschieden rasch, ganz unauffällig, langsam, mit starker Verhornung (bis zur Ausbildung eines Cornu cutaneum) oder nacktpapillär sehr rasch als fleischfarbener Knoten mit ausdrückbaren Hornperlen (Vermiottes carcinomateuses) und Neigung zur Metastasierung.

DD: Präcancerosen (s.d.), Primäraffekt (Lippe, Genitale), Keratoakanthom.

Therapie: Excision im Gesunden, Röntgenbestrahlung (Weichstrahlentherapie fraktioniert bis 5–6000 rad, schnelle Elektronen) unter steter Kontrolle der regionalen Lymphknoten. Lippe mit gutem Endergebnis fast bis zur Hälfte entfernbar!

δ) *Hautmetastasen visceraler Krebse*

Klinik: Per continuitatem flächenhaft-infiltrativ (insb. beim Brustkrebs als Lymphangiosis carcinomatosa unter dem Bilde eines Erysipels) bzw. knotig (Cancer en cuirasse, Durchwanderung bei Magen-Ca) oder als Fernmetastase (von Brust, Magen, Uterus) unter Bevorzugung des behaarten Kopfes oder des Gesichtes.

ε) *Melanom*

Pathogenese: Maligner Tumor der pigmentbildenden Zellen mit excessiver Rezidiv- und Metastasenneigung.

Epidemiologie: Primär entstanden, auf dem Boden einer Melanosis circumscripta praeblastomatosa (30%) oder in 30–40% aus einem pigmentierten Naevuszellnaevus (insbes. vom Grenzflächentyp). Morbiditätsgipfel um 50. Lebensjahr. Lokalisation an allen Körperstellen, bevorzugt Kopf, Gesicht und untere Extremitäten. Kryptogene Primärtumoren u.a. in Colon (insbes. ano-rectal), Larynx und Bronchien, Urethra, Magen.

Prognose jenseits des I. Stadiums (Lokaltumor) sehr ernst.

Klinik: Einzeln oder in Gruppen stehende, multinoduläre, unterschiedlich tief gesättigt dunkelbraune bis bläulich schwarze, abgeplattete oder brombeer- bis schwammartig wuchernde, nicht zerfallende, allenfalls erodierte, aber erheblich blutungsbereite Tumoren auf unveränderter Haut oder auf einem polycyclisch, ungleichmäßig braun gefärbten Fleck, evtl. mit juckendem, rotem Hof.

Besonders schwer sind die apigmentierten Melanome zu erkennen, die aber meist noch kleine, bläuliche oder netzförmige Pigmenteinlagerungen aufweisen (z.B. auch an der Fußsohle, zuweilen monatelang unerkannt vorbehandelt!). Auch spontane Teilremission ist möglich!

Satellitenmetastasen in der Umgebung (auch noch nach Entfernung des Primärtumors) sind ein signum mali ominis.

Frühzeitig (Mikro-) Metastasen in den regionalen Lymphknoten, die klinisch und lymphographisch lange nicht zu erkennen sind (Heilungsaussichten in diesem II. Stadium nur noch höchstens 10%).

Weitere massive Aussaat in Lunge, Leber, Herz, Hirn, Haut, Knochen und Niere (Stadium III, infaust).

Metastasierung oft noch nach mehr als 5jähriger Erscheinungsfreiheit nach Tumorentfernung (körperliche Überanstrengungen, hormonelle Umstellungen).

DD: Seborrhoische Warzen (abkratzbare, fettige Hyperkeratosen), pigmentiertes Basaliom (cutaner Tumor mit darübergespannter Oberhaut und feinen Teleangiektasien bzw. perlschnurartigem Knötchensaum), pigment- oder hämosiderinspeicherndes Histiocytom (derbknotig oder linsenförmig in die Haut eingelassen), thrombosiertes Angiom (Anamnese, weicher, oft noch hämangiomatöser Saum), Granuloma teleangiectaticum (leicht blutend, stielförmig aufsitzend mit umgebendem Ring von gequollenem Keratin), Glomustumoren (Kälteschmerz! bes. bei subungualem Sitz), Naevuszellnaevi (mehr papillomatöse, warzige oder maulbeerförmige Oberfläche), Blauer Naevus (tiefere Lage, unscharfe Grenze).

Bei geringstem Zweifel Excision zur histologischen Untersuchung (Probeexcision umstritten).

Therapie: Excision weit im Gesunden (evtl. Vollnarkose und unter Vereisung des Tumors). Kombination mit Röntgenstrahlen (Vor- oder Nachbestrahlung) umstritten, desgleichen die obligatorische Abschnittsbestrahlung der regionalen Lymphknoten mit schnellen Elektronen oder ultraharten Röntgenstrahlen. Lymphknotenexstirpation bei Metastasenverdacht unumgänglich. Lymphographie zur Kontrolle der pelvinen und paraaortalen Lymphknoten.

Lokale oder allgemeine Behandlung mit Cytostatica wenig aussichtsreich.

Neuerdings Versuche mit Immunisierung (Pockenvaccine, ATK oder BCG, evtl. mit Freudschem Adjuvans oder Zellsuspensionen von auto- oder isologen Melanomkulturen).

Sorgfältige Nachkontrolle (Haut, Lymphknoten, Lunge, Leber, Milz, Körpergewicht).

ζ) *Sarkom*

Pathogenese: Bösartige solitäre oder systemische Geschwulst des Mesenchyms verschiedener Differenzierung, Reife und Malignitätsstufe, u. U. metablastisch aus präsarkomatösen Veränderungen (Lymphogranulomatose), chirurgischem Armstau (Lymphangiosarcoma Stewart-Treves) oder semimalignem Dermatofibrosarcoma protuberans hervorgehend.

Epidemiologie: Meist aus der Tiefe in die Haut einwachsend, nur 5% aller Sarkome entstehen in der Haut.

Beginn schon im 4. Lebensjahrzehnt, Metastasierung meist hämatogen in die Lungen.

Klinik: Protuberierende, haut- bis fleischfarbene oder bläulich-rote Tumoren. Diagnose durch Probeexcision.

η) *Leukosen, Reticulosen und Reticulogranulomatosen*

Grundsätzlich sind zu unterscheiden Hautveränderungen ohne und mit anatomischem, unspezifischem oder spezifischem Substrat. Die beiden ersten sind als paraneoplastische Syndrome im weiteren Sinne anzusehen.

Bei *chronischer Lymphadenose* kommt es meist nach längerer Krankheitsdauer auch bei aleukämischen Formen zu symmetrischen, plattenartigen oder tumorförmigen, hell- bis weinroten, „lupoiden", nicht zerfallenden Infiltraten im Gesicht, am Kopf oder Handrücken oder am übrigen Körper, Facies Leontina (DD: Mycosis fungoides, Lymphogranulomatose, Reticulose, Lepra).

Therapie: Sehr gutes Ansprechen auf Röntgenbestrahlung.

Bei *myeloischer Leukämie*, insbesondere im Myeloblastenschub, können neben den Schleimhautveränderungen mehr lichenoide Hautinfiltrate auftreten (sehr selten!), die eine gewisse Zerfalls- und Blutungsneigung aufweisen. Schleimhautulcerationen treten insbesondere bei Agranulocytose auf.

Reticulosen (reticuläre [irreversible] Proliferationen, sog. Reticulosarcomatosis cutis Gotron, unspezifische Hämoblastose Lennert) beginnen meist aleukämisch mit follikulären, klein- bis großknotigen, kaum gesättigt bräunlich bis tief gesättigt weinroten, solitären, multiplen oder exanthematisch generalisierten Infiltraten, die in großknotige Tumoren übergehen. Verlauf akut mit Allgemeinerscheinungen und frühzeitiger Ausschwemmung in die Blutbahn oder chronisch mit evtl. erst präterminaler Blutreticulose.

ϑ) *Mycosis fungoides*

Pathogenese: Reticulogranulomatose unbekannter Ursache.

Epidemiologie und Klinik: Beginn jenseits des 4. Lebensjahrzehntes, oft unspezifisch unter dem Bilde der Erythrodermie pityriasique en plaques disseminées (Parapsoriasis en plaques, Morbus Brocq, s. o.) mit juckenden, unspezifischen (evtl. urticariellen) Erythemen (einschl. Mucinosis follicularis und Erythrodermie) über ein infiltratives (oft auch psoriasiform schuppendes), in das mykoide Stadium mit tomatenbzw. „schwamm"-artigen, weichen, zerfallenden, blau- bis braunroten Tumoren (und terminaler Lymphknoten- und Visceral-, insbes. Magen- und Lungenbeteiligung).

Verlauf oft chronisch – „autonom" – (unabhängig von der eingeschlagenen Therapie) mit letalem Ausgang im 6.–7. Lebensjahrzehnt.

Therapie: Höhensonnenbestrahlungen, dann Röntgenbestrahlung mit Weichstrahlen (pro Herd 2–4mal 200–400 rad), Eradiation (wie bei Lymphogranulomatose) gelingt meist nicht (Rezidive selbst in röntgenatrophischer Haut möglich!). Corticoide und cytostatische Substanzen (Vinkaalkaloide, Cyclophosphamid) können die Röntgentherapie vorübergehend unterstützen, allenfalls eine nur vorübergehende Remission erreichen.

m) Paraneoplastische Syndrome der Haut

Paraneoplastische Syndrome sind fakultative, unspezifische Begleitdermatosen von malignen Prozessen des Körperinnern, also weder Präcancerosen noch Hautmetastasen oder obligate Tumorsymptome am Hautorgan, wie z.B. der Hirsutismus bei virilisierenden Tumoren des Ovars und der Nebennieren oder die Flushs beim Carcinoid. Sie bilden sich zurück, wenn das Grundleiden beseitigt wird und kehren mit dem Auftreten eines Rezidivs oder einer Metastase wieder.

Einige dieser Erscheinungen, wie die blasenbildenden Dermatosen, die Dermatomyositis, der Lupus erythematodes (subacutus) oder die Vasculitis hyperergica, sind Autoimmunkrankheiten. Andere, wie Pruritus, Urticaria, bestimmte Erytheme, Erythrodermien, lichenoide Dermatitiden, die Periarteriitis nodosa oder bestimmte Purpuraformen, stehen allergischen Phänomenen nahe. Schon die Vielzahl derartiger Syndrome läßt bei ihrer klinischen Seltenheit darauf schließen, daß an ihrem Zustandekommen außer dem Malignom als solchem und den von ihm ausgehenden toxischen Wirkungen noch eine Reihe anderer und verschiedener, wahrscheinlich immunologischer Mechanismen beteiligt sein müssen.

Neben der diagnostischen Signalfunktion beinhalten diese Syndrome bisweilen aber auch noch wichtige prognostische, tumorklassifizierende und -lokalisierende Hinweise, auch wenn sie mit Ausnahme der Akrokeratose von *Bazex* bei Carcinomen des Rachens und der Mundhöhle nicht für einen bestimmten Tumor spezifisch sind, ebenso wenig wie eine bestimmte Geschwulstart immer dieselbe paraneoplastische Dermatose hervorruft.

Herzberg [5] hat über 40 derartige Symdrome zusammengestellt und unterscheidet, abgesehen vom Auftreten als Erst-, Früh- oder Spätsymptom

1. cutane paraneoplastische Syndrome mit engerer oder weiterer Bindung an viscerale Malignome wie (soweit nicht schon erwähnt) die Acanthosis nigricans maligna (mit 85% intraabdominalen Adenocarcinomen infauster Prognose; DD: Acanthosis nigricans benigna und Pseudoakanthosis!), das Erythema gyratum repens oder andere figurierte Erytheme, akquirierte Keratosen, Hypertrichosen und Pigmentverschiebungen, die follikuläre Mucinose oder der generalisierte Herpes zoster;

2. cutane Paraneoplasien mit genetischem Hintergrund (Tylosis palmoplantaris und Oesophaguscarcinom, epidermales Naevussyndrom, Pachydermoperiostitis acquisita, Dyskeratosis congenita, das Gardner-Syndrom (mit Colon-Ca), Vitiligo und Epidermolysis bullosa acquisita) und

3. seltenere bzw. noch weniger bekannte cutane Paraneoplasien (Thrombophlebitis saltans bei Pankreas- und Lungencarcinom, Morbus Mondor, Panniculitiden, Lichen ruber pemphigoides, paraneoplastische Porphyria cutanea tarda, multiple Talgdrüsengeschwülste [Bakker-Joe-Syndrom] oder multiple reticuläre Hyperplasien).

Literatur

1. Braun-Falco, O.: Pathologische Veränderungen an Grundsubstanz, Kollagen und Elastica. In: Handbuch der Haut- und Geschlechtskrankheiten (J. Jadassohn, Hrsg.), Erg.-Werk I/2, S. 519ff. Berlin-Göttingen-Heidelberg-New York: Springer 1964.
2. Cramer, H.J.: Die Altersveränderungen der Haut. In: Handbuch der Haut- und Geschlechtskrankheiten (J. Jadassohn, Hrsg.), Erg.-Werk I/1, 683ff. Berlin-Heidelberg-New York: Springer 1965.
3. Fischer, H.: Geriatrische Therapie aus dermatologischer Sicht. Monatsk. ärztl. Fortbild. **22**, 20–23 (1972).
4. Gottron, H.A.: Veränderungen der Haut im Alter. Med. Welt 1950, 13–15 u. 54–58.
5. Herzberg, J.J.: Cutane paraneoplastische Syndrome. Stuttgart: Fischer 1971.
6. Korting, G.W.: Die Haut im Alter und ihre Krankheiten. Stuttgart-New York: Schattauer 1973.

7. Montagna, W.: Advances in biology of skin. Vol. VI. Aging. Oxford-London-Edinburgh-New York-Paris-Frankfurt: Pergamon Press 1965.
8. Nikolowski, W.: Alter und Haut. Cosmetologica **19**, 193–197 (1970).
9. Salfeld, K.: Zur Funktion der Altershaut. Aesthet. Med. **14**, 313–320 (1965) u. **15**, 16–20 (1966).
10. Schneider W., Tronnier, H., Wagner H.: Reinigung und Pflege der Haut im Beruf unter besonderer Berücksichtigung der experimentellen und praktischen Prüfverfahren. In: Dermatologie und Venerologie (H.A. Gottron, W. Schönfeld, Hrsg.), Bd. I/2, S. 1043ff. Stuttgart: Thieme 1962.
11. Steigleder, G.K.: Veränderungen und Erkrankungen der Haut im Alter. In: Alterskrankheiten (G. Schettler, Hrsg.). Stuttgart: Thieme 1972.
12. Vogel, H.G.: Connective tissue and aging. Amsterdam: Excerpta Medica 1973.
13. Wagner, G.: Altersveränderungen der Haut, Altersdermatosen. In: Dermatologie und Venerologie (H.A. Gottron, W. Schönfeld, Hrsg.), Bd. IV, S. 756ff. Stuttgart: Thieme 1960.

Onkologie

G. Wüst

Der Krebs ist eine Erkrankung, die das mittlere und höhere Lebensalter bevorzugt. Die erhebliche Zunahme der Lebenserwartung des Menschen in den letzten Jahrzehnten und die verbesserte Diagnostik haben die absolute Zahl der Krebserkrankungen und damit der Krebstodesfälle deutlich erhöht, so daß heute etwa 20% aller Todesfälle auf das Konto Krebs gehen. Somit erkauft sich der Mensch das Glück einer ständig zunehmenden Lebenserwartung mit einer erhöhten Krebsgefährdung. Der Krebs ist jedoch keine Alterserkrankung im Sinne einer Abnutzungserkrankung. Der Mensch kommt im Laufe seines Lebens mit einer ganzen Reihe von Substanzen in Berührung, die krebserzeugend sind. Untersuchungen mit der hochcancerogenen Substanz Buttergelb können im Prinzip auch auf den Menschen übertragen werden [3]. Kleinste Dosen dieser Verbindung werden verlustlos addiert, und nach einer Latenzzeit entwickeln sich bösartige Tumoren bei Versuchstieren. Die Relation von Dosis und Zeit erhöht mit zunehmendem Alter das Krebsrisiko des Menschen, wie sich in allen Krebsstatistiken mit großer Deutlichkeit zeigt.

Bis zum jetzigen Zeitpunkt sind mehrere hundert carcinogene Substanzen bekannt, und es werden immer neue Verbindungen entdeckt. Unser Wissen über die auslösenden Faktoren und über die Ursachen des unterschiedlichen Organbefalls für das Gros der menschlichen Tumoren ist jedoch noch sehr bescheiden. Für ganz bestimmte bösartige Tumoren, die als Berufskrebse bezeichnet werden, sind die auslösenden Agentien gut bekannt. Jedoch ist der Prozentsatz dieser Berufskrebse, gemessen an der absoluten Zahl aller Tumoren, sehr gering; er beträgt lediglich etwa 1%. Als weitere Faktoren, welche die Krebsentstehung fördern, werden physikalische Noxen verantwortlich gemacht (UV-Strahlung, Röntgenstrahlen, Radium usw.). Ein ungewolltes Experiment in dieser Richtung waren auch die Atombombenexplosionen in Japan, die zu einer Zunahme der bösartigen Tumoren und Leukosen bei der betreffenden überlebenden Bevölkerung führten. Die Virushypothese der Tumorentstehung feiert in den letzten Jahren ihre Renaissance. So ist es den Tumorvirologen in jüngster Zeit gelungen, die Kette indirekter Beweise für die Urheberschaft bestimmter Viren bei menschlichen Tumoren und Leukosen enger zu knüpfen. Indes sind diese Versuche bisher lediglich als Indizien für potentielle Krebserreger anzusehen.

1. Altersverteilung bösartiger Tumoren

Die eingangs betonte Zunahme des Krebses im Alter findet ihren Niederschlag in allen statistischen Zahlen und Kurven. So veranschaulicht die Abb. 31 das stetige Anwachsen der Sterbefälle an bösartigen Neubildungen mit zunehmendem Alter [10]. Die Plateaubildung bzw. der leichte Rückgang in den höchsten Altersstufen dürfte dabei nicht den tatsächlichen Gegebenheiten entsprechen. Da Tumoren im höheren und höchsten Alter auch im fortgeschrittenen Stadium vielfach symptomlos bzw. symptomarm verlaufen, ist die Gefahr des Nichterkennens oder einer Fehldiagnose viel häufiger gegeben. Häufig genug verdeckt eine Fehl- oder die Tarndiagnose „Altersschwäche" auf dem Totenschein das Vorliegen eines Carcinoms. Darüber hinaus bedingt die kleine Zahl der im höchsten Lebensalter stehenden und erfaßten Menschen eine erhebliche statistische Fehlerbreite. Demzufolge wird allgemein angenommen, daß die bis zum 80. Lebensjahr steil ansteigende Kurve auch darüber hinaus in Wahrheit diese Richtung beibehält. Die verhältnismäßig hohe Zahl von Krebstodesfällen im Kindesalter mit Abfall bis zum 12. Lebensjahr findet ihre Begründung in einer relativen Häufigkeit von neurogenen Tumoren und akuten Leukämien.

Bei der Krebsmortalität dominiert im allgemeinen das männliche Geschlecht mit Ausnahme der Altersklassen zwischen dem 27. und 55. Lebensjahr. Das Überwiegen der Carcinome bei der Frau geht eindeutig auf das Konto der Genitalcarcinome (Uterus-Ca, Mamma-Ca und Ovarial-Ca), denn das weibliche Geschlecht erkrankt 6mal häufiger an Genitalkrebs als der Mann.

Die einzelnen Organkrebse besitzen in bezug auf ihre Alters- und Geschlechtsverteilung recht unterschiedliche absolute Maxima. Die Kenntnis dieser Tatsache ist für den Arzt von nicht zu unterschätzender Bedeutung; bei diagnostisch schwierigen oder unklaren Fällen ist immer auch an eine Krebserkrankung zu denken. Für die Bedürfnisse der täglichen Praxis ist das Prädilektionsalter der wichtigsten bösartigen Neubildungen in der Abb. 32 zusammengestellt [8]. Überwiegen im jugendlichen Alter die Tumoren des Zentralnervensystems, Nieren-(Wilms)Tumoren, akute Leukämien und Knochengeschwülste, so dominieren in der sog. Mittelgruppe, welche das 30. bis 60. Lebensjahr umspannt, Gebärmutterkrebs und Hodentumoren. In der höheren Altersgruppe sind vor allem Hautkrebs, Mammacarcinom und die bösartigen Geschwülste des Verdauungstraktes vertreten. Der absolute Häufigkeitsgipfel für das Bronchialcarcinom liegt beim 65. Lebensjahr. Die Aufstellung berücksichtigt nicht das Prostatacarcinom, ein Tumor, welcher seinen Gipfelpunkt im höchsten Alter erreicht und gar nicht so selten trotz histologisch erkennbarer Bösartigkeit klinisch lange im Stadium der Latenz verharrt.

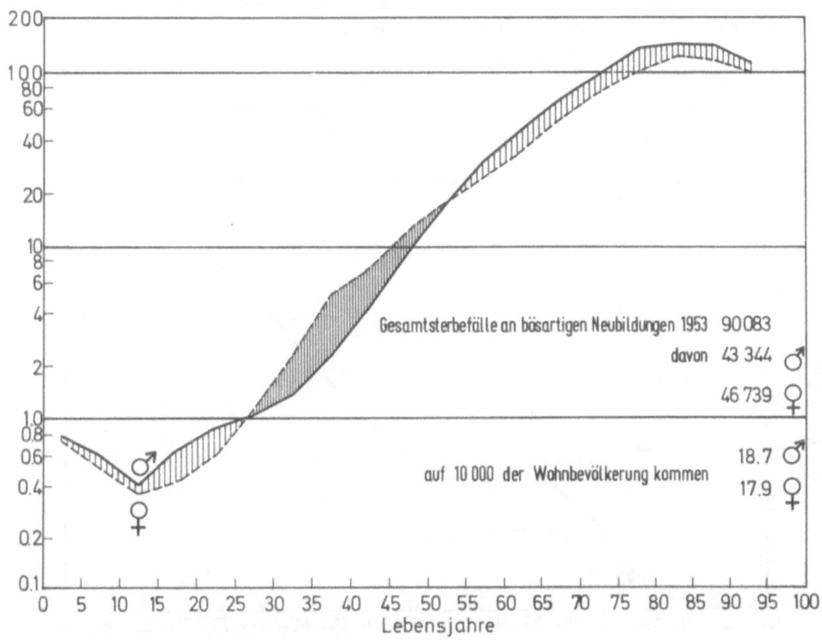

Abb. 31. Altersfrequenz der Todesfälle an malignen Tumoren, getrennt für Männer und Frauen in der BRD 1953 (einschließlich der Neubildungen der lymphatischen und blutbildenden Organe) (nach Wüst)

Der in seiner Ätiologie und Pathogenese noch immer ungeklärte Morbus Hodgkin bietet für alle Länder ein typisches Kurvenbild. Das Hauptmerkmal der Altersverteilung der Lymphogranulomatose ist die Zweigipfeligkeit: Der erste Häufigkeitsgipfel fällt in das 3. Dezennium, ein zweiter wird im hohen Le-

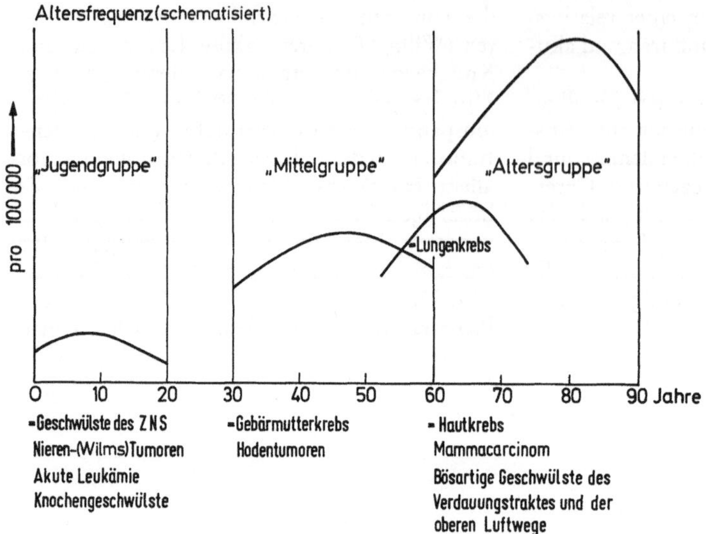

Abb. 32. Prädilektionsalter der wichtigsten bösartigen Neubildungen (nach Oeser)

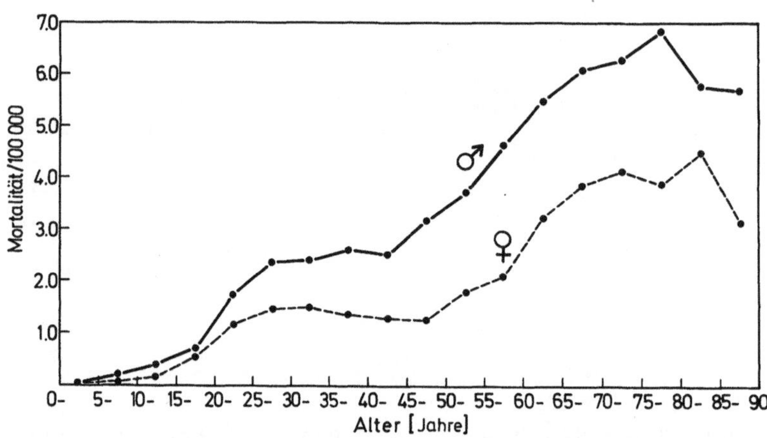

Abb. 33. Altersverteilung der Lymphogranulomatose in den USA 1953–1955; 4975 ♂, 2956 ♀ (nach Dörken)

bensalter beobachtet [2, 9] (Abb. 33). Die durchschnittliche Überlebenszeit ist in den jüngeren Jahren am höchsten, sie nimmt mit zunehmendem Lebensalter deutlich ab. Als Erklärung dafür wird die Tatsache gewertet, daß alle Krankheiten im höheren Lebensalter symptomarm verlaufen und infolgedessen die ersten Anzeichen dieser Krankheit leichter übersehen werden [1]. Viel würde auch für die Überlegung sprechen, die die komplexe Natur dieser rätselvollen Krankheit berücksichtigt: Hierbei soll der erste Gipfel Ausdruck der Variante „entzündliches Granulom“ sein, der Altersgipfel würde die Variante „Neoplasma“ widerspiegeln [6]. Die Frauen schneiden bei dieser Krankheit günstiger ab, da sie weniger oft erkranken und im Durchschnitt längere Überlebenszeiten aufweisen als das männliche Geschlecht.

Zur Frage des Vorkommens und des Verhaltens von Tumoren im höchsten Alter gibt es nur wenig verwertbares Zahlenmaterial. Dazu gehört die Bearbeitung von 60 Sektionsprotokollen von über 90jährigen aus 5 Prosekturen der Hansestadt Hamburg [5]. Darunter fanden sich 10 Carcinome, von denen die Hälfte das Hauptleiden darstellte und auch die Todesursache war. Neun Fälle waren männlichen Geschlechts, und nur einer weiblich. Am häufigsten, und zwar viermal, wurde ein Prostatacarcinom gefunden (zweimal als Todesursache). Die weiteren Fälle verteilen sich auf 3 Colon-Adenocarcinome und auf je ein Magen-, Lungen- und Bronchialcarcinom. Der Nachweis einer Metastasierung gelang lediglich bei drei Fällen, was als erstaunlicher Befund zu werten ist. Die Beschränkung der meisten Tumoren auf den Ort ihrer Entstehung darf sicher als deutlicher Hinweis gewertet werden, daß der greise Organismus ein schlechter Nährboden für die Ausbreitung einer Geschwulst darstellt. Indessen kommen benigne Geschwülste bei diesen Greisen sehr häufig vor, und man staunt, wenn unter 90 Sektionen 71 Tumoren und 21 verschiedene Tumorarten gefunden werden [5] mit Überwiegen von Prostata- und Thyreoidadenomen.

2. Klinik maligner Tumoren

Das Tumorleiden ist letzlich ein lange währender Prozeß, der sich ohne erkennbare Zeichen über mehrere Jahrzehnte erstreckt (Latenzperiode) und an dessen Ende im Organismus plötzlich die maligne Entartung der Zellen einsetzt. Die Symptomatik des Geschwulstleidens und damit auch seine Prognose werden entscheidend von der Lokalisation der Geschwulst geprägt. Symptome werden erst evident, wenn die Geschwulst eine bestimmte Größe erreicht hat, sei es, daß der Tumor für das Auge sichtbar oder für den palpierenden Finger fühlbar wird. Alarmierende Signale in der Form des Schmerzes oder einer Blutung treten erst auf, wenn die Geschwulst einen Nerv irritiert oder ein Gefäß arrodiert.

Tumoren mit innerer Organlokalisation sind wegen ihrer spät einsetztenden Symptomatik im allgemeinen schwerer zu diagnostizieren. Daraus resultiert, daß der bösartige Tumor relativ spät erkannt wird, was wiederum seine Prognose im ungünstigen Sinn beeinflußt (Bronchial-Ca, Magen-Ca, Pankreas-Ca, Nierentumoren usw.). Dagegen ist die Diagnose der Tumoren mit äußerer Lokalisation (Hauttumoren, Cervix-Ca, Mamma-Ca) meist frühzeitig zu stellen und die Prognose demzufolge wesentlich günstiger. So sehr der Wunsch verständlich ist, Diagnose und Frühdiagnose einer Krebserkrankung mittels spezifischer Reaktionen zu erstellen, so muß doch leider klar gesagt werden, daß alle sogenannten Krebsreaktionen unspezifisch sind [4].

Für die im höchsten Lebensalter auftretenden Tumoren (ab 80. Lebensjahr) gleich welcher Lokalisation besteht vielfach klinisch der Eindruck, daß sie häufig nur langsam proliferieren und vorübergehend Wachstumsstillstand eintreten kann. Ebenso erscheint klinisch die Tendenz zur Metastasierung im höchsten Alter geringer ausgeprägt als in jüngeren Jahren. Damit korrelieren auch die anfangs erwähnten pathologisch-anatomischen Untersuchungen an über 90jährigen [5]. Infolge des verhältnismäßig gutartigen Verhaltens von Tumoren im höchsten Alter wird ein Geschwulstleiden oft auch nicht erkannt und demzufolge fehldiagnostiziert.

Die zunehmende Ausbreitung eines Tumors im Organismus führt zu allgemeinen Erscheinungen wie Inappetenz, Mattigkeit, Anämie und Gewichtsabnahme. Im fortgeschrittenen Stadium bildet sich sekundär eine zunehmende Auszehrung aus, die als Tumorkachexie bezeichnet wird. Diese Kachexie ist nicht spezifisch für das Tumorleiden und wird durch den Zellverfall des Tumors mit Beeinflussung zahlreicher Stoffwechselprozesse erklärt. Demzufolge ist differentialdiagnostisch bei einem derartigen Zustand immer an andere konsumierende Leiden zu denken. Eine beschleunigte Blutsenkung wird häufig als wichtiges Kriterium der Tumorerkrankung herausgestellt. Da jedoch auch bei gesunden Greisen eine erhöhte Blutsenkungsgeschwindigkeit vorkommen kann, ist ihr diagnostischer Stellenwert für die Tumorsuche im fortgeschrittenen Alter gering. Im Frühstadium eines Tumors ist meist keine erhöhte Blutsenkungsgeschwindigkeit festzustellen; sie wird gar nicht so selten auch bei fortgeschrittenem Tumor oder sogar bei bereits eingetretener Metastasierung vermißt. Die veränderte Sedimentationsgeschwindigkeit der Erythrocyten beim Tumorleiden ist als Ausdruck einer Dysproteinämie (Hyperfibrinogenämie, Verschiebung der Globulinfraktionen mit korrespondierender Hypalbuminämie) zu werten. Die erhöhte Blutsenkungsgeschwindigkeit ist vor allem dann von diagnostischer Bedeutung, wenn sie sich nach Entfernung eines Tumors normalisiert, später aber wieder pathologisch wird, so daß dann an ein Tumorrezidiv oder an eine Metastasierung gedacht werden muß. Allmählich bildet sich auch eine hypochrome Anämie aus, die bei zusätzlichen Blutungen aus dem Magen-Darm-Trakt stärkere Grade erreichen kann.

Thrombophlebitiden als Komplikation eines Tumors fern vom Ort seiner Lokalisation treten verhältnismäßig häufig bei Tumoren des Pankreas, des Magen-Darm-Traktes und des Bronchus auf. Über die Ursachen dieser Komplikation gibt es bislang keine einleuchtende Erklärung.

3. Therapie maligner Tumoren

Das therapeutische Arsenal der Tumortherapie umfaßt eine ganze Reihe wohldefinierter, gezielter Maßnahmen, die durch die Ausbreitung bzw. das Stadium der Geschwulst bestimmt werden. Das biologische Verhalten bösartiger Geschwülste mit stets tödlichem Ausgang, falls keine Therapie einsetzt, zwingt zum raschen Eingreifen, wobei für eine möglichst totale Ausschaltung Stahl und Strahl die wichtigsten Waffen sind. Hormon- und Chemotherapie werden angewendet, wenn der Krebs mit den genannten Eingriffen nicht mehr zu beherrschen ist.

Im Vordergrund jeder Tumorbehandlung stehen allgemeine Maßnahmen, deren Ziel es ist, die meist geschwächte Widerstandskraft des Organismus zu heben und damit eine günstige Ausgangsposition für den geplanten therapeutischen Eingriff zu erreichen bedeuten doch Operation, Bestrahlung oder die cytostatische Therapie gerade für ältere Menschen – und um solche handelt es sich meist beim Krebs – einen schweren Eingriff in die Funktionen des Organismus.

Die allgemeinen Maßnahmen bestehen vor allem in der diätetischen Auflage einer eiweißreichen und vitaminreichen Nahrung, vitaminreich besonders auch deshalb, weil alte Menschen meist unter einem latenten Vitaminmangel leiden. Bei erheblichem Übergewicht, ein Zustand, der, wenn auch selten, bei Tumorleiden anzutreffen ist, sollte durch Beschränkung der Kohlenhydrat- und Fettzufuhr ein normales Gewicht angestrebt werden. Einer zunehmenden Kachexie, die meist mit Inappetenz gepaart ist oder durch diese mit hervorgerufen wird, kann durch intravenöse Applikation von Kohlenhydraten, Aminosäuren und Fettemulsionen vorübergehend begegnet werden. Die negative Stickstoffbilanz bei Tumorkranken wird dadurch allerdings nicht beeinflußt. Exsikkose und Störungen des Elektrolytgleichgewichts bedürfen der Behandlung. Eine auftretende Anämie ist Indikation für Bluttransfusionen bzw. für die Gabe von Erythrocytenkonzentraten. Fieber, das nicht als Folge einer Komplikation (Pneumonie usw.) zu werten ist und durch Zerfallsprodukte des Tumors hervorgerufen wird, kann durch Aspirin, Pyramidon, Butazolidin und ähnliche Präparate bekämpft werden. Hervorzuheben ist, daß Cortisonpräparate unter Beachtung der Kontraindikationen gut geeignet sind, Appetit und Allgemeinbefinden zu bessern. Solange eine bösartige Geschwulst noch lokalisiert erscheint, ist die Operation weit im Gesunden unter Mitnahme der regionalen Lymphknoten die Therapie der Wahl. Dabei spielen für die Frage der Operabilität der Allgemeinzustand des Patienten, zusätzlich vorhandene Leiden und das Alter eine wesentliche Rolle. Durch die technische Vervollkommnung der Operationsverfahren ist die Altersgrenze erheblich nach oben gerückt, so daß häufig auch noch im höchsten Alter operiert werden kann. Man sollte diese Tatsache im Auge behalten und demzufolge auch bei betagten Patienten mit Tumor einen Chirurgen zu Rate ziehen. Falls die Ausbreitung einer Geschwulst oder das Alter des Patienten ein operatives Vorgehen verbieten, kann der Tumor noch mit Röntgenstrahlen behandelt werden. Durch die Anwendung von ultraharten Strahlen (z.B. 60 Kobalt, Betatron) wird eine größere Strahlendosis als bisher an den Herd herangebracht bei weitgehender Schonung der Haut. Metastasierende Geschwülste der Prostata, der Mamma und des Corpus uteri stehen als einzige Tumoren auf der Indikationsliste für die Therapie mit Sexualhormonen. Die langfristige Behandlung mit Östrogenen ist als therapeutische Richtschnur des metastasierenden Prostatacarcinoms anzusehen. Sie ist jedoch nicht frei von Nebenwirkungen. Es können arteriosklerotische Prozesse verstärkt und damit Komplikationen der Arteriosklerose ausgelöst werden.

Das metastasierende Mammacarcinom der älteren Frau soll in seinem Verlauf gutartiger sein als Tumoren dieser Art bei jüngeren Frauen. Die Metastasen reagieren noch in 30–40% der Fälle auf medikamentöse Therapie mit Östrogenen oder Androgenen im Sinne einer Voll- oder Teilremission. Es sollte zuerst ein Versuch mit Östrogenen unternommen werden, wobei diese Präparate mindestens 2 Monate gegeben werden müssen, ehe sich ein therapeutischer Effekt nachweisen läßt. Falls sich das Wachstum der Metastasen nicht beeinflussen läßt, ist ein therapeutischer Versuch mit Androgenen angezeigt. Neuerdings wird die Kombination von Hormonen mit Endoxan empfohlen [7]. Dadurch wird die Remissionsquote auf etwa 60% gesteigert. An einigen Kliniken wird heute auch nach dem Schema von Cooper behandelt. Dabei werden Endoxan, Methotrexat, 5-Fluoruracil, Vincristin und Prednison in bestimmter Reihenfolge und Dosierung verabfolgt. In seltenen Fällen, vorwiegend bei ausgedehnter Metastasierung in das Skelett, löst die Hormonbehandlung eine fulminante Hypercalciämie mit Koma aus. Dieser Zustand kann durch sofortiges Absetzen des Präparates, hohe Dosen von Corticosteroiden und Infusionen beherrscht werden. Für die Therapie des metastasierenden Mammacarcinoms vor der Menopause werden ablative Maßnahmen wie Ovarektomie, Hypophysektomie, Adrenalektomie und gegengeschlechtliche hormonelle Behandlung empfohlen.

Die Indikation zur Behandlung mit chemischen Stoffen bleibt begrenzt auf metastasierte Tumoren bzw. primär multipel angelegte Geschwülste.

Cytostatische Substanzen sind chemische Verbindungen, welche in den Zellstoffwechsel eingreifen und die Proliferation hemmen. Da ihre Wirkung auf die Proliferation der Krebszellen nicht oder nur wenig spezifisch ist, können auch normale Zellsysteme in Mitleidenschaft gezogen werden. Wegen der häufig geringen therapeutischen Breite dieser Substanzen ist ihre Handhabung schwierig und erfordert Erfahrung und Fingerspitzengefühl. Besondere Vorsicht sollte man bei der Anwendung cytostatischer Medikamente im höheren und höchsten Alter walten lassen, da die Regenerationsfähigkeit der Hämatopoese sowie der Epithelien des Magen-Darm-Traktes geringer ist als in jüngeren Jahren und somit schwere toxische Schädigungen schon bei geringen Dosen auftreten können. Da Tumoren im höchsten Alter meist einen geringen Malignitätsgrad haben, sollte nach Erwägung aller Umstände lieber auf eine cytostatische Behandlung verzichtet werden, dafür aber der therapeutische Schwerpunkt auf allgemeine Maßnahmen gerichtet sein. Einem alten Menschen mit einem fortgeschrittenen Krebsleiden ist sicher nicht damit gedient, wenn durch kritiklose Anwendung von Cytostatica sein Allgemeinbefinden schwer beeinträchtigt wird oder gar durch irreparable Schädigung des Knochenmarks eine Verkürzung der Lebenszeit resultiert.

Die Therapie mit Cytostatica hat bisher leider nur den Charakter einer palliativen Maßnahme. Genauso wie das biologische Verhalten der malignen Tumoren des Menschen von sehr unterschiedlicher Größenordnung ist, so ist ihr Ansprechen auf Cytostatica von differenter Qualität. So sprechen Tumoren des lymphoreticulocytären Formenkreises auf fast alle Cytostatica und auch auf Cortisonderivate gut an. Auch beim Plasmocytom sieht man unter Cytostatica und/oder Cortisonderivaten in manchen Fällen lang anhaltende Remissionen. Das Gros der soliden Tumoren leistet jedoch der Chemotherapie hartnäckig Widerstand. Während man früher lediglich ein Medikament kontinuierlich einsetzte (Monotherapie), hat sich in der Folgezeit mehr und mehr die häufig gleichzeitige Gabe von mehreren Medikamente (Polychemotherapie) durchgesetzt, wobei allerdings die Gefahr der Nebenwirkungen steigt. Die Kenntnis der phasenspezifischen Wirkung von Cytostatica sowie die Möglichkeit, den Ablauf der Zellcyclusphasen zu manipulieren (Synchronisation), geben die Grundlage ab für ein prinzipiell neues Therapiekonzept [12]. Das Prinzip dieser Therapie besteht darin, die Zellen mit Hilfe eines Cytostaticum in einer Phase des Zellcyclus anzureichern und sie dann mit einem zweiten Medikament, hoch dosiert, möglichst weitgehend zu vernichten. Wichtig ist dabei, den richtigen Zeitpunkt zu finden, in dem die Zellen die pharmakosensible Phase durchlaufen (sog. „timing"). Auf diese Art gelingt es, einen höheren Prozentsatz von Tumorzellen zu zerstören, als das bisher der Fall war. Es werden derzeit große Anstrengungen unternommen, optimale Therapieschemata für die Praxis auszuarbeiten.

Die initiale cytostatische Therapie sollte in jedem Fall unter stationären Bedingungen erfolgen, da Steuerung und Beurteilung der Effizienz von Therpiemaßnahmen bei ambulanter Behandlung nur schwer realisierbar sind. Ebenso können auftretende Nebenwirkungen schneller erkannt und auch wirkungsvoller bekämpft werden. Zur Stabilisierung des cytostatischen Effektes ist in allen Fällen die ambulante Überwachung durch den Hausarzt notwendig, der in engem Kontakt mit der Klinik alle weiteren Kontrollen durchführen sollte. Für die Therapie der Lymphogranulomatose gelten in Abhängigkeit vom Stadium der Erkrankung (Stadium I bis IV) besondere Richtlinien [11].

Literatur

1. Bürger, M.: Altern und Krankheit als Problem der Biomorphose. 4. Aufl. Leipzig: VEB Thieme 1960.
2. Dörken, H.: Die Geschlechtsrelation der Lymphogranulomatose. Münchn. med. Wschr. **111**, 919–923 (1969).
3. Druckrey, H., Küpfmüller, K.: Z. Naturforsch. 3b, 254 (1948)
4. Hauss, W.H., Ritter, S.: Diagnostik maligner Tumoren mittels Untersuchung von Körpersäften. In: Früherkennung des Krebses (A. Linke, Hrsg.), S. 131–142. Stuttgart: Schattauer 1962.
5. Keck, E.: Sektionsbefunde von 60 Über-90-Jährigen. Z. Alternsforsch. **9**, 145–155 (1955/56).
6. Mac Mahon, B.: Epidemiology of Hodgkins disease. Cancer Res. **26**, 1189–1200 (1966).
7. Nowakowsky, H.: In: Praktische Endokrinologie (A. Jores, H. Nowakowsky, Hrsg.). Stuttgart: Thieme 1964.
8. Oeser, H.: Häufigkeit der Geschwülste und ihre Altersverteilung. In: Diagnostik der Geschwulstkrankheiten (H. Bartelheimer, H.-J. Maurer, Hrsg.), S. 3–14. Stuttgart: Thieme 1962.
9. Vital Statistics of the United States (annual): U.S. Gov't. Printing Office, Washington, D.C.
10. Wüst, B,: In: Geschlecht und Krankheit (M. Bürger, Hrsg.). München: Lehmanns 1958.
11. Wüst, G.: Therapie der Lymphogranulomatose. Intern. Prax. 11, 113–117 (1971).
12. Wüst, G.: In: Aktuelle Probleme der Therapie maligner Tumoren. (G. Wüst, Hrsg.) Teil II. Proliferative Eigenschaften maligner Tumoren und zellzyklusphasenspezifische Therapie: Grundlagen und Möglichkeiten einer klinischen Anwendung. Stuttgart: Thieme 1973.

Wirbelsäule, Gelenke und Muskeln

H. Mau

An die Spitze meiner Ausführungen möchte ich ein Rätsel stellen, nämlich:

Was ist des Morgens vierfüßig,
des Mittags zweifüßig
und des Abends dreifüßig?

Es ist der Mensch in seinen verschiedenen Lebensaltern. Ödipus löste das Rätsel der Sphinx, und der Dichter hat damit die Entwicklung des Menschen vom kriechenden Kind bis zum stockbewehrten Greis auf die einfachste Formel gebracht. In diesem Sinne befaßte sich die Orthopädie schon seit altersher auch mit den Krankheiten des Haltungs- und Bewegungsapparates bei betagten Menschen, ohne daß sich freilich die gewonnenen allgemeinen Erkenntnisse in der Literatur ebenso breit niedergeschlagen hätten wie im Bereich der Rehabilitation. Zu nennen wären vor allem die grundlegende Studie von Debrunner [2], im Verein mit den weiteren damaligen Kongreßreferaten, daneben die Arbeiten von Mau [4], Chiari [1], Mau [5], Jentschura [3], Mau [6] u. a.

1. Wesen und Entstehung der orthopädischen Alterskrankheiten

Mit zunehmendem Lebensalter stellt sich mehr und mehr eine Leistungsminderung der Gewebe des Stütz- und Bewegungsapparates ein. Wir sprechen geradezu von Aufbrauchschäden, Alters- bzw. Verschleißkrankheiten, wenn die Substanz der mechanischen Gewebe degenerativen Veränderungen anheimfällt. Das Alter an sich ist zwar noch nichts Krankhaftes, sondern etwas Physiologisches; aber die Krankheitsbereitschaft steigt mit zunehmendem Alter an; Bänder und Muskeln erschlaffen, die Gelenke werden unbeweglicher, und die Erholungsfähigkeit sowie die funktionelle Anpassung des Haltungs- und Bewegungsapparates sind in dieser Periode wesentlich erschwert und verlangsamt. So stellt sich allzu leicht ein *Mißverhältnis zwischen der Leistungsfähigkeit und der Beanspruchung der Stützgewebe* ein. Wir sehen uns also vor allem einem mechanisch-funktionellen Problem gegenüber. Deshalb sind, von der Wirbelsäule abgesehen, auch die am stärksten belasteten unteren Extremitäten weitaus am häufigsten betroffen.

Es entstehen zunächst Chondrosen bzw. *Osteochondrosen*, sodann eine *Arthrosis deformans* als *die* zentrale Verschleißkrankheit schlechthin, d. h. als „Endstation" fast aller Gelenkerkrankungen; ferner gehören dazu *Tendopathien* und *regressive Muskelveränderungen* sowie schließlich *Osteoporosen*.

Worauf beruht die Zunahme dieser typischen Alterskrankheiten? Zunächst einmal wäre hier die gesteigerte Lebenserwartung anzuführen. Für den vorzeitigen Anstieg ist jedoch hauptsächlich unsere *nahrungsreiche, aber bewegungsarme Lebensweise* unter den Bedingungen der technischen Zivilisation anzuschuldigen. Die Belastung und Bewegung ist jedoch speziell im Blick auf die Gelenke und Muskeln etwas Entscheidendes, wird doch die Muskeldurchblutung vor allem durch eine Arbeitsleistung angeregt und der Gelenkknorpel in erster Linie von der Gelenkflüssigkeit ernährt, deren Produktion und Diffusion an eine funktionierende Gelenkeinheit gebunden ist. Wenn wir die Gelenke ruhigstellen – oder schon bei einem Mindergebrauch –, stellen sich zwangsläufig Ernährungsschäden an Knochen, Knorpel und Weichteilen mit konsekutiven regressiven Veränderungen ein: Die Muskulatur atrophiert, Bänder schrumpfen, und eine Inaktivitätsatrophie des Knochens pflanzt sich unter solchen Umständen auf die physiologische Osteoporose des alten Menschen auf. Diese wird zudem gar nicht so selten obendrein noch iatrogen durch prolongierte Corticosteroidgaben, ja selbst durch katabol wirkende Antiphlogistica, weiter verstärkt.

Die *Einseitigkeit und unphysiologische Gestaltung der Freizeit sowie vieler Verrichtungen des modernen Arbeitslebens* begünstigen andererseits die Entstehung von Aufbrauchschäden bis hin zu bestimmten Berufskrankheiten mit Ausgang in vorzeitige Invalidität, ebenso wie die Zunahme der schweren Verletzungen uns vermehrt Verschleißkrankheiten der mechanischen Gewebe beschert hat. Es sind also vor allem mechanisch-posttraumatische, daneben nach Entzündungen erworbene, aber auch konstitutionell angeborene Präarthrosezustände, d.h. vor allem Inkongruenzen der Gelenkflächen und statische Fehlbeanspruchungen, die später zum Auftreten einer vorerst klinisch latenten, aber eines Tages aktivierten Arthrose mit ihren obengenannten Begleitkrankheiten disponieren. Die damit oft verbundenen Schmerzen bedingen ihrerseits eine zunehmende Bewegungsarmut mit nachfolgenden Zirkulationsstörungen und einer Adipositas, d.h. Faktoren, die vielfach in einen nur schwer zu durchbrechenden Circulus vitiosus einmünden.

2. Präventive Maßnahmen

In prophylaktischer Beziehung gilt es deshalb in allererster Linie, und zwar nicht nur für den Präarthrotiker, sondern für jeden älteren Menschen, die Entstehung jeglicher *Korpulenz zu vermeiden*! Wer weiß, wie schwer eine nennenswerte Gewichtsreduktion zumal beim Körperbehinderten in vorgerückten Jahren zu erzielen ist, wird diese Forderung gar nicht genügend unterstützen können! Neben eine entsprechende Diät tritt der dringende Rat zur Führung einer *bewegungsaktiven Lebensweise* mit möglichst abwechslungsreichen Tätigkeiten unter Vermeidung einschieniger Dauerbeanspruchungen. Das bedeutet z.B. den Verzicht auf die Annehmlichkeiten des Autofahrens und statt dessen die Benutzung des Fahrrades oder die Bevorzugung des Gehens, wo immer möglich!

Eine wesentliche, gegen die Entstehung und selbst das Fortschreiten der einschlägigen Krankheitsbilder gerichtete Vorsorgemaßnahme stellt sogar eine gemäßigte sportliche Betätigung dar, die selbstverständlich den individuellen Voraussetzungen weitgehend angepaßt sein muß. Zu nennen wären hier u.a. *gymnastische Übungen*, hauptsächlich jedoch das *Schwimmen*, welches an der Grenze von der Krankengymnastik zum Sport steht. Mit der Aufhebung der Schwerkraftwirkung wie des Körpergewichts auf den Stützapparat stellt das Wasser das ideale Medium zur Verwirklichung des Prinzips „*Bewegung unter Entlastung*" dar, welches im Mittelpunkt jeder Arthroseprophylaxe steht und auch bei der Behandlung dieser Zustände vielfach segensreich eingesetzt werden kann. Wird kaltes Wasser nicht vertragen, muß man sich auf Thermalbäder beschränken; verursacht das Brustschwimmen Kreuzschmerzen, wende man sich dem Rückenschwimmen zu.

Mit der regelmäßigen Verabfolgung von Antiphlogistica sowie insbesondere von *Glucocorticoiden* sei man nach dem oben Gesagten sehr *zurückhaltend*, wissen wir doch, daß neben den mit einer Osteoporose einhergehenden Steroidarthropathien auch Steroidmyopathien induziert werden können, welche die physiologische, altersbedingte Muskelschwäche nur noch verstärken. Dagegen darf die rechtzeitige Einleitung von Heilverfahren mit Thermalbädern durchaus empfohlen werden.

Bestehen *präarthrotische Deformitäten*, z.B. in Gestalt einer Achsenfehlstellung der Beine, so sollten solche potentiellen „Arthrosebringer" durch prophylaktische *Operationen* frühzeitig ausgeschaltet werden. In diesem Punkt wird noch oft gefehlt. An der Wirbelsäule gilt es analog, schon im Kindesalter der Entstehung fixierter Deformitäten mit konsekutiven Aufbrauchschäden der Bandscheiben und kleinen Wirbelgelenke, auch in Nachbarabschnitten, entgegenzutreten.

Wenn ältere Menschen das Bett hüten müssen, steht die *Kontrakturverhütung* neben der Pneumonieprophylaxe ganz obenan: Zur Vermeidung eines Spitzfußes durch Bettdeckendruck gehört auch zu Hause, nicht nur im Krankenhaus, eine passende, gepolsterte Bettkiste oder ein ähnlicher fester Gegenstand an das Fußende gestellt, damit der Fuß in Mittelstellung gehalten und der Schrumpfungsneigung der Achillessehnenmuskulatur von vornherein entgegengewirkt wird. Weiterhin dürfen die Kniegelenke zur Verhütung einer Knie- und Hüftbeugekontraktur nicht durch Knierollen oder dergleichen unterstützt werden; aus dem gleichen Grund sollten alte Menschen möglichst flach im Bett liegen, auch im Interesse einer Kyphoseprophylaxe der Wirbelsäule.

Derartige passive Lagerungsmaßnahmen erscheinen jedoch bei längerem Krankenlager nicht ausreichend, wenn man ältere Patienten bald wieder zum Laufen bringen will; hier ist die Mithilfe einer Krankengymnastin kaum zu entbehren, wenn nicht geeignete Angehörige zu Hause einspringen, gilt es doch, neben einer Stoffwechselgymnastik den Organismus und speziell die Muskeln vorzüglich durch *Widerstandsübungen* zu aktivieren. Eine Reihe von Hilfsgeräten mit der gleichen Zielsetzung steht zur Verfügung, z.B. der Expander und das Baligerät, die auch an den unteren Extremitäten anwendbar sind.

Wenn schon nicht zu Hause, so sollten jedenfalls im Krankenhaus bettlägerigen Patienten sog. *Bettgalgen* zur Verfügung stehen, damit sie sich mit den Händen übungsmäßig selbständig hochzuheben lernen unter Einschluß des Gesäßes. So werden nicht nur die Arm-, sondern auch die Rumpf- und rumpfnahen Muskeln beübt und die Pflege erleichtert. Es ist eine unbewiesene Legende, daß das Gros gesundheitswilliger alter Menschen auf diese Weise nicht zur Mitarbeit animiert werden könnte. Das gilt insbesondere für die so wichtige, schon *präoperativ* einsetzende *aktive Übungsbehandlung*, die auch dem Kreislauf und später der Thromboseprophylaxe zugute kommt.

Trotz der geschilderten Maßnahmen klagen nicht wenige Patienten bei den ersten Aufstehversuchen über Belastungsschmerzen besonders an der Ferse. Mögen auch verschiedene Ursachen wie medialer Fersensporn, Osteoporose, Fußsenkung usw. eine Rolle spielen, meistens verschwinden derartige Beschwerden unter sachgemäßer *elastischer Bandagierung* nach einiger Zeit; sonst ist eine unterstützende Einlagenversorgung, beim alten Menschen am besten mit einer Kork-Ledereinlage, angezeigt.

3. Psychologische und soziale Gesichtspunkte

Unsere alten Patienten leiden oft an Schlafstörungen, und vielfach sind sie antriebsarm. Wie vieler Energien bedarf es demgegenüber gerade zur Überwindung von Störungen im Bereich des Bewegungsapparates! Hier stellt sich uns also die Aufgabe, aus dem „patiens" einen „agens" zu machen. Es wurde soeben schon angedeutet, daß uns in der Klinik bei der Erreichung dieses Zieles die Krankengymnastin eine wertvolle Helferin sein kann, ebenso das Pflegepersonal. Schwerer hat es draußen in der Praxis der Hausarzt, der diese Aufgabe mit Hilfe der Angehörigen bestmöglich bewältigen muß! Insonderheit gilt es hier, etwa in der Klinik erzielte *Fortschritte* zu Hause weiter auszubauen und zu *überwachen*.

An die erste Stelle ist deshalb bei der Behandlung dieser Zustände die psychische Führung des Patienten zu setzen. Ist keine hinreichende Mitarbeit vorhanden, besteht unsere Aufgabe zunächst darin, den Patienten zur Erreichung eines ärztlich möglichen und ihm erstrebenswert scheinenden Behandlungszieles zu motivieren. In vielen Fällen wird das die *Erhaltung oder die Wiedererlangung* der *physischen Unabhängigkeit* von seiner Umgebung sein. Er möchte sich wenigstens selbst bei den sog. täglichen Verrichtungen helfen können.

In anderen Fällen, bei denen die ärztlichen Möglichkeiten nicht so weit reichen, gilt es, den Leistungsanspruch des Individuums mit seinen verbliebenen Fähigkeiten in Übereinstimmung zu bringen. Dazu ist das ärztliche Gespräch unerläßlich. Wir müssen den alten Menschen zu einer *Einsicht bringen, nämlich, daß er noch kann, was er will, wenn er nicht mehr will, als er noch kann*. Das ist mehr als ein Wortspiel, vielmehr eine tiefe Lebensweisheit.

Solange ein behinderter älterer Mensch noch arbeiten kann, handelt es sich vor allem darum, die funktionell verbliebenen Reste unter der Idee der Arbeitsfähigkeit weiter auszubauen. In Frage kommt heutzutage durchaus die Übernahme einer leichten *Halbtagsarbeit*, vor allem jedoch die *Umschulung*. Was für den jungen Menschen die Berufsberatung darstellt, bedeutet für den Älteren die Umschulung. In dieser Beziehung sind gerade in den letzten Jahren mit

Hilfe der großen „Umschulungswerke" wesentliche Fortschritte erzielt worden, auch wenn diese Maßnahmen, ebenso wie der Eintritt in die „Geschützten Werkstätten", naturgemäß alten Behinderten nicht mehr offenstehen (praktisch höchstens bis zum 60. Lebensjahr).

Eine weitere Möglichkeit, die schon vor Jahren diskutiert wurde, aber nur zum geringen Teil realisierbar erscheint, ist die bewußte Trennung des Berufsablaufes, indem man darauf ausgeht, ältere Behinderte aus der produktiv-exekutiven Tätigkeit in eine mehr administrativ-überwachende Funktion zu überführen, um auf diese Weise ihren im Lauf des Lebens gewonnenen Erfahrungsschatz weiter verfügbar zu halten. Das Prinzip unserer derzeitigen Rehabilitationsbemühungen besteht immerhin darin, den Menschen durch den *Wechsel von einer körperlich schwereren in eine leichtere Berufsgruppe* unter möglichst finanzieller Besserstellung rechtzeitig zu einer *anders gerichteten Voll-Leistung* zu bringen! Er darf nicht mehr als Teilinvalide angesehen und durch die Erlangung einer mühsam erstrittenen Rente letztlich zum Rentenneurotiker erzogen und herabgewürdigt werden. *Rehabilitation geht vor Rente!* — Besteht andererseits Pflegebedürftigkeit und sind alle Selbsthilfemaßnahmen erschöpft, dann ist vielleicht eine Heimunterbringung unter Einschaltung des „Landesarztes" bzw. einer Fürsorgerin nach dem Bundessozialhilfegesetz nicht zu umgehen. Es obliegt dem *Hausarzt*, diesen entscheidenden *Schritt einzuleiten*, wenn die Familie ihren Angehörigen nicht mehr trägt.

4. Allgemeine Bemerkungen zur Behandlung

Bei der Therapie kommt es nicht mehr darauf an — in vielen Fällen jedenfalls nicht —, daß wir den Patienten bzw. sein Leiden heilen, sondern daß wir uns bemühen, zu bessern, und zwar sollen wir die *Schmerzen lindern*. Es ist gewöhnlich nicht so sehr der Funktionsausfall, der den älteren Menschen bedrückt; denn hieran hat er sich im Laufe der Entwicklung seiner chronischen Erkrankung allmählich gewöhnt. Unser erstes Ziel muß vielmehr sein, die Schmerzen einzudämmen. Damit ist die Therapie freilich öfters nicht mehr kausal, sondern kann in nicht wenigen Fällen nur noch palliativ sein. Diesen Sachverhalt müssen wir dem Patienten auseinandersetzen und auch den Zeitfaktor in unseren Therapieplan einbeziehen.

Allgemein läßt sich im Hinblick auf die Behandlung der in Frage stehenden Verschleißerkrankungen sagen, daß lang einwirkende Wärme und Massage, ebenso Thermal-, Schlamm- und Moorbäder mit ihrem Kontrakturen lockernden und spasmolytischen Effekt als angenehm empfunden werden, wenn kein akuter Reizzustand der Gelenke vorliegt. Es sind zwar in vielen Fällen nur minimale Reize, die damit auf den Organismus ausgeübt werden — wir sollten keine starken Impulse setzen —, aber die Summierung und Wiederholung kleiner Reize bekommt gerade dem älteren Patienten gut. Das *Kurmäßige der Behandlung* dieser chronischen Krankheiten ist in den Vordergrund zu stellen. Das gilt ebenso für die schon bei der Prophylaxe erwähnten Maßnahmen, hauptsächlich für die Gewichtsabnahme!

Eine nennenswerte Herabsetzung des Belastungsdruckes häuptsächlich des Hüftgelenkes bringt beim Gehen auch die Benutzung eines *Handstockes* auf der kontralateralen Seite, wenn Stock und krankseitiges Bein gleichzeitig aufgesetzt werden. Entgegen den ganz anders gerichteten Idealen unserer Tage sollte der Stock wieder mehr zu seinem Recht kommen. Er gehört seit je zum alten Menschen, wie uns das griechische Rätsel lehrt.

Bezüglich der Apparatbehandlung ist nach wie vor Zurückhaltung am Platz, besonders was die großen und schweren Orthesen anbelangt. Der alte Mensch wird *nur leichte und einfachere Apparate* annehmen und wirklich davon Nutzen haben, trotz aller technischen Fortschritte.

Demgegenüber hat sich in den letzten 10 Jahren eine wesentlich *aktivere Einstellung bezüglich des operativen Vorgehens* beim alten Menschen durchgesetzt. Zu diesem Umschwung hat nicht nur die Verbesserung des Narkose- und Transfusionswesens beigetragen, sondern vor allem die Adoptierung atraumatischer Operationstechniken in „ultrasterilen" Operationsräumen sowie die Entwicklung verläßlicher Osteosynthesematerialien, haltbarer Metall-

und Kunststoffersatzgelenke und eines brauchbaren Knochenzements (Methylmetacrylat) zur Verankerung der Fremdkörper und Stabilisierung der osteoporotischen Knochen. So ist es möglich geworden, frakturierte und osteotomierte Gliedmaßen meist schon am ersten postoperativen Tage unter Vermeidung jeder äußeren Fixation einer Übungsbehandlung zu unterziehen und die Patienten gleich aufzusetzen. Dem Auftreten der gefürchteten postoperativen Komplikationen, die vor allem den alten Menschen bedrohen, wird durch die frühe Bewegungsaufnahme von vornherein bestmöglich begegnet. Unter diesen Voraussetzungen ließ sich die Anzeigestellung zur Operation, sowohl was die Schwere der Eingriffe wie die Einbeziehung auch höherer Altersgruppen anbelangt, wesentlich ausdehnen. So wird heute z. B. mancherorts der Schenkelhalsbruch nicht mehr genagelt, sondern gleich mit einer Totalendoprothese versorgt, insbesondere, wenn gleichzeitig ein Malum coxae senile vorliegt. Die alsbaldige Belastbarkeit der Gelenke wie des Gesamtorganismus ist ein unschätzbarer Fortschritt gegenüber früher!

Die Voraussetzung für die Ausdehnung unserer Indikationen ist selbstverständlich eine enge Zusammenarbeit mit dem Anästhesisten und Internisten in der prä- und postoperativen Betreuung. Es wäre wünschenswert, wenn auch aus organisatorischen Gründen meistens schwierig, wenn der Kontakt der Klinik mit dem Hausarzt besser wäre als gemeinhin. Jedenfalls sollte er wissen, welche Möglichkeiten auf dem Gebiet der Altersorthopädie heute gegeben sind – und wo die Risiken liegen. Die Massenmedien zeichnen vielfach ein sensationell aufgemachtes, schiefes und kritikloses Bild von den modernen operativen Möglichkeiten, oder sie sind dem Patienten unbekannt. Da ist es Aufgabe des Hausarztes, seinen Patienten objektiv zu beraten und ihn frühzeitig sowie häufiger als früher einer Operation zuzuführen.

5. Spezielle Behandlungsrichtlinien

Es kann nicht Aufgabe sein, in diesem Rahmen sämtliche Behandlungsmöglichkeiten der Alterskrankheiten des Stütz- und Bewegungsapparates abzuhandeln; im folgenden sind lediglich einige richtunggebende Hinweise aufgeführt.

Bei der *Coxarthrose und Gonarthrose* sollten die Patienten, abgesehen von der meist unerläßlichen Gewichtsabnahme und der Benutzung eines Stockes sowie der Absolvierung von Badekuren, im Alltag schon morgens im Bett, noch liegend, „*Radfahrübungen*" durchführen. Im übrigen empfiehlt es sich, immer wieder kurze Strecken zu gehen, bei leichterem Befall auch Rad zu fahren und zu schwimmen, um das noch vorhandene Bewegungsausmaß zu erhalten und die bestmögliche Ernährung der Gewebe zu gewährleisten. Mit dicken *Kreppgummisohlen* kann man versuchen, die durch den Verlust des Gelenkknorpels verlorengegangene Pufferwirkung zur Herabsetzung des Belastungsschmerzes auszugleichen. Auch einseitige *Absatzerhöhungen* der Schuhe können durch Veränderung der Beanspruchungsrichtung gelegentlich schmerzlindernd wirken.

Unter den physikalischen Maßnahmen erweisen sich bei der nicht-akuten Gonarthrose gerade ambulant anwendbare *Ichthyol-Dauerverbände* als zweckmäßig – mit der Wärme und ihrer konsekutiven Hyperämie als wesentlichem Heilfaktor. Die *Massage* ist daneben geeignet, reflektorische Muskelverspannungen zu lockern. Passive Weichteildehnungen und Widerstandsübungen *sowie isometrische Kräftigungsübungen*, vor allem des *M. quadriceps*, tragen im Rahmen der Krankengymnastik u. a. zur Kräftigung der atrophischen Muskulatur und damit zur besseren Gelenkführung bei. *Je schlechter das Gelenk, desto besser sollte die kontrollierende Muskulatur ausgebildet sein.* Viel wesentlicher als Wärmebestrahlungen und Massage, die lediglich das Vorfeld der Behandlung darstellen, ist eben die Durchführung selbsttätiger, willentlicher Kräftigungsübungen der Muskulatur. Dabei gilt immer noch der Satz: „Keine Übung darf Schmerzen machen", auch nicht in den folgenden Stunden!

Wie die Injektionsbehandlung der Tendopathien, so erfreut sich bei akuten Gelenkreizungen mit Erguß auch die ein- bis zweimalige lokale *Corticoidinjektion* besonders am Kniegelenk nach wie vor großer Beliebtheit. Nach Rückgang der entzündlichen Erscheinungen ist jedoch eine „*Knorpelschutztherapie*", die z. T.

substituierend in den Knorpelstoffwechsel eingreift, angezeigt, etwa mit intraarticulären Arteparon- oder Dona 200-Injektionen. Bei leichteren Arthrosen sollte man sich diese aktive Behandlungsmöglichkeit nicht entgehen lassen.

Akuten Reizzuständen der großen Gelenke begegnet man neben den lokalen Corticosteroidinjektionen am besten mit nur wenige Tage umfassender Bettruhe unter *Ruhigstellung*, z.B. mit Hilfe einer leichten, etwas elastischen „Kniegitterschiene". Zur weitgehenden Ruhigstellung des Kniegelenkes eignet sich auch eine nach dem Dreipelotten-Druckprinzip arbeitende Schiene von Kreuz. Die schmerzhaften Drehbewegungen des Hüftgelenks lassen sich notfalls mit der Hohmannschen Hüftbandage eindämmen.

Überdauert indessen der Effekt der konservativen Behandlung die eigentliche Applikation nicht wesentlich, ist die Indikation zur Operation gegeben. Am Hüftgelenk hat die *Totalalloarthroplastik* (Abb. 34a u. b) nach ihrem Siegeszug um die Welt momentan fast alle anderen Operationsverfahren verdrängt – mit Ausnahme der *Pauwelsschen Adduktionsosteotomie*. Hierbei wird der Gelenkdruck reduziert und vor allem die Wiedergewinnung einer größeren kongruenten Belastungsfläche erstrebt. Wo immer möglich, d.h. wenn der arthrotische Prozeß nicht zu weit fortgeschritten ist und noch befriedigende Kongruenzmöglichkeiten bestehen, wenn die Beugebeweglichkeit des Hüftgelenks nicht wesentlich unter 90 Grad herabgesunken ist und die Patienten unter 60 Jahre alt sind, gebührt nach unserem derzeitigen Erkenntnisstand angesichts der hauptsächlichen Spätkomplikation des totalen Gelenkersatzes – schmerhafte Lockerung und Infektion – der Korrekturosteotomie der Vorzug. Die Einset-

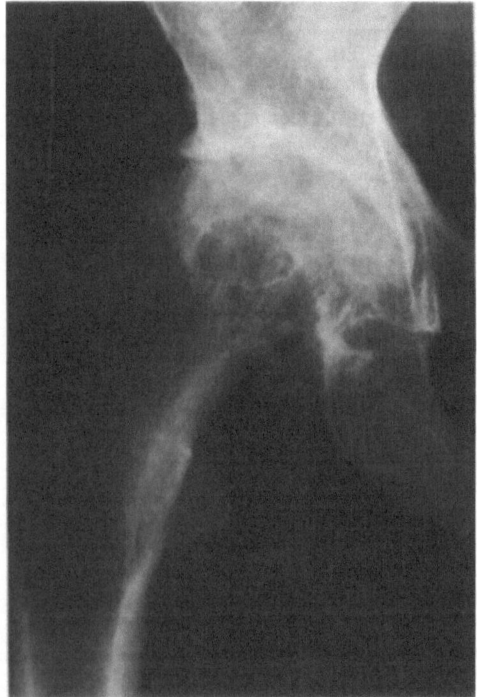
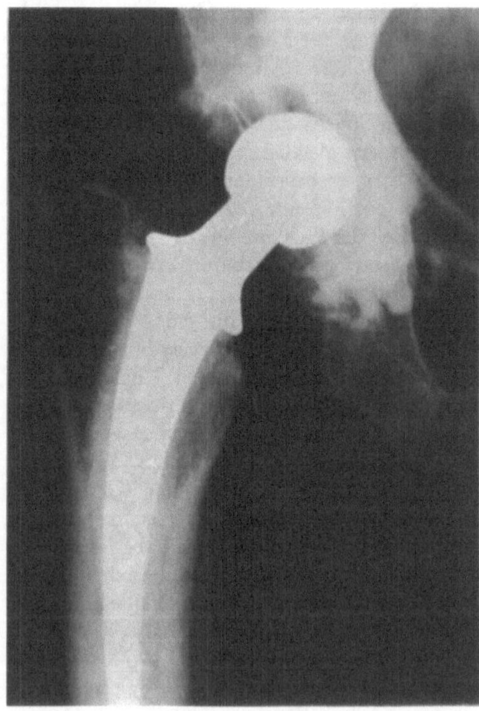

Abb. 34a) H., Theresia, geb. 4.10.08. Coxarthrose im Alter von 62 Jahren; b) $^3/_4$ Jahre nach Einsetzung einer Totalendoprothese

zung einer Totalendoprothese kommt nach einer groben Faustregel gewöhnlich erst nach dem 60. Lebensjahr in Betracht.

Am Kniegelenk sind die Spätergebnisse des partiellen wie des totalen alloplastischen Gelenkersatzes noch nicht endgültig zu übersehen. An diesen Problemen wird z. Z. vielerorts gearbeitet. Es hat jedoch den Anschein, als ob der prothetische Kniegelenkersatz auf die Dauer weniger Erfolg bringt als am Hüftgelenk. Am Kniegelenk bewähren sich dagegen nach wie vor *suprakondyläre und subkapitale Umstellungsosteotomien* zur Beseitigung statischer Achsenabweichungen (Abb. 35 und b). Ein gutes Verfahren scheint auch die neue Maquetsche *Anhebung der Tuberositas tibiae* zur Behandlung der leichteren Kniescheibenarthrose zu sein, weil sich dadurch der Preßdruck der Patella auf die Oberschenkelrollen bei gebeugtem Kniegelenk nennenswert reduzieren läßt. Übrigens sollte man sich auch beim alten Menschen mit einer Kniegelenksarthrose beim Vorliegen von eindeutigen Meniscuszeichen nicht scheuen, eine *Menisceektomie* durchzuführen; denn wie die Kniearthrose schließlich vielfach eine Meniscopathie nach sich zieht, so induziert ein Meniscusschaden öfters die Arthrose.

Bei einer *Arthrose des oberen und unteren Sprunggelenkes* kommen praktisch keine Operationen mehr in Betracht. Die Therapie der Wahl besteht vielmehr in einer Einlagenversorgung nach Maß oder in einer orthopädischen Schuhversorgung mit Schaftversteifung bei Befall des oberen Sprunggelenks. Zusätzlich ist hier die Anbringung einer tintenlöscherartigen, sog. hinteren „Abroll-Leiste" angezeigt, die den schmerzhaften, mehr oder weniger starken Ausfall der Fußhebe- und Senkmöglichkeit

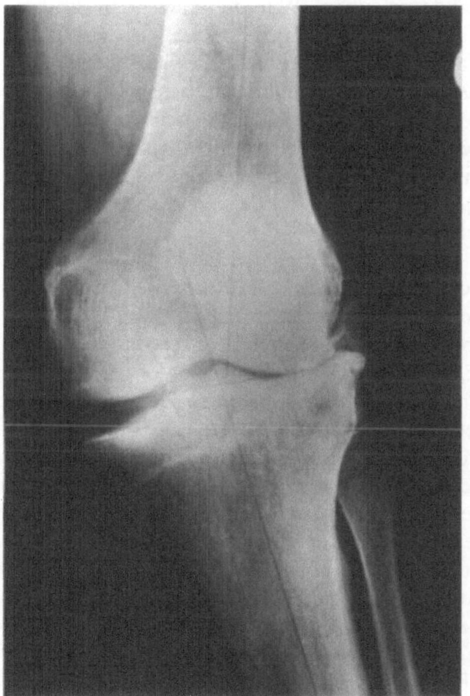

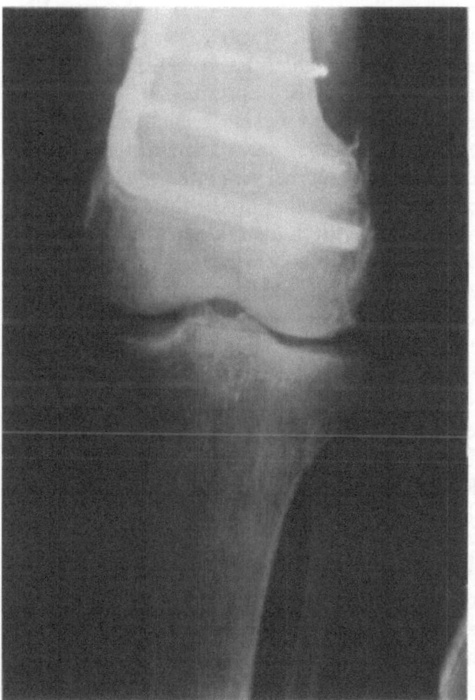

Abb. 35a) Sch., Erwin, geb. 28.3.06. Gonarthrose linkes Kniegelenk mit erheblicher X- Fehlstellung im Alter von 64 Jahren; $1^1/_2$ Jahre später nach suprakondylärer Korrekturosteotomie und Winkelplattenentfernung

bestmöglich ausgleichen soll. Beim Hallux rigidus und Hallux valgus sowie bei den Hammerzehen lassen sich in ausgeprägteren Fällen, notfalls in Lokalanästhesie, auch bei älteren Patienten noch Korrekturoperationen durchführen.

Dem Patienten mit einer *spastischen Halbseitenlähmung nach Apoplexie* drohen an den unteren Extremitäten vor allem Hüft- und Kniebeugekontrakturen sowie ein Spitzfuß. Es gilt, diese Folgezustände sogleich durch eine krankengymnastische Lockerungsmassage und Bewegungsübungen sowie durch eine Schienenbehandlung (Liegeschale) in neutraler Gebrauchsstellung möglichst zu verhüten. Ein Kniebrett oder abnehmbare Kniegipshülsen können das Gehenlernen wesentlich erleichtern. Ein elastischer „Spitzfußzug" zwischen der Hülse und dem Schuh erleichtert das Gehen ohne den Zwang zur Circumduktion des Beines. Ist erst einmal eine nutritive Spitzfußkontraktur entstanden, kann die Gehfähigkeit im Einzelfall durch den kleinen Eingriff der operativen Achillessehnenverlängerung verbessert werden. Weil jedoch auch danach ein Rezidiv droht, ist eine anschließende Schienenversorgung empfehlenswert.

Ober- und Unterschenkelamputationen werden am häufigsten wegen arteriosklerotischer Durchblutungsstörungen (Diabetes, „Raucherbein" usw.) erforderlich, nur selten wegen maligner Tumoren. In den letzten Jahren geht die Tendenz im Gegensatz zu früher dahin, sich mit Hilfe einer ausgefeilten Operationstechnik möglichst mit einer Unterschenkelamputation zu begnügen und vor allem die prothetische „*Sofortversorgung*" in die Wege zu leiten. Schon nach wenigen Tagen kann der Patient in günstigen Fällen mittels eines provisorischen Gipsköchers über dem Stumpf, der mit einer regelrechten Prothese verbunden ist, mit Belastungsübungen beginnen. Schwierigkeiten bereitet unverändert den älteren adipösen, doppelseitig Oberschenkelamputierten das Gehenlernen trotz guter Gehschule und moderner Prothesen mit einfachem mechanischen Aufbau und zuverlässiger Kniestabilisierung in der Belastungsphase. Oftmals ist die Benutzung eines Rollstuhles nicht zu umgehen.

Eine neue Operationsindikation hat sich etwa im letzten Dezennium bei der Behandlung von *Knochenmetastasen* aufgetan. Im Gegensatz zum Sarkom mit seiner Prädilektion der jüngeren Jahrgänge haben wir jetzt hauptsächlich Carcinommetastasen der Mamma, des Uterus, der Prostata, des Magen-Darm-Trakts, der Lunge, der Schilddrüse und der Niere (Hypernephrom) zu erwarten. Hier geht es darum, den Knochenschmerz zu lindern, dem Eintritt einer drohenden pathologischen Fraktur zuvorzukommen, eine bereits eingetretene Spontanfraktur zu stabilisieren und den Patienten für die letzte Zeit seines Lebens möglichst schmerzfrei zu machen sowie ihn wieder auf die Beine zu bringen, wenn es die Begleitumstände erlauben. Wer die quälenden Endzustände nach Spontanfrakturen wegen maligner Tochtergeschwülste kennt, wird diese Anzeigestellung nicht für übertrieben halten und sie gelegentlich selbst dann gelten lassen, wenn dem Betreffenden wahrscheinlich nur noch wenige Monate oder gar Wochen beschieden sein werden und seine Pflege dadurch erleichtert wird.

Wie beim medialen Schenkelhalsbruch, der posttraumatischen Hüftkopfnekrose und Schenkelhalspseudarthrose des alten Menschen, so wird man heute auch bei Metastasen des proximalen Femur zur Einsetzung einer *Totalendoprothese* Zuflucht nehmen. Gelegentlich bietet sich die Sonderanfertigung eines langen Modells an, welches die Verankerung der kleinen pelvitrochanteren Muskulatur an einer Öse gestattet, wenn auch der Trochanter major reseziert werden mußte. Bei kleinerer Ausdehnung der Tumormassen kommt nach ihrer Ausräumung am Schenkelhals wie am distalen Femur die evtl. Versorgung mit einer *Winkelplatte* in Frage. Die Schrauben gewinnen ihren Halt im Knochenzement, der im übrigen den knöchernen Defekt ausfüllt (Abb. 36a und b). Bei einfachen Schaftläsionen empfiehlt sich neben der Marknagelung die einfache Plattenverschraubung zusammen mit einer Knochenzementeinlagerung. Bei Absiedelungen in der Wirbelsäule ist schon verschiedentlich der Versuch gemacht worden, das Achsenorgan lediglich durch Einbringung von Knochenzement zu stabilisieren, u.a. zur Verhütung eines Querschnittsyndroms.

Die *Wirbelsäule* des alten Menschen nimmt in der Tat in mehrfacher Beziehung eine Sonderstellung ein. Schon physiologischerweise setzen hier sehr frühzeitig degenerative Prozesse der Bandscheiben, Osteochondrosen und Spondylarthrosen der kleinen Wirbelgelenke ein, die selbstverständlich bis ins Alter hinübergerettet werden. Da diese Prozesse jedoch meistens alt, „verblüht" sind und mit einer Bewegungseinschränkung der Wirbelsäule einhergehen, sind sie klinisch zunächst nicht mehr schmerzrelevant, sondern präsentieren sich im Röntgenbild lediglich noch als „Denkmal". Auch die Häufigkeit von Bandscheibenprotrusionen und -prolapsen ist im letzten Lebensabschnitt wesentlich geringer.

Im Gegensatz dazu befällt die *Osteoporose* in aufsteigender Kurve vor allem nicht nur den Schenkelhals, sondern auch die Wirbelsäule des alten Menschen. Wie bei *Hüftschmerzen*, so muß man auch *bei Rücken- und Kreuzschmerzen* in vorgeschrittenen Lebensjahren in erster Linie an das Vorliegen einer *Osteoporose mit kleinen Ermüdungsbrüchen denken – und röntgen.* Wie oft werden nicht nur schleichende Schenkelhalsbrüche auf der Basis einer Osteoporose, sondern auch langsam zunehmende Zusammensinterungen von Wirbelkörpern verkannt, mag auch im Einzelfall eine symptomatische oder genuine Osteoporose zugrundeliegen. Diese Abklärung sollte selbstverständlich immer versucht werden, vor allem zum Ausschluß eines Myeloms oder sonstiger Malignome. Es sind nicht immer nur die massiven Vorkommnisse mit wesentlicher Verkürzung des Rumpfes, Bildung von queren Bauchfalten und Fischwirbeln der Lenden- sowie Keilwirbeln der Brustregion, die Schmerzen verursachen.

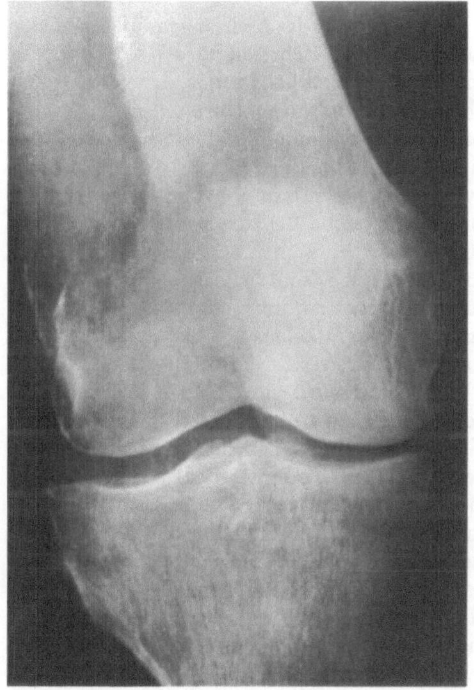

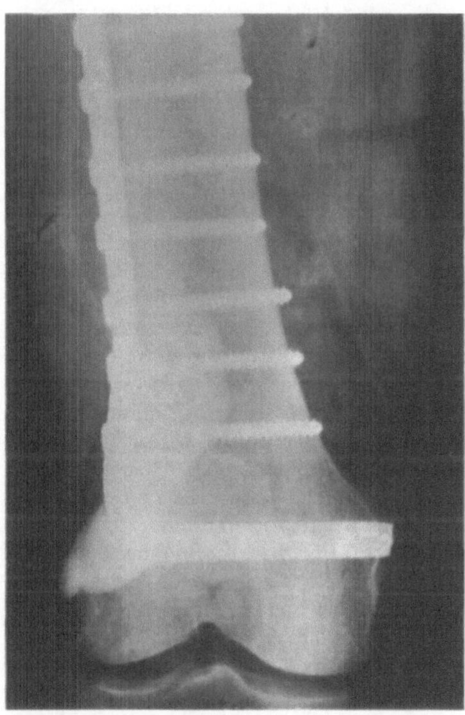

Abb. 36a) St., Emilie, geb. 6.6.06. Metastase an der Außenseite des rechten distalen Oberschenkels nach Collum-Carcinom, im Alter von 67 Jahren; b) nach operativer Ausräumung und Stabilisierung mit Winkelplatte und Knochenzement

Vielfach sehen wir nämlich demgegenüber auch Patienten mit *dorsalen Alterskyphosen* in

Anwesenheit einer diskreten Osteoporose ohne stärkere Keilformen. In diesen Fällen hat die Zermürbung der vorderen Bandscheibenanteile mit zur Ventralverkrümmung der Wirbelsäule beigetragen, ebenso die altersphysiologische Schwäche der Rumpfmuskulatur. Sie kann reaktiv verspannt sein, besonders über einer kompensatorisch vermehrt lordotischen Lendenregion. Derartige statische Abweichungen ziehen nun *Insuffizienzbeschwerden* der Wirbelsäule nach sich, wenn also das bis dahin aufrechterhaltene Gleichgewicht zerstört wurde und sich eine Dekompensation mit relativer Überlastung des leistungsgeminderten Achsenorgans eingestellt hat, und zwar nicht nur in Höhe der vermehrten Brustkyphose, sondern vor allem im Lumbosacralabschnitt. Jetzt kann die klinisch schlummernde Spondylarthrose vor allem hier wieder reaktiviert werden und einen Störherd bilden, der die tiefliegenden Kreuzschmerzen ebenso unterhält wie die verspannte oder myogelotische, jedenfalls überreizte Rückenmuskulatur, die als solche oberflächliche Schmerzen zu erzeugen vermag.

Einen wesentlichen Anteil an diesem pathologischen Geschehen besitzt angesichts der altersspezifisch nachlassenden Bauchdeckenspannung der mit der vermehrten Lendenlordose stärker nach vorn gewanderte *Hängebauch*. Nicht nur wirkt seine nach ventral gerichtete vermehrte Zug- und Schubwirkung ungünstig auf die Lendenwirbelsäule, sondern durch die Muskelschwäche wird auch die die Lendenwirbelsäule unterstützende Pufferwirkung der Bauchblase – die physikalisch gesehen aus Luft und Wasser besteht – weitgehend aufgehoben.

Bei der Behandlung dieser Zustände kommt es folglich im Interesse einer Teilentlastung der Lendenwirbelsäule in erster Linie darauf an, die *Bauchmuskulatur zu kräftigen* und gleichzeitig zu versuchen, die mit der vermehrten Lendenlordose gekoppelte *Kippung des Beckens* nach vorn durch Aktivierung des M. rectus abdominis wieder zu *verringern*. Die Lendenwirbelsäule darf dabei *nicht beweglich* gemacht werden; es sind also hauptsächlich isometrische Spannungsübungen für die Bauchmuskulatur zu verordnen, denn die Osteochondrosen und Spondylarthrosen streben einer Schmerzfreiheit verheißenden Versteifung der betreffenden Zwischensegmente zu. Diesen Vorgang dürfen wir nicht stören, zumal dadurch nur neue Reizzustände provoziert würden. Da vielen alten Patienten allerdings die Wiedergewinnung der Kontrolle über ihre Bauchmuskeln nicht mehr gelingt, ist schon frühzeitig ersatzweise die Anmessung eines kurzen *elastischen Mieders* zu veranlassen. Im Zusammenhang mit tiefen Wärmebestrahlungen der Kreuzgegend und Massagen der Rückenmuskulatur bringt diese Taktik vielfach einen befriedigenden Erfolg.

Im Widerstreit der Meinungen über die beste medikamentöse Behandlung der Osteoporose scheint augenblicklich neben der verbreiteten Therapie mit *anabolen Hormonen* den *Fluorgaben* eine besondere Bedeutung zuzukommen. Wichtig bleibt nach wie vor eine kohlenhydrat- und fettarme, aber eiweiß- und mineralsalzreiche Ernährung neben einer genügenden, aber nicht übermäßigen Beanspruchung der Wirbelsäule am Tage und der Benutzung einer festen, unnachgiebigen Unterlage unter der Matratze des Nachts, notfalls in Gestalt eines Brettes.

Zum Schluß noch ein Wort zur *Begutachtung* der chronischen Aufbrauchschäden der mechanischen Gewebe: Wenn sie auch als „Vorschäden" gelten, so disponieren sie bei der Zusammenhangsbegutachtung im Sozialversicherungsrecht nach zusätzlichen Unfällen stärker als in mittleren Jahrgängen zu einer „richtunggebenden" Verschlimmerung, besonders beim gleichzeitigen vorliegen einer Osteoporose, und die Rekonvaleszenz dauert durchschnittlich zwei- bis dreimal so lange wie sonst. Trotzdem sollte sich der Hausarzt auch in diesen Fällen bei Ausstellung von Attesten in der Beurteilung von möglichen Zusammenhängen Zurückhaltung auferlegen und sich vor allem nicht durch klinisch bedeutungslose spondylotische „Röntgendenkmäler" über Gebühr beeindrukken lassen. Groteske Spangenbildungen im Sinne einer Spondylosis Forestier signalisieren vielmehr in gut über 50% der Fälle das Bestehen einer diabetischen oder urikämischen Stoffwechsellage!

Literatur

1. Chiari, K.: Altersveränderungen am Bewegungsapparat. In: Der Mensch im Alter. S. Vorlage, unten! Frankfurt: Umschau Verlag 1962.

2. Debrunner, H.: Probleme des Alters aus der Sicht des Orthopäden. Z. Orthop., Beil.-Heft **91**, 87 (1959).
3. Jentschura, G.: Orthopädie. In: Alterskrankheiten (G. Schettler, Hrsg.), S. 338. Stuttgart: Thieme 1972.
4. Mau, H.: Altersprobleme aus der Sicht des Orthopäden. Med. Welt 2370 (1960).
5. Mau, H.: Arthrosis deformans und Sport. Med. Klin. **61**, 485 (1966).
6. Mau, H.: Die Behandlung der Arthrosis deformans. Z. Allgemeinmed. **49**, 170 (1973).

Zahnärztliche Prothetik

R. Marxkors

1. Physiognomische Fragen

Im Mund- und Kieferbereich stehen im Alter die physiognomischen Veränderungen im Vordergrund, weil sie für jedermann sichtbar sind. Durch das Nachlassen des Muskeltonus und durch Verringerung des Gewebedrucks wird die Haut schlaffer und faltiger. Die Mundwinkel, in der Jugend nach cranial ansteigend, fallen nach caudal ab. Die Naso-Labial- und die Labio-Mentalfalte prägen sich stärker aus. Das Lippenrot wird weniger sichtbar, die Oberlippe wird länger. Das alles geschieht auch dann, wenn der Patient noch seine natürlichen Zähne hat. Bei den mimischen Bewegungen werden die oberen Zähne weniger, die unteren stärker sichtbar als in der Jugend. Reither [4] hat diesen Sachverhalt so formuliert: „Das Bild ist das gleiche, der Rahmen hat sich gesenkt."

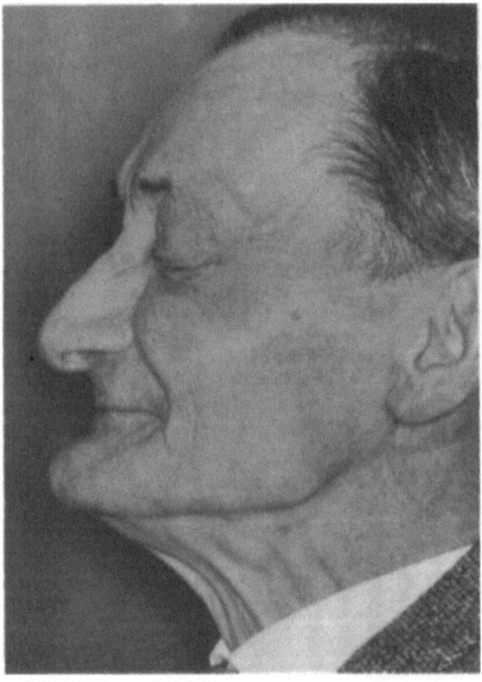

Abb. 37 Zahnloser Patient im Profil: Alterswinkel, reduzierte Bißhöhe, Hervortreten des Kinns

Durch totalen Zahnverlust gesellen sich weitere, für das Aussehen des Patienten ungünstige Veränderungen hinzu. Wegen der fehlenden Weichteilstütze fallen die Wangen und Lippen ein, das Lippenrot krempelt sich nach innen. Es entsteht der sog. Alterswinkel, der dann vorliegt, wenn die an Ober- und Unterlippe angelegten Tangenten einen Winkel einschließen, der kleiner als 180° ist. Der Unterkiefer nimmt dadurch, daß er näher an den Oberkiefer herangeführt werden kann, eine mehr ventrale Position ein. Die Kinnspitze tritt auffällig hervor (Abb. 37).

Hinsichtlich der Therapie sind die rein altersbedingten Veränderungen und die durch Zahnverlust verursachten streng zu unterscheiden. Den Patienten fällt es oft schwer, dies einzusehen. So lange sie nämlich noch ihre eigenen Zähne hatten, ist ihnen das nur sehr langsam fortschreitende Nachlassen des Turgors kaum aufgefallen. Der Zahnverlust als einschneidendes Ereignis macht ihnen mit einem Schlage dann die gesamten ästhetischen Einbußen bewußt. Die Falten werden deshalb häufig ebenfalls auf das Fehlen der Zähne zurückgeführt. Indessen dürfen dem Patienten keine falschen Hoffnungen gemacht werden. Durch Zahnersatz kann man nur beheben, was durch Zahnverlust verursacht wurde (Abb. 38a u. b) [2]. Jeder Versuch, durch Vergrößerung des Zahnbogens die Haut stärker zu stützen und zu spannen oder durch Tieferlegen der Kauebene die Sichtbarkeit der oberen Zähne zu vergrößern, führt zu funktionellen Mängeln und zur Reduzierung des ästhetischen Effektes, weil das Gebiß dann aufdringlich und unnatürlich wirkt.

Der Einfluß der Zähne auf die Länge des Untergesichtes erscheint gerade im Hinblick auf die Ästhetik einer besonderen Erwähnung wert, weil das Verhältnis der Länge von Unter- und Mittelgesicht entscheidend das Aussehen des Menschen bestimmt. Entsprechend dem Kanon, den die bildende Kunst für das menschliche Antlitz aufgestellt hat, sind beim „Idealtyp" die Abstände Augenlinie – Subnasalpunkt und Subnasalpunkt – Progonion gleich groß. Menschen, bei denen diese Proportionen vorliegen, werden tatsächlich als besonders schön empfunden. Der Idealfall ist aber nur sehr selten gegeben. In der Regel ist das Untergesicht länger als im Kanon angegeben. Werden nun die natürlichen Zähne durch Abrasion im Laufe vieler Jahre kürzer, so verringert sich die Länge des Untergesichts, so daß die Proportionen den Idealmaßen näherkommen. Dieser Umstand, der dazu beiträgt, daß die Menschen im Alter ausgeglichener, abgeklärter und reifer aussehen, ist bei der Anfertigung von Zahnersatz zu berücksichtigen.

2. Ungünstige anatomische Voraussetzungen

Da die meisten Menschen im Alter schon zahnlos sind oder zahnlos werden, stellt die Versorgung des unbezahnten Kiefers ein zentrales Problem in der Zahnheilkunde dar. Bekanntlich sind bei gut erhaltenem Alveolarfortsatz die Erfolgsaussichten für eine funktionstüchtige totale Prothese am größten. Nun ergibt es sich aber, daß gerade im Alter der Knochen des Alveolarfortsatzes weitgehend abgebaut ist, sei es durch eine fortgeschrittene Parodontopathie oder durch die Belastung einer über Jahrzehnte getragenen Prothese, zu der sich eine gewisse Altersinvolution addiert. Der Verlust des Alveolarfortsatzes führt im Unterkiefer im allgemeinen zu größeren Schwierigkeiten als im Oberkiefer, wo der harte Gaumen als zusätzliches Fundament zur Verfügung steht. Im Unterkiefer ist die Zone, in der die Gingiva fest mit der Unterlage verwachsen ist, häufig nur noch 1–2 mm breit. Erschwerend kommt hinzu, daß besonders im Molarenbereich die Schleim-

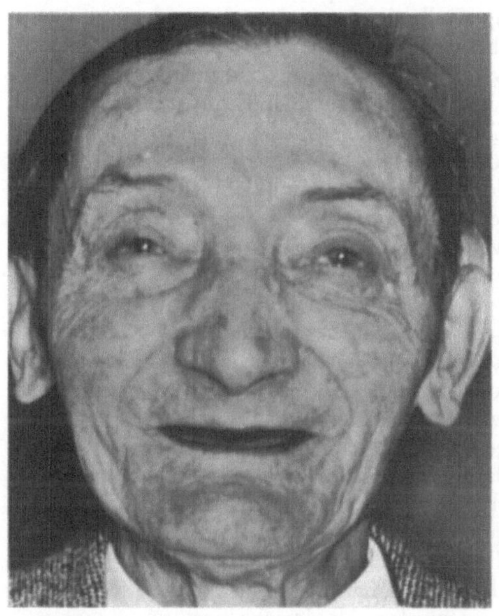
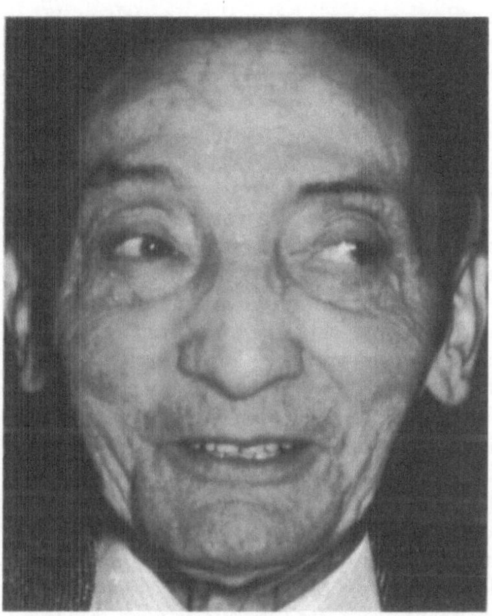

Abb. 38a u. b Zahnloser Patient en face: links ohne Zahnersatz, rechts prothetisch versorgt

haut gefältelt auf dem Knochen liegt. Man hat den Eindruck, daß sie über dem geschrumpften Alveolarfortsatz zu weit geworden ist. Im Gegensatz zum Oberkiefer, wo nur vestibulär der Prothesenrand der funktionell angespannten Muskulatur entsprechen muß, ist im Unterkiefer vestibulär und lingual ein Ventilrand zu formen.

Therapeutisch beginnt man mit den Mitteln, die den Patienten am wenigsten belasten. Man versucht, mit Hilfe funktioneller Abformungen die Prothesenbasis optimal zu gestalten. Hier kommt dem Verfahren „mundgeschlossen-aktiv" besondere Bedeutung zu. Ebenso wichtig aber ist es, den Unterkiefer in die richtige Relation zum Oberkiefer zu bringen und eine äquilibrierte Artikulation zu erreichen. Die Basen unterer Prothesen können zur Vermeidung bzw. zur Verringerung von Druckstellen mit einer Schicht weichbleibenden Kunststoffs unterlegt werden.

Gelingt es nicht, mit diesen Maßnahmen einen funktionstüchtigen Zahnersatz zu erstellen, so ist eine chirurgische Vorbereitung des Prothesenlagers zu erwägen.

Ist im Unterkiefer das Corpus mandibulae noch weitgehend erhalten, so erreicht man durch eine Mundboden-Vestibulum-Plastik, daß dieser Knochen aus seiner Umgebung relativ stärker herausragt, indem man die Muskelansätze abtrennt, tiefer legt und den freiliegenden, aber periostbedeckten Knochen mit Spalthaut deckt. Im Oberkiefer wird in ähnlicher Weise die Vorhofplastik durchgeführt. Ist aber das Corpus mandibulae bzw. maxillae schon weitgehend abgebaut, so läßt sich durch subperiostale Einlagerung von Rippenknorpel ein absoluter Aufbau erzielen.

Anstelle oder in Kombination mit der präprothetischen Chirurgie können auch metallische Implantate von unterschiedlicher Form (Nadel, Schrauben, Blatt) im Knochen verankert werden. An den aus der Schleimhaut herausragenden Zapfen werden dann die Prothesen ähnlich wie an natürlichen Zähnen befestigt.

So segensreich die beschriebenen Behandlungsmaßnahmen im Einzelfall auch sein mögen, die Kaufähigkeit bei total abgebautem Alveolarfortsatz wiederherzustellen, so bedarf es dennoch keiner Begründung, daß es besser ist, alles zu tun, das Entstehen solch ungünstiger Situationen zu vermeiden. Dabei muß man sich klar vor Augen halten, daß die Weichen dafür schon zu einer Zeit gestellt werden, in der man an geriatrische Probleme noch nicht denkt. Von Jugend an muß der Zahnerhaltung größte Bedeutung beigemessen werden. Kariesdiät, richtige Zahnpflege, Fluorprophylaxe und regelmäßige Kontrollen durch den Zahnarzt sind wichtige vorbeugende Maßnahmen. Die Behandlung der Parodontopathien nimmt im Rahmen der Prophylaxe eine besonders wichtige Stelle ein, damit ein auftretender Knochenabbau zum Stehen gebracht oder gebremst wird. Nach partiellem Zahnverlust ist der notwendige Zahnersatz so zu konstruieren, daß der Kaudruck nie allein auf die zahnlosen Kieferabschnitte einwirkt, sondern auch auf die Parodontien gesunder Zähne übertragen wird. Die rein schleimhautgetragene Prothese sollte auf wenige Ausnahmeindikationen beschränkt werden.

Nach Extraktion sollten, wenn irgend möglich, Sofortprothesen eingesetzt werden, da nachweislich der Knochenabbau als Heilungsfolge unter der Sofortprothese geringer ist, als wenn man die Heilung ohne Ersatz vonstatten gehen läßt. Neumann [3] konnte den Beweis dafür erbringen. Nach Jahresfrist war der Knochenabbau unter Sofortprothese durchschnittlich nur halb so groß wie unter Spätprothesen, die erst nach abgeschlossener Wundheilung, also ca. 2 Monate nach den Extraktionen, eingesetzt wurden. Als Ursache hierfür muß man annehmen, daß einerseits die Prothese als Wundverband dient und daß andererseits der Knochen, der sich unter funktionellen Reizen bildet, belastbarer ist als der Knochen, der weitgehend undifferenziert neu entsteht.

Die Sofortprothese hat aber gerade für den alten Menschen noch wesentliche Vorteile. Dadurch, daß Minuten nach der Extraktion an gleicher Stelle sich künstliche Zähne befinden, fällt die Gewöhnung an den Zahnersatz ungleich leichter; dies vor allem auch deshalb, weil man Bißhöhe und Bißlage sowie Form und Stellung der Zähne exakt nachahmen kann.

3. Verminderte Anpassungsfähigkeit

Fällt der Übergang zur Zahnlosigkeit ins hohe Alter, so ergibt sich eine besondere Situation. Mit dem Faktum, daß ihm die totale Prothese so lange erspart geblieben ist, wächst die Sorge, daß dieser angenehme Zustand bald ein Ende hat, steigert sich die Angst vor der totalen Prothese. In solchen Fällen ist es nicht immer zweckmäßig, eine an sich indizierte Totalausräumung in einem Schritt vorzunehmen. Man sollte vielmehr die schrittweise Hinführung zur Zahnlosigkeit mit Hilfe der Aufbauprothese bevorzugen. Zunächst werden nur die schmerzenden Zähne entfernt und durch eine Sofortprothese ersetzt. Die nicht akut extraktionsreifen Zähne werden vorübergehend zur Verankerung des Zahnersatzes belassen. Nach später notwendigen Extraktionen wird die Prothese jeweils erweitert, bis sie schließlich zur totalen geworden ist. Dabei ist zu beachten, daß bei den Erweiterungen nicht nur der verlorengegangene Zahn ergänzt wird, sondern daß auch jeweils die Basis im Bereich des harten Gaumens nach dorsal extendiert wird.

Die Aufbauprothese wird auch empfohlen bei Patienten, die wegen fortschreitender Senilität zum Querulieren neigen, oder wenn erkennbar ist, daß die notwendige Bereitschaft fehlt, eine totale Prothese zu akzeptieren, sei es, weil man schockiert wird von dem Gedanken, daß sich mit der Zahnlosigkeit das Alter nun endgültig manifestiere, sei es, daß man einen nicht näher zu begründenden Widerwillen gegen den Ersatz überhaupt entwickelt hat. Sind solche Patienten einer sachlichen Belehrung nicht zugänglich, so sollte die Behandlung – entgegen der besseren Einsicht – nicht über das gewünschte Ausmaß hinaus ausgedehnt werden. Verstößt man gegen diese Regel, so muß man gewärtig sein, daß sich der Patient selbst mit einer objektiv fehlerfreien Prothese nicht anfreundet und daß man endlos mit dem Lamento belästigt wird, wie schön doch alles wäre, hätte man auf ihn, den Patienten, gehört.

Mit Hilfe der Aufbauprothese wird gerade jenen alten Patienten die Gewöhnung erleichtert, die zuvor noch gar keinen herausnehmbaren Zahnersatz getragen haben, also auch keine Teilprothese. Sie erkennen dann, daß das Tragen eines Ersatzes gar nicht so widerwärtig ist, wie sie es sich vorgestellt hatten, und es fällt ihnen wegen der Verbesserung der Kaufähigkeit und des Aussehens der Schritt zur totalen Prothese nicht mehr so schwer.

In diesem Zusammenhang ist noch folgende Überlegung von Nutzen. Vom Patienten werden Zähne, die nicht schmerzen, als gesund und wertvoll angesehen, auch wenn sie objektiv nicht mehr erhaltungswürdig sind. Eine Extraktion, der der Patient nur widerstrebend zustimmt, sollte man daher besser unterlassen. Bereitet ein Zahn Schmerzen, so entwickelt sich automatisch der Wunsch, von dem Störenfried befreit zu werden; mit der Zunahme der Beschwerden reift auch die Bereitschaft, eine Prothese zu akzeptieren. Stammt der Extraktionsvorschlag vom Patienten selbst, so stellt sich ein Vertrauensverhältnis zum Zahnarzt ein. Schafft er es, ohne den letzten Anker eine funktionstüchtige Prothese anzufertigen, so hat er ein Problem bewältigt, vor dem sich der Patient so sehr gefürchtet hat.

4. Medizinisch-psychologische Fragen

Eine Gruppe älterer Patienten, deren Beschwerden zu den Prothesenunverträglichkeitserscheinungen gezählt werden, verdient unsere besondere Beachtung. Sie klagt über Gaumen- und Zungenbrennen, über Schmerzen im Bereich des Zwischenkiefers, über Trockenheit im Munde, Wundgefühl, bitteren Geschmack, über Mißempfindungen im Bereich des Gaumens, der Zunge und der Lippen oder über unklare, wenig faßbare Beschwerden im Mund- und Kieferbereich. Da erfahrungsgemäß selbst die intensivsten zahnärztlichen Bemühungen ohne Erfolg bleiben, haben wir versucht, durch Bildung eines Arbeitsteams (Dermatologe, Internist, Neuropsychiater, Zahnarzt) den Fragenkomplex der Prothesenunverträglichkeit in erweitertem Rahmen zu bearbeiten.

Wegen der beschriebenen Symptome nimmt es nicht wunder, daß fast alle Patienten mit Verdacht auf eine Allergie überwiesen werden. Diesem Verdacht steht allerdings die Beobachtung entgegen, daß im allgemeinen nicht die geringsten Effloreszenzen an den Mundschleimhäuten zu erkennen sind. So überrascht es auch nicht, daß in keinem von 30 Fällen dieser Art bei der hautärztlichen Spezialuntersuchung der Verdacht auf Allergien bestätigt wurde [1]. Auch fehlte jeder Anhaltspunkt dafür, daß die Beschwerden durch interne Ursachen ausgelöst waren [1]. Hingegen konnte der Neuropsychiater [1] zum Teil schwere Befunde erheben, die vorwiegend unter drei Diagnosen subsumiert werden können: endogene Depression, abnorme Persönlichkeitsentwicklungen und abnorme Reaktionen.

Bei den 30 untersuchten Patienten handelte es sich um 25 Frauen und 5 Männer.

Die abnormen Reaktionen traten vorwiegend bei Männern auf, und zwar bei solchen, die inzwischen aus dem Arbeitsprozeß ausgeschieden waren, die aber vor ihrer Pensionierung leitende bzw. verantwortungsvolle, führende Positionen innegehabt hatten. Noch im vollen Besitz ihrer körperlichen und geistigen Kräfte und vor allem auch im Bewußtsein ihrer Verdienste, sind sie plötzlich mit sich und ihrer Aktivität allein. Fällt in diese Zeit eine zahnärztliche Behandlung, so finden sie ein willkommenes Objekt, auf das sie sich konzentrieren können.

In den Krankengeschichten der Personen mit endogenen Depressionen fällt auf, daß bestimmte Fakten immer wieder auftreten, nämlich Wohnungswechsel – auch wenn es sich objektiv und subjektiv um Verbesserungen handelt –, Arbeitsplatzwechsel oder familiäre Veränderungen (z.B. Ausscheiden erwachsener Kinder aus der Familiengemeinschaft). Fallen solche situativen Veränderungen mit zahnärztlich-prothetischen Behandlungen zusammen, so fixieren sich diese Patienten auf das körperfremde Ersatzstück, dem sie von nun an ihre ganze Aufmerksamkeit schenken.

Während sich die Personen mit endogenen Depressionen durch Ordentlichkeit, Gewissenhaftigkeit, Stetigkeit und Seßhaftigkeit auszeichnen und früher nicht wesentlich krank gewesen sind, lassen sich die Patienten mit abnormer Persönlichkeitsentwicklung etwa so charakterisieren: immer anspruchsvoll, untüchtig, ängstlich, von Kindheit an kränkelnd.

Natürlich ergibt sich generell die Frage, wieso gerade der Zahnersatz als Kristallisationspunkt dient. Wenngleich die Antwort noch offen bleiben muß, scheint doch ein Grund darin zu liegen, daß man die Prothese herausnehmen und vorzeigen kann und daß es nur allzu natürlich erscheint, daß dieser Fremdkörper die Wurzel allen Übels ist. Weiterhin ist bekannt, daß Mißempfindungen bei älteren Menschen gerade auf die großen Körperöffnungen projiziert werden.

Die Behandlung der beschriebenen Gruppen gehört in die Hand des Nervenarztes. Allerdings fällt es schwer, solchen Patienten, die sich mit ihren Beschwerden indifiziert haben, klarzumachen, daß etwas anderes als eine lokale Therapie in Frage kommt, zumal sie in ihrer Denkweise durch den Umstand bestärkt werden, daß es ihnen immer wieder erfolgreich gelungen ist, neue Zahnärzte für ihren Fall zu interessieren, so daß sie am Ende einen Beutel voller Prothesen ihr eigen nennen. Keineswegs sollte man ihre lokalen Beschwerden anzweifeln oder sie auf anfängliche Besserungen infolge einer medikamentösen Behandlung hin ansprechen, weil dadurch das Vertrauen in den Arzt oder Zahnarzt beeinträchtigt werden kann, was im schlimmsten Fall zum Abbruch der Therapie führt. Durch die Bestätigung eines Therapieerfolges glauben sie nämlich, ihr Gesicht zu verlieren. Sie müßten dann vor sich selbst zugeben, daß sie jahrelang ihre Umwelt und die Zahnärzte in ungerechtfertigter Weise belästigt haben und zu dem Schluß kommen, daß ihre Beschwerden nur „Einbildung" gewesen seien.

Für den Zahnarzt ergeben sich folgende Konsequenzen:

Er muß wissen, daß psychische Faktoren der Grund dafür sein können, daß sich der Patient mit einem Zahnersatz nicht anfreundet. Er sollte es in solchen Fällen unterlassen, durch nutzlose oder Pro-forma-Behandlungen den Patienten in seiner Fixiertheit auf lokale Störungen zu bestärken. Andererseits muß er sich sehr davor hüten, die Mangelhaftigkeit eines Zahnersatzes mit der Berufung auf eine erkrankte Psyche des Patienten zu kaschieren. Erst wenn auch die geringste lokale Störung als Ursache für die geklagten Beschwerden auszuschließen ist, sollte ein erfahrener Nervenarzt zu Rate gezogen werden.

5. Empfehlungen

Das nächtliche Tragen. Die von den Patienten immer wieder gestellte Frage, ob der herausnehmbare Zahnersatz auch während der Nacht getragen werden müsse oder dürfe, läßt sich nicht eindeutig beantworten. Während manche Patienten ohne Prothesen weder einschlafen noch durchschlafen können, fühlen sich andere durch den Fremdkörper in der Nachtruhe gestört. Bei der ersten Gruppe ist sicher – zumindest unterschwellig – der Gedanke wirksam, man sei es seiner Selbstachtung und seinen Mitmenschen schuldig, seine ästhetischen Einbußen stets so weit wie möglich zu kompensieren, denn selbst von den Patienten der zweiten Gruppe wird häufig unaufgefordert versichert, daß sie sich erst dann wieder voll mit sich selbst identifizieren, wenn sie die Prothesen eingesetzt haben, und daß die erste Handlung nach dem Aufwachen das Einsetzen der Prothesen sei.

Wenngleich man dem Patienten am besten rät, er solle sich keine Gewalt antun, sondern es so handhaben, wie es seinem Wohlbefinden am besten förderlich sei, so lassen sich doch einige objektive Argumente dafür anführen, daß es besser ist, totale Prothesen nachts herauszulassen. Einerseits können sich die Gewebe dann erholen, und andererseits vermeidet man, daß durch nächtliches Knirschen erhebliche Kräfte auf den Knochen einwirken, was dessen Abbau beschleunigt. Ohne Prothesen ist ein Knirschen nicht möglich. Diese Hinweise mögen denjenigen die Entscheidung erleichtern, die in dieser Frage unschlüssig sind. Das Gesagte gilt uneingeschränkt nur für die totale Prothese. Die Träger von Teilprothesen müssen sich jeweils mit ihrem Zahnarzt besprechen. In Abhängigkeit vom Befund ist es unter Umständen zwingend notwendig, die Prothese auch nachts zu tragen, da sonst die noch vorhandenen natürlichen Zähne – möglicherweise durch die Einwirkung der Antagonisten – während der Nacht ihre Stellung verändern und jeweils wieder mit dem morgendlichen Einsetzen in ihre ursprüngliche Position zurückgedrängt werden. Solch ständige wechselnde Bewegungen können die beschleunigte Lockerung der betroffenen Zähne zur Folge haben.

Prothesen, die nicht getragen werden, sollten zur Vermeidung eines fortwährenden Feucht-Trocken-Wechsels unter Wasser aufbewahrt werden.

Nachkontrollen. Wenigstens zweimal im Jahr sollte sich der ältere Prothesenträger seinem Zahnarzt vorstellen, damit ungünstige Veränderungen zeitig erkannt und beseitigt werden können. Es gilt, jene Erscheinungen zu vermeiden, die durch Lageveränderungen der Prothesen hervorgerufen werden. Die Lageveränderungen wiederum werden verursacht durch Abbau des Alveolarfortsatzknochens. Die Prothesenränder üben dann einen vermehrten Druck auf ihre Unterlage aus. Da dieser Vorgang sehr langsam vonstatten geht, entstehen keine akuten Druckstellen, vielmehr kommt es unter den ständigen subakuten Reizen zu fibrösen Neubildungen, es entstehen die lappigen Fibrome.

Infolge des Knochenabbaus – gleich in welchem Kiefer – kommt es weiterhin zur Reduzierung der Bißhöhe: der Unterkiefer kann näher an den Oberkiefer herangebracht werden. Damit geht immer eine relative Vorverlagerung des Unterkiefers zum Oberkiefer einher. Die okklusalen Beziehungen verändern sich in der Weise, daß zunehmend die Protrusionsfacetten belastet werden. Sagittalschübe sind die Folge, die obere Prothese wird nach vorn oben, die untere nach hinten unten geschoben. Der Sitz der Prothese verschlechtert sich. Außerdem resultieren daraus ungünstige Belastungen des Fundamentes.

Stehen einer totalen oberen Prothese im Unterkiefer natürliche Frontzähne gegenüber, so ist der anteriore Bereich des zahnlosen Oberkiefers besonders gefährdet, weil vorwiegend im Bereich der natürlichen Zähne gekaut wird.

Durch den starken Druck wird der Knochen abgebaut und durch Bindegewebe ersetzt. Es entsteht der Schlotterkamm, der den Halt einer Prothese in starkem Maße vermindert.

Die beschriebene Vorverlagerung des Unterkiefers als Folge der Verringerung der Bißhöhe ist häufig sehr groß. Der kritische Punkt ist dann erreicht, wenn das Ausmaß eine Facettenbreite in sagittaler Richtung überschreitet. In diesem Augenblick geht die primäre Verschlüsselung (Verzahnung) verloren, die untere Prothese rastet einen Höcker weiter ventral ein. Da anfänglich nur Kontakte auf schiefen Ebenen zustandekommen, rutscht sie unter der oberen entlang nach vorn. Es ist die Altersprogenie entstanden (Abb. 39a u. b).

Fibrome, Schlotterkamm und Altersprogenie lassen sich mit einiger Sicherheit durch regelmäßige Nachkontrollen vermeiden, da die Ursachen ihrer Entstehung ohne aufwendige Untersuchungsmethoden erkennbar sind. Besonders große Schwierigkeiten ergeben sich bei solchen Patienten, die viele Jahre hindurch zu ihrer Zufriedenheit die gleichen Prothesen getragen haben, obwohl deren Basen in keiner Weise mehr mit dem Kiefer übereinstimmen. Der Anlaß zur Neuanfertigung ist zumeist auch nicht der, daß diese „Jongleure", die den Ersatz mit der Muskulatur halten, nicht mehr damit zurechtkommen, sondern daß die Prothesen infolge Alterung und Ermüdung des Kunststoffes ständig zu Bruch gehen. Da die muskuläre Steuerung auf die Form der Oberfläche abgestimmt ist, führt jede Änderung der Basis zum Mißerfolg. Sobald die neue Basis mit dem Alveolarfortsatz kongruent ist und diesem fest aufliegt, wird die Muskelstütze überflüssig; wegen des eingefahrenen Bewegungsmusters aber gelingt keine neue Anpassung. Der Knochen, einer direkten Belastung über Jahre nicht mehr ausgesetzt, reagiert mit dauernden Druckstellen. Eine Patentlösung gibt es hier nicht. Es zeigt sich nur einmal mehr, wie wichtig es ist, das Zustandekommen solcher Zustände zu verhüten.

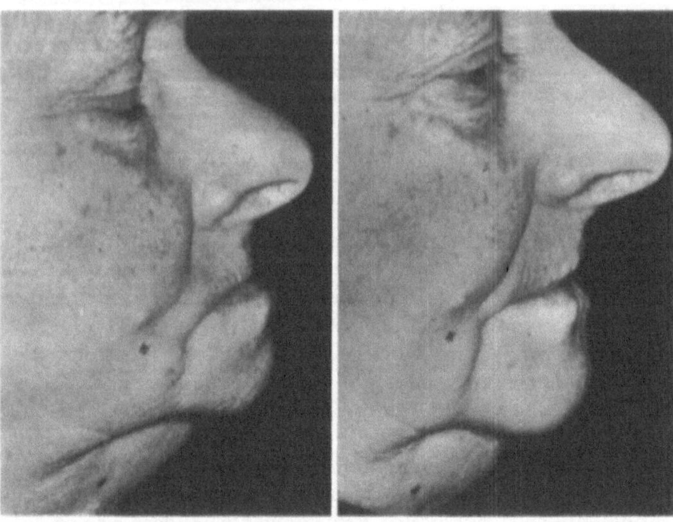

Abb. 39a u. b Zahnlose Patientin: links mit alten Prothesen (Altersprogenie), rechts nach Neuversorgung

Literatur

1. Forck, G., Zumkley, H., Müller-Fahlbuch, H., Marxkors, R.; Sabinski E.: Arbeitsgruppe: Prothesenunverträglichkeitserscheinungen, Münster.
2. Marxkors, R.: Die Bedeutung der totalen Prothese für die Physiognomie des Patienten. Deutscher Zahnärzte-Kalender 1972. München: Carl Hanser.
3. Neumann, R.: Vergleichende Untersuchungen über Umbau- und Abbauvorgänge des Kiefers bei Immediatprothesen (Sofortprothesen) und solchen Prothesen, die erst nach Ablauf der Verheilungsphase angefertigt wurden (Spätprothesen). Med. Diss., Münster 1971.
4. Reither, W.: Die Bedeutung der Relationen zwischen Lippen- und Zahnreihen für die aesthetische Wirkung der Mundregion. Dtsch. Zahnärztebl. **13**, 764 (1959).

Anaesthesiologie

K. Hutschenreuter

1. Vorbemerkungen

Im Prinzip gibt es keine Sonderanaesthesie für den alten Menschen und auch keine speziellen Medikamente oder Techniken für dieses Lebensalter. Vielmehr gelangen bei alten Patienten dieselben Anaesthetica, Anaesthesiehilfsmittel und Anaesthesiemethoden zur Anwendung wie bei jüngeren Erwachsenen [3, 9, 11]. Allerdings lassen die Besonderheiten des älteren Menschen, vor allem seine verminderte Leistungsreserve und mangelnde Kompensationsfähigkeit, bestimmte Vorkehrungen und Vorsichtsmaßnahmen geboten erscheinen, um auch ihm ein möglichst hohes Maß an Anaesthesiesicherheit zu bieten [4, 9].

2. Pathophysiologie

Bei älteren Patienten hat der Anaesthesist mit folgenden Besonderheiten zu rechnen [10]:

Die Leistungsreserven des kardiovasculären Systems sind eingeschränkt, vor allem infolge physiologischer Altersinsuffizienz des Herzens, meist mit Sklerosierung der Coronargefäße und konsekutiver Fibrosierung des Myokards sowie infolge allgemeiner Arteriosklerose mit Elastizitätsverlust der Gefäße.

Lungenfunktion und Gasaustausch werden mit zunehmendem Alter immer stärker durch chronisches substantielles Emphysem – vielfach mit spastischer Bronchitis –, zunehmende Inspirationsstellung des Thorax sowie fortschreitende absolute Vergrößerung des anatomischen und funktionellen Totraumes beeinträchtigt.

Im Alter kommt es auch zu einer Atrophie der Leber, wodurch ihre Leistung reduziert und ihre Anfälligkeit gegenüber Noxen, z.B. Narkotica oder Blutdruckabfall, verstärkt wird.

Die Nierenfunktion wird durch atrophische und arteriosklerotische Veränderungen im höheren Lebensalter immer schlechter, wie vor allem verminderte Clearancewerte, Reduzierung des Glomerulumfiltrates und Hyposthenurie zu erkennen geben.

Das ZNS alter Menschen ist nicht selten infolge Durchblutungs- und Ernährungsstörungen in seiner Reaktionsfähigkeit eingeschränkt. Schmerzempfindlichkeit und Reflexaktivität sind vermindert. Durch cerebrale Durchblutungsstörungen können psychische Indifferenz, Abwehrhaltung, Uneinsichtigkeit, ja sogar Starrsinn ausgelöst werden.

Das Blutvolumen ist im Senium vermindert. Außerdem kann sich durch eine Dehydratation eine Viscositätserhöhung des Blutes ergeben. Neigung zu Hypoproteinämie gilt bei über 70jährigen geradezu als Regel.

Der Elektrolytstatus zeigt im Alter erniedrigte Werte für Magnesium und Kalium.

Eine NNR-Insuffizienz ist im Alter sicher verbreiteter als allgemein angenommen.

Der Stoffwechsel alter Patienten darf als reduziert angesehen werden, woraus ein relativ geringerer Verbrauch an Narkosemitteln resultiert.

Zu den erwähnten pathophysiologischen Besonderheiten kann sich beim alten Menschen noch eine Reihe von Erkrankungen hinzugesellen und damit das Risiko von Narkose und Operation weiter erhöhen.

3. Pharmakotherapie

Bei der Verordnung von Pharmaka und Festlegung der Dosen sind beim alten Patienten folgende Fakten zu berücksichtigen [1]:

Verteilungsverzögerung der Arzneimittel im Organismus, vor allem infolge allgemeiner Gefäßsklerose;

aufgrund der Hypalbuminämie relativ stärkere Wirkung von Stoffen, welche überwiegend an Albumine gebunden und dadurch einer Wirksamkeit entzogen werden;

Empfindlichkeitssteigerung gegenüber Pharmaka, welche das ZNS dämpfen, z.B. Analgetica, Narkotica;

verringerte Enzymaktivität der Leber und daraus resultierender verzögerter Abbau von Arzneistoffen;

eingeschränkte renale Eliminierung zugeführter Pharmaka oder ihrer Abbauprodukte wegen verminderter Nierendurchblutung und -funktion.

4. Anaesthesie- und Operationsrisiko

Die Gesamtletalität aller operativen Eingriffe liegt etwa zwischen 2 und 5% [4], die durchschnittliche Gesamtletalität für Operationen bei alten Patienten zwischen 20 und 30%. Mit zunehmendem Alter kommt es zu einem Anstieg sowohl der Narkose- als auch Operationsletalität. Diese ist bei Noteingriffen mehr als doppelt so hoch wie bei Wahloperationen an einem altersmäßig vergleichbaren Krankengut nach systematischer Vorbereitung [2]. Zur Verminderung der Letalitätsziffern bedarf es von seiten des Anaesthesisten exakter Voruntersuchung und Vorbereitung der Patienten, der Auswahl des Anaesthesieverfahrens nach individuellen Gesichtspunkten sowie schonender Anaesthesieführung und planmäßiger Nachbehandlung unter Ausschöpfung aller Möglichkeiten der modernen Intensivtherapie.

5. Präoperative Voruntersuchung und Vorbehandlung

Beim alten Menschen sind intensive Voruntersuchung und planmäßige Vorbereitung unerläßliche Voraussetzungen. Je höher das zu erwartende Risiko, desto umfassender sollte das präoperative Untersuchungsprogramm sein. Das Ergebnis dieser Untersuchungen ist bestimmend für die präoperative Vorbereitung, deren Ziel es sein muß, Entgleisungen der Homöostase auszugleichen und nachgewiesene Alterskrankheiten möglichst optimal zu behandeln.

Im Vordergrund der Bemühungen stehen dabei das Herz-Kreislauf-System und die Atmung, zumal diese beiden Funktionskreise beim alten Menschen am häufigsten gestört sind (siehe Beitrag Oberwittler und Hauss, S. 139) und auch unter den Ursachen postoperativer Komplikationen eine führende Rolle einnehmen.

Im Rahmen der therapeutischen Maßnahmen besitzt sicher die präoperative Digitalisierung besondere Bedeutung. Diese ist bei einer manifesten Herzinsuffizienz absolut, bei einer latenten relativ indiziert. Gegen eine mehr prophylaktische Digitalisierung – etwa vom 60. Lebensjahr ab — bestehen keine Bedenken. Auf die enormen Vorteile, welche generell bei Patienten mit einem partiellen oder erst recht totalen AV-Block durch das präoperative transvenöse Legen einer bipolaren Katheterelektrode und deren Anschluß an einen batteriebetriebenen Schrittmacher erreicht werden können, sei nur am Rande verwiesen. Absolute Kontraindikationen aus kardiologischer Sicht sind für jede Anaesthesie und auch Operation — vitale Anzeigestellungen bei Noteingriffen ausgenommen — der frische Herzinfarkt, die akute Carditis und der Adams-Stokes-Anfall. Nach einem überstandenen Herzinfarkt sollte mit der Vornahme einer Wahloperation möglichst wenigstens ein Jahr gewartet werden (Gefahr einer Reinfarzierung).

Da sich der alte Patient im Zustand eines relativen Volumenmangels befindet, gehört zur präoperativen Kreislauftherapie ferner hinreichende Volumenauffüllung. Hierzu eignen sich z.B. Humanalbumin, Plasma-Protein-Lösung oder kolloidale Plasmaersatzmittel.

Zur Behandlung von Lungenfunktionsstörungen ist vor allem eine individuelle Atemtherapie notwendig. Dabei sollte von der Beatmungsinhalation mit druckgesteuerten Geräten großzügig Gebrauch gemacht und die Effektivität dieser Behandlung in regelmäßigen Abständen kontrolliert werden. Durch sinnvolle und zweckmäßige präoperative Atemtherapie — und deren Fortführung in der postoperativen Phase — lassen sich bronchopulmonale Komplikationen qualitativ und quantitativ sicher ganz erheblich einschränken.

Auch andere Störungen der Homöostase sollten durch entsprechende Maßnahmen wenigstens teilweise ausgeglichen werden.

Auch bei Noteingriffen sind die präoperativen diagnostischen und therapeutischen Möglichkeiten weitgehend auszuschöpfen. Wenn auch in solchen Situationen keine planmäßige Voruntersuchung und Vorbereitung erfolgen kann, so können wir doch durch Schnelldigitalisierung (Strophanthin), hinreichende Volumenauffüllung, Ausgleich von Störungen im Elektrolyt-, H_2O- und Säure-Basen-Haushalt den alten Menschen in eine günstigere präoperative Ausgangslage bringen.

6. Prämedikation

Am Abend vor dem Operationstag erhalten auch alte Patienten per os ein Schlafmittel, evtl. in Kombination mit 5 mg Diazepam (Valium) oder 25 mg Promethazin (Atosil, Phenergan). Zur medikamentösen Anaesthesievorbereitung am Operationstag reichen — bei dem im Alter herabgesetzten Stoffwechsel und bei der verminderten Reflexaktivität — in der Regel kleine Dosen aus: z. B. Atropin in einer Dosierung von 0,05 bis 0,1 mg/10 kg KG und Pethidin (Dolantin, Dolosal) bis maximal 50 mg in einer Mischspritze 45 bis 60 Minuten vor dem eigentlichen Anaesthesiebeginn i. m. Anstelle von Pethidin kann auch Thalamonal (0,15 bis 0,3 ml/10 kg KG) oder Diazepam (Valium) (ca. 2 bis 3 mg/10 kg KG) gegeben werden.

7. Anaesthetica und Anaesthesiemethoden

a) Lokal- und Leitungsanaesthesie

Eine Lokal- oder Leitungsanaesthesie sollte grundsätzlich bei alten Menschen — wenn möglich — bevorzugt werden und insbesondere für Eingriffe an ambulanten Kranken die Betäubungsmethode der Wahl darstellen. Innerhalb der Lokalanaesthetica unterscheiden wir Substanzen mit Esterbindung von solchen mit Säureamidbindung. In die erste Gruppe gehören Procain (Novocain) und Tetracain (Pantocain). Zu den Säureamiden rechnen neuere Lokalanaesthetica wie Lignocain (Lidocain, Xylocain), Mepivacain (Scandicain, Carbocain), Prilocain (Citanest, Xylonest) und Bupivacain (Marcain, Carbostesin), welche sich gegenüber Procain durch geringere relative Toxicität, höhere Wirkungsintensität, besseres Diffusionsvermögen, kürzere Anschlagzeit und verlängerte Wirkungsdauer auszeichnen. Für die Infiltrationsanaesthesie wird man gewöhnlich eine 0,5- bis 1,0%ige, für die Leitungsanaesthesie eine 1- bis 2%ige Lösung bevorzugen. Zusatz von Adrenalin 1:200000 oder Nor-Adrenalin 1:100000 kann die Wirkungsdauer verlängern und die Toxicität vermindern. Dieser Vasoconstrictorzusatz muß jedoch bei Anaesthesien an Fingern oder Zehen unterbleiben (Endgefäße, Ischämiegefahr!).

Für Eingriffe an Fingern oder Zehen wird nach wie vor die Oberstsche Leitungsanaesthesie praktiziert: zu beiden Seiten der Grundphalanx Injektion von je 2 bis 3 ml.

Der N. medianus kann für Eingriffe an der Hand durch Injektion von etwa 5 ml Anaesthesielösung in Höhe der proximalen Beugefalte der Handwurzel zwischen den Sehnen des M. flexor carpi radialis und des M. palmaris longus blockiert werden.

Eine Anaesthesie des N. radialis für Hand- und Fingeroperationen ist mit Hilfe eines subcutanen Injektionswalles um die Radialseite der Handwurzel (ca. 5 ml 0,5- bis 1%ige Lösung) erreichbar.

Zur Blockade des N. ulnaris kann man 1 bis 2 cm proximal vom Sulcus nervi ulnaris am medialen Epicondylus humeri einstechen. Bei intraneuraler Injektion (Paraesthesien) 1 bis 2 ml einer 1%igen, für die extraneurale Injektion etwa 5 bis 10 ml Anaesthesielösung mit oder ohne Adrenalinzusatz.

Für operative Eingriffe im Versorgungsgebiet aller drei großen Armnerven kommt als Leitungsbetäubung die Plexusanaesthesie in Betracht.

Die supraclaviculare Methode bedient sich der ersten Rippe und der A. subclavia als Orientierungs- und Leitgebilde. Dabei wird über der Mitte der Clavicula mit feiner und kurzer Kanüle und bereits aufgesetzter Spritze in Richtung auf den Dornfortsatz des zweiten Brustwirbels eingestochen, deutlich fühlbarer Kontakt mit der ersten Rippe gesucht und dann an jeden der drei Faszikel des Plexus brachialis eine Menge von je etwa 8 bis 10 ml einer 1- bis 1,5%igen Lösung injiziert. Wegen der Möglichkeit eines Pneumothorax sollte bei ambulanten Patienten, bei Kranken mit ausgeprägten Atemstörungen und auch bei Kindern die Plexusanaesthesie auf axillarem Wege vorgenommen werden. Einstich dicht in der Nachbarschaft der A. axillaris und Injektion in die gemeinsame Gefäßnervenscheide, maximal etwa 400 mg eines Lokalanaestheticums.

Am Bein sind unter den regionalen Anaesthesieverfahren vor allem die Betäubung des N. ischiadicus und des N. femoralis von größerem praktischen Interesse.

Zur seitlichen Ischiadicusblockade, wobei der Patient auf dem Rücken liegenbleiben kann, wird durch eine Hautquaddel dicht dorsal und etwa 3 cm distal der cranialen Spitze des Trochanter major mit einer etwa 10 bis 12 cm langen Nadel bis zum Auftreten von Paraesthesien im Bein eingestochen. Injektion von ca. 20 ml einer 1- bis 1,5%igen Anaesthesielösung mit Zusatz eines Vasoconstrictors. Anaesthesiebereich: Fuß und Unterschenkel.

Der N. femoralis läßt sich am leichtesten unmittelbar unter dem Lig. inguinale blockieren. Senkrechtes Einstechen einer kurzen und feinen Kanüle dicht lateral am fühlbaren Puls der A. femoralis. In der Regel reichen 10 ml einer 1%igen Anaesthesielösung mit Adrenalin.

Für Eingriffe im Unterarm-Hand- und Unterschenkel-Fuß-Bereich bis zu maximal 2 Stunden Dauer eignet sich die i.v. Lokalanaesthesie. In die mit zwei Manschetten versehene und blutleer gemachte Extremität werden dabei für Eingriffe am Arm etwa 3 bis 4 mg/kg KG, am Unterschenkel ca. 5 bis 6 mg/kg KG Lignocain, Mepivacain oder Prilocain in 0,5%iger Lösung ohne Vasoconstrictorzusatz injiziert. Besondere Indikationen: unfallchirurgische Eingriffe, weil die Patienten auch ohne Einhaltung der für Narkosen erforderlichen Nahrungskarenz von 6 Stunden Dauer sofort betäubt und operiert werden können.

Seit einigen Jahren erleben Peridural-, Caudal- und Spinalanaesthesie – die wichtigsten rückenmarksnahen Leitungsbetäubungen – eine gewisse Renaissance. Peridural- und Caudalanaesthesie werden auch unter dem Begriff der extraduralen Anaesthesie zusammengefaßt, weil dabei die Anaesthesielösung in den Raum zwischen Dura und Auskleidung des knöchernen Wirbelkanals injiziert wird.

Bei der Spinalanaesthesie (SpA) wird das Lokalanaestheticum direkt in den Liquorraum injiziert. Die Technik entspricht derjenigen einer Lumbalpunktion. Diese wird grundsätzlich im Lumbalbereich vorgenommen (Lumbalanaesthesie), gewöhnlich zwischen L 3 und L 4. Die Lagerung der Patienten bei und nach der Injektion hängt weitgehend davon ab, ob eine hypo-, iso- oder hyperbare Anaesthesielösung benutzt und welche Anaesthesie-Ausdehnung gewünscht wird (z.B. Sattelblock, bilaterale mittelhohe oder hemilaterale SpA).

Zur Vermeidung postspinaler Kopfschmerzen, der häufigsten Komplikation einer SpA, sind vor allem drei Dinge von Bedeutung:

1. strenge Wahrung der Asepsis,
2. Verwendung dünner Kanülen (22 Gauge oder dünner) und
3. sorgfältige Volumenzufuhr.

Bei der Periduralanaesthesie (PDA) besteht die Hauptschwierigkeit in der Auffindung des Spatium peridurale. Hierzu bedient man sich gewöhnlich der „loss-of-resistance-technique", z.B. mit Hilfe des sog. Stempeldruckverfahrens. Dosierungsempfehlung für ältere Patienten: 10 ml 0,75%iges Bupivacain (= 75 mg) oder 50 ml 1%iges Prilocain (= 500 mg) mit Adrenalinzusatz. Wenngleich auch mit Hilfe von Bupivacain eine PDA von über 3 Stunden Dauer erzielt werden kann, hat sich für noch länger vorgesehene Betäubungen die kontinuierliche PDA nach Punktion des Periduralraumes mit einer Spezialkanüle nach Tuohy und Einführen eines Plastikkatheters durchgesetzt. Bei liegendem Katheter kann bei Bedarf nachinjiziert und die Anaesthesie maximal etwa 2 Tage lang aufrechterhalten werden.

Bei der Caudal- oder Sacralanaesthesie wird nach Einstich im Hiatus sacralis die Anaesthesielösung in den Sacralkanal und damit in den caudalsten Teil des Periduralraumes injiziert. Die Ausbreitung der Anaesthesie hängt im wesentlichen vom eingespritzten Volumen ab. Je nach der Injektionsmenge kann man eine tiefe, mittelhohe und hohe Caudalanaesthesie herbeiführen. Ähnlich wie bei der PDA kann auch die Sacralanaesthesie nach Einlegen eines Verweilkatheters als kontinuierliches Anaesthesieverfahren angewandt werden.

Eine Kreislaufauffüllung ist vor, während und auch nach Eingriffen in rückenmarksnaher Leitungsbetäubung besonders bei älteren Patienten von großer Wichtigkeit. Die Blockade nicht nur motorischer und sensibler, sondern auch sympathischer Wurzelfasern hat die Lähmung von Vasoconstrictoren zur Folge und eine Vasodilatation im Bereich des von der Anaesthesie betroffenen Gebietes. Prophylaxe und Therapie: adäquater Volumenersatz (z. B. Plasma-Protein-Lösung, Humanalbumin, Plasmaersatzstoffe auf Dextran- oder Gelatinebasis und Elektrolytlösungen); evtl. Kreislauftonica, z. B. das Kombinationspräparat Akrinor, welches überwiegend Gefäße im Niederdrucksystem tonisiert.

Zu den Indikationen für eine PDA rechnen u. a. operative Eingriffe unterhalb des Nabels und Noteingriffe bei Patienten mit erhöhter Aspirationsgefahr. Eine Caudalanaesthesie ist insbesondere bei Eingriffen im Bereiche des Peritoneums, des Anus sowie bei schmerzhaften urologischen und gynäkologischen Untersuchungen angezeigt. Für einseitige chirurgische Operationen bei älteren Menschen entschließt man sich häufig für eine möglichst unilaterale SpA. Die doppelseitige SpA hat etwa die gleichen Indikationen wie die PDA, dazu noch Eingriffe an den unteren Extremitäten.

Kontraindikationen der angeführten rückenmarksnahen Leitungsbetäubungen: schwerer Schock, hochgradige Anämie, Hautaffektionen im Bereiche der Einstichstelle, Erkrankungen des ZNS, Kopfschmerzen in der Anamnese, Hämophilie, Antikoagulantientherapie, Ileusdauer über 48 Stunden, mangelnde Kooperation, grundsätzliche Ablehnung jeder Leitungsanaesthesie, stärkere Rückenschmerzen und schwere anatomische Veränderungen der Wirbelsäule.

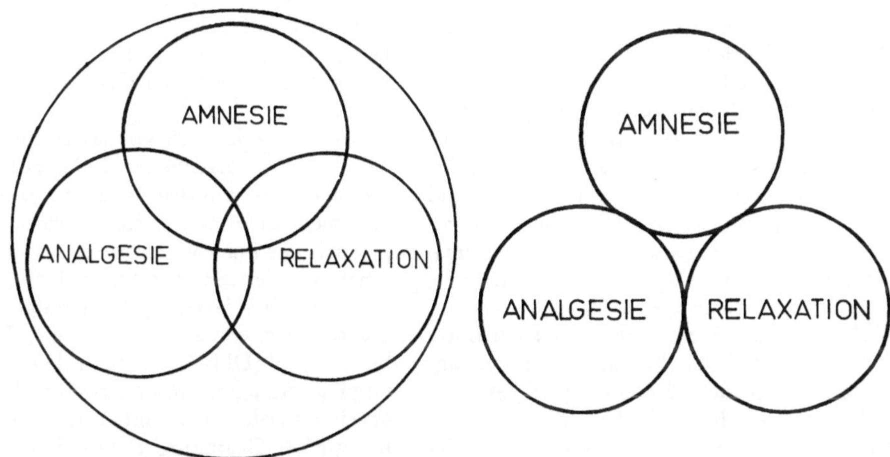

Abb. 40. Während früher (linke Hälfte) die wesentlichsten Ziele jeder Narkose, Amnesie, Analgesie und Relaxation, mit Hilfe eines einzigen Narkosemittels erreicht worden sind (Mononarkose), hat sich in den letzten Jahren (rechte Hälfte) die Kombination mehrerer Mittel mit getrennten Angriffspunkten durchgesetzt (Kombinationsnarkose).

b) Allgemeinanaesthesie – Narkose.

Im Gegensatz zu den Lokalanaesthesien führt jede Allgemeinanaesthesie, auch der kürzeste Rausch in der Sprechstunde, zu einer mehr oder weniger starken Beeinträchtigung vitaler Funktionen. Vielfach ist deshalb das Risiko der Narkose wesentlich größer als das der Operation [6]. Während früher häufig Mononarkosen, beispielsweise mit Äther, der Vorrang gegeben wurde, ist man heute bestrebt, Amnesie, Analgesie und Relaxation, die drei wesentlichsten Ziele jeder Narkose, mit verschiedenen Mitteln zu erreichen (Abb. 40). Diese Entwicklung hat zur Kombinationsnarkose geführt, wobei mehrere Narkosemittel und Adjuvantien in subtoxischen Dosen verabfolgt werden und durch Einbeziehung von Muskelrelaxantien eine relativ oberflächliche und demzufolge schonende Narkose ermöglicht und trotzdem eine geradezu optimale Muskelerschlaffung gewährleistet werden können. Unter den Narkosemitteln erfreuen sich vor allem die i.v. Narkotica besonderer Beliebtheit. Die Anwendung dieser Präparate ist relativ einfach, sie können aber auch in unerfahrener und ungeübter Hand leicht zu schwerwiegenden Komplikationen führen (besonders gefürchtet: Atem- und Kreislaufdepression). Die Dosierung der i.v. Narkotica hat nach Wirkung zu erfolgen, ihre Anwendung am besten in Kombination mit einem stark analgetisch wirkenden Inhalationsnarkoticum, z.B. N_2O-O_2.

Barbiturate (Hexobarbital = Evipan, Methohexital = Brevital) und Thiobarbiturate (Thiopental = Pentothal = Trapanal) eignen sich besonders zu schonender Einleitung und für Kurzeingriffe. Kontraindikationen: manifester schwerer Schock, urämisches Koma, Verlegung der Luftwege, Asthma bronchiale, Porphyrie, schwerer Leberschaden.

Sehr viele Anhänger, vor allem auch unter Nicht-Anaesthesisten, hat der Phenoxyessigsäureester Propanidid (Epontol) gefunden, weil die Patienten rasch einschlafen, sofort operiert werden können und auch schnell wieder im Vollbesitz ihrer Schutzreflexe sind. Propanidid kann u. U. schwere allergische Reaktionen und auch Kreislaufdepressionen verursachen. Deshalb: Prämedikation unter Einschluß eines Antihistaminicums, relativ langsame Injektion in nur 2,5%iger Lösung, möglichst niedrige Dosierung und Beatmung der Patienten mit reinem O_2!

In jüngerer Zeit hat das Phencyclidinderivat Ketamine (Ketanest, Ketalar) sehr viel von sich reden gemacht. Es beeinflußt die Hirnzentren in unterschiedlicher Weise und führt zu einer dissoziierten Anaesthesie, welche durch komplette Analgesie bei nur oberflächlichem Schlaf gekennzeichnet ist. Da Ketamine sowohl Blutdruck- als auch Pulsfrequenzsteigerung verursachen kann, ist bei alten Menschen mit einem fixierten Hochdruck oder mit einer Tachykardie Vorsicht geboten. Psychomotorische Effekte sowie oft merkwürdige Träume und Halluzinationen sind besonders bei Anwendung von Ketamine als Mononarkoticum zu erwarten.

Viadril-G oder Hydroxydion, eine Steroidverbindung ohne hormonelle Eigenschaften, ist besonders geeignet als i.v. Basisnarkoticum bei Risikofällen, manifesten Organschäden an Leber oder Niere, bei Cerebralsklerose, Allergie, Emphysembronchitis und Diabetes mellitus.

Von den Inhalationsnarkotica erfreut sich Lachgas (Stickoxydul, N_2O) größter Beliebtheit, weil es zu allen Kombinationsnarkosen herangezogen werden kann. Wir verwenden gewöhnlich einen Frischgasflow von 3,0 l N_2O und 1,5 l O_2 pro min, womit sich im Kreissystem etwa 30 bis 32 Vol.% O_2 erzielen lassen. Dieser O_2-Anteil im Inspirationsgemisch sollte nicht ohne zwingenden Grund unterschritten werden.

Als außerordentlich wirksames und in vielerlei Hinsicht vorteilhaftes Inhalationsnarkoticum hat sich Halothan (Fluothane) eingebürgert, welches — meist in Kombination mit N_2O — auch zur Narkoseeinleitung und -aufrechterhaltung Verwendung finden kann.

Die in den letzten Jahren aufgekommene Neuroleptanalgesie (NLA), wobei Dehydrobenzperidol (DHBP) als Neurolepticum, Fentanyl als Analgeticum und zusätzlich N_2O-O_2 gegeben werden, meist mit Dauerrelaxation und künstlicher Beatmung kombiniert, empfiehlt sich besonders für längere Operationen, Risikoeingriffe, wegen nahezu fehlender Beeinträchtigung der Nierenfunktion auch für urologische Operationen sowie — im Gegensatz zur Narkose mit Barbituraten oder Halothan — zudem für Lebergeschädigte.

Als eine Variante der NLA kann die Valium-Kombinations-Narkose (VKN) bezeichnet werden [7]. Dabei erhalten die Patienten zur Prämedikation und Narkoseeinleitung anstelle von DHBP Valium (Diazepam). Die Indikationsskala dieser Kombinationsnarkose entspricht etwa derjenigen der NLA.

Die erwähnten Verfahren der Allgemeinbetäubung — eine relativ kleine Auswahl aus dem großen Repertoire von Narkoseverfahren — lassen sich sämtlich entweder in Form einer Apparat-Masken-Narkose oder einer Endotrachealnarkose durchführen. Da aber bei alten Patienten selbst während nur kurzzeitiger Maskennarkosen nicht selten Schwierigkeiten hinsichtlich der Freihaltung der Luftwege und bezüglich einer effektiven assistierenden Beatmung bestehen, sollte bei älteren Menschen die Indikation zur endotrachealen Intubation, ausreichenden Muskelrelaxation und kontrollierten Beatmung außerordentlich großzügig gestellt werden. Dann dürfte sich am ehesten eine sichere Gewähr dafür geben lassen, eine den Besonderheiten des alten Patienten (mangelnde Leistungsreserven, eingeschränkte Fähigkeiten zur Kompensation und Anpassung, Polymorbidität) Rechnung tragende, oberflächlich gehaltene und damit sehr schonende Kombinationsnarkose durchführen zu können.

8. Postoperative Überwachung und Behandlung

Störungen oder Komplikationen im postoperativen Verlauf treffen den alten Menschen – im Vergleich zu jüngeren Personen – nicht nur häufiger, sondern auch schwerer. Diese möglichst frühzeitig zu erfassen und zu behandeln, ist deshalb ein vordringliches Anliegen [5].

Bei der eminenten Bedeutung einer suffizienten Atmung für alle Funktionsabläufe des Organismus und bei der a priori eingeschränkten respiratorischen Leistungsbreite des alten Menschen richtet sich unser Augenmerk besonders auf die Atemtätigkeit. Diese kann im postoperativen Verlauf durch das Nachwirken von Narkotica, schmerzbedingte Unterdrückung der Spontanatmung, mechanische Behinderung der Atemwege oder auch durch die atemdeprimierende Wirkung von Analgetica zusätzlich eingeschränkt sein. Bereits bei Verdacht auf eine Ateminsuffizienz und erst recht bei Vorliegen oder sicherer Bestätigung einer solchen Störung durch entsprechende Meßwerte (Atemzugvolumen unter 7 ml/kg KG, pCO_2 des Blutes über 60 mm Hg) sollte mit endotrachealer Intubation und künstlicher apparativer Beatmung nicht gezögert werden. Wann dann später die künstliche Beatmung abgesetzt und die Extubation vorgenommen werden kann, entscheiden weitere Untersuchungsergebnisse und auch das subjektive Verhalten des Patienten. Bei eingeschränkter Reflextätigkeit im Pharynx – wie sie bei Schädel-Hirn-Traumen, intrakraniellen Erkrankungen oder auch postoperativ nach Eingriffen am Gehirn auftreten kann –, aber völlig suffizienter Spontanatmung, ist eine nasotracheale Intubation äußerst empfehlenswert. Der Nasotrachealtubus dient sowohl zum Offenhalten der Luftwege als auch zum Absaugen des Tracheobronchialbaumes und damit zur Prophylaxe gegenüber bronchopulmonalen Komplikationen. Beim Vorliegen von Lungenatelektasen sollte man nicht zögern, den zugehörigen Bronchus durch bronchoskopisches Absaugen von einer Sekretverstopfung zu befreien.

Die präoperativ begonnenen atemtherapeutischen Maßnahmen (Atemgymnastik, Beatmungsinhalation mit einem assistierenden Beatmungsgerät, evtl. in Verbindung mit einer Aerosoltherapie, Klopf- und Vibrationsmassage) sollten postoperativ so früh wie möglich intensiv fortgeführt werden.

Durch eine medikamentöse Schmerzbehandlung kann diese Atemtherapie in ihrer Effektivität sicher wesentlich verbessert werden, weil dann eine schmerzbedingte Unterdrückung der Spontanatmung und des Abhustens wegfällt. Allerdings darf dabei auf keinen Fall eine medikamentös bedingte Analgesie mit einer durch das gleiche Medikament verursachten Atemdepression erkauft werden.

Große Bedeutung ist bei älteren Patienten der postoperativen O_2-Zufuhr beizumessen, wie sie technisch sehr einfach und wirksam über einen in den Naseneingang gelegten Katheter vorgenommen werden kann.

Natürlich verdient bei alten Patienten in der postoperativen Zeit auch das kardiozirkulatorische System unser besonderes Interesse. Vor allem sind Hypotonien, etwa als Folge von Blut- oder Flüssigkeitsverlusten oder ungenügender Infusionstherapie, durch entsprechende Substitutionstherapie mit Konservenblut sowie kolloidalen und kristalloiden Blutersatzflüssigkeiten zu vermeiden oder zu behandeln. Zur Aufrechterhaltung oder Wiederherstellung einer stabilen Herz-Kreislauf-Funktion kann ferner die Fortsetzung der präoperativen Glykosidtherapie ganz wesentlich beitragen.

Da im Alter die meisten Nierenpartialfunktionen vermindert sind, ist bei diesem Patientenkreis auch eine exakte Überwachung der

Flüssigkeitsabgabe erforderlich. Die Zufuhr von Flüssigkeit auf parenteralem oder oralem Wege sollte wenigstens so hoch dosiert werden, daß eine Stunden-Urin-Menge von durchschnittlich 50 ml gewährleistet bleibt.

Zur Vorbeugung gegenüber postoperativen Komplikationen vermag bei alten Patienten ohne Zweifel auch eine möglichst schon frühzeitig einsetzende und konsequent durchgeführte Mobilisierung beizutragen. Diese sollte deshalb mit besonderer Sorgfalt und Intensität betrieben werden.

Spezielle Probleme bietet beim alten Menschen im postoperativen Verlauf die psychische Führung und Betreuung. Nicht selten treten Symptome von bereits vorhanden gewesenen Schädigungen des Gehirns durch Arteriosklerose oder auch funktionelle Durchblutungsstörungen in diesem Zeitraum erst deutlich zutage. Die mit der ungewohnten Umgebung und Pflege verbundenen Umstellungs- und Anpassungsschwierigkeiten verstärken häufig derartige psychische Störungen, welche sich in Form von Verwirrtheitszuständen manifestieren können. Zu ihrer Beherrschung sind Infusionen mit Distraneurin (Cave: Atemdepression infolge zu schneller Tropfenfolge!) zu empfehlen.

Im Rahmen der postoperativen Überwachung und Behandlung von alten Menschen ist ferner auch allen anderen Maßnahmen große Bedeutung beizumessen, welche zur Erkennung, Vorbeugung und Behandlung von Störungen der Homöostase beitragen können und welche in ihrer Gesamtheit den Grundsätzen der Intensivtherapie entsprechen [4, 8]. Um diese für die Betreuung alter Menschen so überaus wichtigen Grundsätze in der klinischen Praxis verwirklichen zu können, bedarf es leistungsfähiger Intensivbehandlungseinheiten mit entsprechend geschultem ärztlichen und nichtärztlichen Personal.

9. Zusammenfassung

Eine Spezialanaesthesie für den alten Menschen gibt es nicht. Aufgrund seiner physiologischen und auch pathophysiologischen Besonderheiten bedarf es jedoch im Hinblick auf die Auswahl und Durchführung der Anaesthesie besonderer Vorsichtsmaßnahmen, um auch dem alten Menschen ein möglichst hohes Maß an Sicherheit bieten zu können. Dieses Ziel zu erreichen, setzt ferner eine subtile, gewissenhafte und planmäßige präoperative Voruntersuchung und Vorbereitung sowie eine auf die modernen Grundprinzipien der Intensivmedizin ausgerichtete postoperative Überwachung und Nachbehandlung voraus.

Literatur

1. Benke, A.: Geriatrische Anaesthesie. In: Anaesthesie in extremen Altersklassen, Anaesthesiologie und Wiederbelebung, Bd. 47 (K. Hutschenreuter, K. Bihler, P. Fritsche, Hrsg.). Berlin, Heidelberg, New York: Springer 1970.
2. Bramann, v. H., Herold, G.: Anaesthesie bei über 80jährigen. Anaesthesist **18**, 321–325 (1969).
3. Braun, H., Eichler, J., Lobsien, I,: Anaesthesie im Greisenalter. Anästh. Inform. **14**, 152–155 (1973).
4. Hamer, Ph.: Das Senium als Narkoserisiko. Anästh. Inform. **14**, 56–65 (1973).
5. Hutschenreuter, K.: Aufwachraum und Anaesthesist. Anästh. Inform. **14**, 270–273 (1973).
6. Hutschenreuter, K.: Wahl des Anaesthesieverfahrens für die ambulante Praxis und für die Klinik. Langenbecks Arch. klin. Chir. **334**, 709–718 (Kongreßbericht 1973).
7. Hutschenreuter, K., Beerhalter, H.: Klinische Erfahrungen mit der Valium-Kombinations-Narkose. In: Neue klinische Aspekte der Neuroleptanalgesie (W. F. Henschel, Hrsg.). Stuttgart, New York: Schattauer 1970.
8. Lawin, P.: Alter Patient und Anaesthesie. Anaesthesist **14**, 103–107 (1965).
9. Mayrhofer, O., Kreutzer, M., Niessner, G.: Grundprinzipien der Narkoseführung im Senium. In: Anaesthesie in extremen Altersklassen, Anaesthesiologie und Wiederbelebung, Bd. 47 (K. Hutschenreuter, K. Bihler, P. Fritsche, Hrsg.). Berlin, Heidelberg, New York: Springer 1970.
10. Mayrhofer, O., Chott, F.: Die Anaesthesie im Greisenalter. In: Lehrbuch der Anaesthesiologie und Wiederbelebung (R. Frey, W. Hügin, O. Mayrhofer, Hrsg.). Berlin, Heidelverg, New York: Springer 1972.
11. Renck, H.: The elderly patient after anaesthesie and surgery. Acta anaesth. Scand. Suppl. **34**, 5–136 (1969).

Ernährung

F. Heepe

1. Vorbemerkung

Ernährungsfehler können, wenn sie ein gewisses Maß überschreiten und über Jahre und Jahrzehnte fortbestehen, zum Ausgangspunkt der Entwicklung lebensverkürzender Erkrankungen werden. Sie wirken sich erst nach mehr oder weniger langer Zeit, d.h. meist erst beim älteren Menschen aus. Eine qualitativ und quantitativ adäquate Ernährung gehört deshalb zu den unabdingbaren Bestandteilen einer altersgemäßen Lebensführung, die Kenntnis der besonderen alimentären Bedürfnisse des alternden Menschen zum unentbehrlichen Rüstzeug für den geriatrisch tätigen Arzt.

Die Kostführung alter Menschen erfolgt in Form

1. der *Ernährungsprophylaxe* zur Erhaltung der Vitalität und zur Krankheitsvorbeugung bei normalem Altern,
2. der *Ernährungstherapie* mittels spezieller diätetischer Anweisungen zur Behandlung von Krankheiten im Alter.

Die Ernährungstherapie folgt beim älteren Patienten den gleichen Prinzipien wie beim jüngeren [8] und stellt insofern kein eigentliches geriatrisches Problem dar; sie findet im folgenden nur dort Erwähnung, wo die diätetische Prophylaxe sich sinnvollerweise mit der Therapie zu verbinden hat.

2. Der Nahrungsbedarf im Alter

Die Kost kann nur dann als biologisch vollwertig gelten, wenn sie den Körper in die Lage versetzt, alle ernährungsabhängigen Funktionen voll zu erfüllen. Voraussetzung dazu ist

1. die regelmäßige Zufuhr der benötigten *essentiellen Nährstoffe* in ausreichender Menge und gut ausnutzbarer Form,
2. eine angemessene *Calorienzufuhr*,
3. die ausreichende Versorgung mit *Ballaststoffen*.

a) Essentielle Nährstoffe

Auch wenn unsere bisherigen Kenntnisse über den Nährstoffbedarf alter Menschen noch durchaus lückenhaft sind, so darf man aufgrund der bisher vorliegenden Befunde doch annehmen, daß er nicht wesentlich unter dem vergleichbarer jüngerer Erwachsener liegt. Andererseits läßt sich ein echter Mehrbedarf bisher für keinen essentiellen Nährstoff sicher nachweisen. Die enterale Nahrungsausnutzung ist im Alter meist nicht wesentlich herabgesetzt, die Resorptionsleistung überraschend gut. Die Frage, wie weit die Fähigkeit des Körpers zur ökonomischen intermediären Verwertung der Nährstoffe im Alter abnimmt (sog. Endokarenz), läßt sich noch nicht mit genügender Sicherheit beantworten. Für einen wesentlich ins Gewicht fallenden endokarenzbedingten Nährstoffmehrbedarf beim alten Menschen gibt es bisher jedoch keine Beweise. Vorsorglich dürfte es dennoch ratsam sein, bei der Bilanzierung der essentiellen Nährstoffe – insbesondere der essentiellen Aminosäuren, der meisten Vitamine, des Calciums und des Eisens – die *Empfehlung für jüngere Erwachsene eher zu überschreiten als zu unterschreiten*, zumal ein Zuviel hiervon bei gesunden alten Menschen keine ernstlichen Nachteile zu bringen vermag. Die meisten neueren Richtwerte für den Nährstoffbedarf älterer Menschen (Tabelle 25) entsprechen in ihren wesentlichen Punkten den diesbezüglichen Empfehlungen der Deutschen Gesellschaft für Ernährung für jüngere Erwachsene. Lediglich für die Eiweißzufuhr wird eine Erhöhung um 20% (auf 1,2 g/kg/Tag, davon mindestens die Hälfte tierischer Herkunft) empfohlen.

Tabelle 25: Tagesnährstoffbedarf für ältere Personen (modifiziert nach [6])
Referenzpersonen: 75 Jahre, 165 cm, 65 kg (mit geringer körperlicher Tätigkeit)

Gesamtcalorien	1900–2000 kcal
Eiweiß gesamt	1,2 g/kg = etwa 80 g
davon tierisches Eiweiß . .	0,6 g/kg = etwa 40 g
Fett gesamt	35–40% kcal = etwa 65 bis 75 g
Linolsäure	3 g
Calcium	1000 mg
Eisen	12 mg
Vitamin A	5000 i. E.
Vitamin B_1	1,5 mg
Vitamin B_2	1,8 mg
Vitamin C	75,0 mg

b) Calorienträger (Fette, Kohlenhydrate)

Die Calorienzufuhr soll angemessen sein, d.h. dem tatsächlichen Energiebedarf entsprechen. Parallel zum Absinken von Grundumsatz und Leistungsumsatz nimmt der Calorienbedarf mit dem Alter kontinuierlich um insgesamt etwa 25–35% ab, eine Tatsache, welche für die diätetische Führung älterer Menschen von größter praktischer Bedeutung ist. Alle Expertenempfehlungen stimmen darin überein, daß mit zunehmendem Alter die *Calorienzufuhr einzuschränken* ist. Je nach der verbliebenen körperlichen Aktivität ist der Energiebedarf beim Normalgewichtigen mit etwa 1600–2400 kcal zu veranschlagen, wobei der Anteil der Calorien aus gesättigten Fetten 20% der Gesamtcalorien nicht übersteigen soll und die restlichen Calorien nach Abzug der Eiweißcalorien vornehmlich auf polyensäurereiche Öle (mindestens weitere 20%) und polymere Kohlenhydrate (Stärke) verteilt werden. Reine Disaccharide und Monosaccharide (zugesetzte Saccharose, Glucose) dagegen sollen wegen ihres stärkeren Effektes auf die Insulinfreisetzung nur in knapper Menge Verwendung finden (maximal 7–10% der Gesamtcalorien). Ein sorgfältiges individuelles Variieren der Calorienmenge ist wichtig. Die Abnahme des Calorienbedarfs pro Dekade kann zwischen 35 und 55 Jahren mit je 5%, zwischen 55 und 75 Jahren mit je 8%, danach mit weiteren 10% veranschlagt werden [12]. Für die Praxis empfiehlt sich als Bemessungsmaßstab das jeweilige laufend zu kontrollierende Körpergewicht. Zielpunkt der Calorienbilanzierung ist ein konstantes „*Idealgewicht*" von 5–10% unter dem Sollgewicht nach Broca, d.h. das Körpergewicht, bei dem die Lebenserwartung des Menschen im statistischen Mittel die günstigste ist. Beim Überschreiten dieses Gewichts ist die Calorienzufuhr niedriger (unter 1600 kcal/Tag), beim Unterschreiten entsprechend höher anzusetzen.

c) Ballaststoffe

Auch für bestimmte unverdauliche Nahrungsbestandteile pflanzlicher Herkunft, die unter dem Sammelbegriff der Ballaststoffe zusammengefaßt werden, muß beim alten Menschen ein gewisser Mindestbedarf angenommen werden, wie insbesondere aus den häufigen Störungen der Magen-Darm-Funktion bei ballaststoffarmer Ernährung zu schließen ist. Aufgrund ihres geringeren Sättigungswertes beinhaltet eine ballaststoffarme Kost stets auch die Gefahr einer zu reichlichen Calorienaufnahme. Mengenmäßig läßt sich der Ballaststoffbedarf nicht exakt festlegen, da er individuell in weiten Grenzen schwankt und der Gehalt der einzelnen Nahrungsmittel an unverdaulichen Bestandteilen nur unsicher zu definieren ist. Die Ballaststoffzufuhr (grobe Gemüse, Hülsenfrüchte, Rohobst, Backobst usw. [2]) ist deshalb empirisch zu steuern, wobei neben dem subjektiven *Sättigungseffekt* der Kost die Gewährleistung *ausreichender spontaner Darmentleerungen* das sicherste Kriterium einer guten Versorgung darstellt.

d) Zusammenfassung

Es steht fest, daß der Nahrungsbedarf des alternden Menschen von dem in jüngerem Alter, abgesehen von der Notwendigkeit einer Calorienreduktion, nicht wesentlich abweicht. *Es gibt keine spezielle Sonderernährung für das Alter!* Jedermann kann, wenn er den abnehmenden Calorienbedarf berücksichtigt, auch im 7., 8. und 9. Lebensjahrzehnt unbedenklich so weiter essen wie in jüngeren Jahren, sofern er sich bis dahin biologisch vollwertig ernährt hat und sich nicht im Zustand einer Dysalimentation befindet. Diese Voraussetzung ist jedoch bei vielen älteren Menschen nicht gegeben.

3. Fehlernährungszustände im Alter

a) Häufigkeit

Geht man von der geriatrischen Klientel der allgemeinen Krankenhäuser aus, so zeigen Ernährungsanamnese und körperlicher Status, daß der größere Teil der Patienten fehlerhaft ernährt ist. 40% der über 65jährigen Krankenhauspatienten sind übergewichtig [3]. Untersuchungen an Kollektiven als gesund geltender älterer Personen, Altenheiminsassen usw. haben vielerorts zu ähnlichen Ergebnissen geführt [3, 12]. „Legt man die Bedarfsnormen zugrunde, die von den wissenschaftlichen Gesellschaften angegeben werden, so ist eine qualitativ unzureichende Ernährung (beim alten Menschen) eher die Regel als die Ausnahme“ [10].

b) Art der Fehlernährung

Kennzeichnend für die verbreitete Dysalimentation älterer Menschen ist die *Kombination von calorischer Überernährung und qualitativer Fehlernährung;* letztere bestehend in einer unzureichenden Versorgung mit wasserlöslichen Vitaminen, mit Calcium und Eisen, nicht selten auch mit essentiellen Aminosäuren. Konzentrierte Calorienträger, insbesondere Fett und Feinmehlprodukte, werden in der Regel zu reichlich, Gemüse, Obst und Rohkost zu wenig verzehrt. Neben der unzureichenden Versorgung mit Vitaminen besteht zwangsläufig oft auch ein Mangel an pflanzlichen Ballaststoffen, woraus sich die Häufigkeit der habituellen Obstipation im Alter erklärt (z.B. 47% bei [11]). Überraschenderweise wird bei etwa jedem 5. über 65jährigen eine tägliche Eiweißzufuhr von 1 g/kg Körpergewicht nicht erreicht. Milch, Quark und Joghurt spielten in der Ernährungsanamnese von $^2/_3$ unserer Alterspatienten keine nennenswerte Rolle, so daß auch die Calciumzufuhr in der Mehrzahl der Fälle unter der wünschenswerten Höhe bleibt. Im Gegensatz zur Häufigkeit der vorstehend genannten Ernährungsmängel sind Zustände einer *calorischen Unterernährung* bei im übrigen gesunden alten Menschen selten (7% der Männer, 1% der Frauen [11]).

c) Ursachen und Entwicklung

Die Altersdysalimentation entwickelt sich als Summationseffekt des Fortbestehens schon in jüngerem Alter jahre- und jahrzehntelang geübter fehlerhafter Ernährungsgewohnheiten und hinzukommender „altersspezifischer“ Ernährungsfehler infolge verringerten Einkommens, schlechterer Einkaufsmöglichkeiten, abnehmender körperlicher Rüstigkeit und geistiger Aktivität, Mängel der Altersheimküchen usw. In chronologischer Folge sind es meist folgende Momente, die den Ablauf der Dinge bestimmen:

1. Viele Menschen befinden sich aufgrund früherer Ernährungsfehler bereits im Zustand einer calorischen Überernährung und qualitativen Fehlernährung, wenn sie die Grenze zum 6. Lebensjahrzehnt überschreiten.

2. Trotz des Absinkens von Grundumsatz und körperlicher Aktivität und damit zunehmend geringer werdendem Calorienbedarf behält der alternde Mensch jahrelang seine bisherigen Ernährungsgewohnheiten bei, insbesondere hinsichtlich der verzehrten Fett- und Kohlenhydratmenge. Dadurch nehmen Hyperalimentation und Übergewichtigkeit weiter zu.

3. Wird dann mit zunehmendem Alter das Nahrungsvolumen schließlich geringer, essen die Patienten dennoch im wesentlichen das gleiche wie in früheren Jahren, aber von allem mengenmäßig weniger, d.h. weniger auch von den hauptsächlichen Nährstoffträgern (Fleisch, Milchprodukte, Obst, Gemüse). Damit sinkt die Zufuhr essentieller Nährstoffe; der Patient gerät weiter in den Zustand der qualitativen Dysalimentation.

4. Kommt der Patient schließlich in ein Altersheim oder auf eine Pflegeabteilung, so verschlechtert sich seine Ernährungssituation oft noch weiter durch die bekannten Mängel der Gemeinschaftsverpflegung in Anstalten dieser Art, insbesondere die so häufige Bevorzugung billiger Calorienträger bei unzureichender Versorgung mit Milcheiweiß, Obst und Gemüse.

d) Folgen

Die gesundheitlichen Auswirkungen einer chronischen Fehlernährung manifestieren sich naturgemäß meist erst mit dem Älterwerden. Unzählige alte Menschen kommen allein durch Folgekrankheiten der Überernährung vorzeitig zu Tode. Schon in der Altersgruppe der 45–50jährigen bewirkt ein Übergewicht von 9 kg eine durchschnittliche Zunahme der Sterberate um 18%, ein Übergewicht von 18 kg eine solche um 45% [9]. Das Hyperalimentationssyndrom mit seinen Folgen Adipositas, Hyperlipidämie, Diabetes, Urat-Diathese, arterielle Hypertension, vorzeitige Atherosklerose usw. stellt in Mitteleuropa derzeit das mit Abstand häufigste „Altersleiden" dar.

e) Konsequenz für die Praxis

Es gibt zwar keine Diät, die das Altern verhindern [1] oder gar den Menschen verjüngen könnte. Außer Zweifel steht jedoch, daß eine geeignete Kostführung unter Vermeidung jeder Art von Dysalimentation die Lebenserwartung wesentlich erhöhen kann. Man schätzt, daß allein die Ausschaltung der Noxe Überernährung die Lebenserwartung des Menschen um durchschnittlich 4 Jahre anheben würde; im Vergleich dazu würde die Ausmerzung aller Krebskrankheiten eine Steigerung der mittleren Lebenserwartung um nur 2 Jahre bringen [7].

4. Die praktische Gestaltung der Alterskost

a) Prinzip

Aus den skizzierten ernährungsphysiologischen und pathophysiologischen Besonderheiten beim alternden Menschen ergeben sich drei Zielpunkte für die Gestaltung einer adäquaten Kost:

1. Deckung des Bedarfs an essentiellen Nährstoffen bei angemessener, d.h. meist reduzierter Calorienzufuhr, unter ausreichender Versorgung mit Ballaststoffen.

2. Beseitigung einer aus der Ernährungsanamnese oder dem körperlichen Status erkennbaren Dysalimentation, insbesondere der calorischen Überernährung und der qualitativen Fehlernährung.

3. In Auswahl und Zubereitungsweise der Nahrungsmittel erforderlichenfalls Anpassung an altersbedingte regressive Organ- und Stoffwechselveränderungen.

Hinsichtlich der Nährstoffrelation läßt sich das Hauptanliegen der diätetischen Bemühungen auf die einfache Formel bringen: *Höchstmögliche Konzentration des Gehalts an essentiellen Nährstoffen pro Calorieneinheit*, d.h. reichlich Eiweiß, Vitamine und Mineralien bei knappestmöglichem Gehalt an gesättigten Fetten und Kohlenhydraten. Diättechnisch vereinigt die anzustrebende Kost mit der Calorienreduktion, der Begrenzung von gesättigten Fetten und Zucker und mit der Erhöhung des Anteils hochungesättigter Fettsäuren die wichtigsten Prinzipien der Entfettungs- und Diabeteskost mit denen der Anti-Hyperlipidämie- und Anti-Atherosklerose-Kost. Es gibt viele Möglichkeiten, dieses Kostprinzip in einer den Bedürfnissen und Erwartungen unserer geriatrischen Klientel angemessenen Weise zu realisieren.

b) Spezieller Kostaufbau

Für die wichtigsten Gruppen von Nahrungsmitteln ergeben sich bei Zugrundelegung einer Basiskost von 2000–2100 kcal/Tag die folgenden Empfehlungen:

Fleisch- und Fleischwaren: Mageres Fleisch (Kalb, Rind, Wild, mageres Geflügel) und magere Wurstwaren (Mortadella, Kalbsleberwurst usw., auch magere Fleischsülzen, Corned beef u.ä.), *mindestens* 100–150 g pro Tag.

Fisch: Magerer Fisch aller Art beliebig anstelle von Fleisch.

Milch: Pro Tag etwa $^1/_2$ Liter Milch, möglichst in fettarmer Form (fettreduzierte sog. Leichtmilch, Magermilch, Buttermilch, Magerjoghurt).

Käse: Nur magere Käsesorten (bis maximal 40% Fett i.Tr.). Reichlich Magerquark.

Eier: Bis zu einem Vollei täglich als gekochtes Ei, Rührei, Schaumomelette oder in Speisen verkocht (Cave: 1 Eigelb enthält ca. 280 mg Cholesterin!). Weißei unbeschränkt.

Fett: 20–30 g Streichfett (Butter, ölreiche Spezialmargarine) und 20–30 g Sonnenblumenöl, Maiskeimöl o.ä. (zu Gemüse, Salat, Rohkost usw.) pro Tag. Der Quotient Polyensäuren : gesättigte Fettsäuren (sog. p/s-Quotient) soll mindestens 1,0 erreichen, die durchschnittliche Cholesterinzufuhr 400 mg pro Tag nicht überschreiten.

Brot, Backwaren, Teigwaren: Tagesgesamtmenge bis 125 g KH (= ca. 500 kcal) unter Bevorzugung von Vollkornprodukten (Schwarzbrot, Grahambrot, Knäckebrot, Haferflocken usw.).

Zucker: Knappestmöglicher Zuckerzusatz zu Speisen und Getränken („sichtbarer" Zucker bis etwa 30 g/Tag). Honig zählt als Zucker. Die hinzukommenden z.T. beträchtlichen Mengen „unsichtbaren" Zuckers in Marmelade, süßem Gebäck, Speiseeis, gezuckerten Fruchtsäften, Limonaden, Süßigkeiten usw. sind bei der Bilanzierung der Zuckercalorien (s. S. 266) zu berücksichtigen. Die Zulage von reinem Traubenzucker oder Fruchtzucker als „Stärkungsmittel" ist allenfalls bei Zuständen einer stärkeren calorischen Unterernährung vertretbar.

Kartoffeln: Tagesmenge bis 150 g, entsprechend etwa 3–5 mittelgroßen Kartoffeln (= 30 g KH, ca. 125 kcal).

Gemüse: Reichlich Gemüse in größerer Auswahl zu jeder Hauptmahlzeit. Tagesnettomenge mindestens 400–500 g, davon $^1/_4$–$^1/_3$ als Rohkost (Kopfsalat, Gurke, Tomate, Rettich, Radieschen usw.). Zubereitung fettarm und möglichst ohne Mehlzusatz. Alle Möglichkeiten der Jahreszeit nutzen! Eine gute Gemüseküche ist von entscheidender Bedeutung für das Gelingen einer allen Ansprüchen gerecht werdenden Alterskost.

Obst: Tagesnettomenge mindestens 400 g. Die Hälfte davon kann als Konserven- und Tiefkühlobst gegeben werden. Frischobstzulage zu 2–3 Mahlzeiten, insbesondere an Stelle von süßen Nachspeisen, von Gebäck u.ä. Praktisch wichtige Zubereitungsformen sind Obstquarkspeisen zur Milcheiweißanreicherung der Kost, geweichtes Backobst zur Ballaststoffanreicherung und frisch ausgepreßter Rohsaft zur C-Vitaminanreicherung für die Fälle, in denen aus irgendwelchen Gründen die wünschenswerte Rohobstmenge nicht zum Verzehr kommt.

Gewürze: Die großzügige Verwendung aller verfügbaren Würzmöglichkeiten gehört zu den unentbehrlichen Hilfsmitteln für die Herstellung einer schmackhaften Alterskost. Auswahl der Gewürze unbeschränkt. Kochsalz sollte dem alten Menschen nicht allzu reichlich gegeben werden; ein Salzzusatz von bis zu 5 g NaCl pro Tag ist in der Regel unbedenklich.

Getränke: Die Flüssigkeitsmenge bedarf im allgemeinen keiner Begrenzung. Richtwert etwa 1,5–2 Liter pro Tag. Ein Teil der alten Leute muß zu ausreichender Flüssigkeitsaufnahme angehalten werden! Bohnenkaffee und schwarzer Tee sind durchaus erwünscht, Wein und Bier in mäßiger Menge erlaubt, ebenso das gewohnte Gläschen Weinbrand oder Likör. Bei regelmäßigem Genuß alkoholischer Getränke ist deren Caloriengehalt zu berücksichtigen.

Zusammenfassend (Tabelle 26) ergibt sich eine diätetische Technik, wie sie in ähnlicher Weise bei der Gestaltung der nährstoffbilanzierten Mischkostreduktionsdiät (als „Reduktionskost II" [4]) in vielen Krankenhausküchen praktiziert wird. Wie diese soll auch die Alterskost in ihrer ganzen Aufmachung weitestmöglich den Charakter einer *Vollkost* behalten und damit den Rahmen des Gewohnten nicht zu sehr sprengen [5]. Man vermeide es, an der vom Patienten bis dahin aufgenommenen Kost mehr zu ändern, als wirklich nötig ist. Wichtig ist,

Tabelle 26: Ausreichende Nahrungsmittelmengen je Tag für ältere Personen (modifiziert nach [6])

Milch (Magermilch, Buttermilch)	400 g
Fleisch und Fleischwaren, mager	100–150 g
Fisch und Fischwaren, fettarm	
Magerquark	50 g
Käse (40% Fett i. Tr.)	30 g
Gemüse ohne Abfall	400 g
Obst ohne Abfall	400 g
Kartoffeln ohne Schale	150 g
Nährmittel	30 g
Brot	200 g
Honig, Marmelade	25 g
Zucker	30 g
Streichfett (Butter, Diätmargarine)	25 g
Kochfett (Sonnenblumen- oder Maiskeimöl)	25 g
Nährwert (approx.)	
Calorien	2000–2100 kcal
Eiweiß	70–80 g
Fett	65–75 g

daß mengenmäßig nicht zu viel mit einem Male angeboten wird, daß täglich mindestens 5 Mahlzeiten gereicht werden, gut über den Tag verteilt, und daß diese in Ruhe und Behaglichkeit eingenommen werden können.

c) Diätgerechte Abwandlung

Beim Vorliegen einer entsprechenden therapeutischen Indikation wird das Vollkostprinzip verlassen [5, 8], so etwa bei

1. verminderter Belastbarkeit des Magen-Darm-Kanals (→ Schonkost),
2. Insuffizienz des Kauorgans (Breikost),
3. Neigung zu Ödemen oder arterieller Hypertension (→ natriumarme Kost) oder
4. Altersdiabetes (→ Diabeteskost).

Es ist vornehmlich der ältere Teil der geriatrischen Klientel, bei dem diätetische Abwandlungen der vorstehend genannten Art notwendig werden. Jenseits des 80. Lebensjahres bedürfen annähernd 50% der Krankenhauspatienten derartiger zusätzlicher Kostabwandlungen. Aber auch hier verfährt man zweckmäßigerweise nach dem Prinzip: Kostveränderungen so wenig wie möglich und so spät wie möglich! Die Verträglichkeit für manches gemeinhin als schwerverdaulich geltende Gericht ist beim alten Menschen oft überraschend gut. Die grundsätzliche Verordnung einer Schonkost als Standardnahrung alter Leute wäre sicher unangebracht.

d) Psychologische Gesichtspunkte

Bei allen Bemühungen um eine Verbesserung der Ernährung des alten Menschen gehe man mit größter Behutsamkeit und Vorsicht zu Werke! Drastische Korrekturen versprechen hier, so angebracht sie rein sachlich auch immer sein mögen, von vornherein nur wenig Erfolg. Häufig muß ein Kompromiß gefunden werden zwischen dem, was diätetisch wünschenswert, und dem, was praktisch realisierbar oder beim Patienten durchzusetzen ist. „Es darf nicht vergessen werden, daß schmackhaftes Essen und gepflegte Getränke oft zu den wenigen Lebensfreuden zählen, die dem Menschen im hohen Lebensalter bleiben" [13]. Vieles erleichtert die bestmögliche Anpassung an die Besonderheiten des Einzelfalles (Vorliebe oder Abneigung bestimmten Speisen oder Zubereitungsweisen gegenüber, Unverträglichkeiten, Voreingenommenheiten usw.), wie sie sich aus der *individuellen Ernährungsanamnese* ergeben, die niemals versäumt werden sollte.

e) Grenzen der diätetischen Indikation

Bei den ältesten der Alten sollte man, wo es irgend vertretbar erscheint, von jedem spürbaren Eingriff in ihre Ernährungsgewohnheiten absehen. Das gilt insbesondere für jene alten Leute, die mit Speise und Trank stets Mäßigung geübt haben, fast jedes Essen vertragen, keine Zeichen der Dysalimentation aufweisen und für ihr Alter noch rüstig und geistig rege sind. Diese leider nicht sehr große Gruppe geriatrischer Patienten läßt man unverändert weiter essen wie bisher, auch wenn nicht jedes Detail ihrer Ernährungsanamnese aus ernährungsphysiologischer Sicht zu billigen ist. Im Krankenhaus erhalten sie, wenn keine andere Indikation dem entgegensteht, die normale Hauptküchenvollkost.

5. Die Kostkorrektur als Präventivmaßnahme

Es bedarf keiner besonderen Erklärung, daß alle Maßnahmen zur Beseitigung einer Fehlernährung prognostisch um so wirkungsvoller sein werden, je früher sie eingeleitet werden. Es wäre wenig sinnvoll, mit den erforderlichen Kostkorrekturen erst mit dem 60. oder 65. Lebensjahr, vielleicht auch erst nach dem ersten Herzinfarkt oder dem ersten Schlaganfall, beginnen zu wollen. Mit zunehmendem Alter wird zudem jeder Versuch einer Ernährungserziehung problematischer, fällt das Umlernen dem Patienten schwerer und nimmt seine Bereitschaft zur Inkaufnahme von Kosteinschränkungen ab. Am erfolgreichsten sind die diätetischen Bemühungen meist in den Fällen, wo es gelingt, eine nährstoffmäßig vollwertige und calorisch angemessene Kost schon in jüngerem Lebensalter als Dauerkost durchzusetzen. *Im Grunde genommen sind die Prinzipien der Alterskost identisch mit denen einer biologisch vollwertigen Leistungs- und Prophylaxekost für den gesunden jugendlichen Erwachsenen.* Die Frage, in welchem Lebensalter mit der Einnahme einer „Alterskost" begonnen werden sollte, wird gegenstandslos, wenn bei einer alle essentiellen Nährstoffe ausreichend enthaltenden Kost schon in jüngeren Lebensjahren die Calorienzufuhr so geregelt wird, daß das Idealgewicht erhalten bleibt. Unter dieser Voraussetzung könnte die gewohnte Ernährungsweise praktisch unverändert bis ins höchste Alter beibehalten werden. Die Zäsur der Umstellung auf eine „Alterskost" würde entfallen. Die rechtzeitige Erziehung des Menschen zu nährstoffbewußtem und calorienbewußtem Ernährungsverhalten gehört deshalb zu den wichtigsten präventiven Maßnahmen für ein möglichst gesundes Alter.

Literatur

1. Berg, G.: Ernährung und Altern. Z. Geront. **5**, 73 (1972).
2. Heepe, F.: Die chronische Obstipation. Dtsch. Ärztebl. **67**, 1010 (1970).
3. Heepe, F.: Praktische Probleme der Ernährung des alten Menschen. In: Alter und Ernährung (V. Böhlau, Hrsg.), S. 95–111. Stuttgart, New York: Schattauer 1972.
4. Heepe, F., Wigand, M.: Die Kostprogrammierung an größeren allgemeinen Krankenhäusern. Krankenhaus-Umschau **37**, 949 (1968).
5. Holtmeier, H. H.: Ernährung des alternden Menschen. Stuttgart: Thieme 1968.
6. Jahnke, K,: Ernährung des alternden Menschen. In: Lehrbuch der Krankenernährung (C. R. Schlayer, J. Prüfer, Hrsg.), 6. Aufl., S. 407–416. München, Berlin: Urban u. Schwarzenberg 1964.
7. Joliffe, N.: Some basic considerations of obesity as a public health problem. Amer. J. publ. Hlth. **43**, 989 (1953).
8. Matzkies, F.: Ernährung bei internistischen Erkrankungen im Alter. Z. Geront. **5**, 85 (1973).
9. Newburg, D. H., zit. n. Ries, W.: Fettsucht. Leipzig: Barth 1970.
10. Oberdisse, K., Jahnke, K,: Die Ernährung des alternden Menschen. Verh. dtsch. Ges. inn. Med. **67**, 815 (1961).
11. Oberdisse, K., Jahnke, K.: Die Ernährung im Alter. Internist **3**, 156 (1962).
12. Schlettwein-Gsell, D.: Ernährung im Alter. In: Ernährungslehre und Diätetik (H. D. Cremer, L. Heilmeyer, H. J. Holtmeier, D. Hötzel, H. A. Kühn, J. Kühnau, N. Zöllner, Hrsg.), Bd. II, Teil 2 S. 305–342. Stuttgart: Thieme 1972.
13. Welsch, A.: Krankenernährung. Stuttgart: Thieme 1965.

Training und Sport als präventative und therapeutische Maßnahmen

W. Hollmann und H. Liesen

1. Der alternde Mensch

Voraussetzung zur Bewältigung der Alltagsaufgaben des Menschen ist eine genügende körperliche Leistungsfähigkeit. Ohne sie fehlt eine der wichtigsten Bedingungen, das Leben als lebenswert zu empfinden. Die Alterungsvorgänge sind aber in funktioneller Hinsicht gekennzeichnet durch eine Herabsetzung der Adaptationsfähigkeit und eine Reduzierung der Leistungsfähigkeit. Zu den wesentlichen Aufgaben der Medizin zählt daher das Bemühen, die Ursachen für den Leistungsrückgang zu erforschen und ihnen durch geeignete Maßnahmen zu begegnen.

Bevor hierauf näher eingegangen wird, muß der Begriff „Leistungsfähigkeit" in die motorischen Hauptbeanspruchungsformen verlegt werden. Es sind: Die Koordination, Flexibilität, Kraft, Schnelligkeit und Ausdauer.

Die Koordination – d.h. das Zusammenwirken von Zentralnervensystem und Skelettmuskulatur innerhalb eines gezielten Bewegungsablaufs – beginnt bereits im Laufe des 3. Lebensjahrzehnts abzunehmen. Die Ursachen sind noch weitgehend unbekannt. Hiermit hängt z.B. die Verschlechterung der Bestzeit im 100 m-Lauf durchschnittlich schon jenseits des 25. Lebensjahres zusammen.

Ähnlich verhält es sich mit der Flexibilität, d.h. dem aktiven Bewegungsausmaß in einem oder in mehreren Gelenken. Die physiologische Abnahme dieses Faktors der Leistungsfähigkeit setzt bereits mit dem 12.–14. Lebensjahr ein, um im höheren Alter durch degenerativ-reaktive Veränderungen, z.B. am Knorpel, und nachfolgenden Neigungen zu Arthrosen und Spondylosen intensiviert zu werden.

Die statische und dynamische Muskelkraft gehen durchschnittlich jenseits des 30. Lebensjahres zurück. Der Wasser-, Kalium-, Calcium-, ATP- und insbesondere Kreatinphosphatgehalt der Muskulatur geht zurück. Im 70. Lebensjahr hat der Mensch durchschnittlich 40% der Muskulatur des 20. Lebensjahres eingebüßt. Die Anfälligkeit für Risse und Zerrungen wächst. Der Rückgang der Schnelligkeit und Schnellkraft wurde bereits in Verbindung mit der Koordination erwähnt. Hinzu tritt eine Abnahme der Reaktionsgeschwindigkeit und – in höherem Alter – des Konzentrationsvermögens.

Unter der Ausdauer wird hier die Beanspruchung auf allgemeine aerobe Ausdauer verstanden. Leistungsbegrenzend wirken das kardiopulmonale Leistungsvermögen – gemessen als maximale Sauerstoffaufnahme/min – und die celluläre metabolische Kapazität. Diesen Faktoren kommt eine besondere Bedeutung für die Alterungsvorgänge insofern zu, als die Leistungsfähigkeit von Herz, Kreislauf, Atmung und Stoffwechsel die zentrale Position darstellt für den körperlichen Leistungszustand und die sog. „Fitness" schlechthin. Nicht umsonst gilt im sprichwörtlichen Sinne nach wie vor der berühmte Satz, wonach der Mensch so alt ist wie seine Gefäße. Mit dem Wort „Gefäße" ist aber im weiteren Sinne die kardio-pulmonale Leistungsfähigkeit zu verstehen. Darum soll im folgenden dieser Gesichtspunkt den Vordergrund der Betrachtung darstellen.

Summarisch sind die Alterungsvorgänge von Herz, Kreislauf, Atmung, Stoffwechsel und Skelettmuskelkraft in *Abb. 41* dargestellt. Die im Alter verringerte Adaptationsfähigkeit ist neben den erwähnten oder noch zu erwähnen-

▷

Abb. 41. Das Verhalten verschiedener Größen und Kriterien bei männlichen Personen des 3.–7. Lebensjahrzehnts (zusammengestellt nach Astrand *u. Mitarb.* sowie Hollmann *u. Mitarb.*)

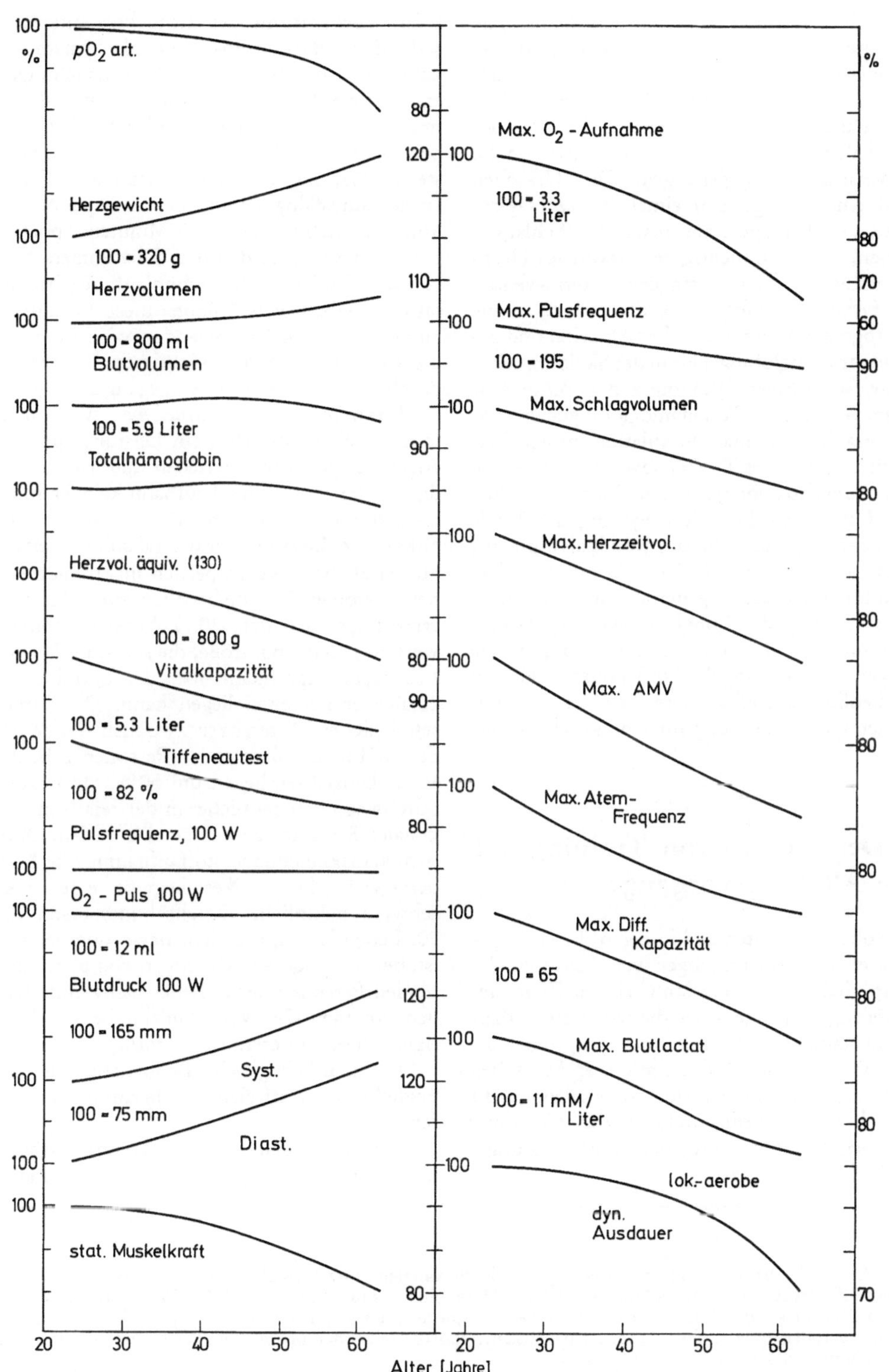

100
%
pO_2 art.
80
120
Herzgewicht
100
100 = 320 g
Herzvolumen
110
100
100 = 800 ml
Blutvolumen
100
100 = 5.9 Liter
90
Totalhämoglobin
100
Herzvol. äquiv. (130)
100
100 = 800 g
100
Vitalkapazität
80
90
100 = 5.3 Liter
100
Tiffeneautest
100 = 82 %
80
Pulsfrequenz, 100 W
100
O_2 - Puls 100 W
100
100 = 12 ml
Blutdruck 100 W
120
100 = 165 mm
100
Syst.
120
100 = 75 mm
Diast.
100
100
stat. Muskelkraft
80
20
30
40
50
60
Alter [Jahre]
%
Max. O_2 - Aufnahme
100
100 = 3.3 Liter
80
70
Max. Pulsfrequenz
100
60
100 = 195
90
100
Max. Schlagvolumen
80
100
Max. Herzzeitvol.
80
100
Max. AMV
80
100
Max. Atem-Frequenz
80
100
Max. Diff. Kapazität
100 = 65
80
100
Max. Blutlactat
100 = 11 mM / Liter
80
100
lok.-aerobe
dyn. Ausdauer
70
20
30
40
50
60

den Mechanismen auf eine neurohormonale Komponente zurückzuführen. Die maximale Sauerstoffaufnahme, das Bruttokriterium der kardio-pulmonalen Kapazität, ist beim 60jährigen Durchschnittsmann um ca. $^1/_3$, bei der gleichaltrigen Frau um ca. $^1/_4$ des Wertes im 20. Lebensjahr zurückgegangen. Die Ursachen sind: eine verringerte maximale Herzschlagfrequenz, ein herabgesetztes maximales Schlagvolumen, damit ein niedrigeres maximales Herzzeitvolumen, eine verringerte arterio-venöse O_2-Differenz infolge Capillarverlust sowie herabgesetzter enzymatischer Aktivität und geringerer Myoglobingehalt in der Skelettmuskulatur, schlechtere Ökonomie der Blutverteilung, verringerter Totalhämoglobingehalt, eingeschränkte maximale Ventilation infolge Elastizitätsverlust des Thorax sowie Rarefizierung des Lungenparenchyms mit Elastitätsverlust des Lungengewebes, Verringerung der Vitalkapazität bei Zunahme des Residualvolumens, Zunahme des bronchialen Strömungswiderstandes, Herabsetzung der maximalen Diffusionskapazität der Lunge infolge Capillarverlust und der erwähnten Rarefizierung sowie wegen Verlängerung der Diffusionsstrecke und schließlich generell größere Gefäßrigidität mit höherer Herzbelastung für eine gegebene Arbeit.

2. Der Einfluß von Training auf die Alterungsvorgänge

Die oben erwähnten und in der Abb. 41 dargestellten Beeinträchtigungen von Faktoren der körperlichen Leistungsfähigkeit im Zuge der Alterungsvorgänge sowie die reduzierte Adaptationsfähigkeit im Alter sind Symptome, die sowohl beim jungen wie beim älteren Menschen auch einen Trainingsverlust kennzeichnen. Es ist daher naheliegend, ein körperliches Training zur Begegnung von altersbedingten Leistungseinbußen einzusetzen.

Im Vordergrund des ärztlichen Interesses steht dabei das kardio-pulmonale System. Es kann nur durch Ausdauerbeanspruchungen trainiert werden. Wir verstehen darunter dynamische Beanspruchungen großer Muskelgruppen mit einer Belastungsintensität von mindestens 50%, besser 70% der maximalen Kreislaufleistungsfähigkeit über eine Zeitspanne von kontinuierlich wenigstens 5 Minuten. Sportarten wie Laufen, Radfahren, Schwimmen, Skilanglauf, Rudern, Schlittschuhlauf, gegebenenfalls Rasenballspiele, können diese Voraussetzungen erfüllen. Im folgenden wird kurz auf die Beeinflussung der wichtigsten Parameter durch Ausdauertraining eingegangen.

Maximale Sauerstoffaufnahme: War im 2. und 3. Lebensjahrzehnt ein Leistungssport in Ausdauersportarten betrieben und nach Beendigung der sportlichen Laufbahn kein Training mehr durchgeführt worden, so ist der kardiopulmonale Leistungsverlust (absolut) weitaus größer als bei stets körperlich inaktiv gewesenen Personen. Das Beibehalten eines Ausdauertrainings nach dem 30. Lebensjahr konserviert eine Leistungsgröße, die selbst im 50.–60. Lebensjahr signifikant über der untrainierter 20jähriger Personen liegen kann. Die durchschnittlichen Differenzen zwischen trainierenden und nichttrainierenden Personen z.B. des 60. Lebensjahres liegen um 30%. Sie werden durchweg noch deutlicher in der relativen maximalen Sauerstoffaufnahme, d.h. in dem Quotienten maximale Sauerstoffaufnahme / kg Körpergewicht. Dieser Wert liegt für eine 75 kg schwere männliche Durchschnittsperson des 20. Lebensjahres, die nicht bewegungsverarmt ist, bei 44 ml/kg. Als Mittelwert von 65 trainierenden Personen des 6. Lebensjahrzehnts fanden wir einen Wert von 42 ml/kg, bei gleichaltrigen nichttrainierenden 31 ml/kg.

Die inhaltlich gleiche Beobachtung ist bezüglich der fettfreien Körpermasse zutreffend.

Herzschlagfrequenz: Die maximal erreichbare Herzschlagfrequenz nimmt vom Kindes-

---

▷

Abb.42. Das Verhalten des Herzvolumens (HV), der maximalen Sauerstoffaufnahme (VO_2 max.), der Pulsfrequenz (F), des Atemminutenvolumens (VE), des Herzvolumenäquivalentwertes 130 (HVÄ 130), des systolischen Blutdrucks, des Triglycerid- und Cholesterinspiegels, des arteriellen Sauerstoffpartialdrucks und der lokalen aeroben dynamischen Ausdauer bei ausdauersportbetreibenden männlichen Personen und untrainierten Männern des 6.–8. Lebensjahrzehnts

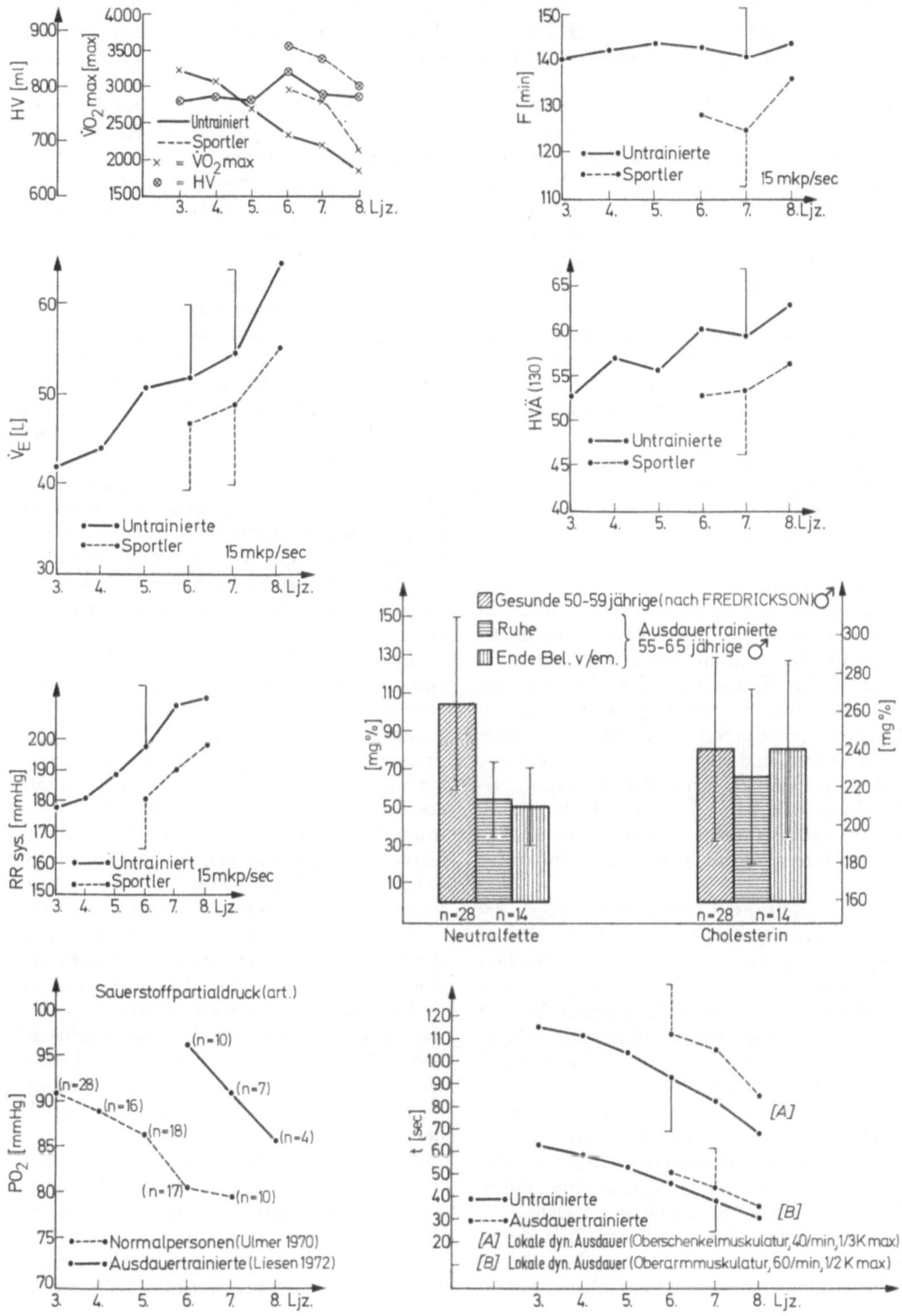
HV [ml]
VO2 max [max]
Untrainiert
Sportler
× = VO2max
⊗ = HV
Ljz.
F [min]
Untrainierte
Sportler
15 mkp/sec
VE [L]
HVÄ (130)
Gesunde 50-59 jährige (nach FREDRICKSON) ♂
Ruhe
Ende Bel. v/em.
Ausdauertrainierte 55-65 jährige ♂
[mg%]
n=28 n=14
Neutralfette
Cholesterin
RR sys. [mmHg]
Untrainiert
Sauerstoffpartialdruck (art.)
PO2 [mmHg]
Normalpersonen (Ulmer 1970)
Ausdauertrainierte (Liesen 1972)
t [sec]
Ausdauertrainierte
[A] Lokale dyn. Ausdauer (Oberschenkelmuskulatur, 40/min, 1/3 K max)
[B] Lokale dyn. Ausdauer (Oberarmmuskulatur, 60/min, 1/2 K max)

bis zum Greisenalter bei beiden Geschlechtern ab. Dieser Befund läßt sich auch durch Training nicht beeinflussen. Sporttreibende Personen des 7. Lebensjahrzehnts weisen jedoch auf gegebenen Belastungsstufen noch signifikant niedrigere Pulsfrequenzen auf als gleichaltrige nichtsporttreibende. Im 8. Lebensjahrzehnt ist diese Differenz kaum noch zu beobachten. Wer ohne Sport dieses Alter überschreitet, bringt so günstige biologische Voraussetzungen mit, daß er sich z.B. als 80jähriger in dieser Hinsicht von einem sporttreibenden 80jährigen kaum unterscheidet.

Schlagvolumen: Ausdauertrainierte Personen weisen im 5. bis einschl. 7. Lebensjahrzehnt größere Schlagvolumina auf als untrainierte, auch wenn gleichgroße Herzvolumina vorliegen (Abb. 42).

Herzzeitvolumen: Training hat nur einen bescheidenen Einfluß auf diese Größe, da zwar das Schlagvolumen, aber nicht die maximal erreichbare Herzschlagfrequenz beeinflußt wird.

Herzvolumen: Wir fanden zwischen trainierenden und nichttrainierenden männlichen Personen der 6.–8. Lebensdekade keine signifikanten Differenzen im Verhalten des Herzvolumens. Signifikante bis schwachsignifikante Differenzen traten hingegen im Quotienten Herzvolumen/Körpergewicht zwischen einer trainierenden und einer untrainierten Gruppe auf, da das Körpergewicht der Nichtsporttreibenden jeweils höher lag. Das gilt für das 6. und 7. Lebensjahrzehnt, während im 8. auch dieser Unterschied nicht mehr zu beobachten war.

Hochsignifikante Differenzen wies der Herzvolumenäquivalentwert nach *Reindell u. Mitarb.* [16] (Herzvolumen in ml, dividiert durch den maximalen Sauerstoffpuls) im 6. und signifikante im 7. Lebensjahrzehnt auf. Das gilt insbesondere auch für den Herzvolumenäquivalentwert 130 (Herzvolumen dividiert durch Sauerstoffpuls bei einer Pulsfrequenz von 130/min), der selbst in der 7. Lebensdekade noch hochsignifikante Unterschiede zeigte. Somit gelingt es dem ausdauersporttreibenden Älteren, für eine gegebene Herzgröße eine größere kardio-vaskuläre Effektivität zu erzielen.

Sauerstoffpuls: Auf gegebenen Belastungsstufen weisen ausdauertrainierte ältere Personen signifikant bis hochsignifikant höhere Werte auf als gleichaltrige untrainierte. Der Unterschied trat bei unseren Untersuchungen erst im 8. Lebensjahrzehnt nicht mehr auf.

Systolischer Blutdruck: Signifikant geringere systolische Druckwerte sind bei ausdauertrainierten älteren Personen bis zu Beginn des 8. Lebensjahrzehnts nachweisbar. Die Differenzen zwischen Sporttreibenden und Nichtsporttreibenden werden mit wachsender Belastungsstufe größer.

Diastolischer Blutdruck: Wir konnten im höheren Lebensalter keine eindeutig signifikanten Differenzen hinsichtlich dieses Kriteriums zwischen trainierenden und nichttrainierenden Personengruppen feststellen. Diese Werte wurden unblutig erhoben; inwieweit diese Aussage auch für intraarterielle Messungen zutrifft, muß noch offen bleiben.

Ausdauergrenze (= Arbeitskapazität 130): Die absolute Höhe der Ausdauergrenze liegt bei trainierenden Personen im 6. und 7. Lebensjahrzehnt hochsignifikant höher als bei untrainierten. Auch hier beobachteten wir in der 8. Lebensdekade keine signifikanten Unterschiede mehr.

Hämatokrit: Mit höheren Belastungsstufen und längerer Arbeitsdauer steigt der Hämatokritwert an, da das intravasale Plasmavolumen abnimmt. Mit zunehmendem Alter tritt diese Erscheinung schon in niederen Belastungsstufen auf. Sie bedeutet eine Viscositätszunahme des Blutes und damit eine erhöhte Herzbelastung. Zwischen trainierenden und nichttrainierenden männlichen Personen fanden wir im 6. Lebensjahrzehnt schwachsignifikant geringere Hämatokritwerte bei den trainierenden.

O_2-Partialdruck im arteriellen Blut: Im Zuge der Alterungsvorgänge nimmt mit zunehmendem Lebensalter der arterielle Sauerstoffdruck ab. Bei gut ausdauertrainierten Personen fanden wir im 6.–8. Lebensjahrzehnt hochsignifikant höhere Werte, vermutlich eine Folge verbesserter Distributions- und vielleicht auch günstigerer Ventilations- und Diffusionsbedingungen in der Lunge.

Anaerobe Leistungsfähigkeit: Ihr Kriterium ist der maximal erreichbare Lactatspiegel. Ausdauertrainierte Personen erreichen signifikant höhere Maximalwerte als untrainierte.

pH-Wert (arteriell): Auf gegebenen submaximalen Belastungsstufen weist der trainierte Ältere signifikant geringere Lactatspiegel auf als der untrainierte, ein Ausdruck der besseren aeroben Stoffwechselvorgänge. Dementsprechend liegt sein pH-Wert höher, um im Grenzbereich der Leistungsfähigkeit tiefere pH-Werte tolerieren zu können.

Cholesterin- und Triglyceridspiegel: Ausdauertrainierte Personen verfügen über hochsignifkant niedrigere Triglyceridspiegel in Körperruhe. Im Verhalten des Cholesterinspiegels finden sich durchweg nur geringe Differenzen.

Atemminutenvolumen: Im Laufe des Lebens wächst der Ventilationsaufwand auf physikalisch identischen Belastungsstufen an. So finden sich schon im Vergleich des 3. und 5. Lebensjahrzehnt in mittleren Arbeitsstufen hochsignifikante Unterschiede im Atemminutenvolumen. Ausdauertraining bedingt eine signifikante Reduzierung des Ventilationsaufwandes für eine gegebene Sauerstoffaufnahme. Hingegen liegen die maximal erreichbaren Ventilationswerte auch im 7. und 8. Lebensjahrzehnt beim Trainierenden, als Folge der erreichten stärkeren Belastungsintensität, höher.

Lokale dynamische aerobe Muskelausdauer: Unter diesem Begriff ist die Ausdauer gegenüber dynamischer Arbeit einer Muskelgruppe zu verstehen, die kleiner ist als $^1/_6$–$^1/_7$ der gesamten Skelettmuskulatur. Die hier entscheidend leistungslimitierend wirkenden Faktoren sind – eine normale Herzleistungsfähigkeit vorausgesetzt – das intracelluläre O_2-Angebot und die intracelluläre metabolische Kapazität.

Je größer die lokale dynamische aerobe Muskelausdauer ausfällt, desto größer ist auf gegebenen Belastungsstufen im submaximalen Arbeitsbereich die lokale arterio-venöse O_2-Differenz und umso niedriger die notwendige Muskeldurchblutung. Infolgedessen bedeutet eine Verbesserung des Trainingszustandes in dieser Hinsicht einen Sparmechanismus für das Herz, indem die Herzbelastung für eine gegebene Arbeit der Skelettmuskulatur reduziert wird.

Ausdauersportler, die ausschließlich ein Lauftraining betreiben, weisen hinsichtlich der lokalen dynamischen aeroben Ausdauer der trainierten Muskelgruppen eine hochsignifikant größere Leistungsfähigkeit in jeder Altersstufe auf als untrainierte. Wird jedoch zwischen beiden Personengruppen eine nichttrainierte Muskelgruppe verglichen, so können keine signifikanten Unterschiede beobachtet werden. Der Trainingseffekt bezieht sich also praktisch ausschließlich auf die trainierte Muskelgruppe selbst. Diese Aussage ist von Bedeutung für die Durchführung einer Bewegungstherapie und die Ansatzmöglichkeiten einer aktiven Rehabilitation.

3. Effekte eines Trainingsbeginnes jenseits des 40.–50. Lebensjahres

Von besonderem Interesse ist die Beantwortung der Frage, inwieweit es bei sportungewohnten Personen jenseits des 40.–50. oder noch höheren Lebensalters möglich ist, durch nunmehrige Aufnahme eines Trainings die oben erwähnten Veränderungen erzielen zu können. In entsprechenden Untersuchungen kamen wir zu den in *Abb. 42* dargestellten Resultaten. Demnach können selbst bei jahrzehntelang sportungewohnten Personen die präventiv-medizinisch wünschenswerten Trainingsanpassungen im 40.–60. Lebensjahr erworben werden. Danach nimmt die Trainierbarkeit zwar deutlich ab, erlischt jedoch erst hinsichtlich morphologisch faßbarer Anpassungsmechanismen im Durchschnitt mit dem 70. Lebensjahr.

Als Extremfall sei das Beispiel eines ehemaligen Bankdirektors aufgeführt, der im 66. Lebensjahr mit einem Lauftraining begann, nachdem er jahrzehntelang keine Form von Sport betrieben hatte. Anfangs betrug seine kontinuierliche Laufdistanz 50–100 m. Er steigerte sie bei täglichem Training innerhalb von 3 Jahren auf 5000 m. Dabei nahm der adipös gewesene Mann über 20 kg ab. Mit seinem 71. Lebensjahr bestritt er erstmals einen Marathonlauf, um in seinem 73. Lebensjahr in einem Marathonlauf für Alterssportler einen stets im Training gebliebenen mehrfachen deutschen Marathonmeister im Ziel ca. 300 m hinter sich zu lassen.

4. Empfehlenswerte Sportarten für den Älteren

Das *Laufen* stellt die natürlichste Bewegungsform dar. Es wird praktisch die gesamte Skelettmuskulatur beansprucht. Dabei kommt es nicht auf eine hohe Laufgeschwindigkeit, sondern auf eine lange Laufdauer an. Für den älteren Menschen gilt die Faustregel: Übungsexzesse – das sind Beanspruchungen mit hoher Intensität – stiften mehr Schaden als Nutzen, langdauernde Belastungen mit geringer Beanspruchungsstufe sind segensreich.

Es bieten sich speziell Waldläufe im Sinne von Langstreckenläufen an. Dabei sollte entsprechend den früheren Ausführungen die kontinuierliche Belastungsdauer nicht unter 5 Minuten liegen, da diese Größenordnung offensichtlich eine Grenzzeit für einen wirksamen kardio-pulmonalen Trainingsreiz darstellt. Ein Optimum liegt für den Nichtleistungssportler anscheinend bei 30 Minuten. Die Steigerungen der Belastungsdauer darüber hinaus führen offensichtlich nur noch zu unproportional geringen gesundheitlichen Gewinnen.

Das *Radfahren* stellt Ansprüche an die Leistungsfähigkeit des kardio-pulmonalen Systems sowie an die lokale aerobe dynamische Ausdauer der Beinmuskulatur. Der Vorteil dieser Sportart besteht neben der exakten Dosierbarkeit, die gut individuell angepaßt werden kann, in der gleichzeitigen Schonung der Kniegelenke – vor allem bei adipösen Personen sowie bei Vorliegen von Arthrosen der Kniegelenke wichtig – trotz gegebenenfalls hoher Belastung. Das Gewicht des Körpers wird vom Sattel getragen.

Das *Schwimmen* empfiehlt sich wie das Radfahren besonders für schwergewichtige Personen in Anbetracht der Entlastung der unteren Extremitäten. Vorgeschädigte und Ältere sollten auf einen langsamen Übergang von der Luft- in eine niedrigere Wassertemperatur achten. Die erste Berührung mit dem kalten Wasser führt zu einer Constriction der Hautgefäße und damit einer Erhöhung des peripheren Gefäßwiderstandes, was nicht abrupt geschehen sollte. Liegt z. B. eine latente Coronarinsuffizienz vor, so kann der Kaltwasserreiz einen akuten Angina-pectoris-Anfall auslösen. Ähnliches gilt für einen längeren Aufenthalt im Wasser bei niedrigen Temperaturen.

Beim Schwimmen sollte wie beim Laufen auf eine genügend lange kontinuierliche Beanspruchung geachtet werden (siehe hinsichtlich individueller Dosierung das nächste Kapitel).

Das *Skilanglaufen* bietet unter den Wintersportarten besonders günstige präventive und rehabilitative Aspekte. Die physiologischen Anforderungen betreffen das kardio-pulmonale System, die lokale Muskelausdauer in den Extremitäten, die Koordination und im geringen Maße die Kraft. Der günstige Effekt auf das vegetative Nervensystem wird beim Skiwandern noch durch das Milieu verstärkt. Beim Älteren ist vor allem in der Höhenluft auf die richtige Dosierung zu achten.

Demgegenüber ist der Skiabfahrtslauf, die „Pistenjagd", nicht empfehlenswert. Die starke statische und psychische Belastung geht aus abnorm hohen Werten der Pulsfrequenz hervor. Daraus resultieren ungünstige Kreislaufregulationen, die für den Älteren oder organisch Vorgeschädigten, insbesondere aber für den Coronarinsuffizienten, eine Gefährdung darstellen. Die Trainingseffekte für das kardio-pulmonale System sind äußerst gering.

Das *Tennisspiel* stellt vielseitige Anforderungen an lokale und allgemeine Ausdauer, verbunden mit Koordination, Konzentration, Grundschnelligkeit und Schnellkraft. Ein Vorteil des Tennis liegt in seiner Durchführbarkeit bis ins hohe Alter hinein. Voraussetzung ist allerdings das rechtzeitige Erlernen der Technik. Für Personen mit latenten Coronarinsuffizienzen ist es weniger geeignet, da die plötzlichen Spurts eine hohe Belastungsintensität darstellen, die gegebenenfalls die Möglichkeiten der Coronarreserven überschreiten. Personen, die seit Jahrzehnten Tennis spielen, besitzen auch im höheren Alter im allgemeinen einen natürlichen Instinkt für die ihnen gesetzten körperlichen Grenzen, die sie nicht überschreiten dürfen. Eine Gefahr liegt in dem Ehrgeiz, den das Spielgeschehen erwecken kann.

Von den beliebtesten *Rasenballspielen* ist das *Fußballspiel* für den Älteren wenig geeignet. Die akuten anaeroben Belastungen sind zu umfangreich, abgesehen von der Verletzungsgefahr. Eine echte Gefahr stellen die sog. „Prominenten-Spiele" dar. Personen, die viele Jahre nicht mehr im Training gestanden haben, fühlen sich plötzlich unter den Augen der Öffentlichkeit zu besonderen Leistungen angespornt. Manches Mal ist bereits ein Herzinfarkt die Folge gewesen.

Das *Handball-* und *Hockeyspiel* lassen sich leichter auch noch im höheren Alter durchführen.

Spazierengehen oder *Wandern* ist zwar erholsam für das vegetative Nervensystem und wirkt daher beruhigend und ausgleichend; ein Trainingseffekt im gewünschten Sinne kann hiermit jedoch nicht erzielt werden. Damit sind der gesundheitlichen Bedeutung dieser beiden Betätigungsformen enge Grenzen gesetzt. Das ändert sich erst im Mittel jenseits des 70. Lebensjahres. Mit dem weitgehenden Erlöschen der morphologischen Adaptationsmöglichkeiten an Training kommt es darauf an, den noch vorhandenen Leistungsstand des Organismus durch entsprechend gewählte und dosierte Belastungsformen noch möglichst lange zu wahren. Da sowieso nunmehr die kardio-pulmonale Kapazität bei nichtsporttreibenden Personen dieses Alters stark reduziert ist, können sich Betätigungen wie Wandern und Spazierengehen oder ein Sport wie *Golf* vorteilhaft in diesem Alter auswirken.

Für *häusliche Trainingszwecke* sind das *Standfahrrad* und das *Trockenrudergerät* am besten geeignet. Insbesondere das Training auf dem Standfahrrad ist leicht durchführbar; es ist exakt individuell an Hand der Pulsfrequenz dosierbar, und das Gerät beansprucht nur einen geringen Raum. Es muß mit einer Schwungmasse ausgestattet sein, um auch in höheren Belastungsstufen eine rhythmische Arbeitsweise zu gestatten.

Auch der „*Lauf auf der Stelle*" ist empfehlenswert. Er sollte auf einer federnden Unterlage, z.B. einer Schaumgummimatte, vorgenommen werden mit ca. 140 Schritten pro Minute. Bei zwischenzeitlich eingeschalteten Laufpausen sollte nicht stehengeblieben werden, sondern die Belastung zur Begegnung des orthostatischen Effektes (Versacken des Blutes in den unteren Körperabschnitten) mit einem leichten Traben fortgesetzt werden.

Die *Zimmergymnastik* im klassischen Sinne ist zwar günstig für die Koordination und Flexibilität, wirkt sich jedoch nur unerheblich auf die kardio-pulmonale Kapazität aus. Für ersteres ist ihr Nutzen gut, für letzteres gering. Auch Übungen wie *Kniebeugen* und *Liegestütze* sind wegen ihrer starken anaeroben Beanspruchungen für den älteren Menschen wenig empfehlenswert.

5. Training als Therapie beim Älteren

Ein genügender Trainingsreiz setzt hinsichtlich des kardio-pulmonalen Systems eine Belastungsintensität von mindestens 50% der maximalen Kreislaufleistungsfähigkeit voraus. Das entspricht beim gesunden Mann und bei der gesunden Frau des 3. Lebensjahrzehnts einer Pulsfrequenz von 130/min. Infolge der alterungsbedingten Abnahme der maximalen Herzschlagfrequenzen ändert sich diese Zahl mit zunehmendem Alter. Als Faustregel zur Erzielung einer genügenden Trainings-Mindestpulsfrequenz kann die Richtlinie empfohlen werden: 180 − Alter in Jahren = Mindest-Trainings-Pulsfrequenz.

Diese Regel gilt natürlich nur für organisch gesunde Personen. Daher sollte prinzipiell vor Aufnahme eines Trainings oder eines Sports jenseits des 40. Lebensjahres eine entsprechende ärztliche Untersuchung vorangehen, um die Sporttauglichkeit festzustellen. Für den organgeschädigten wie für den älteren und alten Menschen ist es wichtig, zwischen „Sport" und „Training" zu unterscheiden. Unserer Definition nach stellt „*Sport*" eine körperliche Beanspruchung mit Wettkampfcharakter oder mit dem Ziel einer hervorstechenden persönlichen Leistung dar. „*Training*" hingegen bedeutet die systematische Wiederholung von Bewegungsabläufen zum Zwecke der Leistungssteigerung mit morphologisch faßbaren Anpassungserscheinungen. Für funktionell oder organisch beeinträchtigte Personen kann Training indiziert, Sport der genannten Definition aber kontraindiziert sein.

Indikationen für ein regelmäßiges körperliches Training der oben erwähnten Art sind:

Bremsung alterungsbedingter Reduzierung der körperlichen Leistungsfähigkeit;
leistungsschwacher Kreislauf oder Kreislaufregulationsstörungen;
latente Coronarinsuffizienz;
Zustand nach Herzinfarkt;
hyperkinetisches Syndrom;
periphere arterielle Durchblutungsstörungen;
Osteoporose;
primäre Hypertonie;
Lungenfunktionsstörungen;

Tabelle 27. Der Einfluß von Ausdauertraining hinsichtlich der Konsequenzen von degenerativen kardiovasculären Veränderungen

Zunahme	Abnahme
1. *Peripherie* Ökonomie der intramuskulären Blutverteilung Vascularisierung (Kollateralen, Anastomosen, Capillarisierung) Intracelluläre metabolische Kapazität (Mitochondrienzahl, Myoglobin, Glykogen, Aktivität oxydativer Enzyme wie Cytochromoxydase, Succinatoxydase, NADH-Oxydase-System u. a.) Arterio-venöse O_2-Differenz in Ruhe und auf gegebenen Belastungsstufen (als Folge der obigen hämodynamischen und metabolischen Veränderungen) Ökonomie der peripheren Blutverteilung und des venösen Rückstromes, fibrinolytische Aktivität, Stresstoleranz 2. *Herz und Lunge* Kollaterale Gefäße Ökonomie der Herzarbeit (verringerte Pulsfrequenz in Ruhe und auf gegebenen Belastungsstufen, verringerter systolischer Blutdruck, verlängerte Systolen- und Diastolendauer, verringerte myokardiale Katecholaminfreisetzung), Aktivität der oxydativen myokardialen Enzyme Ausdauergrenze (Arbeitskapazität 130) Maximale O_2-Aufnahme Vitalkapazität Atemgrenzwert Maximales Atemminutenvolumen	Pulsfrequenz (in Ruhe und auf gegebenen Belastungsstufen), Systolischer Blutdruck (auf gegebenen Belastungsstufen), Triglyceride Cholesterin, Gesamtlipide, Lipoproteide und Phospholipide (bei trainingsbedingter Verhältnisänderung von Kalorienaufnahme zu Kalorienverbrauch) Blutplättchenaggregation, Katecholamin- und andere Hormonreaktionen bei körperlichem und psychischem Stress, Muskeldurchblutung (in Ruhe und auf gegebenen Belastungsstufen) Herzzeitvolumen auf gegebener submaximaler Belastungsstufe

Diabetes mellitus;
Adipositas;
erhöhter Triglyceridspiegel;
Arthrosen und sonstige Beeinträchtigungen der Gelenkfunktion.

Im Vordergrund der individuellen und sozialen Bedeutung und damit auch des ärztlichen Interesses stehen die Folgeerscheinungen der degenerativen kardio-vaskulären Erkrankungen. In der *Tabelle 27* sind die Faktoren zusammengefaßt, durch welche Ausdauertraining die Konsequenz von degenerativen kardio-vasculären Veränderungen günstig beeinflußt. Ihr wichtigstes Gesamtergebnis ist: Reduzierung der Herzbelastung für eine gegebene Körperarbeit, Verringerung des Sauerstoffbedarfs des Herzens für eine gegebene Belastungsstufe, Reduzierung der Risikofaktoren Hypertonie, Hyperlipidämie, Hyperglykämie (körperlich aktive Menschen metabolisieren Glucose schneller), Adipositas, Streß und Bewegungsmangel. Daneben können die Folgeerscheinungen von Arthrosen gemildert und ihr Auftreten hinausgeschoben werden. Ferner kann die senile Involutionsosteoporose durch Training günstig beeinflußt werden. Eine Kombination von Ausdauerbelastungen mit statischem Krafttraining bietet sich hierfür an, wobei letzteres mehrfach am Tage (bis zu 5mal täglich) mit einer submaximalen Intensität und Dauer von nur wenigen Sekunden bestritten werden sollte. Vor allem hat es den Anschein, daß man hierdurch der Demineralisation des Knochen- und Muskelgewebes begegnen kann. – Hinsichtlich der Ausdauerbelastungen wirken sich für Personen jenseits des 65.–70. Lebensjahres auch Fußmärsche günstig aus. Sie fördern die Erhaltung der Gehsicherheit und begegnen einer Involutionsatrophie der Knochen.

6. Zusammenfassung

Der alternde Mensch ist durch eine reduzierte Adaptationsfähigkeit und einen Rückgang der körperlichen Leistungsfähigkeit gekennzeichnet. Hiervon sind die Koordination, die Flexibilität, die Kraft, die Schnelligkeit und die Ausdauer betroffen. Aus ärztlicher Sicht sind die Leistungsminderungen des kardio-pulmonalen Systems und die geringere Beanspruchbarkeit des Skelettsystems im Vordergrund stehend. Durch ein geeignetes körperliches Training gelingt es, gegebenenfalls über Jahrzehnte hinweg die Ausdauerleistungsfähigkeit und die Skelettmuskelkraft unverändert zu erhalten. Selbst ein Trainingsbeginn zwischem dem 40. und 60. Lebensjahr führt zu statistisch hochsignifikanten positiven Anpassungserscheinungen. Durchschnittlich beginnt erst mit dem 70. Lebensjahr die morphologische Adaptation an Training zu erlöschen.

Schon der Jugendliche sollte in der Schule mit den sog. „Life-long-Sportarten" vertraut gemacht werden, da hiermit die Wahrscheinlichkeit der Beibehaltung eines Sportes und somit eines körperlichen Trainings wächst. Für den älteren und alten Menschen besonders empfehlenswert sind: Laufen, Radfahren, Schwimmen, Skilanglaufen, Rudern, mit Einschränkung Tennis, sowie für Personen jenseits des 70. Lebensjahres Wanderungen im hügeligen Gelände. Die Grunderfordernisse zur Erzielung eines Trainingsreizes auf das kardiopulmonale System und die Skelettmuskulatur sollten dem Arzt bekannt sein.

Training als Therapeuticum beim älteren Menschen empfiehlt sich vor allem zur Vorbeugung gegenüber der klinischen Manifestation vorhandener degenerativer kardio-vasculärer Veränderungen sowie seniler Involutionsatrophien im Muskel- und Knochensystem.

Für jeden Menschen jenseits des 30. Lebensjahres sollte in unserem Zeitalter der Hypokinetosen regelmäßiges körperliches Training ebenso zur täglichen Hygiene zählen wie beispielsweise das Zähneputzen. Die positiven Auswirkungen kommen ihm in erster Linie im höheren Lebensalter zugute.

Literatur

1. Anthony, A. J., Venrath, H.: Funktionsprüfung der Atmung. Leipzig: Barth 1962.
2. Astrand, P. O., Rodahl, K.: Textbook of Work Physiology. New York: McGraw-Hill 1970.
3. Eiselt, E.: Leibesübungen als Mittel zur Minderung des physiologischen Leistungsabfalls im Alter. In: Sport und Körperkultur des älteren Menschen. Leipzig: VEB Barth 1966.
4. Hollmann, W.: Höchst- und Dauerleistungsfähigkeit des Sportlers. München: Barth 1963.
5. Hollmann, W.: Körperliches Training als Prävention von Herz-Kreislaufkrankheiten. Stuttgart: Hippokrates 1965.
6. Hollmann, W., Barg, W., Weyer, G., Heck, H.: Der Alterseinfluß auf spiroergometrische Meßgrößen im submaximalen Arbeitsbereich. Med. Welt **28**, 1280 (1970).
7. Hollmann, W., Bouchard, C.: Alter, körperliche Leistung und Training. Z. Geront. **3**, 188 (1970).
8. Hollmann, W., Liesen, H.: Der Trainingseinfluß auf die Leistungsfähigkeit von Herz, Kreislauf und Stoffwechsel im Alter. Münch. med. Wschr. **31**, 1336 (1972).
9. Hollmann, W., Liesen, H.: Über den Trainingseinfluß auf kardio-pulmonale und metabolische Parameter des älteren Menschen. Sportarzt u. Sportmed. 7, 145 (1973).
10. Hollmann, W., Venrath, H.: Funktionsbeeinflussung im Alternsgang durch Sport und Belastbarkeit des älteren Menschen. In: Sport und Körperkultur des älteren Menschen (W. Ries, Hrsg.). Leipzig: VEB Barth 1965.
11. König, K., Reindell, H., Hoffmann, G., Achtermann, R.: Zur Frage der Glykosidtherapie bei der latenten Herzinsuffizienz (Belastungsinsuffizienz) unter besonderer Berücksichtigung des Altersherzens. Arch. Kreislaufforsch. **43**, 56 (1964).
12. König, K., Reindell, H., Musshoff, K., Roskamm, H., Kessler, M.: Das Herzvolumen und die körperliche Leistungsfähigkeit bei 20–60-jährigen gesunden Männern. II. Mitt., Arch. Kreislaufforsch. **35**, 37 (1961).
13. König, K., Reindell, H., Roskamm, H.: Das Herzvolumen und die Leistungsfähigkeit bei 60–75-jährigen gesunden Männern. Arch. Kreislaufforsch. **39**, 143 (1962).
14. Mellerowicz, H. (Hrsg.): Präventive Kardiologie. Berlin: Medicus 1961.
15. Nöcker, J.: Leistungsfähigkeit und Lebensalter. Z. Alternsforsch. **14**, 189 (1960).
16. Reindell, H., König, K., Roskamm, H.: Funktionsdiagnostik des gesunden und kranken Herzens. Stuttgart: Thieme 1967.
17. Roskamm, H., Reindell, H., König H.: Körperliche Aktivität und Herz-Kreislauferkrankungen. München: Barth 1966.
18. Schmidt, J.: Untersuchungsergebnisse von Langstreckenläufern höheren und hohen Alters. Sportmed. Symposion, München 1969.
19. Strandell, T.: Circulatory studies on healthy old men. Acta med. scand. 175 Suppl. **414**, 1 (1964).
20. Valentin, H., Venrath, H., Mallinckrodt, H. v., Gürakar, M.: Die maximale Sauerstoffaufnahme in den verschiedenen Altersklassen. Z. Alternsforsch. 9, 4 (1955).

Urlaub, Reise und Kur

L. Delius

1. Beratungsursachen bei älteren Reisenden

Die Zunahme der Lebenserwartung, die veränderte Altersgliederung wie auch der Wandel von Sozialstruktur, Verkehrsbedingungen und kulturellen Verhaltensmustern haben Urlaub-, Reise- oder Kurausführungen älterer Menschen aktualisiert. Die persönlichen Bedürfnisse der Geronten nach Minderung des so oder so häufig empfundenen „Sinn-Defizits" der vorgerückten Lebensphase durch Abwechslung auf Reisen sind in allen Sozialschichten der westlichen Welt gestiegen. Die Vorstellungen der Gesellschaft über entsprechende Anrechte der Alten haben sich, mindestens theoretisch, erweitert.

Jüngere Menschen gestalten Urlaub, Reise oder Kur oft durch individuelle Wünsche oder eigenes Verhalten zum Problem. Für den Alternden sind dagegen von der Sache her einige offene Fragen gegenüber Reisevorhaben gegeben. Das Gesundheitsrisiko ist erhöht, die Belastungsfähigkeit ist gemäß dem „Gesetz der Polypathie" des gesamten Organismus und besonders des Herzens [6] gemindert. Motiv und Wert ausgedehnter Reise- oder Urlaubspläne können für vorsichtige Menschen höheren Lebensalters vor oder während der Ausführung in ein erkennbar fragwürdiges Verhältnis zu möglichen unerwünschten Wirkungen geraten. Zögernde oder Zweifelnde bedürfen deshalb einer Entscheidungshilfe. Andere Alternde suchen nach ärztlichen Zeugnissen zur Bestätigung der Notwendigkeit von Kuren. Materielle Unterstützungen für Sanatoriums- oder Erholungsaufenthalte sind nach Beendigung des Arbeitslebens nur mit dezidierten Begründungen zu erhalten. An Brennpunkten des Reiseverkehrs, in Erholungsgebieten und schließlich an jedem Wohnort wird medizinische Hilfe nicht selten erbeten, wenn alte Menschen, die unbekümmert auf Reisen gegangen sind, plötzlich von Gesundheitsstörungen überrascht werden. Andere Alternde, die enttäuscht von Kuren nach Hause zurückkommen, können intermedizinische Konflikte verursachen. So gibt es mannigfache Gründe für ärztliche Beratung vor, während und nach Reise, Urlaub und Kur älterer Menschen.

Einige für alle drei Erholungskategorien und Beratungsphasen etwa gleichermaßen gültige ärztliche Empfehlungen an ältere, aber trotzdem relativ „gesunde" Ferienfahrer bilden den hauptsächlichen Gegenstandsbereich des Kapitels. Die begrenzte Erörterung spezieller Probleme bei alten Menschen mit deutlichen Abweichungen vom üblichen „gesunden" Zustand ihrer Lebensjahre folgt im Schluß-Abschnitt.

2. Allgemeine Voraussetzungen und Inhalte ärztlicher Ratschläge für gesunde ältere Reisende jenseits etwa des 65. Lebensjahres

Eine über 75jährige, ihr Altern als „Abenteuer" so lebhaft wie ihre Fahrten beschreibende Reisende verneint eine Gattung der „wirklich" Alten und bejaht „nur Individuen, die sich so oder so verhalten" [2]. Weder die bisherigen Theorien der Alterung [4] noch die geriatrische Erfahrungswissenschaft oder die „Touristikmedizin" [7, 8] vermögen, soweit ich sehe, diese positiv gestimmte Empirie einer reisenden Greisin zu widerlegen. Die individualspezifisch begründete ärztliche Antwort auf Reisefragen älterer Menschen ist deshalb im Einzelfall immer die beste Aussage. Sie wird aber nicht stets sofort zu verwirklichen sein; außerdem gibt es Regeln von umstandweise eingeschränkter Allgemeingültigkeit.

Soweit mit den Worten Urlaub und Reisen noch die etymologisch begründete Bedeutung

„Ruhetage" verknüpft wird, mag Urlaub alter Menschen hie und da als eine contradictio in adiecto angesehen werden. Gerade das Gegenteil ist zumindest für die ältere Hausfrau von heute richtig. Für sie hat der herkömmliche Sinngehalt der Vokabel „Ferien" sogar zusätzliche Berechtigung erhalten. Bei Fragen älterer Ehepaare oder außer im Haushalt noch beruflich tätiger weiblicher Personen nach optimaler Urlaubsgestaltung sollten deshalb Hinweise auf die Vorrangigkeit „ruhiger" Erholungsmöglichkeiten und regelmäßiger Liegezeiten während der Ferientage für die ältere Frau führende Gesichtspunkte der ärztlichen Vorschläge sein. Der Ausgleich eines etwa vorhandenen Schlafdefizits ist besonderer Beachtung würdig. Bequeme Reisegelegenheiten, Verzicht auf expansive Ziele und Beschränkung auf kürzere Spaziergänge in den ersten Urlaubstagen bilden ergänzende Empfehlungen für die unter den zeitgegebenen Verhältnissen regelhaft überlastete, wenngleich gesunde oder mindestens gesund erscheinende ältere Sachwalterin des Haushaltes.

Zahlreiche Erholungsorte bieten jetzt die gerade für gesunde ältere, insbesondere noch berufstätige Menschen wertvolle Chance zu einer bisher versäumten, modern-umfassenden und unter angenehmen, nicht gehetzten Bedingungen wahrnehmbaren Vorsorgeuntersuchung. Häufigere Kurz- oder Wochenendurlaube in Apartmenthotels mit Gelegenheit zum Schwimmen sind für auch materiell leistungsfähige gesunde alte Menschen, die noch in der Berufsarbeit stehen, zu einer medizinisch relevanten Erholungsquelle geworden, welche der in Eigentumswohnungen und Wochenendhäusern meist unvermeidlichen Sonderbelastung der Hausfrau entbehrt.

Der Angehörigenbesuch in mehr oder weniger fernen Ländern ist im Zusammenhang mit den erleichterten Verkehrsverhältnissen zu einem auch deshalb besonders häufigen Reiseanlaß für alte Menschen geworden, weil dem Geronten das „Noch einmal" oder „Vielleicht ein letztes Mal" naheliegt. Bei so beanspruchter Entscheidungshilfe sollte der Arzt nicht engherzig und kleinmütig sein. Flugreisen unter den üblich gewordenen günstigen Bedingungen bedeuten für „gesunde" ältere Menschen eine ähnlich geringe Belastung wie für die Angehörigen jüngerer Jahrgänge. Eine bis zu 60% der Norm des mittleren Lebensalters erhaltene Vitalkapazität, ein mehr als 6 Monate zurückliegender Herzmuskelinfarkt bei Fehlen von Angina pectoris, manifester bzw. drohender Herzinsuffizienz und anderen vergleichbaren Anomalien, ferner benigne Herzrhythmusstörungen und Blutdruckwerte bis 200/100 mm Hg stellen jedenfalls, um einige konkrete Beispiele zu nennen, keine Kontraindikation gegen „das Fliegen" auch älterer Menschen dar. Bedenklicher als die Flugreisen selbst ist manchmal unvoraussehbarer Streß auf den Flughäfen oder bei der Zufahrt zum eigentlichen Zielort der Reise. Beanspruchung durch die Zeitverschiebung auf Interkontinentalflügen, durch Klimawechsel, Kinetosen und das Fremdheitserlebnis können hinzutreten. Auf Gewähr der Altenbetreuung – von manchen Fluggesellschaften vorbildlich organisiert – gerade in den angedeuteten und anderen kritischen Reisesituationen, auf die Verhütung sprachlicher oder unterkunftmäßiger Isolation, auf gesicherte Adaptionsmöglichkeiten vor allem während der ersten Tage des Fremdaufenthaltes, auf eine ungezwungene Programmierung des Reiseverlaufs, ferner rechtzeitige Vorbereitung geruhsamer Rückfahrt ist deshalb immer, auch bei Inlandsreisen, zu dringen.

3. Die Bedeutung der Motivation

Das Grenzland zwischen gesund und krank, in dem viele ältere und alte Menschen leben müssen, verleiht der Motivation, mit der Geronten einen Urlaub, eine Reise oder eine Kur antreten, hohes Gewicht auch für die ärztliche Stellungnahme. Positive, stimmungsmäßig gehobene Einstellung zum zeitweiligen Standortwechsel versetzt viele Alternde auf der Reise in die Lage, trotz vorhandener relativer Gesundheitsbeschränkungen Leistungen zu erbringen oder Belastungen zu ertragen, die „zu Hause" das Befinden und Verhalten viel stärker beeinträchtigen würden. Von solchen Erfahrungen her können bei zahlreichen Altersgeschädigten ohne prozeßhaft-fortschreitende Erkrankungen (oder sogar mit leichteren chronischen Krankheiten ohne Gefahren akuter Verschlimmerung) die Zügel des medizinischen Reise-

Konsens dann lockergelassen werden, wenn ein starker innerer Antrieb zu dem Vorhaben besteht und einigermaßen günstige sonstige Bedingungen gewährleistet erscheinen. Der Auftrieb, den erfreuliche und aktivierende Reiseerlebnisse bei älteren Menschen mit leichten reaktiven Depressionen oder Trauerreaktionen bewirken können, ist oft wirksamer als die zur gleichen Zeit zu Hause vorgenommene Therapie mit Psychopharmaka. Umgekehrt treten unerwünschte Reise- und Kurwirkungen bei Geronten umso häufiger auf, je widerwilliger oder auch nur befangener das Vorhaben – manchmal unter dem Druck von Bezugspersonen oder aussetzender häuslicher Betreuung – angetreten wurde und je ärmer an guten Erfahrungen es verlief.

In diesem Zusammenhang ist auch die Empirie kundiger Ärzte in den Bade- und Kurorten begründet und zu verstehen, die bei Alternden möglichst nur solche Kurmittel anzuwenden empfiehlt, welche den Geronten als ihnen bekömmlich bekannt sind. Bei der Verordnung und Wirkungsbeobachtung von beim einzelnen älteren Menschen noch nicht erprobten Behandlungsformen der physikalischen Medizin ist tatsächlich neben der individuellen und aktuellen gesundheitlichen Ausgangslage wie auch der speziellen Indikation dem Verträglichkeitsprofil bzw. der Steigerung oder Herabsetzung von Wohlbefinden und Lebensgefühl durch die Kurmaßnahmen besondere Beachtung zu widmen. Modifikationen des anfänglich aufgestellten und vielleicht „überzogenen" Kurplans unter ausgewogener Berücksichtigung des Bewährungsmoments sollten nicht gescheut werden. Von herkömmlichen balneotherapeutischen Doktrinen getragene schematische Kuranweisungen sind für alte Menschen ungeeignet.

4. Nutzen und Nachteile konstanter Reiseziele, Seereisen und Hochgebirgsaufenthalte

Älteren Menschen mit deutlich erkennbarer Ruhebedürftigkeit, Gebrechlichkeit oder Angstdisposition wie erst recht noch berufstätigen Alternden in übermüdeter Gesamtverfassung ist vom jährlichen oder gar häufigeren Wechsel der Erholungsreiseziele im allgemeinen abzuraten. Wer im vorgerückten Lebensalter steht und von Selbstunsicherheit einerseits, Abwechslungssehnsucht und Werbeanpreisungen andererseits gereizt, dem Arzt seine Zweifel vorträgt, ob er nicht einmal einen Hochgebirgsort oder eine Seereise statt des seit Jahren gewohnten, als sehr bekömmlich erwiesenen Heide- oder Mittelgebirgsaufenthaltes in einer ihm als „sympathisch" bekannten Unterkunft wählen könne, dem mögen zunächst die am vertrauten Ort gesammelten guten Erfahrungen als Argumente gegen Versuche mit etwas Neuem um jeden Preis entgegengehalten werden. Die Wahrscheinlichkeit nur geringer Strapazen für die begrenzte Anpassungs- und Erlebnisfähigkeit des alten, unter mehr oder weniger erheblichen Befindens- oder Verhaltensstörungen leidenden Menschen ist in einer ihm bereits als zuträglich verbürgten Umgebung wesentlich größer als in einem fremden Milieu. Ist der Alltag nach etwa eingetretener Pensionierung ruhiger, dann auch die psychovegetative Irritation wirklich geringer geworden, kann ein günstiger Untersuchungsbefund immer noch einen Wechsel der Reiseziele erlauben.

Für nur körperlich behinderte, aber mental und emotional beweglich gebliebene alte Menschen, die zwar z. B. an Unfallfolgen oder einer leichteren bzw. erfolgreich operierten Coxarthrose leiden, die aber frei von einer Kinetose-Disposition und See-erfahren sind, ist der Urlaub auf See oft eine Erholungsquelle vorzüglicher Eignung. Für die früher übliche grundsätzliche Ablehnung von Hochgebirgsaufenthalten älterer Menschen besteht nach neueren Erkenntnisse [5] sowie auch eigenen Erfahrungen ebenfalls keine stichhaltige Begründung. Liebhabern der Berge vermittelt der Höhenaufenthalt auch im Alter oft noch so viel Gewinn an Selbstbestätigung, daß demgegenüber – bei Ausschluß der schon für Flugreisen angegebenen Kontraindikationen – der bis zur Höhe von 1200–1700 m über dem Meeresspiegel ohnehin nur geringe Abfall der HbO_2-Sättigung kaum ins Gewicht fällt. Zu empfehlen sind allerdings ab etwa dem 66. Lebensjahr Zwischenaufenthalte von 3–7 Tagen auf einer Höhe von 600–1000 m während der An- und Abreise, ein behutsames Anpassungsverhalten mit viel Liegeruhe auch während der ersten Tage des Aufenthaltes auf der endgültig gewählten Höhe und die Möglichkeit, die Gesamtdauer einer solchen Reise auf 4–6 Wochen festzulegen.

5. Erholung und Übung in der Nähe des Wohnortes und am Kur- oder Badeort

Manchen gesunden alten Menschen bedeuten die Fremde, das Reisen und die Begegnung mit dem Unbekannten mehr Erwartungslast und Anspannung als mutmaßlichen Auftrieb- und Lustgewinn. Sie wollen aber doch Abwechslung und brauchen Anregungen. Ihnen wird heute stellenweise, z.B. von der Inneren Mission, „aktive Tageserholung" für die Dauer von beispielsweise 2 Wochen in der Nähe großstädtischer Wohnorte mit regelmäßigem Zubringerbzw. Abholdienst geboten. Gelegenheiten, im Alter noch reizvolles Spiel mit körperlicher Betätigung zu verbinden (Groß-Schachspielflächen), sind in den Randgebieten der Kurparkanlagen eingerichtet worden. Gute regionale Erfahrungen haben Boccia und Boule, bei gegebenen Voraussetzungen auch das Spielen von Golf und Mini-Golf zu bewährten Formen körperlicher Übung für ältere Menschen werden lassen. Statt der für alt und unsicher gewordene Übungswillige im allgemeinen nicht geeigneten „Trimmpfade" können Geronten an einigen Erholungsorten dem begrenzten Leistungsvermögen des vorgeschrittenen Alters angepaßte Terrainkuren ausführen. Im günstigen Falle sind einfache Anweisungen vorhanden, welche den betagten „Geher" in die Lage versetzen, die Wege an der Haustür des Quartiers zu beginnen und das Maß der jeweils erzielten Leistung in Watt abzuschätzen. Älteren Menschen mit noch vorhandener Einsicht und entsprechendem Interesse läßt sich mit ärztlicher Hilfe auf eine solche, die individuellen Verhältnisse von Geschlecht, Körpergröße bzw. Schrittzahl/min, Gehgeschwindigkeit und Höhengewinn/15 min berücksichtigenden Weise erhöhtes Engagement an einer bescheidenen Leistungssteigerung abgewinnen. Diese Form der Terrainkur (Bad Oeynhausener Modell) ist ein Beispiel: Allen vergleichbaren erdenklichen und vernünftigen Kompensationen des notwendigen Verzichts auf absoluten Gleichschritt mit der Jugend während Urlaub und Kur von Geronten sollten nach Reiseratschlägen in den Heimat- oder in den Erholungsorten befragte Ärzte – gegebenenfalls in Kooperation mit zuständigen Verwaltungsstellen oder Organisationen – immer wieder ihre Einfallskraft und Aufmerksamkeit widmen.

Die jetzt in den meisten Heilbädern und Kurplätzen gegebene Möglichkeit der Benutzung von Schwimmbädern hat als eine der physiologischsten Gelegenheiten zu körperlicher Übung gerade für ältere Menschen große Bedeutung. Günstige Wirkungen sind im vorgerückten Lebensalter, auch bei vorhandener relativer Gesundheit, aber nur dann zu erwarten, wenn die Wassertemperaturen weder zu tief noch zu hoch, sondern bei 28–29° Celsius liegen und unvernünftig lange, über 12–15 Minuten hinausgehende Schwimmzeiten vermieden werden. Thermal- und auch CO_2-Thermal-Wannen*voll*bäder – diese selbst bei 32° oder 33° Wassertemperatur –, erst recht Moorvollbäder oder Fangoganzpackungen sind für alte Menschen meist ungeeignet. CO_2-Halbbäder oder Fangoteilpackungen haben bei entsprechenden Kenntnissen der Feindosierung seitens des Badearztes hingegen für ältere „Kurgänger" durchaus einen Anwendungsspielraum. Innerhalb dieses Bereiches läßt sich zumindest traditionellen Hoffnungen und Erwartungen entgegenkommen, ohne dem vielleicht nicht mehr ganz intakten Herz-Kreislauf-Zustand zu schaden, sondern in manchen Fällen ihn oder einen Gelenkschaden eher günstig zu beeinflussen.

6. Geriatrica zur Reisebelastungsprophylaxe?

Nicht selten werden Fragen danach gestellt, ob der ältere Mensch im Hinblick auf Fernreisen den wahrscheinlichen Sonderbelastungen durch Einnahme sog. Geriatrica vor oder während des Unternehmens vorbeugen könne. Obwohl eindeutige positive Wirkungen z.B. der zahlreichen Vitaminkombinations- oder der gängigen Procainpräparate bisher nicht objektiviert werden konnten, rät der Verfasser, wiederum vorwiegend aus psychologischen Gründen, auch in dieser Sache zu einer toleranten ärztlichen Haltung. Berichte über eindeutige oder regelhaft auftretende unerwünschte Wirkungen derartiger Arzneimittelzusammenstellungen fehlen ebenfalls; Substitutionseffekte der Vitamine bei Menschen im vorgerückten Lebensalter sind ferner kaum auszuschließen. Deshalb erübrigt sich m. E. eine rigorose Ablehnung entsprechender Wünsche vor allem dann, wenn die evtl. erkennbare Verunsicherung des Geronten durch das Reisevorhaben vermutlich von der Zufriedenheit, einen eigenen Beitrag zum bestmöglichen Gelingen durch die Einnahme solcher Pharmaka zu leisten, wenigstens teilweise gemindert wird.

7. Spezielle Ratschläge für Reise, Urlaub und Kur älterer Menschen mit altersspezifischen Krankheiten

Die Besprechung aller möglicherweise den Erholungsaufenthalt eines alten Menschen komplizierenden Gesundheitsstörungen ist weder möglich noch im Hinblick auf die übrigen Kapitel dieser Monographie angebracht. Nur ausgewählte Erkrankungen, in erster Linie primäre Alterskrankheiten, weiterhin einige Ratschläge für den Tourismus, typische Beeinträchtigungen des Wohlbefindens und wenige Verhaltensanweisungen gegenüber den auch auf Reisen „alternden Erkrankungen" können erörtert werden. Jedem älteren Patienten, der einen längeren Ortswechsel beabsichtigt, sollte vom Hausarzt ein angemessen ausgefertigter „Paß" über die bisherige Diagnose und Therapie ausgehändigt werden.

Bei älteren und alten Menschen mit deutlichen Symptomen einer cerebralen Gefäßsklerose sind Desorientierungsphänomene charakteristisch. Das Zurechtfinden im fremden Raum bereitet erfahrungsgemäß zuerst Schwierigkeiten [9]. Deshalb ist es verständlich, daß solche Patienten die Verpflanzung in eine ungewohnte Umgebung schlecht vertragen, sich die Krankheitszeichen vielmehr rasch verstärken und plötzlich zu den den Betreuern bisher unbekannten Desorientierungen in der Zeit und in der Situation führen können. Hoffnungsvoll angetretene, insbesondere aber von Bezugspersonen in guter Meinung bei leisem Widerstreben der scheinbar Begünstigten eingeleitete Kur- und Sanatoriumsaufenthalte – von Reisen mit häufigerem Ortswechsel ganz abgesehen – cerebral Gefäßkranker münden nicht selten in Gereiztheit, Verstimmtheit, erhöhte psychomotorische Unruhe oder bedenkliche Ausprägungen eines hirnorganischen Psychosyndroms. Patienten mit bis dahin latenten Involutionsdepressionen können in fremder Umgebung akut suicidal werden, bei anderen verstärkt sich mindestens die Schlaflosigkeit. Die Dekompensationsgefahr durch Reisen, Kuren etc. bei cerebraler Gefäßsklerose ist nach meiner Erfahrung fast bedeutsamer als die von chronisch Herz- oder Nierenkranken, weil diese Krankheiten vor dem Standortwechsel meist klarer diagnostiziert sind und innerhalb eines guten Sanatoriums, selbst bei eintretenden Verschlimmerungen, sachgemäß und wirkungsvoll behandelt werden können. Die Folgerungen aus diesen Feststellungen ergeben sich von selbst [3]: Melancholiker, erst recht Suchtkranke, sollten bei so oder so indiziertem Milieuwechsel ausschließlich in psychiatrische Fachsanatorien, niemals in sog. „freie Kuren", überwiesen werden.

Für ältere Herzkranke ist die kontinuierliche Fortsetzung gut dosierter und bewährter Arzneimittelbehandlung ebenso wie diejenige möglichst optimaler Diäteinhaltung und der Gewichtskontrolle eine noch selbstverständlichere Voraussetzung des Gelingens von Reise- und Kurvorhaben als bei jüngeren Patienten. Diese Prämissen genau befolgend, bewältigte eine 73jährige Patientin des Verfassers mit ihrem jetzt vierten Schrittmacher innerhalb von 10 Jahren ein bemerkenswertes Reisepensum. Dem selbsterfahrenen älteren chronisch Kranken darf – nach entsprechenden ärztlichen Informationen – eine gewisse Variationsbreite der Einnahme ihm bekannter Medikamente je nach Reisebelastung getrost überlassen werden. Die Mitführung evtl. zusätzlich erforderlich werdender, als zweckdienlich erwiesener Arzneimittel (Nitrokörper, Iproveratril-Ampullen, Antiemetica, Asthmamittel, Antibiotica usw.) sollte vorgeplant werden. Für ältere Diabetiker, die Tabletten oder gar Insulin benötigen und Flüge über die Zeitzonen unternehmen wollen, sind genau wie für jüngere

Zuckerkranke eingehende Sonderanweisungen erforderlich [1].

Gefährdung des Magen-Darm-Empfindlichen durch die in vielen Bereichen der Mittelmeerländer und des Balkans übliche Kost gilt für Geronten mit dieser Eigenschaft erst recht. Plötzliche Instabilität der „Quickwerte" haben wir bei älteren (und jüngeren) bisher mit Antikoagulantien gut eingestellten Patienten in der ersten Zeit nach einem Orts- und Klimawechsel auch nur mäßiger Distanz relativ häufig gesehen. Es empfiehlt sich, vor nicht vermeidbaren Reisen während einer Antikoagulantienbehandlung die üblichen Vorsorgeratschläge (vor allem hinsichtlich der Arzneimittelinkompatibilität) in Erinnerung zu bringen und auf die notwendige Kontrolle der Prothrombinzeit in einwöchigen Abständen hinzuweisen.

Sollten Urlaub, Reise oder Kur wider Erwarten von ungünstigen Reaktionen gefolgt sein, so wird der Hausarzt außer auf einen Ausgleich solcher Effekte, der in den meisten Fällen bald spontan eintritt, ferner auch darauf achten müssen, daß der Patient aus schlechten Erfahrungen für die Zukunft Lehren zieht.

Glücklicherweise überwiegen auch bei älteren Menschen, selbst vielen älteren sachgemäß beratenen Patienten, hilfreiche Folgen eines zeitweiligen behutsam vorgenommenen Wechsels von Lebensform und Behausung. Eine dergestalt erreichte Aktivierung so lange wie eben möglich aufrechtzuerhalten, die im Urlaub aufgefrischten Gewohnheiten angemessener körperlicher Übung, geistiger Beweglichkeit und behaglicher Gestimmtheit durch Zuspruch und – soweit erforderlich – durch sinngemäß fortgesetzte Therapie zu pflegen, gehört zu den dankbaren Aufgaben der Geriatrie.

Literatur

1. Baark, H.: Zeitlich richtige Einnahme von Medikamenten bei interkontinentalen Flügen. In: Ärztliche Problematik des Urlaubs (W. Wachsmuth, Hrsg.). Berlin, Heidelberg, New York: Springer 1973.
2. Benary-Isbert, M.: Das Abenteuer des Alterns. Frankfurt/M.: Knecht 1965.
3. Delius, L.: Symptomatik und Therapie innerer Krankheiten beim alternden Menschen. Med. Welt **15**, 987–995 (1964).
4. Franke, H.: Aktuelle Probleme der Gerontologie bzw. Geriatrie. Klin. Wschr. **51**, 151 (1973).
5. Halhuber, M. J.: Die echte Erholung – Rundtischgespräch. In: Ärztliche Problematik des Urlaubs (W. Wachsmuth, Hrsg.). Berlin, Heidelberg, New York: Springer 1973.
6. Linzbach, A. I., Akuoma-Boateng, E.: Die Altersveränderungen des menschlichen Herzens. Klin. Wschr. **51**, 156, 164 (1973).
7. Schubert, R., Zyzik, U.: Über die Ansprechbarkeit des alten Menschen auf atmosphärische Reizwirkungen. Medizinische **50**, 2478 (1959).
8. Schubert, R., Zyzik, U.: Urlaubs-Besonderheiten beim alten Menschen. In: Ärztliche Problematik des Urlaubs (W. Wachsmuth, Hrsg.). Berlin, Heidelberg, New York: Springer 1973.
9. Schulte, H., Rudolf, G.: Geriatrie aus psychiatrischer Sicht. In: Klinik der Gegenwart (H. E. Bock, H. Gerok, F. Hartmann, Hrsg.), Bd. 8, Ergänzungslieferung. München: Urban & Schwarzenberg 1973.

Sachverzeichnis